Manfred Krapp

ICH – DU – WIR

Zur bildnerischen Symbolik von therapeutischen Transformationsprozessen in Gruppen

Analytische Psychologie und Psychotherapie der Psychosen

Über den Autor

Manfred Krapp, Dr. med., Facharzt für Psychiatrie, Psychosomatische Medizin und Psychotherapie, Psychoanalytiker. Praxis in Berlin, Dozent am C. G. Jung-Institut Zürich.
Seine Interessen und Tätigkeitsschwerpunkte sind besonders das Bildverständnis der Analytischen Psychologie C. G. Jungs und seine klinischen, interdisziplinären und (inter-)kulturellen Bezüge. Vorliegendes Buch ist eine wesentlich erweiterte und aktualisierte Fassung seiner Promotion (Leitung G. Benedetti) und Diplomthesis am C. G. Jung-Institut Zürich (Leitung V. Kast). Er stellt zudem Erich Neumanns Werk in einen umfangreichen klinischen Kontext.

Manfred Krapp

ICH — DU
\ /
WIR

Zur bildnerischen Symbolik von therapeutischen Transformationsprozessen in Gruppen

Analytische Psychologie
und Psychotherapie der Psychosen

opus magnum

Bibliografische Information der Deutschen Nationalbibliothek
Die Deutsche Nationalbibliothek verzeichnet diese Publikation in der Deutschen Nationalbibliografie; detaillierte bibliografische Daten sind im Internet über http://dnb.d-nb.de abrufbar.

Version 1.01
Umschlaggestaltung, Grafik und Layout: Dr. Manfred Krapp, Dr. Lutz Müller
Umschlagmotiv: Archiv des Verfassers
Herstellung: Book on Demand GmbH., Norderstedt

ISBN 13: 978-3-939322-16-0

Inhalt

I.
Einleitung

In den Jahren 1982 bis 1985 wurde von mir eine Untersuchung über die Anwendung einer tiefenpsychologisch fundierten Gestaltungstherapie (GTP) mit psychotisch Kranken in Gruppen durchgeführt. Über einen Zeitraum von mehr als zweieinhalb Jahren wertete ich annähernd 500 Bilder von 51 Patienten aus, die an den Gestaltungstherapiegruppen in der Aufnahmeabteilung für akut psychotisch Kranke am Psychiatrischen Landeskrankenhauses (PLK) Reichenau teilnahmen. Dieses Bildmaterial stellte ich zu vierzig Einzelverläufen mit knapp 300 Bildern systematisch zusammen, in denen die Einfälle und Kommentare von Patienten zu ihren eigenen Bildern und zu denen ihrer Mitpatienten, das Verhalten in der Gruppe und die Informationen der behandelnden Ärzte und Therapeuten über den klinischen Hintergrund dokumentiert wurden. Ursprünglich als klinische Studie über die therapeutische Anwendung der Gestaltungstherapie bei akut psychotisch Kranken unter der Leitung von Prof. Gaetano Benedetti geplant, entfaltete sich durch die intensive Auseinandersetzung mit der bildnerischen Symbolik nach den Gesichtspunkten der Analytischen Psychologie C. G. Jungs ein weiterer Schwerpunkt. So wurde diese Untersuchung, mit der ich 1987 an der Universität Ulm promovierte, gleichzeitig auch meine Diplom-Thesis (Leitung Prof. Verena Kast) im Rahmen meiner psychoanalytischen Ausbildung am C. G. Jung Institut Zürich.

Das Bildmaterial der hier vorliegenden Studie stellt eine repräsentative Auswahl aus den Einzelverläufen dar, welche die psycho- und gruppendynamischen Grundmuster von psychotisch Kranken in der Gestaltungstherapiegruppe wiedergeben. Fast alle Einzelbilder (Bilder 1-25) und die Bilder der Verläufe Ruth, Rainer, Wolfgang, Peter und Rüdiger (siehe Bildanhang) entstammen einer weitgehend homogenen Gestaltungstherapiegruppe, die sich fast ausschließlich aus psychotisch Kranken zusammensetzte. Diese Gruppen (ausgenommen die Verläufe Peter und Rüdiger) wurden von mir zusammen mit einer Gestaltungstherapeutin geleitet. Die Interpretation dieser Bilder nimmt deshalb einen breiten Raum ein und fokussiert ganz besonders auf die Übertragungs- und Gegenübertragungsdynamik in der Gruppe. Die Bilder aus den anderen Verläufen lernte ich in der Supervision der Gestaltungstherapeutinnen kennen. Bei den Bildern 59 bis 92 handelt es sich um Patienten aus einer anderen, heterogenen Gestaltungstherapiegruppe mit depressiv Kranken psychotischer wie neurotischer Genese. Die aus dieser Gruppe vorgestellten manisch-depressiven Patienten kamen aus der von mir geleiteten Aufnahmestation, so dass ich hier neben der Supervision der Gestaltungstherapiegruppen zusätzlich die Gelegenheit hatte, den klinischen Verlauf insgesamt genau zu beobachten und mich mit den Patienten und ihren behandelnden Ärzten direkt über die Bilder auszutauschen. Dies erweiterte nochmals meinen Überblick über die durch die Gestaltungstherapie angeregten therapeutischen Prozesse im Gesamtkontext einer klinisch-stationären Behandlung.

Gegenstand dieses Buches ist die Bild- und Symbolanalyse bildnerischer Verläufe auf seelische Transformations- und Individuationsprozesse hin, wie sie die Gestaltungstherapie bei akut psychotisch Kranken sichtbar machen und direkt initiieren kann. In der Analytischen Psychologie C. G. Jungs wird die Psychose auch als ein missglückter Individuationsversuch gesehen. Der Einbruch archetypischer Bilder und Symbole ins Bewusstsein und die psychotische Fragmentierung des Ich stellen immer die Frage nach dem Sinn eines solch überwältigenden seelischen Ereignisses. Die Herausforderung durch eine Psychose liegt oft schon im tiefgreifenden Transformationsprozess der Persönlichkeit, der für die Integration der psychotischen (Innen-)Welt und die dauerhafte Restitution des Ich notwendig ist. Der Sinn einer Psychose besteht auch darin, ein in seiner Bewusstseinshaltung erstarrtes Ich zu einer heilsamen Krisis zu zwingen, in der erst eine weitgehende Desintegration der Persönlichkeit zu einer seelischen Erneuerung führen kann. Die Integration psychotischer Erlebnisse ins Ich-Bewusstsein nach dem Abklingen eines akuten psychotischen Zustands bedarf nicht nur entsprechender Veränderungen im familiären und soziokulturellen Umfeld, die leider oft genug nur begrenzt möglich sind. Es geht dabei gerade auch um die therapeutische Aufarbeitung des Sinn- und Bedeutungsverlustes von inneren Bildern und Symbolen, d. h. der Symbolisierungsstörung, welche die Grundlage des psychotischen Realitätsverlusts ist.

Hier kann eine tiefenpsychologisch orientierte Gestaltungstherapie einen Ort, einen schutz- und haltgebenden therapeutischen Rahmen zur Verfügung zu stellen – jungianisch spricht man hier von einen Temenos, einen eingegrenzten, vor negativen Einflüssen geschützten heiligen (Tempel-)Bezirk, wo rituelle Handlungen stattfinden –, der psychotisch Kranken eine bildhaft-symbolische Auseinandersetzung mit ihrem Erleben in der Krankheit innerhalb des sozialen Kontextes einer Gruppe ermöglicht. Die Gestaltungstherapie könnte hier eine Lücke in der psychotherapeutischen Versorgung akut psychotisch Kranker schließen, die sich in den letzten Jahren immer mehr aufgetan hat, nämlich dass bei den vielfältigen psycho-, sozio- und pharmakotherapeutischen Maßnahmen, welche die stationäre Behandlung einer akut psychotischen Erkrankung ausmachen, immer mehr ein Rückgang, ja ein partielles Verschwinden psychodynamischer Ansätze zugunsten verhaltens- und kognitiv orientierter Verfahren konstatiert werden muss.

Das hier vorgestellte Bildmaterial zeigt auf, wie die Gestaltungstherapie einen therapeutischen Zugang zur Tiefendimension des seelischen Erlebens in und nach einer Psychose eröffnen kann. Dass bei einer solchen Erkrankung Kreativität oft ganz unverhüllt und eruptiv zum Vorschein kommen kann, ist schon seit langem Gegenstand der „Psychopathologie des Ausdrucks." Gestalterische Aktivität in der Gruppe macht dieses kreative Potenzial nicht nur zu einem therapeutischen Agens, wie dies Malateliers in psychiatrischen Kliniken schon seit langem umsetzen, sondern gibt ihm auch einen kommunikativ-mitmenschlichen Rahmen. Gerade bildnerische Gestaltung ermöglicht einen dezidierten Einblick in die psychotische Innenwelt wie auch in das Kommunikations- und Interaktionsgeschehen der Gruppe, wie dies auf einer vorsprachlichen bildhaften Ebene zum Ausdruck gelangt. Zudem steht die bildhaft-symbolische Ebene aufgrund ihrer Vielschichtigkeit und Mehrdeutigkeit dem psychotischen Erleben näher als der lineare sprachliche Diskurs. Oft sind psychotische Menschen zu einer Verbalisierung ihrer Erfahrungen gar nicht in der Lage. Die Gestaltungstherapie unterstützt aber auch den behutsamen Aufbau einer sprachlichen Kommunikation über die Bilder, vor allem in der gemeinsamen Bildbetrachtung in der zweiten Gruppenhälfte. Bildhaft-gestalterischer und sprachlicher

Ausdruck sollen letztlich eine Synergie bilden. Das gemeinsame Eintauchen in das innere imaginale Erleben, wie es bildnerische Gestaltungen ans Licht bringen, und dessen kommunikative Aufarbeitung fördern intersubjektive Austauschprozesse unter den Gruppenteilnehmern und mit den Therapeuten, ja sogar eine direkte Kommunikation von Unbewusst zu Unbewusst. Für diese sind Psychotiker bekanntlich besonders offen, so dass sich seelische Anteile von Patienten wie Therapeuten zu einer gemeinsamen Gestalt vermischen. Benedetti spricht hier von einem gemeinsamen therapeutischen Unbewussten und von sogenannten Übergangssubjekten, die zur Basis eines die Psychose überwindenden seelischen Wandlungsgeschehens werden können.

Im Mittelpunkt dieser Arbeit stehen die Kommunikations- und Interaktionsvorgänge in der Gruppe, wie sie gestalterische Kreativität bildnerisch-symbolisch zum Ausdruck bringt, und deren Korrespondenz mit Übertragungs- und Gegenübertragungsprozessen. Zum Zeitpunkt der Erstellung dieser Studie waren mir keine Untersuchungen bekannt, welche bildnerischen Ausdruck und Symbolik von psychotisch Kranken in einen systematischen Zusammenhang mit dem gruppendynamischen Kontext bzw. den Übertragungs- und Gegenübertragungsprozessen gestellt hätten. Die damaligen Veröffentlichungen zur tiefenpsychologischen Gestaltungstherapie, auf der die praktische Anwendung meiner Arbeit aufbaut, bezogen sich nicht auf Psychosen, sondern nur vereinzelt auf grenzpsychotische Krankheitsbilder. Ebenso wenig ließen sich in der anglo-amerikanischen Literatur – Art Therapy ist in ihrer psychodynamischen Ausrichtung (z. B. Naumburg) weitgehend identisch mit der tiefenpsychologisch fundierten Gestaltungstherapie – Untersuchungen zur Korrelation von bildnerischer Symbolik und (Gruppen-)Übertragungsprozessen finden. Das liegt zunächst daran, dass die Ausbildung zum Kunst- oder Gestaltungstherapeuten nicht in gleicher Weise auf Übertragung und Gegenübertragung fokussiert, wie dies für analytische Verfahren gilt. Auch kann sie nicht den interdisziplinären Hintergrund für eine umfassende Symboldeutung herstellen, wie ihn eine jungianische Ausbildung ermöglicht. Immerhin wird nach J. Schaverien, einer britischen Kunsttherapeutin und jungianischen Analytikerin, diese Lücke allmählich dadurch geschlossen, dass sich Kunst- und Gestaltungstherapeuten oft zusätzlich einer umfangreichen psychotherapeutischen bzw. analytischen Ausbildung unterziehen.

In Umkehrung dessen machte ich in der praktischen Durchführung der Gestaltungstherapie und ihrer wissenschaftlichen Auswertung ungemein wertvolle klinische Erfahrungen, die meine Kenntnisse der Phänomenologie und Psychodynamik psychotischer Erkrankungen wesentlich bereicherten und mein Einfühlungsvermögen in psychosekranke Menschen vertieften. Es war besonders die emotionale Atmosphäre einer Gruppensitzung, an deren erster Hälfte, der Gestaltungsphase, ich ja nur passiv, d. h. nicht aktiv gestaltend teilnahm, die einen unvergleichlich intensiven Eindruck bei mir hinterließ. Zunächst zur therapeutischen „Untätigkeit" gezwungen, dem einfachen Geschehenlassen der gestalterischen Prozesse bei den Gruppenteilnehmern, konnte ich dafür die Gruppenatmosphäre umso direkter auf mich wirken lassen. Psychotisches Leiden, seelische Schmerzen, Freude an gestalterischen Aktivitäten, sensibles Aufeinanderbezogensein der Patienten wie auch die undurchdringliche Mauer einer psychotischen Abwehr lagen ganz nahe beieinander und führten manchmal zu einer tiefen Gespaltenheit meines Erlebens. Dadurch wurden aber intensive imaginative Prozesse bei mir angestoßen, welche die Überbrückung dieser Polarität von seelischem Leiden und gestalterischer Kreativität zum Ziel hatten, und die zur intuitiven Basis meines therapeutischen Handelns in der Nachbesprechung wurden. „Wir erleben die eigene Spaltung in der Begegnung mit dem Patienten, die Unvereinbarkeit der Affekte, die er in uns wachruft und die uns auf die Antinomien und Spaltungen der menschlichen Existenz aufmerksam machen. Aber wir erkennen auch das wundersame Sich-fügen der gespaltenen Patientenanteile in unseren gedanklichen Entwürfen, in unseren Träumen und Gegenübertragungen." (Benedetti 1992, S. 108)

Aus diesem Geist der Gruppenatmosphäre, dem wundersamen Sich-fügen der gespaltenen Patientenanteile in meinen imaginativen Reaktionen und meinen gedanklichen Entwürfen dazu, ging vor mehr als zwanzig Jahren diese Arbeit hervor. Trotz des langen Zeitabstandes erscheint sie mir unvermindert aktuell aufgrund der subtilen Betrachtung der zwischenmenschlichen Beziehungen in der Gestaltungstherapiegruppe aus der Perspektive der Gegenübertragung heraus, wie sie ein psychoanalytischer Hintergrund ermöglicht, und aufgrund ihrer avancierten Interpretation und Amplifikation der bildnerischen Symbolik in Zusammenhang mit der Gruppendynamik. Viele der hier vorgestellten Bilder bringen eindrucksvoll die archetypische Dimension der psychotischen Bilderwelt zum Vorschein und verdeutlichen die Selbstheilungskräfte, welche archetypische Bilder in sich bergen. Diese waren für mich der Ariadnefaden im Labyrinth der Psychose und machten es mir möglich, die in der therapeutischen Begegnung mit psychotischen Menschen ausgelösten eigenen Ängste, den „Kampf mit dem Dämon", wie Benedetti (1992, S. 102 ff.) diese therapeutische Herausforderung einmal bezeichnet hatte, nicht nur heil zu überstehen, sondern ins Schöpferische zu transformieren. Aus dieser Wendung ins Schöpferische heraus entstand dieses Buch, in dem ich den oft nicht leicht zu überbrückenden Gegensatz von klinischer psychiatrischer Tätigkeit und psychoanalytischem therapeutischem Handeln in ein komplementäres Verhältnis zu bringen versuchte.

In der jetzigen Überarbeitung des damaligen Manuskripts ging es mir zunächst darum, das umfangreiche klinische Material in seiner bildnerischen Aussagekraft stilistisch wie interpretatorisch stringenter zur Darstellung zu bringen. Die klinischen Daten dieser Studie, die Auswahl der Bilder und der Verlaufsdarstellungen von psychotischen Patienten in der Gestaltungstherapiegruppe blieben völlig unverändert. Verändert und vertieft hat sich dagegen mein Bild- und Symbolverständnis, so dass in der neuen Fassung viele Bilder ausführlicher interpretiert und amplifiziert werden.

Mehr als zwanzig weitere Jahre an therapeutischer Erfahrung im Umgang mit Bildern und die Erweiterung meines theoretischen Hintergrunds hinterlassen da ihre Spuren. Meine heutige Bildinterpretation ist auch mehr von einer positiven Distanz geprägt, die für den therapeutischen Umgang mit psychotisch Kranken genauso wichtig ist wie die affektive Nähe. Das erneute kontemplierende Betrachten der Bilder und Eintauchen in die Innenwelt meiner damaligen Patienten inspirierten mich zu neuen Entdeckungen und führten zu einem vertieften amplifizierenden „Anreichern" der Bilder. Es erscheint mir für Psychotherapeuten jeglichen Couleurs sehr wichtig, die theoretischen Hintergrundannahmen über seelische Prozesse, um diesen Ausdruck aus der psychotherapeutischen Prozessforschung zu gebrauchen, mit bildhaften Vorstellungen und Symbolen bereichern und vertiefen zu können, wie dies die jungianische Methode der Amplifikation ermöglicht, um damit zum bildhaften Erleben schwer gestörter, gerade psychotischer Patienten jenseits der Sprache einen emotionalen Zugang herzustellen. Damit wird das beziehungsfördernde Agens des bildnerischen Ausdrucks zur Entfaltung gebracht, sein intersubjektives Potenzial, welches ein anderes ist als das der Sprache, und welches in der aktuellen Diskussion um Intersubjektivität noch nicht die ihm gebührende Beachtung gefunden hat.

Zentraler Bezugspunkt meines amplifikatorischen Ansatzes ist das Werk Erich Neumanns, welches in der Neufassung ausführlich zur Darstellung gebracht wird. Es erfolgen detaillierte Einführungen in seine Systematik des Mutterarchetypus und andere wesentliche Begrifflichkeiten seines Oeuvres wie die Ich-Selbst-Achse, die Gruppenganzheit und das Gruppenselbst. Mit Neumanns (1974) systematischer Darstellung der „Großen Mutter" waren für mich die Voraussetzungen geschaffen, die Korrelation von therapeutischen Transformationsprozessen mit der bildnerischen Symbolik von psychotisch Kranken herauszuarbeiten und damit klinische Veränderungen anhand der Konstellation des Mutterarchetypus genauer einschätzen zu können. Neumann (1974) unterscheidet beim „Großen Weiblichen", wie er auch den Mutterarchetypus bezeichnet, einen Elementar- und einen Wandlungscharakter, die sich jeweils in einer positiven wie negativen Ausprägung manifestieren.

Die Auswertung der bildnerischen Verläufe ermöglicht den Nachweis, dass die Restitution des Ich in der abklingenden Psychose mit einer Veränderung in der Symbolkonstellation des Mutterarchetypus vom negativen Elementarcharakter zum positiven Wandlungscharakter hin korreliert. Zudem manifestiert sich in den Übertragungen auf die Gruppe als Gesamtheit oft die Gefäßsymbolik des Mutterarchetyps, welche nach Neumann gleichermaßen den weiblichen Elementar- und Wandlungscharakter umfasst. Die bildnerische Symbolik verdeutlicht auch die Veränderung der Ich-Selbst-Achse, ausgelöst durch die seelischen Transformationsprozesse in der Gruppe. Bei besonders kreativen Patienten kann eine Tendenz zu einem offeneren Umgang mit dem Unbewussten beobachtet werden, wie er nach Neumann für den schöpferischen Menschen charakteristisch ist.

Neben dem Mutterarchetyp sind Neumanns phylogenetische Ableitung des Kollektivs und seine Auffassungen zur Gruppenganzheit bzw. zum Gruppenselbst eine weitere theoretische Referenz dieser Untersuchung. Das Totem hat als erste bildliche Repräsentation des Gruppenselbst eine grundlegende Bedeutung für die Gruppenbildung. Neumann sieht im Totem nicht wie Freud das retrograde Surrogat eines vermeintlichen Urpatriarchen, der von der Urhorde getötet wurde, sondern eine erste Antizipation der transpersonalen väterlich-geistigen Seite im Prozess des Übergangs vom mütterlichen zum väterlichen Archetypus. Wenn in der Gestaltungstherapiegruppe bestimmte Bilder durch ihr Mana oder ihre „Aura“ (Benjamin) einen prägenden Einfluss ausüben, können sie bei den einzelnen Gruppenteilnehmern auf der tiefsten unbewussten Ebene der uroborischen Ursprungssituation eine „participation mystique“ mit diesen Bildern erzeugen, wie dies phylogenetisch für das Totem charakteristisch war. Das Bild kann auch in der Gestaltungstherapiegruppe auf dieser Ebene der Kollektivpsyche eine ähnliche „magische“ Macht, ein Mana wie ein Totem haben, indem es einen ähnlich strukturierenden und konfigurierenden Einfluss auf die Identitätsbildung der Einzelnen wie auf die Gruppe im Sinne der Gruppenganzheit ausübt. Diese Wirkung des Totems wie des Bildes in der Gruppe steht auch in engen Zusammenhang mit dem ritualisierten Umgang mit ihm.

Bei der wissenschaftlichen Auslotung dieser schwierigen Thematik eröffneten mir der aktuelle Diskurs in Bildwissenschaft und Bildhermeneutik neue Horizonte. In den Geisteswissenschaften entwickelte sich etwa seit Anfang der 90er Jahre ein neues Bildverständnis, welches mit den Schlagworten iconic turn, pictorial turn oder visual studies umrissen wird. Daraus hat sich eine Bildwissenschaft etabliert, welche die dem Bild eigene Logik zu ihrem Recht verhelfen will. In der abendländischen Geistesgeschichte hatte diese ikonische Form der Sinnerzeugung im Vergleich zur Sprache nur eine marginale Rolle gespielt. Für die Analytische Psychologie ist hier von besonderem Interesse, dass die Bildwissenschaft (z. B. Mitchell oder Belting, siehe B, I) wesentlich auf die inneren Bilder fokussiert, aus denen die äußeren gestalteten Bilder hervorgehen, und in die wir ein Bild beim Betrachten übersetzen. Nach Jung erfahren wir alles, was uns bewusst wird, zunächst als eine innere bildhafte Vorstellung. Jung hat dies in prägnante

Formeln zusammengefasst wie „Bild ist Seele“ (GW 13, S. 58) oder das Bild als ein „konzentrierter Ausdruck der psychischen Gesamtsituation“ (Jung, GW 6, S. 452). Bildnerische Gestaltungen fasst er dementsprechend als „Ideogramme unbewusster Prozesse“ (Jung GW 9/1, S. 370) auf. Das interaktive Feld zwischen Patienten und Analytiker, in dem die wechselseitigen imaginativen Prozesse das interaktive Geschehen in der therapeutischen Beziehung abbilden, wird in der Analytischen Psychologie auch als „mundus imaginalis“, als imaginale (Bilder-)Welt bezeichnet. Das hier vorgestellte Bildmaterial bringt diese intersubjektive Dimension des inneren Bildes in seiner gestalterischen Umsetzung im Kosmos der Gruppe sehr schön zur Anschauung. In diesem Buch wird daher auch der Versuch unternommen, mit Hilfe der jungianischen Bildinterpretationsmethodik das intersubjektive Potenzial von Bildern zu formulieren und dies zum aktuellen bildwissenschaftlichen Diskurs in Bezug zu setzen.

Bevor ich die einzelnen Kapitel des Buches kurz vorstelle, möchte ich eine Bemerkung zum Titel der Arbeit machen. „Ich-Du-Wir“ ist ein in der Gestaltungstherapie häufig verwendetes Thema, welches die drei unterschiedlichen Erfahrungsebenen in der Gruppe durch jeweils ein einzelnes Bild zur Darstellung bringen soll. Im Gruppenerleben gehen diese drei Erfahrungsebenen natürlich ineinander über. Die intrapsychische Ebene des Ich wird vor allem im individuellen gestalterischen Prozess und der damit einhergehenden Auseinandersetzung mit dem Unbewussten erfahren. Die intersubjektive bzw. interpersonelle Ebene im Sinne der dyadischen Ich-Du-Beziehung und des gemeinschaftlichen Wir-Gefühls wird in der Gestaltungstherapie oft in gemeinschaftlichen Arbeiten realisiert.

In der gemeinsamen Bildbetrachtung und dem kommunikativen Austausch über die einzelnen Bilder im zweiten Teil einer Gestaltungstherapiegruppe verbinden sich diese Erfahrungsebenen zu einer gemeinsamen Wir-Erfahrung, in der die einzelnen Teilnehmer über die Bilder miteinander partizipieren. Die getrennte gestalterische Umsetzung dieser drei Ebenen ermöglicht den Patienten zunächst eine distanzierte Betrachtung und Reflexion des individuellen Erlebens in der Gruppe auf den unterschiedlichen Erfahrungsebenen, was besonders für psychotisch Kranke essentiell ist, deren fragmentiertes Ich sich erst wieder stabilisieren muss als Voraussetzung für eine nicht mehr psychotisch verzerrte Erfahrung des Du und des Wir. In gleicher Weise gibt das „Ich-Du-Wir“ die drei wesentlichen Perspektiven meiner Bildbetrachtung und Bildinterpretation wieder, das intrapsychische Umgehen des Patienten mit seinem Unbewussten, sein Erleben und Verhalten im dyadischen interpersonellen Beziehungsgeflecht der Gruppe einschließlich Übertragung und Gegenübertragung und das archetypische Erleben der Gruppe als Ganzheit.

Die Terminologie zur Kunst- und Gestaltungstherapie ist teils recht heterogen. Grundsätzlich ziehe ich den allgemeinen Begriff „bildnerische Gestaltung“ vor, wie er von Prinzhorn psychologisch und philosophisch fundiert wurde. Benedetti (1992) z. B. spricht auch von bildgestaltender Psychotherapie. Wesentliche Unterschiede in den Ansätzen der tiefenpsychologisch orientierten Kunst- und Gestaltungstherapie lassen sich heute kaum mehr ausmachen, auch wenn beide Begriffe aus unterschiedlichen Traditionen hervorgingen. In der Praxis werden sie heute nahezu synonym verwendet. Es soll noch der Hinweis gestattet sein, dass ich auf die Verwendung der jeweils männlichen oder weiblichen Ausformulierung bei Personen verzichtet habe, um den Text nicht zu sehr zu komplizieren. Wenn ich z. B. nicht näher spezifiziert von Patienten oder Gruppenteilnehmern spreche, sind immer gleichermaßen weibliche und männliche gemeint, ansonsten ist das Geschlecht angegeben.

In Kapitel II erfolgt eine Einführung in die theoretischen Grundlagen meines therapeutischen Konzeptes einer Psychotherapie mit gestalterischen Mitteln. Dabei wird nicht der Anspruch erhoben, einen umfassenden Überblick über die mittlerweile unübersehbare Flut an wissenschaftlicher Literatur zu dieser Thematik zu geben. Es geht mir vor allem um die Grundlagen einer psychoanalytischen Bildbetrachtung, die bereits Freud in seinem Leonardo-Essay oder in „Der Moses des Michelangelo“ gelegt hatte. Jungs persönliche Erfahrungen mit seinen inneren Bildwelten und deren gestalterische Umsetzung erfuhren im „Malen aus dem Unbewussten“ eine Konzeptionalisierung, was zum Ausgangspunkt für die Entstehung der Kunst- und Gestaltungstherapie wurde. Jungs Auffassung zum Bild wird mit dem aktuellen Diskurs der Bildwissenschaft in Beziehung gebracht. G. Benedetti ist der Pionier einer analytisch orientierten individuellen Psychotherapie der Psychosen und integriert unterschiedliche psychotherapeutische Schulen. Die Verwendung bildnerischer Gestaltungen im therapeutischen Prozess hat bei ihm einen zentralen Stellenwert. Seine Theorie und Praxis einer individuellen analytischen Psychotherapie mit psychotisch Kranken wurde von mir auf die Gestaltungstherapiegruppe übertragen. Ein weiterer Grundpfeiler jeglicher Auseinandersetzung mit den bildnerischen Gestaltungen psychotisch Kranker bildet die „Psychopathologie des Ausdrucks", gerade in ihrem Beitrag zur Erforschung künstlerisch-kreativer Prozesse bei Psychosen.

Kapitel III schildert die praktische Durchführung und das therapeutische Setting meines Konzeptes im Psychiatrischen Landeskrankenhaus Reichenau. In Kapitel IV werden zunächst allgemeine gruppendynamische Prozesse, wie sie für Gruppen mit psychotischen Patienten charakteristisch sind, auf die Gestaltungstherapiegruppe bezogen. Danach werden die Identifikationsprozesse mit einem als Gruppenthema vorgegebenen Märchen zu Beginn der Teilnahme an der Gestaltungstherapie beschrieben und klassifiziert. Praktische Beispiele zeigen die Entstehung von Gegenidentifikationen und die Herstellung einer dialogischen Positivierung, wie dies von Benedetti in der individuellen Psychotherapie konzeptualisiert wurde, und deren Verbindung mit der jungianischen Methode der Amplifikation.

In Kapitel V wird dargestellt, wie Gegenübertragung und Gegenidentifikation die Auswahl eines Gruppenthemas bestimmen können und dieses die Form einer „direkten Deutung" (Rosen) annehmen kann. Das gestaltete Produkt bringt den mundus imaginalis zur Darstellung, in dem Übertragungs- wie Gegenübertragungsprozesse, d. h. die innere Bilderwelt von Patient wie Therapeut zusammenfließen. Archetypische Übertragungen auf die Gruppe als Ganzheit werden auf ihren Symbolgehalt hin untersucht und dem Gefäßcharakter des Archetyps der Großen Mutter (Neumann 1974) zugeordnet. In drei Einzelverläufen werden die Restitutionsprozesse des Ich in der abklingenden Psychose mit den Veränderungen in der Symbolik des Mutterarchetyps in Beziehung gesetzt und die Korrelation zwischen klinischer Besserung bzw. Ich-Restitution und einer Verschiebung der Symbolik des Mutterarchetyps vom negativen Elementar- zum positiven Wandlungscharakter hin herausgearbeitet.

Kapitel VI beschäftigt sich ausschließlich mit manisch-depressiven Patienten. In der akuten Manie lässt sich eine archaische Ich-Struktur nachweisen, welche die Auseinandersetzung des Ich mit der Inflation durch das Unbewusste in der Psychose bestimmt. Diese archaische Ich-Struktur hat eine strukturelle Ähnlichkeit mit dem Archetyp des Tricksters. Sie lässt sich zudem auf existentiell-anthropologische Kategorien wie die Verstiegenheit zurückführen, die Binswanger (1980) über die akute Manie formuliert hat. Dies wird anhand individueller Verläufe und der Darstellung des Gruppenverhaltens erörtert. Die Gestaltungstherapiegruppe dient hier besonders als Auffanggefäß für die erstaunliche, teils überbordende Kreativität manisch Kranker.

In Kapitel VII werden die Soziodynamik in der Gestaltungstherapiegruppe und deren spezifische Integrationsmöglichkeiten dargestellt. Die Alpha-Position wird oft durch das schönste Bild in der Gruppe repräsentiert, welches durch sein Mana die Funktion eines Gruppentotems ausübt und damit identitätsbildend ist. In zwei Verlaufsstudien werden die Dynamik der Außenseiterpositionen und die Bemühungen der Gruppe um deren Integration betrachtet. Im ersten Verlauf wird bildnerisch-symbolisch trotz intensiver Integrationsversuche von Seiten der Gruppe keine grundlegende Änderung sichtbar. Im zweiten Verlauf gelingt es dem Patienten allmählich, sich in die Gruppe zu integrieren. Mit einem Bild beeindruckt er die ganze Gruppe besonders und nimmt die Alpha-Position ein. Die bildnerische Symbolik dieses Transformationsprozesses veranschaulicht auch die Veränderungen auf der Ich-Selbst-Achse, die in Zusammenhang mit dem Mutterarchetyp und dem Gruppenselbst diskutiert werden.

In Kapitel VIII werden diese gruppendynamischen Zusammenhänge weiter vertieft. Dabei wird der Versuch unternommen, ausgehend von Erich Neumanns Konzeptualisierungen der Gruppe und der Kollektivpsyche, eine Theorie der Gruppendynamik für die Gestaltungstherapie zu formulieren. Der „Große Einzelne" verkörpert die Gruppenganzheit und das Gruppenselbst, indem er seine Erfahrungen beim Eintauchen in das kollektive Unbewusste der Gruppe im Totem eine anschauliche Repräsentation gibt. Damit nimmt er eine Vermittlerfunktion der Gruppe gegenüber ein. Ähnlich kann in der Gestaltungstherapiegruppe jeder Patient, begleitet vom Gruppenleiter, als „Augenblicksführer" vorübergehend zum Großen Einzelnen oder schöpferischen Menschen werden, wenn sein Bild im Ritual der gemeinsamen Bildbetrachtung im Mittelpunkt der Gruppe steht. Hier entfaltet sich die Gruppendynamik als „rotierendes" Mandala mit dem jeweiligen Bild im Zentrum und der betrachtenden und kommunizierenden Gruppe im umgebenden Kreis. Das Bild im Zentrum wird vorübergehend zum Gruppentotem, vor allem wenn es identitätsbildend für die Gruppe ist. Die Unterschiede zwischen Gestaltungstherapiegruppe und analytischer Gruppentherapie manifestieren sich in der Rolle des Gruppenleiters und in der gegensätzliche Einstellung zum (inneren) Bild. In der analytischen Gruppentherapie realisiert sich eine tendenziell ikonoklastische, bilderabwertende Haltung, in der Gestaltungstherapie dagegen eine ikonophile „bilderverehrende" Haltung. Diese Polarität korrespondiert zu den gegensätzlichen Positionen im historischen Bilderstreit. Für die therapeutische Wirkung des Bildes in der Gruppe sind der rituelle Umgang mit ihm und die Übertragung des Manas vom Gruppenleiter auf das Bild bzw. die am Bild partizipierende Gruppe spezifische Wirkfaktoren.

Die Bilder sind in einem eigenen Bildanhang sind am Ende des Textes zusammengestellt. Bei den meisten Bildern (26-114) handelt es sich um Verlaufsdarstellungen, auf die der Zugriff oft von unterschiedlichen Textstellen aus erfolgt. Zudem hat dies den Vorteil, die Bilderserien als Ganzes betrachten und die einzelnen Bilder unmittelbar miteinander vergleichen zu können, ohne dauern hin- und herblättern zu müssen. Trotz Bildbearbeitung entsprechen einige Abbildungen in ihrem Farbwert nicht ganz dem Original und können daher zu ihrer Beschreibung etwas differieren.

Zum Abschluss dieser Einführung möchte ich den Leserinnen und Lesern noch ein paar Gedanken zur Lesart dieses Buches voranstellen. Aus einer wissenschaftlichen Arbeit über die klinische Anwendung der Gestaltungstherapie ist ein umfangreiches Buch mit vertiefter Bild- und Symbolinterpretation und einer ausführlichen Darstellung des theoretischen Hintergrunds hervorgegangen. Grundlegende Begriffe der Analytischen Psychologie C. G. Jungs, des Werks von Erich Neumann, der Gruppendynamik und der Psychotherapie der Psychosen nach Benedetti werden durch längere Exkurse und ausführliche Zitate detailliert erläutert, dazu kommen interdisziplinäre Querverweise zum aktuellen Bildverständnis in den Geisteswissenschaften. Bei einem solchen Versuch der Integration verschiedener wissenschaftlicher Ansätze zu einer interdisziplinären Einheit können nicht alle verwendeten Begrifflichkeiten umfassend definiert oder näher erklärt werden, oft wird deren Kenntnis vorausgesetzt. Hier kann das Stichwortverzeichnis hilfreich sein, um aus dem unterschiedlichen Kontext der verschiedenen Begriffe, Bilder und Symbole heraus eine genauere Vorstellung davon zu bekommen. Für Leser, die mit der Analytischen Psychologie C. G. Jungs nicht so sehr vertraut sind, empfiehlt es sich, neben der Originalliteratur auch Grundlagenwerke wie z. B. das Wörterbuch der Analytischen Psychologie, oder das bald im Internet zur Verfügung stehende Symbollexikon (www.symbolonline.de) mit heranzuziehen.

Ein weiteres Problem ist die bekannte Schwierigkeit, die bildnerischen Inhalte und Symbole in Sprache umzuformulieren, ohne sie zu sehr zu verformen. Die Mehrdeutigkeit bildhaft-emotionaler Phänomene lässt sich nur schwer in eindeutige sprachliche Formulierungen übersetzen, so dass man sich oft einer bildhaft-metaphorischen Ausdrucksweise bedienen muss, um den Paradoxien bildhafter Prozesse gerecht zu werden. Viele Begriffe aus der Tiefenpsychologie entsprechen daher eher Metaphern und lassen sich nicht exakt definieren. Der in diesem Zusammenhang immer wieder erhobene Vorwurf der begrifflichen Unschärfe ist aber ein unumgängliches genuines Phänomen seelisch-geistiger Prozesse. Schon Jung hat dieses Problem reflektiert: „Die Sprache, die ich spreche, muss zweideutig bzw. *doppelsinnig* (Hervorhebung von Jung) sein, um der psychischen Natur mit ihrem Doppelaspekt gerecht zu werden." (Jung Briefe II, S. 283)

In diesem Doppelsinn liegt das Wesen der Metapher, die einen komplexen Zusammenhang durch eine bildhafte Vorstellung anschaulich macht. Gerade beim zentralen Fokus dieses Buchs, der therapeutischen Wirkung eines Bildes in der Gruppe, lassen sich metaphorische und konkrete Betrachtungsebene manchmal nur schwer auseinanderhalten. Durch das Setzen von Anführungszeichen und Umschreibungen versuche ich dann gezielt, auf das Metaphorische hinzuweisen. Hier baue ich auch auf die Intuition der Leser und hoffe, dass der ausführliche Bildteil auf seine Weise Klarheit in den sprachlichen Unschärfen schafft.

Wissenschaftliche Theorie braucht manchmal die Poesie, wenn es um komplexe emotionale Prozesse geht, wie dies der kognitive Psychologe und Psychoanalytiker Ulrich Moser nachdrücklich hervorhebt. Moser spricht von literarischen Theorien, die deshalb faszinieren, „weil sie mit ihren Aussagen immer auch ein Nichtwissen formulieren, derart, dass es essentiell für das Verständnis des Wissens ist. Es wird zu einer fundierenden Größe, die nur umkreist, aber nicht aufgebrochen werden kann oder soll. Damit ist auch das Unerklärliche, das Göttliche gerettet." (Moser 2005, S. 245) Neumann, der wie kaum ein anderer Tiefenpsychologe künstlerische wie philosophische Ansätze in seinem Werk vereint, nennt deshalb seine dreibändige Essaysammlung „Umkreisung der Mitte."

In der Analytischen Psychologie wird dieser Prozess der Umkreisung, der zentrale hermeneutische Zugang zu den archetypischen Bildern und Symbolen, durch die alchemistische circumambulatio veranschaulicht. Das teils ausgiebige Beschreiben und Amplifizieren der Bilder meiner Patienten versucht diese Umkreisung zu realisieren, auch wenn dies vielleicht manchen Lesern etwas schwärmerisch anmuten mag. Zudem gelangt darin eine einfühlende Absicht zum Ausdrucke, wie Benedetti dies sehr schön auf den Punkt bringt.

„*Der gute Therapeut ist ergriffen von den Leistungen seines Patienten.* Er erlebt dessen Bilder ebenso als genuine Äußerung seines Leidens wie andere Menschen die Schöpfungen der Kunst. Das Bild des Patienten erreicht für den Therapeuten den Wert eines Kunstwerkes durch seine Aussage*kraft*, die vielleicht *nur er* ganz wahrnimmt. So entsteht das, was ich die ‚projektive Kompetenz' des Bildes nenne, das heißt, dessen Fähigkeit, sich als Projektionsobjekt für den Therapeuten zu eignen. Wir projizieren auf das Bild des Patienten unsere Liebe zu ihm, unsere Anteilnahme, Erschütterung, Ergriffenheit, aber auch unser eigenes Leiden." (Benedetti 1992, S. 218f., kursiv von Benedetti)

Damit möchte ich Herrn Prof. Gaetano Benedetti auch meinen herzlichen Dank für die vielen Anregungen und Inspirationen aussprechen, die ich in der persönlichen Begegnung wie in der intensiven Lektüre seiner Werke empfangen habe. Die zahlreichen Referenzen darauf machen deutlich, wie viel dieses Buch seinem Einfluss schuldet. Wesentliche Anregungen verdanke ich auch Frau Prof. Dr. Verena Kast und Frau Prof. Dr. Dr. Ingrid Riedel, die in freundschaftlicher Bezogenheit meinen achtsamen Umgang mit Bildern, meine Kenntnisse der Symbolik und deren Umsetzung in einfühlendes therapeutisches Handeln entscheidend prägten. Die klinische Untersuchung der Gestaltungstherapie hätte ohne Frau Dr. Margitta Giera nicht stattfinden können, die dieses Konzept am PLK-Reichenau einführte und damit die strukturellen Voraussetzungen für diese Arbeit schuf. Dafür sei ganz herzlich gedankt, wie auch für die vielen Impulse und den intensiven persönlichen wie kollegialen Austausch mit ihr mittlerweile über viele Jahre. Zu größten Dank bin ich zuallererst allen Patienten verpflichtet, nicht nur weil sie mir ihre Bilder zur Verfügung stellten, sondern wegen der kreativen Anstöße insgesamt, die sie mir gaben und die sich in mir zur Matrix dieses Buches ausformten. Es war gerade die menschliche Begegnung mit ihnen, in den Gruppen wie außerhalb im klinischen Alltag, und ihre kreativen Daseinsentwürfe, die meine berufliche Identität wie auch meine Weltsicht existentiell prägten. Meinen herzlichen Dank möchte ich auch den Kolleginnen und Kollegen des PLK-Reichenaus für ihr Interesse und für ihre Mitarbeit an dieser Untersuchung aussprechen, allen voran dem damaligen Ärztlichen Direktor Herrn Prof. Siedow, seinem Nachfolger Herrn Dr. Gerking und dem Stellvertretenden Leiter Herrn Dr. Faulstich. Frau Ciupke und Frau Lex waren die beiden Gestaltungstherapeutinnen, die mich mit viel Engagement und Interesse in den Supervisionen detailliert über alles informierten. Mit Frau Lex zusammen waren wir ein gutes, im Sinne der männlich-weiblichen Polarität komplementär sich ergänzendes Team in der Leitung der Gestaltungstherapiegruppen, bei beiden möchte ich mich dafür herzlich bedanken. Wichtige Anregungen gingen auch aus dem freundschaftlich-kollegialen Austausch mit Dr. Christian Maier und Dr. Victor Zielen hervor, nicht nur wegen ihrer umfangreichen Erfahrung in der Psychotherapie der Psychosen und ihrer Grenzgebiete. Mindestens genau so bedeutsam war die freundschaftliche Atmosphäre unseres Austausches, die als Gegengewicht zur emotional oft fordernden therapeutischen Arbeit mit psychotisch Kranken nachhaltig in mir wirkte.

II.
Grundlagen einer Psychotherapie mit bildnerischen Gestaltungen bei psychotisch Kranken

1. Das Bild und seine therapeutische Verwendung bei S. Freud und C. G. Jung

In dem 1910 erschienenen Aufsatz „Eine Kindheitserinnerung des Leonardo da Vinci" deutet Freud (1982) Leonardos Bilder mithilfe der psychoanalytischen Methode. Es kann hier nicht näher auf Freuds Auffassung zur Kunstwerken eingegangen werden, denen er als psychische Abkömmlinge der Triebrepräsentanzen hauptsächlich eine Verhüllungs- und Sublimierungsfunktion zuschreibt. Entscheidend ist, dass Freud mit seinem Leonardo-Aufsatz, auch wenn ihm in seiner Analyse der Kindheitserinnerungen des Leonardo da Vinci Irrtümer unterlaufen sind (siehe dazu Neumann 1980b), den Anstoß zur psychoanalytischen Betrachtung von Kunstwerken und indirekt auch zur Kunst- und Gestaltungstherapie gab. Er schuf die für gestalterische Therapieformen grundlegende Hypothese, dass künstlerische Gestaltungen nicht nur ein Symptom ausdrücken, sondern gleichzeitig dieses Symptom zu heilen versuchen. Ricoeur (1969) bezieht sich in seinem Buch „Die Interpretation" auf Freuds Leonardo-Essay: „Wenn diese Werke Schöpfungen sind, dann insofern, als sie nicht bloße Projektionen der künstlerischen Konflikte sind, sondern die Skizzierung ihrer Lösung; der Traum blickt zurück, in die Kindheit, in die Vergangenheit; das Kunstwerk ist dem Künstler selbst voraus: Es ist mehr ein prospektives Symbol der persönlichen Synthese und der Zukunft des Menschen als ein regressives Symptom seiner ungelösten Konflikte." (ebd. S. 184)

Diesen progressiven bzw. prospektiven Sinn einer künstlerischen Gestaltung sieht Jung in allen Manifestationen des Unbewussten, im Kunstwerk gleichermaßen wie im Traum oder in Phantasien. Sogar psychopathologische Symptome wie der Wahn haben einen Sinn, indem sie Lösungsansätze für Konflikte in sich bergen. So ist es nicht verwunderlich, dass die entscheidenden Anstöße zur Verwendung gestalterischer Mittel innerhalb der analytischen Therapie von C. G. Jung und seiner Schule kamen. Jung selbst erlebte in den Jahren nach der Trennung von Freud eine schwere persönliche Krise, die er als „Abstieg“ (Jaffé 1971, S. 184 ff.) ins Unbewusste bezeichnete, in der gestalterische Aktivitäten eine wichtige Orientierung und Hilfe für ihn waren. In seiner Autobiografie (ebd.) erinnert er sich, wie er als 10- oder 11- jähriges Kind leidenschaftlich Häuser und Schlösser baute und in seiner Lebenskrise nach vielem Widerstreben als Erwachsener wieder Kontakt zu seinen kindlichen Spielen aufnehmen konnte. Jung sah darin einen Wendepunkt in seinem Leben. „Wann immer ich in meinem späteren Leben stecken blieb, malte ich ein Bild oder bearbeitete ich Steine und immer war dies ein rite d'entrée für nachfolgende Gedanken und Arbeiten.“ (ebd. S. 178) Jung versuchte, seine Emotionen in Bildern und Fantasien zu fassen, welche er niederschrieb oder durch Malen und Steinarbeiten gestalterisch formte. Er malte auch Traumbilder, um diese besser zu verstehen (siehe Jaffé 1977, Bild 57). Von dieser gestalterischen Bewältigung seiner Krise legen seine Autobiographie und vor allem das „Rote Buch“ (Jung 2009, siehe dazu auch Jaffé 1977, S. 66-76) ein beredtes Zeugnis ab. Gestalterische Aktivitäten bildeten einen Grundpfeiler von Jungs Lebenswerk und erfuhren in der aktiven Imagination und im Malen aus dem Unbewussten eine therapeutische Konzeptualisierung. J. Schaverien (1992, S. 81) sieht in Jung daher auch den ersten Kunsttherapeuten.

In dem 1929 veröffentlichten Aufsatz „Ziele der Psychotherapie“ (Jung, GW 16) und dem einige Jahre später erschienenen Aufsatz „Zur Empirie des Individuationsprozesses“ (Jung, GW 9/1) beschreibt Jung seine Methode der bildlichen Gestaltung, des Malens der Bilder aus dem Unbewussten, genauer. Er fordert den Patienten auf, „das im Traum oder der Fantasie Geschaute in Wirklichkeit zu malen.“ (Jung, GW 16, S. 50) Dabei soll es „sich nicht um Kunst handeln, sondern um mehr und anderes als bloß Kunst, nämlich um lebendige Wirkung auf die Patienten selber [...].Weil aber seine Fantasie ihm [dem Patienten MK] doch nicht völlig sinnlos erscheint, so wird die Betätigung derselben ihre Wirkung noch unterstreichen. Überdies zwingt die materielle Gestaltung des Bildes zu einer anhaltenden Betrachtung desselben in allen Teilen, sodass es dadurch seine Wirkung völlig entfalten kann. Dadurch kommt in die bloße Fantasie ein Moment der Wirklichkeit hinein, wodurch der Fantasie ein größeres Gewicht, eben größere Wirkung verliehen ist. Und es gehen nun auch tatsächlich Wirkungen von diesen selbstgefertigten Bildern aus, Wirkungen, die allerdings schwer zu beschreiben sind.“ (ebd. S. 51/52)

Jung betont aber auch, „dass die bloß darstellerische Tätigkeit an sich ungenügend ist. Es bedarf darüber hinaus noch eines intellektuellen und emotionalen Verständnisses der Bilder, wodurch sie nicht nur verstandesmäßig, sondern auch moralisch dem Bewusstsein integriert werden. Sie müssen noch einer synthetischen Deutungsarbeit unterzogen werden.“ (ebd. S. 54) Diese Art der Deutung bezieht sich in der Hauptsache auf außerhalb des Bewusstseins liegende Zentrierungsvorgänge, denen eine bedeutende Wirkung auf die bewusste Persönlichkeit zukommt, und die sich auf symbolischer Ebene meist in Form von Mandalas äußern. Jungs Aufsätze „Zur Empirie des Individuationsprozesses“ (Jung GW 9,1) und „Über Mandalasymbolik“ (ebd.) veranschaulichen dies anhand von Bilderserien. Diese Strukturierungsvorgänge des Unbewussten und dessen therapeutische Funktion haben Jung Zeit seines Lebens beschäftigt. Noch in seinem späten Aufsatz „Die Schizophrenie“ (Jung, GW 3) von 1959 kommt er ausführlich auf die Bedeutung der Mandalas zu sprechen, welche als richtungweisender und kompensierender (An-)Ordnungsfaktor häufig in Momenten geistiger Desorientierung aus dem Unbewussten auftauchen.

Ausgangspunkt ist bei Jung also das innere, seelische Bild, wie es sich in Träumen und Phantasien manifestiert, das durch gestalterische Aktivität in eine anschauliche Form gebracht wird. Ein kurzer Exkurs soll die unterschiedliche Bewertung der inneren Bilder bei Freud und Jung sichtbar machen. Für Freud ist die Traumarbeit ein regressiver Vorgang, wenn nicht mehr anerkannte Triebwünsche bildhaft, d. h. „zumeist in visuellen Bildern“ (Freud 1972, S. 339) zum Ausdruck gebracht werden. Der aus der Traumarbeit vor allem durch Verschiebung und Verdichtung hervorgegangene manifeste Trauminhalt habe Züge einer Bilderschrift und entstelle dadurch den eigentlichen Traumgedanken. Freud sieht im Traum daher einen durch die Bilder des Unbewussten verdorbenen Text, der rekonstruiert werden muss, indem die Traumdeutung die Bilder und Symbole wieder in Sprache überführt. „Der Trauminhalt ist gleichsam in einer Bilderschrift gegeben, deren Zeichen einzeln in die Sprache der Traumgedanken zu übertragen sind. Man würde offenbar in die Irre geführt, wenn man diese Zeichen nach ihrem Bilderwert anstatt nach ihrer Zeichenbeziehung lesen wollte." (ebd. S. 280)

Die Analytische Psychologie hält dieser Geringschätzung des bildlich-visuellen Darstellungsvermögens des Unbewussten dessen schöpferische Tätigkeit entgegen, dass die Bilder des Unbewussten sich durch Analogiebildung immer wieder in andere Bilder übertragen, sich dadurch anreichern und final-prospektiv auf ein Ziel hin ausgerichtet sind. „Bild drängt sich an Bild, Gefühl an Gefühl" (GW 5, S. 37). In der Anmerkung 21 dazu unterstreicht Jung die Sprache tranzendierende Dimension des Bildes, indem sich „jenes ‚übersprachliche', rein ‚phantastische' Denken [...] in ‚unaussprechlichen' Bildern und Gefühlen bewegt." (ebd.) Jung misst so im Unterschied zu Freud dem bildhaft-analogen, ungerichteten, phantastischen Denken den gleichen Stellenwert bei wie dem gerichteten sprachlichen Diskurs.

Doch auch Freud war sich „der sozusagen hinkenden Natur der Sprache schmerzlich bewusst, wenn sie ein verlässliches Instrument zur Beschreibung von Krankengeschichten abgeben sollte. [...] Psychische Ereignisse sind überdeterminiert und beziehen Inhalte gleichzeitig aus verschiedenen, übereinander gelagerten Schichten, werden als Text jedoch zu einem einzigen verbalen Band verflacht. Während Linearität ein Wesensmerkmal der Sprache ist, ist Überlagerung der Schlüsselbegriff für psychische Ereignisse." (Mahony 1989, S. 17)

Genau diese Überdeterminiertheit der verschiedenen seelischen Bedeutungsebenen verdichtet sich simultan in einem inneren wie auch gestalteten Bild. Das bekannte chinesische Sprichwort „Ein Bild sagt mehr als tausend Worte" veranschaulicht die der Sprache inhärenten Grenzen. Auch Jung bedient sich einer dem chinesischen Kulturkreis entnommenen Metapher für das Darstellungsvermögen von bildnerischen Gestaltungen, in denen er „eine Art Ideogramme unbewusster Prozesse" (GW 9/1, S. 370) sieht. Er definiert das Bild als „konzentrierten Ausdruck der psychischen Gesamtsituation" (GW 6, S. 452), in dem viele Informationen simultan auf den

Punkt gebracht werden. Für ihn ist „überhaupt alles, was uns bewusst wird, Bild [ist], und Bild ist *Seele*“ (GW 13, S. 58, kursiv von Jung). Das Bild ist für ihn „eine Anschauung, die dem poetischen Sprachgebrauch entstammt“ (GW 6, S. 451). Damit hebt er dessen Nähe zum Metaphernbegriff hervor. Der eigentliche Sinn des Bildes erschließt sich nicht als buchstäbliche, sondern als metaphorische Aussage – hier setzt Jungs Methode der Amplifikation an –, die wiederum zu weiteren Bildern führen kann. „Auch der beste Erklärungsversuch ist nichts anderes als eine mehr oder weniger geglückte Übersetzung in eine andere Bildersprache. (Sprache ist ja nichts anderes als Bild!).“ (GW 9/1, S. 174)

Mit diesem letzten Satz nimmt Jung die Erkenntnisse der kognitiven Metapherntheorie des Linguisten Lakoff und des Philosophen Johnson hinsichtlich der Bedeutung innerer, metaphorischer Bilder vorweg. Deren grundlegende Annahme lautet, „dass die Metapher unser Alltagsleben durchdringt, und zwar nicht nur unsere Sprache, sondern auch unser Denken und Handeln. Unser alltägliches Konzeptsystem, nach dem wir sowohl denken als auch handeln, ist im Kern und grundsätzlich metaphorisch.“ (Lakoff, Johnson 2000, S. 11). Die Metapher ist somit nicht nur eine künstlerisch-poetische Redefigur, sondern strukturiert das begriffliche Denken wie auch das Handeln insgesamt.

Das Wort „Metapher“ kommt vom griechischen Wort metaphorein und bedeutet wörtlich „übertragen“, in der aristotelischen Substitutionstheorie das Übertragen von Eigenschaften eines Gegenstandes auf einen anderen Gegenstand aufgrund einer Ähnlichkeit. Die Metapher erzeugt eine bestimmte bildhafte Vorstellung von einem Objekt, auch Bildempfänger oder Zielbereich genannt, indem dieses durch einen anderen Erfahrungsbereich, dem so genannten Bildgeber oder Ursprungsbereich, veranschaulicht und damit in seinem Verständnis erweitert wird. Eine eher abstrakte Vorstellung wird durch Rückgriff auf einen anderen, sinnlich-konkreten Erfahrungsbereich begreifbar gemacht und bekommt so einen Sinn. Nach Lakoff und Johnson ist die Alltagssprache weitgehend metaphorisch, was uns aber meist nicht bewusst ist. Zusammenfassend hat die Metapher eine wichtige Erklärungs- und Verständnisfunktion, bei abstrakten Begriffen, theoretischen Konstrukten und metaphysischen Ideen sogar eine kognitive

Erschließungsfunktion. Jung hat diese Sinn gebende Funktion der Metapher prägnant zusammengefasst: „Bild und Sinn sind identisch." (GW 8, S. 230).

Auch für Hillman (1986) sind seelische Bilder eher „*Bilder im Sinne von Metaphern.*" (S. 54/55, kursiv im Original). „Für Jung war der Traum nicht Allegorie, nicht die Beschreibung bestimmter Vorgänge mit dem Mittel systematischer Verbildlichung. Er fasste ihn vielmehr als Metapher auf: Der Traum sprach für ihn zwei Sprachen gleichzeitig, erschien in hermetischer Doppelgestalt, vereinte zwei dissonante Töne in einer Stimme. Jung bezeichnete ihn als Symbol. Der Unterschied zwischen Freudschem und Jungschem Denken ist der Unterschied zwischen Allegorie und Metapher. Und dieser Unterschied zwischen Allegorie und Metapher ist viel wesentlicher, bestimmender für die Verschiedenheit der psychologischen Schulen als die Unterschiede in den Theorien oder Fabeln (plots) Freuds und Jungs.

Allegorie oder Metapher zu verwenden, heißt, über eine Sache zu sprechen, als wäre sie eine andere. Aber während bei der Allegorie zwei deutlich getrennte Ebenen bestehen, wobei die manifeste Aussage in die latente Bedeutung übersetzt werden muss, sind bei der Metapher Bild und tieferer Sinn verschmolzen. [...] Metaphern können nicht interpretativ übersetzt werden, ohne dass man diese besondere Einheit aufbricht. [...] So kann der Traum nicht übersetzt werden, und es muss ein anderer Weg zu seinem Verständnis gefunden werden: Masken, Verkleidungen, Doppelgesichtigkeit müssen zur Methode gehören, die Methode selbst metaphorisch sein." (Hillman 1986, S. 54)

Auf diese Einheit von Bild und tieferen Sinn gründet der jungianische Symbolbegriff. Ein Symbol ist ein Bild mit einem Sinn, ein Sinnbild, und seine Bedeutung durchdringt sein Vehikel, d. h. seine Form ist der Bedeutung des Symbols angemessen. Hillman übersieht aber in seinem Vergleich des freudschen Denkens mit der Allegorie, dass in der Allegorie die beiden Bedeutungsebenen gleichwertig nebeneinander stehen, während Freud der bildhaft-visuellen Ausdrucksformen des Traumes eine negative, den sprachlichen Traumgedanken entstellende Konnotation gibt. Hier manifestiert sich die bilderabwertende, ikonoklastische Haltung der freudschen Psychoanalyse, auf die noch näher eingegangen wird.

Die enge Verbindung von Bild und Gefühl bzw. Affekt hat auch die kognitive Psychologie bestätigt. Nach U. Moser (1991 und 1997) kommt Bedeutung nicht erst durch Sprache in die Welt des Menschen. Kognitive Vorgänge beruhen zunächst auf bildhaften Vorstellungen von Situationen, Objekten usw., die mit einem affektiven Code versehen werden, welcher deren Bedeutung bzw. Sinn repräsentiert. Die genaue Verknüpfung von Bild und Affekt ist dabei noch unbekannt, man spricht von „emotional meaning structures" oder „image-like prototypes of emotional situations" (Moser 1997, S. 113). Auch im analytischen Prozess wird das Bild, „das der Analytiker aufgrund seiner affektiven Beziehung zum Analysanden entwickelt, das Teile seiner selbst enthält und Wesen, Biographie und die soziokulturellen Kontexte beider darstellt" (ebd. S. 109), in einem affektiven und einem bildhaften Code gespeichert, wie auch die Interaktion zwischen beiden.

Der sprachliche Diskurs mit seiner linearen Abfolge von Subjekt-Prädikat-Objekt, kommt erst nachträglich hinzu und dient der Zusammenfassung von emotionalen Episoden und dem Gedächtnis für Affekte. Diese Umcodierung des emotionalen und des bildhaft-symbolischen Signifikationssystems in ein sprachliches führt aber nach Moser zu einer Verschiebung der Bedeutungsschwerpunkte. Innere Bilder und affektive Erlebnisse erfahren somit durch den Erzählprozess in der analytischen Situation eine Entstellung. Psychoanalytiker messen nach Moser der narrativen Ebene eine zu große Bedeutung bei. „Die therapeutische Tätigkeit bewegt sich in allen drei Signifikationssystemen. Es ist nicht gerechtfertigt, praktisch wie theoretisch, dem sprachlichen Signifikationssystem und damit dem narrativen Charakter des psychoanalytischen Prozesses Priorität zuzuschreiben. [...] Das Unbehagen an der psychoanalytischen Theorie mag gerade aus dem Umstand kommen, dass diese basalen Formen der Signifikation [die affektive und bildhaft-symbolische Form MK] kaum in die Konzeptstruktur der psychoanalytischen Theorie aufgenommen wurden." (Moser 1997, S. 113)

Von einer solchen Überbewertung der Sprache durch die freudianische Psychoanalyse kann man in der Analytischen Psychologie nicht sprechen. Der grundlegende methodische Unterschied zwischen Freud und Jung lässt sich deshalb am konträren Umgang mit dem inneren seelischen Bild festmachen, den Hillman anhand des Unterschieds zwischen Allegorie und

Metapher bereits aufgezeigt hat. Brumlik (1993) stellt eine Hermeneutik des Bildes bei Jung einer Hermeneutik der Sprache bei Freud gegenüber. Die Archetypen als die Strukturdominanten des kollektiven Unbewussten, „diese Formen symbolischer Ordnung, die überwiegend in bildlichen Zeichen, in Ikonen kulturell repräsentiert sind, lassen sich durch eine Tiefenhermeneutik entschlüsseln, die – wie die Freudsche Psychoanalyse – am menschlichen Unbewussten ansetzt, sich aber im Unterschied zur Freudschen Psychoanalyse nicht eines sprachtheoretischen Modells des Textverstehens, sondern eines ikonographischen Modells des Bildverstehens bedient." (Brumlik 1993, S. 125) In den gegensätzlichen Auffassungen zum inneren Bild bei Freud und Jung inszeniert sich auch der abendländische Bilderstreit mit seiner Polarität von Bilderverehrung (Ikonophilie, Idolatrie) und Bilderfeindlichkeit (Ikonoklasmus) bzw. Bilderangst (Ikonophobie). Für die Analytische Psychologie könnte deshalb die Bildwissenschaft, wie sie sich aktuell in den Geisteswissenschaften etabliert hat, eine ähnliche paradigmatische Bedeutung bekommen, wie sie die Sprachwissenschaft für die freudianische Psychoanalyse hatte, besonders in Lacans strukturalistischer Fassung. Im nächsten Kapitel wird deshalb etwas näher in die Bildwissenschaft eingeführt, da deren Erkenntnisse gerade zum nichtrationalen Substrat eines Bildes auch dessen therapeutische Wirkung genauer ausleuchten.

Im Unterschied zu den bildhermeneutischen Methoden in den Geisteswissenschaften geht es einer psychotherapeutischen Disziplin wie der Analytischen Psychologie nicht nur um die „reine", abstakte Bildinterpretation. Diese erfolgt ja im therapeutischen Prozess und muss daher in Zusammenhang mit der Kommunikation und Interaktion in der therapeutischen Beziehung gesehen werden. Der emotionale Ausdruck eines Bildes ergreift den Therapeuten als Betrachter und seine subjektive emotionale Reaktion auf das Bild prägt die therapeutische Beziehung. Zudem sind bildnerische Gestaltungen oft erst aus dem therapeutischen Prozess hervorgegangen und repräsentieren damit ein gemeinsames Drittes (siehe dazu Benedettis Übergangssubjekte in Kapitel II, 3). Für Jung liegt der Zweck des therapeutischen Umgangs mit gestalteten Bildern zunächst darin, dass sie eine Objektivierung der Archetypen mit ihrer Faszination und Numinosität ermöglichen. Dadurch „wird die Gefahr der Überschwemmung des Bewusstseins abgewendet, und ihre [der Archetypen MK] positive Wirkung kann sich entfalten. Es ist fast unmöglich, diese Wirkung in rationalen Begriffen zu beschreiben; es ist eine Art ‚magischer' Wirkung, das heißt ein suggestiver Einfluss, der von den Bildern zum Menschen geht, und auf diese Weise wird dessen Bewusstsein erweitert und verändert." (Jung GW 18/1, S. 192) Sind die überflutenden archetypischen Bilder erst einmal im gestalterischen Ausdruck gebannt, kann sich auch ihre positive Wirkung, d. h. ihr Selbstheilungspotenzial entfalten.

Die Überschwemmung des Bewusstseins durch die Archetypen ist in der schizophrenen Psychose am stärksten. Jung hat sich Zeit seines Lebens intensiv mit dieser Erkrankung beschäftigt, wie dies Band III seiner Gesammelten Werke veranschaulicht, von den Anfängen seiner psychiatrischen Ausbildung bei E. Bleuler bis zu seinem 1958 erschienenen Aufsatz über „Die Schizophrenie." Seine Auffassungen sind von der verborgenen Sinnhaftigkeit der schizophrenen Bilderwelt geprägt, verbunden mit der Überzeugung, dass ein psychodynamischer Zugang zu diesen Kranken möglich ist. Jungs Bedeutung für die Psychotherapie der Psychosen soll deshalb noch kurz gewürdigt werden, und zwar aus der Sicht von Benedetti, der Jung noch persönlich gekannt hat.

„Das wesentliche Verdienst von C. G. Jung auf dem Gebiet der Schizophrenietherapie ist der, dass er der erste Pionier gewesen ist. Er beschränkte sich nicht wie Freud auf einen einzigen Fall (Schreber), sondern entwickelte 1903 im Burghölzli wesentliche Ansätze zur Psychotherapie bei schizophrenen Kranken und beeinflusste die Schizophrenielehre E. Bleulers. Wer, wie der Schreibende, Gelegenheit hatte, von Jung selber seine psychotherapeutischen Krankengeschichten zu erfahren, weiß, wie viel Einsatz, wie viel Sorge für den Patienten und psychologische Phantasie diesen Mann beseelten. Von einem theoretischen Gesichtspunkt aus liegt sein wichtigster Beitrag in der Annahme, dass das schizophrene Ich nicht imstande sei, gewaltige Urbilder, Archetypen, die aus dem Unbewussten aufsteigen, zu assimilieren. Gewiss könnte diese Lehre nur eine Variante der anderswo in der Psychodynamik der Schizophrenie vertretenen Auffassung sein, dass das Es das Ich überrenne, überflute, in seinen Bann schlage, es auflöse. Das Besondere bei Jung liegt aber in der Einsicht, dass es sich bei einer solchen psychologische Macht nicht bloß um das Es als Ganzes, sondern um individuell je verschiedene Urbilder handelt, die aus einem der einzelnen psychologischen Lebensgeschichte vorausgehenden Hintergrund aufsteigen und der Entscheidungsfreiheit dieser Lebensgeschichte ein Ende setzen. Wer im langwährenden Gespräch mit Schizophrenen so wie ich erfahren hat, wie manche Urkomplexe, aus dem Bereich der Verfolgung, der verschmelzenden Verliebtheit, des Nicht-Mann- oder Frau-Sein-Könnens, den Kranken mit einer Gewalt überfallen, die sich weder aus der persönlichen Lebensgeschichte des Subjekts herleiten, noch allzu simplifizierend dem Biologischen subsumieren lassen, kann heute noch die begriffliche Dichte der Jungschen Konzeption nachvollziehen. Aus seiner Lehre ergaben sich psychotherapeutische Richtlinien [...]: Im psychotherapeutischen Beistand galt es, den Kranken seine ichauflösenden Archetypen anders erleben zu lassen, als in der psychotischen Form und zwar in Varianten, die individuell vollzogen werden konnten, oder im Spiegel kultureller Kontexte, in der der Patient sich, nicht mehr alleinstehend im Wahne, wieder finden konnte." (Benedetti 1987, S. 287/288)

In seiner jüngsten Veröffentlichung hebt Benedetti nochmals hervor, „dass der wichtigste Beitrag C. G. Jungs, des großen Psychotherapeuten der Psychosen, nicht so sehr in der Gelehrsamkeit liegt, mit der er die Produktionen seiner Patienten mit den Mythen vergleicht, als vielmehr in der Entdeckung, die in seinem ganzen Werk implizit vorhanden ist, dass die Archetypen in der psychotischen Auflösung des Ich den letzten Anker darstellen, den die menschliche Existenz braucht, um im nicht mehr Verstehbaren sich selbst noch zu verstehen." (Benedetti 2006, S. 19) Es sind folglich nicht die Archetypen als solche, die das Ich auflösen, wie obiges Zitat interpretiert werden könnte, sondern das schizophrene Ich ist aufgrund seiner Desintegration nicht imstande, diese zu assimilieren. „Der schizophrene Prozess [...] schont gerade die Paleopsyche, aus der unsere Imaginationen stammen. Das kollektive Unbewusste ist nie geisteskrank, weil es jenseits des bewussten Geistes liegt. Die Imagines des psychotischen Menschen wirken krank und absurd, wenn sie in krankhaften logischen Zusammenhängen eingebettet sind, die sie verzerren. Als Urbilder der Seele können sie auch in der Psychose ergreifend sein." (ebd. S. 129)

Archetypische Bilder bergen folglich ein Selbstheilungspotenzial in sich, welches mit ihrer numinosen, d. h. affektiv ergreifenden Wirkung in Zusammenhang steht. Gelangen sie in bildnerischen Gestaltungen zum Ausdruck, können sie beim Betrachter eine Ergriffenheit erzeugen und damit eine intensive emotionale Beziehung herstellen. Voraussetzung dafür ist die emotionale Aufnahmebereitschaft des betrachtenden Therapeuten und seine Wertschätzung der archetypischen Bilderwelt, deren Kenntnisse wiederum ein Gegengewicht zur überwältigenden emotionalen Ergriffenheit sind, die aber nicht zu einer einseitig rationalisierenden Gelehrsamkeit führen dürfen. Die erfolgreiche Bewältigung dieser „Gratwanderung“ gibt dem Therapeuten die für die Psychosentherapie notwendige „Ich-Stärke“, sich von der Numinosität archetypischer Bilder emotional ergreifen zu lassen, ohne überwältigt, d. h. inflationiert zu werden. Kenntnisse der archetypischen Symbolik erleichtert auch das Prozessieren der therapeutischen Kommunikation gerade in schwierigen Situationen (siehe dazu Krapp 2006), ähnlich wie dies die Metaphernanalyse in der qualitativen Psychotherapieforschung anhand des metaphorischen Sprechens aufgezeigt hat (siehe dazu Buchholz 1996, S. 110-117). Gerade der schizophrene Patient spürt intuitiv diese emotionale Offenheit des Therapeuten für seine innere Bilderwelt, wie auch dessen Abwehr.

Jungs therapeutischer Ansatz der Verwendung von bildnerischer Gestaltung bei psychotisch Kranken hat das Ziel, die archetypischen Bilder durch ich-stärkende gestalterische Aktivitäten und das Kommunizieren darüber wieder in die Persönlichkeit zu integrieren. Leider gibt es dazu keine ausführlicheren Fallgeschichten von Jung. Über sein Gesamtwerk verstreut lassen sich dafür aber immer wieder Hinweise finden, wie z. B. in den Tavistock Lectures, wo Jung seine therapeutische Konzeption mit bildnerischen Gestaltungen in einem kurzen Fallbericht (GW 18/1, S. 118) zusammenfasst. Als bei einer schizophrenen Patientin die amplifikatorische Methode allein nicht ausreichte, konnte die Objektivierung des Unbewussten im gestalteten Bild eine dauerhafte Stabilisierung erbringen. Dann wiederum war die amplifikatorische Vertiefung der gestalteten symbolischen Inhalte sehr hilfreich. Jung gibt insgesamt der aktiven Imagination in Form von gestalterischen Aktivitäten sogar einen höheren Stellenwert als den Träumen, vor allem in den letzten Stadien einer Analyse. Aufschlussreich ist auch Jungs ausführliche Deutung von zwei Bildern eines schizophrenen Patienten (ebd. S. 193 ff.). Dabei hebt er die Bedeutung der Bildbetrachtung für die Patienten hervor und versucht, die schwer beschreibbare Wirkung von Bildern genauer in Worte zu fassen:

„Wenn sie sie [die Patienten ihre Bilder MK] anschauen, spüren sie, dass ihr Unbewusstes sich darin ausdrückt. Die objektive Form wirkt auf sie zurück, und sie wirkt wie ein Zauber. Der suggestive Einfluss des Bildes wirkt auf das psychologische System des Patienten ein und setzt dort das gleiche in Gang, was er in das Bild hineingelegt hat. Auf diesem Vorgang beruhen die Herstellung von Götzenbildern und die magische Verwendung heiliger Bilder, von Ikonen. Sie gießen ihre Magie in unser System und bringen uns in Ordnung, vorausgesetzt, dass wir uns selbst in sie hineinversetzen. Wenn man sich in eine Ikone hineinversetzt, spricht sie zu einem. Nehmen Sie ein lamaistisches Mandala mit einem Buddha oder einem Shiva im Zentrum. In dem Ausmaß, in dem Sie sich in es hineinversetzen können, spricht es zu Ihnen und kommt Ihnen nahe. Es hat eine magische Wirkung." (ebd. S. 197/198)

Die therapeutische Wirkung eines Bildes hat also etwas mit seiner magisch-suggestiven Ausstrahlung zu tun. Auch Benedetti (2006) spricht von einer „magische[n] Identität [...], dass zwischen der Darstellung des Objekts und dem Objekt selbst ein geheimnisvolles Netz der Macht besteht." (ebd. S. 12) Hier liegen Berührungspunkte zum aktuellen geisteswissenschaftlichen Bilderdiskurs vor, der die in der abendländischen Geistesgeschichte lange Zeit abgewehrte nichtrationale, magische Kraft des Bildes nicht mehr verleugnet (siehe nächstes Kapitel). So spricht Belting (2001) von der Bildwahrnehmung als einem Akt der Animation: „Wir animieren Bilder, als lebten oder sprächen sie zu uns, wenn wir sie in ihren medialen Körpern antreffen. Bildwahrnehmung, ein Akt der Animation, ist eine symbolische Handlung, welche in den verschiedenen Kulturen oder in den heutigen Bildtechniken auf ganz verschiedene Weise eingeübt wird." (ebd. S. 13) Ein Bild wird für Belting „erst zum Bild, wenn es vom Betrachter animiert wird. Im Akt der Animation trennen wir es in der Vorstellung wieder von seinem Trägermedium. Dabei wird das opake Medium transparent für das Bild, das es in sich trägt: das Bild scheint gleichsam durch das durch, wenn wir es betrachten.“ (ebd. S. 29/30)

Entscheidend ist hier, bei Jung gleichermaßen wie bei Belting, die essentielle Bedeutung der inneren Bilder. In einem Trägermedium – Jung nennt es die objektive Form – wird ein Bild geschaut, welches auf einem inneren Bild des Künstlers beruht und vom Betrachter wieder in ein inneres Bild übersetzt wird. Im therapeutischen Gestaltungsprozess sind Betrachter und Gestalter des Bildes identisch. Mit Beginn der gestalterischen Umsetzung „entäußert“ sich ein inneres Bildes in ein gestaltetes Bild bzw. Trägermedium. Die Wiederaneignung dieses Geschehens im Akt der Betrachtung führt zu einem seelischen Transformationsprozess – „in der Gestaltung ändern sich auch die inneren Bilder.“ (Benedetti 2006, S. 128) Das innere Bild wird durch den Akt der Einfühlung in das gestaltete Bild, ja Einswerdung mit ihm weiter dynamisiert, angereichert bzw. amplifiziert. Es spricht zu uns, wie Jung und Belting dies in der gleichen Metapher veranschaulichen, und ergänzend könnte man anmerken, wir sprechen zum Bild, „besprechen“ das innere Bild im Akt der Gestaltung, um es damit zu verändern. Durch diese emotionale Bewegung entfaltet sich seine therapeutische, sozusagen magische Wirkung in Korrelation zum Grad der Einfühlung, unabhängig davon, ob es das eigene Bild ist oder nicht. Die gemeinsam „animierende“ Bildbetrachtung von Patienten und Therapeuten in der individuellen Psychotherapie wie in der Gruppe verstärkt diese therapeutische Wirkung des Bildes noch zusätzlich. Aufgrund der mit Bildgestaltung wie Bildbetrachtung einhergehende aktiven Veränderung der inneren Bilderwelt wird in der Analytischen Psychologie das Malen aus dem Unbewussten der aktiven Imagination zugerechnet.

Bevor im nächsten Kapitel diesen Querverbindungen zwischen der Analytischen Psychologie und der Bildwissenschaft ausführlicher nachgegangen wird, soll zum Abschluss dieses Abschnittes noch kurz auf die Entwicklung von kunst- und gestaltungstherapeutischen Methoden eingegangen werden, wie sie sich ausgehend von Freud und Jung in einem individuellen wie auch gruppendynamischen Setting entfaltet haben.

Freud selbst hat keine gestalterischen Mittel in seinen analytischen Therapien eingesetzt. Kurioserweise fügt gerade der kleine Hans – siehe „Analyse der Phobie eines fünfjährigen Knaben“ (Freud 1982) – in einer von seinem Vater angefertigten Zeichnung das fehlende männliche Geschlechtsteil einer Giraffe hinzu. Kinderanalysen machten so auch für Freudianer das Einbeziehen von gestalterischen Aktivitäten unumgänglich. Biniek (1982) gibt einen Überblick über die Entwicklung der Gestaltungstherapie in ihren Anfängen, wie man sich, ausgehend von Freuds Schriften zur Bildenden Kunst und Literatur, den in analytischen Therapien entstandenen bildnerischen Gestaltungen zuwandte. M. Klein war eine der ersten, die das kindliche Spiel systematisch in die Therapie integrierte. Eine interessante Krankengeschichte ist z. B. von Pfister (1932) überliefert, der eine rituelle Krankenbehandlung bei den Navajo-Indianern mittels Einbeziehung von Malerei schildert.

Jungs Methode der Verwendung von bildnerischen Gestaltungen im therapeutischen Prozess, der Bilder oder dem Malen aus dem Unbewussten, wurde von seinen Nachfolgern weiter ausgebaut. Aus deren ersten Generation haben sich besonders S. Bach (1996) und J. Jacobi (1981) um eine vertiefte klinische Anwendung und Systematisierung dieser Therapieform bemüht. Bach hat anhand der Zeichnungen schwer kranker Kinder aufgezeigt, wie die Auswertung von Bildern auch Rückschlüsse auf den Verlauf einer körperlichen Erkrankung ermöglichen. Bach wie Jacobi haben einen methodischen Leitfaden für die Deutung von Bildern zusammengestellt und legen dazu umfangreiches klinisches Material vor. Besonders Jacobi (1981) bezieht auch Übertragungsvorgänge mit ein, indem Bilder „ein wortloses, aber desto dynamischeres, geheimes Einvernehmen innerhalb der unbewussten Bereiche von Analysand und Analytiker erzeugen“ (ebd. S. 243) können, wenn bildnerischen Gestaltungen die jeweils unbewussten inneren Bilder von Patient und Analytiker zum „Zusammenklingen“ (ebd.) bringen und „ein Gefühl des Verstandenwerdens“ (ebd.) hervorrufen.

Von großem Interesse ist ihr Versuch einer Malgruppe mit psychotisch Kranken in einer psychiatrischen Klinik, die sie mit bis zu 30 Teilnehmern durchführte. Ausgehend von einfachen, aber archetypisch bedeutsamen Themen versuchte sie die individuelle Ausdrucksweise eines jeden Patienten zu fördern. In gemeinsamen Gruppenarbeiten suchte sie über die Bilder „eine seelische Gemeinsamkeit her[zu]stellen, die dem psychiatrischen

Kranken so schwer fällt, wenn nicht unmöglich ist." (ebd. S. 246) Jacobi sah die Ergebnisse ihres Versuchs als vielversprechend an: „Der Versuch mit einer Gruppe schien mir ein Experiment, das möglicherweise zu einem neuen Instrument in der Hand des Analytikers werden könnte." (ebd. S. 245)

In Deutschland arbeitete G. Heyer, ein Schüler Jungs, viel mit gestalterischen Mitteln. Er fasste seine Erfahrungen im Beitrag „Die künstlerischen Verfahren in der Psychotherapie" (1959) im „Handbuch der Neurosenlehre und Psychotherapie", dem damaligen Standardwerk zusammen. G. Clauser (1960) führte den Begriff der Gestaltungstherapie ein, in der er ein tiefenpsychologisch zu fundierendes psychotherapeutisches Vorgehen sah. Interessant sind hier Binieks Einwände gegen die von Clauser gegebene Definition der Gestaltungstherapie, weil sie das intersubjektive Potenzial des Bildes unterstreichen. „In der von G. Clauser gegebenen Bestimmung fehlt nicht nur der weite Bereich der *Begegnung* (kursiv von Biniek), den gestalterische Mittel ermöglichen, es fehlt auch deren integrativer Aspekt, der für die Behandlung von Psychosekranken so wichtig ist. Es geht nicht nur um den persönlichen Ausdruck, es geht ebenso um Begegnung und Heilung." (Biniek 1982, S. 5)

Ab den 60er Jahren wurde die Gestaltungstherapie zunehmend in das Konzept der stationären Psychotherapie und Psychosomatik eingebunden. Ihr Anwendungsbereich erstreckte sich mehr auf Neurotiker, narzisstische Störungen und Borderline-Persönlichkeitsstörungen, weniger auf akute Psychosen. Dementsprechend wurden postfreudianische Konzeptionen wie die Narzissmustheorie Kohuts, die Objektbeziehungstheorien oder Winnicotts Theorien vom Übergangsobjekt bzw. intermediären Raum und vom kindlichen Spiel, aber auch analytisch orientierte gruppendynamische Ansätze integriert.

In den Ausbildungsinstituten für die Analytische Psychologie C. G. Jungs nimmt die therapeutische Gestaltung der Bilder aus dem Unbewussten fast überall eine zentrale Stellung ein. Hier findet man zahlreiche Veröffentlichungen zu diesem Thema, im deutschsprachigen Raum geben vor allem die Bücher von Riedel (1988, 1992, 2008) und Daniel (1993) eine systematische Zusammenschau. In Zusammenhang mit der Psychotherapie der Psychosen sind die Veröffentlichungen von Fierz (1963, 1982) von Bedeutung. Im angloamerikanischen Raum muss besonders auf die Veröffentlichungen von Schaverien (1992, 1997) hingewiesen werden.

Die wahrscheinlich umfassendste Umsetzung dieser jungianischen therapeutischen Konzeption hat in Brasilien stattgefunden. Nise da Silveira, eine engagierte Psychiaterin, richtete in den 40er Jahren des vergangenen Jahrhunderts in der psychiatrischen Klinik Engenho de Dendro in Rio de Janeiro ein Malatelier ein, aus dem innerhalb von wenigen Jahren bekannte psychosekranke Künstler hervorgegangen sind. 1952 wurde in dieser Klinik das „Museum der Bilder aus dem Unbewussten" eingerichtet, wo heute über 350000 (in Worten: dreihundertfünfzigtausend) Exponate gesammelt sind. 1954 begann Nise da Silveira mit Jung zu korrespondieren, der ein reges Interesse an den Bildern aus Rio mit ihren vielfältigen Mandaladarstellungen entwickelte. Dies führte anlässlich des 2. internationalen Kongresses für Psychiatrie 1957 in Zürich dazu, dass an der ETH „eine Sammlung Mandalas brasilianischer Maler, als eine symbolische Dokumentation des kollektiven Unbewussten, zu Ehren Jungs ausgestellt wurde." (Mavignier 1994, S. 126)

In ihrem reichhaltig illustrierten Buch „Imagens do Inconsciente" hebt Nise da Silveira (1981) hervor, dass nicht nur sogenannte gestörte Mandalas (siehe dazu Jung GW 12, S. 227 Anm. 133) auftauchen, sondern überraschenderweise „Mandalas, die von Schizophrenen recht harmonisch und komplex gemalt wurden. Die Konfiguration harmonischer Mandalas innerhalb eines ‚strengen Musters' zeigt die intensive Mobilisierung von Selbstheilungskräften zur Kompensierung des inneren Chaos, ein Phänomen, welches prognostisch nicht unterschätzt werden sollte." (da Silveira 1981, S. 65, Übersetzung MK)

Welch Stellenwert diese Bilder sogar für die kulturelle Identität eines Landes wie Brasilien innehaben, wird daran sichtbar, dass in der Ausstellung „Brasil + 500. Mostra de redescobrimento" (siehe Aguilar 2000), die anlässlich der 500-Jahrfeier der „Wiederentdeckung" Brasiliens im Jahr 2000 in São Paulo stattfand, dem „Museum der Bilder aus dem Unbewussten" ein eigenes Ausstellungsmodul zur Verfügung gestellt wurde. Leider gibt es keine umfassenderen Veröffentlichung aus dem Museum in Deutsch oder Englisch, so dass diese Pionierarbeit international noch nicht die ihr gebührende Beachtung gefunden hat. Man kann sich aber auf der Website http://www.museuimagensdoinconsciente.org.br/ einen visuellen Eindruck von dieser Sammlung verschaffen.

Eine interessante Entwicklung hat die Entwicklung der Art Therapy im angloamerikanischen Sprachraum genommen. Dort entwickelte sich ab den 20er-Jahren eine Art gestaltungstherapeutischer Synkretismus aus den analytischen Ansätzen von Freud und Jung wie auch aus Prinzhorns „Bildnerei der Geisteskranken." Naumburg (1950) gibt in ihrer Einführung zu ihrem Buch „Schizophrenic Art: It's Meaning in Psychotherapy" einen historischen Überblick über die ersten kunsttherapeutischen Bemühungen. Bilder psychotischer Patienten wurden zunächst auf psychoanalytischer Grundlage gedeutet, während man sich der Symbolik mehr aus der jungschen Perspektive von Archetypus und kollektivem Unbewussten her anzunähern versuchte.

Erwähnenswert sind die frühen Bemühungen der Art Therapy hinsichtlich der Behandlung psychotisch Kranker mit dem Ergebnis, dass die Kommunikation und Interaktion über die bildnerischen Gestaltungen den Aufbau einer therapeutischen Beziehung selbst mit schwer psychotisch Kranken ermöglichen. Milner dokumentiert dies eindrucksvoll in „The hands of the living God"(1969). Eine größer angelegte Untersuchung der bildnerischen Gestaltungen psychotisch Kranker erfolgte schon in den 40-Jahren durch Anastasi/ Foley (1944), welche in über 200 Krankenhäusern eine große Anzahl von Bildern sammelten und diese formal und inhaltlich klassifizierten und verglichen.

Die beiden Pioniere der Art Therapy in den USA sind Margrit Naumburg und Edith Kramer. Naumburgs dynamisch orientierte Kunsttherapie ist psychoanalytisch orientiert. Sie fasst die Kunsttherapie nicht einfach als projektive Technik auf, da sie durch ihren Formreichtum weitaus höher entwickelt ist, und geht davon aus, dass Gefühle und Phantasien besser durch künstlerische Gestaltung als durch Sprache zum Ausdruck gebracht werden können. Zudem machen künstlerische Gestaltungen die Übertragungsbeziehung weniger kompliziert. Ähnlich wie bei der Traumdeutung wird das gestaltete Bild durch die Assoziation und Interpretationen der Patienten ergänzt. Edith Kramer (1975) geht es dagegen, entsprechend ihrer Herkunft als Künstlerin, weniger um die Bewusstwerdung des Unbewussten, dessen Existenz sie durchaus anerkennt, sondern um den schöpferischen Akt als den wichtigsten Heilungsfaktor. Die Kunsttherapie erweitere das Spektrum menschlicher Erfahrungen insgesamt, indem sie neue Äquivalente für diese schaffe. Kramer bezieht kunstpädagogische Elemente wesentlich mit ein und betont auch die künstlerische Qualität eines Bildes, entscheidend ist für sie die Ich-bildende, Kreativität fördernde Funktion des Gestaltungsprozess. Geisteskrankheiten und die Kindertherapie sind bei Kramer die wichtigsten Indikationen für Kunsttherapien. Im deutschsprachigen Raum wird ihr kunsttherapeutischer Ansatz vor allem von K. Dannecker (2003) weitergeführt.

Etwa ab den 70er versuchte man in den USA eine Synthese zwischen diesen beiden kunsttherapeutischen Richtungen von Naumburg und Kramer herzustellen (siehe dazu die Übersichtsarbeiten von Levick 1975 und Refsness-Kniazzeh 1981). Hier ist vor allen Dingen Ulman (1975) zu erwähnen. Diese bemühte sich zudem, eine Methodik für die Interpretation bildnerischer Gestaltungen auszuarbeiten, die mit den Erfordernissen nach wissenschaftlicher Objektivität in Einklang zu bringen ist. Ähnlich wie in der Weiterentwicklung der Gestaltungstherapie flossen auch in die Art Therapy wichtige Anregungen von der Ich-Psychologie aus, was die vorsprachlichen unbewussten, symbolischen Prozesse (Kris) angeht, von Winnicott (1979), der den Zusammenhang zwischen Kreativität, Fantasie und kindlichem Spiel aufzeigt, von Kohuts Narzissmustheorie und von der Objektbeziehungstheorie, nicht zuletzt weil die Kunsttherapie als nonverbales Verfahren besonders für die Anwendung auf präödipale Defizite geeignet erschien. Auf die jungianische Analytikerin und Kunsttherapeutin Joy Schaverien (1992, 1997) und ihrer Weiterführung der jungianischen Konzeption der Bilder aus dem Unbewussten wurde schon hingewiesen.

Kunsttherapie wie Gestaltungstherapie werden heute als Einzel- und Gruppentherapie durchgeführt, wobei in der Einzeltherapie stärker auf den individuellen schöpferischen Prozess eingegangen werden kann, der Gruppe aber durch den gemeinsam erfahrenen Prozess der Bildgestaltung eine Verstärkerwirkung zugeschrieben wird. Entscheidend ist der Beziehungsaspekt, wie ihn nur ein Bild möglich macht. Dabei spielt auch die Förderung der gestalterischen Fähigkeiten der Patienten eine wichtige Rolle, um ihre Ausdrucks-, Kommunikations- und Verstehensfunktionen zu erweitern. Kunst- wie Gestaltungstherapie sind heute in vielen Kliniken zu einem festen Bestandteil geworden. Ihr Indikationsbereich erstreckt sich immer mehr auch auf psychotisch Kranke und wurde auf nahezu alle psychosomatisch beeinflusste Krankheitsbilder ausgeweitet. Gerade in der seelischen Verarbeitung von körperlichen Erkrankungen wie z. B. Krebs haben Kunst- und Gestaltungstherapie einen wichtigen Stellenwert. Erwähnenswert ist noch, dass Kunst- und Gestaltungstherapie intensive Forschungsaktivitäten unternehmen, was den Nachweis der therapeutischen Wirksamkeit von künstlerisch-gestalterischen Therapieformen angeht.

2. Bildwissenschaft

Zunächst möchte ich nochmals Jungs oben aufgeführtes Zitat in Erinnerung rufen, wo er den suggestiven Einfluss, den Zauber eines Bildes auf den Betrachter betont und ihn mit der magischen Wirkung von Götzenbildern und Ikonen vergleicht. In der gestalterischen Therapie mit Bildern belebt, „animiert“ der Schöpfer beim Gestalten wie Betrachten seines eigenen Bildes die darin zum Ausdruck gebrachten inneren Bilder und stellt so einen Dialog mit sich und seinem Unbewussten her. Auch der reine Betrachter erzeugt durch seine Einfühlung in das Bild innere Bilder, welche zu denen des Künstlers korrespondieren, aber keineswegs mit ihnen identisch sein müssen. Diese Korrespondenz enthält aber eine seelische Dynamik, indem das materielle Bild eine Art prototypisches Szenario (siehe dazu Buchholz 1996, S. 111 ff.) zur Verfügung stellt, mittels dessen eine imaginative Übersetzungs- oder Übertragungsarbeit zwischen der inneren Bilderwelt des Bildgestalters und der des Betrachters möglich wird. Dies geschieht im Akt der Animation des Bildes durch den einfühlenden Betrachter, der nach Belting das Bild erst richtig zum Bild macht, so dass es dann zu uns sprechen und eine Wirkung entfalten kann.

Belting verwendet hier die gleiche Metapher des Sprechens wie Jung für die Entfaltung der emotionalen, magischen Wirkung von Bildern auf den Betrachter. Das äußere Bild dynamisiert die inneren Bilder, für die es zum

Medium wird, und entfaltet damit beim Betrachter eine eigenständige Wirkung. In diesem Eigenleben liegt die magische oder nichtrationale Wirkung des Bildes, wodurch es den Betrachter in seinen Bann schlägt, auch wenn er dessen Gestalter ist.

Auf dieses rational Nicht-Fassbare im Bild, auf seinen irrationalen Ursprung und die ihm zugrunde liegende magische Kraft hat sich die aktuelle Bildwissenschaft wieder besonnen. M. Schulz (2005) bemerkt dazu, „dass Bilder, bei allem notwendigen Ikonoklasmus, nicht immer rational distanziert und gebannt werden können und nicht allein in den disziplinierenden Ordnungen von Kunstgeschichte, Philosophie oder Semiotik aufgehen. Vielmehr führen sie ein beunruhigendes Eigenleben, überschreiten Grenzen von Raum und Zeit, gerade in ihren immateriellen Eigenschaften, die schwer zu objektivieren sind." (ebd. S. 96)

Die abendländische Kulturgeschichte ist von der alten Rivalität zwischen Bild und Wort durchzogen, wobei sich hartnäckig das logozentrische Vorurteil erhalten hat, wie dies die postmoderne Philosophie apostrophiert, dass die Sprache das eigentliche Medium der Erkenntnis sei. Dem Bild hafte dagegen etwas Unbestimmtes, Vieldeutiges an, weshalb es einer früheren, kindlich-magischen Entwicklungsstufe der Menschheit zugeordnet wurde und im abendländischen Diskurs eine Abwertung erfahren hat. Mit Bildern war bei Platon kein Staat zu machen, wie Boehm (2004, S. 34) dies pointiert auf den Punkt bringt, da sie nur Trugbilder, Simulakren der Wirklichkeit erzeugen. Allein der Logos kann bei Platon die Kluft zwischen den ewigen Urbildern und ihren irdischen Abbildern überwinden.

Diese tendenziell bilderfeindliche (ikonoklastische) Ausrichtung der abendländischen Kultur hat neben der platonischen Philosophie auch eine religiöse Wurzel, welche in der Bibel das am Anfang der Schöpfung stehende Wort Gottes, wie das griechische Wort Logos übersetzt wurde, und das alttestamentarische Bilderverbot sichtbar machen: „Du sollst Dir kein Bildnis oder Gleichnis von Gott machen." Indirekt schreibt aber das Bilderverbot dem Bild eine magische Kraft zu, dass es an die Stelle Gottes treten könne, wie sich dies im Tanz um das goldene Kalb inszenierte. Diese ambivalente Einstellung zum Bild, die Polarität von Ikonoklasmus (Bildersturm) und Idolatrie (Bilderverehrung), führte in der abendländischen Geistesgeschichte wiederholt zum Bilderstreit mit teils kriegerischen Auseinandersetzungen. Sie verhinderte auch die Entfaltung eines wissenschaftlichen Diskurses über das Bild, der dem über Sprache äquivalent gewesen wäre.

Mit Beginn der 90er Jahre ist aber eine bemerkenswerte Wende eingetreten, die mit dem Schlagwort iconic turn oder pictorial turn bezeichnet wird (siehe dazu das Kapitel Iconic Turn in Bachmann-Medick 2006, S. 329-380). Der iconic turn wurde vom Kunstwissenschaftler und Philosophen Gottfried Boehm 1994 zunächst als eine Gegenrichtung zur Vorherrschaft der Sprache in den Geistes- und Kulturwissenschaften ausgerufen. „Bilder besitzen eine eigene, nur ihnen zugehörige Logik“ (Boehm 2004, S. 28), unter der Boehm „die konsistente Erzeugung von Sinn aus genuin bildnerischen Mitteln“ (ebd.) versteht. „Diese Logik ist nicht-prädikativ, das heißt nicht nach den Mustern des Satzes oder anderer Sprachformen gebildet. Sie wird nicht gesprochen, sie wird wahrnehmend realisiert.“ (ebd. S. 28/29) Das uralte Wissen, dass „Bilder eine eigene Kraft und einen eigenen Sinn haben“ (ebd. S. 29), diese ikonische Form der Sinnerzeugung blieb in den zweieinhalbtausend Jahren abendländischer Geistesgeschichte „seltsam marginalisiert“ (ebd.) Erst die Bilderflut in den digitalen Medien führte zu einer Sensibilisierung dem Bild gegenüber und so zum Projekt einer interdisziplinär ausgerichteten Bildwissenschaft.

Das Wesen eines Bildes sieht Boehm in der sogenannten ikonischen Differenz, dass sich im (materiellen) Bild etwas Nichtmaterielles, etwas Abwesendes manifestiert. Das Bild hat somit nicht nur eine Abbildfunktion, sondern eine Verweisfunktion, die wiederum eng mit der imaginativen Vorstellungskraft verbunden ist. Beim Betrachten eines Bildes übersetzen wir ein äußeres Bild in ein inneres Bild und reichern damit dessen Sinn und Bedeutung an. Speichermedium oder Trägermedium für die inneren Bilder ist der Körper bzw. das Gehirn, welche in der Lage sind, Bilder wahrzunehmen, zu erinnern und hervorzubringen, und das Bild auch kognitiv wie emotional zu bewerten. Erst in diesem Akt der Animation des äußeren Bildes, in dessen Übersetzung in ein inneres Bild, wird nach Belting der Kreis geschlossen, der das Bild wirklich zum Bild macht. Die Bildwissenschaft spricht hier von einem „für die Bildwahrnehmung entscheidenden Wechselverhältnis zwischen den inneren Bildern, die als Seh-, Traum-, Vorstellungs- oder Erinnerungsbilder im Körper entstehen, gespeichert, erinnert und projiziert werden, und den äußeren Bildern, die in externen und künstlichen Medien verkörpert werden.“ (Schulz 2005, S. 125)

Der englische Kunstwissenschaftler Thomas Mitchell, der Begründer des pictorial turns, welcher fast zeitgleich mit dem iconic turn kreiert wurde, verdeutlicht diesen Unterschied zwischen inneren und äußeren Bildern anhand der englischen Wörter picture und image. Picture ist an ein materielles Medium gebunden, wird intersubjektiv erfahren und ist in komplexe soziale und kulturelle Zusammenhänge eingebunden. Images sind mentale, immaterielle Bilder ohne Trägermedium, die weniger von einer Sozialgeschichte oder Mediengeschichte bestimmt und eher von biologischen, naturgeschichtlichen und anthropologischen Voraussetzungen gekennzeichnet sind. Sie führen ein unabhängiges eigendynamisches Leben, die durch viele Zeiträume wandern und in unterschiedlichen historischen Medien auftauchen. In Mitchells Bildverständnis kommen Züge zum Tragen, die Jungs Auffassung von Bild und Archetyp nahe stehen. Gemeinsamer Grund ist die archaische Dimension eines Bildes, die magisch-suggestive Wirkung von Götzenbildern (Idolen) oder heiligen Bildern wie z. B. Ikonen bei Jung (siehe oben), der sie mit der therapeutischen Wirkung von Patientenbildern vergleicht. Ein archaisches Bildverständnis nehmen Mitchell, für den wir nie modern gewesen sind, was Bilder angeht, wie auch Belting (1990), der auf die Bilder vor dem Zeitalter der Kunst fokussiert, zum Ausgangspunkt ihrer Untersuchungen. Dieser Zusammenhang von der archaisch-magischen und der therapeutischen Wirkung eines Bildes soll noch etwas weiter ausgeführt werden.

Mitchell bezeichnet seinen theoretischen Ansatz als eine „kritische Idolatrie“ (Mitchell 2005, S. 26, Übersetzung aller Zitate von MK) und sieht darin „ein Antidot zum reflexiven kritischen Ikonoklasmus, der den intellektuellen Diskurs heute beherrscht“ (ebd.). Nach seiner Ansicht haben die computertechnologisch gestaltete Umwelt und die Bilderflut der Massenmedien die irrationale Kehrseite des Bildes wieder in den Vordergrund gerückt, wie sie Idolatrie, Fetischismus und Totemismus darstellen. Dies lässt die Bedeutung von Bildern und ihrer Macht in einem anderen Licht erscheinen. „Ich bin mir bewusst, dass dies mit einem Subjektivieren der

Bilder einhergeht, einer zweifelhaften Personifikation von unbelebten Objekten; dass es mit einer regressiven, abergläubischen Haltung den Bildern gegenüber liebäugelt, die, wenn man sie ernst nimmt, uns zu Praktiken wie Totemismus, Fetischismus, Idolatrie und Animismus zurückführt. Dies sind Praktiken, welche die meisten, modernen, aufgeklärten Menschen mit Argwohn als primitiv, psychotisch, oder kindisch in ihren traditionellen Formen […] und als pathologisch in ihren modernen Manifestationen betrachten." (ebd. S. 29) Doch gerade in den modernen Gesellschaften sind diese archaischen Haltungen zu den Bildern wiederbelebt worden.

In seiner positiven Umwertung dieser archaischen Bildphänomene bezieht sich Mitchell auf zwei Studien von Freedberg (1989) und Belting (1990). „Freedbergs Erforschung der Macht der Bilder und Beltings Geschichte des Bildes ‚vor der Ära der Kunst' nehmen uns beide jenseits der Grenzen der Kunstgeschichte in das allgemeinere Feld der visuellen Kultur. Beide Autoren fokussieren auf das ‚abergläubische' und ‚magische' Bild, eine archaische Figur, die von den modernen Bildern scharf unterschieden werden muss, und besonders von den Bildern, die wir Kunst nennen." (Mitchell 2005, S. 95) Von dieser magischen Macht der Bilder hat sich die Menschheit niemals befreit. In der heutigen Kunst, wie sie sich vor allem ab der Renaissance herausbildete, „ist jetzt jegliche ‚Macht' im Bild eine delikat angepasste ‚ästhetische Antwort', die den Betrachter nicht auf eine Art und Weise überwältigt, wie dies die traditionellen religiösen und magischen Ikonen taten." (ebd.) Von daher ist es notwendig, neu über die Bilder nachzudenken und die Aufmerksamkeit von der Kunst weg- und den Bildern (image) zuzuwenden. Mitchell sieht eine grundlegende Ambivalenz im kritischen abendländischen Diskurs über die Bilder, die in ihrer Wirkung einerseits überbewertet, überschätzt und deshalb verboten, andererseits aber abgewehrt und als wertlos verachtet wurden. Diese Ambivalenz von Über- und Unterschätzung des Bildes präge auch den wissenschaftlichen Diskurs über Idolatrie, Fetischismus und Totem.

Die höchste Überschätzung erfährt ein Bild, wenn es als Idol z. B. ein Gottesbild verkörpert. Gleich danach folgt der Fetisch mit seiner magischen Aufladung des Bildobjektes. Im Totem sieht Mitchell den Übergang vom archaischen zum modernen Bild, weshalb es auch am stärksten in den Fokus der Anthropologen und Ethnologen geriet. „Wenn das Idol ein Gott ist oder diesen repräsentiert, und der Fetisch ein ‚gemachtes Ding' mit einem Geist oder Dämon darin, dann ist das Totem ‚ein Verwandter von mir', seine wörtliche Bedeutung in der Ojibway Sprache." (ebd. S. 98) Mitchell verweist auf den französischen Soziologen Durkheim, der im Totemismus die elementarste Form des religiösen Lebens sieht, die noch archaischer als die Idolatrie oder der Fetischismus ist. In der Idolatrie wird das Totem zum Gott, während der Fetisch ein falsches, fragmentiertes Totem ist. Lévi-Strauss folgend, der im Fetisch ein Totem ohne Exogamie und matrilineare Abstammung sieht, ist für Mitchell „der Fetisch ein Totem ohne die gemeinschaftliche Beteiligung (communal investment)." (ebd. S. 99)

Das Außergewöhnliche am Totem ist seine gemeinschafts- und identitätsstiftende Funktion, wie dies die vielfältigen totemistischen Rituale und die vom Totem ausgehenden sozialen Differenzierungen aufzeigen, in denen das Totem zum Objekt für individuelle wie kollektive Identifizierungen wird. Diese Hervorhebung der Möglichkeiten der Identifizierung mit dem Totem bzw. Partizipierung am Totem ist für die vorliegende Untersuchung von großer Bedeutung, da auch in einer therapeutischen Gruppe das gestaltete Bild die Funktion eines (Gruppen-)Totems einnehmen kann (siehe Kapitel VIII).

„Das Totem ist vor allem ein Bild, eine kollektive Repräsentation in graphischer oder bildhauerischer Form. [...] Wie Durkheim bemerkt: ‚Die Bilder des Totemwesens sind heiliger als das Wesen selbst.' Die Geburt der Gesellschaft ist so für Durkheim synonym mit der Geburt der Bilder, besonders das Bild der sozialen Ganzheit, welches auf ein natürliches Bild projiziert wird." (ebd. S. 101) Erich Neumann hat Durkheims Auffassungen zum Totem aus der Sicht der Analytischen Psychologie weitergeführt, indem er die Bedeutung des Totems für die Gruppenganzheit und das Gruppenselbst hervorhebt. Hier wird der Beziehungsaspekt des Totems als frühe Form der bildlichen Repräsentation deutlich, den auch Mitchell andeutet: „Der Totemismus erlaubt es dem Bild, eine soziale, dialogorientierte und dialektische Beziehung mit dem Betrachter einzunehmen, ähnlich wie eine Puppe oder ein Stofftier für ein Kind." (ebd. S. 106)

Mitchell Ausführungen machen deutlich, dass die Bildwissenschaft die Macht des Bildes eher aus einem fremdkulturellen, nichtabendländischen Kulturverständnis heraus ableitet. Die Ethnologie hat uns das Bildverständnis fremder Kulturen wieder nahe gebracht, was aber eine Erweiterung des Bildbegriffs notwendig macht. Abendländische Konzeptualisierungen des Bildes können nicht „jenen fremdkulturellen Bildverständnissen gerecht [zu] werden, die sich im rituellen, ekstatischen, divinatorischen, schamanistisch-heilkundlichen oder memorialen Herstellungs-, Gebrauchs- und Rezeptionsweisen von Kunst- bzw. Kultwerken, performativen Praktiken und von technischen Bildmedien zum Ausdruck bringen." (Därmann 2005, S. 178 in: Sachs-Hombach 2005) Es geht darum, „eine im europäischen Denken ausgegrenzte pathische Wirksamkeit der Bilder zu rehabilitieren." (ebd. S. 180) Pathisch ist hier eine andere Umschreibung für magisch und soll die affektive Komponente eines Bildes betonen.

In diesem Kontext muss auch Aby Warburg und seine Konzeption der Pathosformel genannt werden. Warburg war der erste, der die von der Kunstwissenschaft vernachlässigte psychoenergetische und anthropologische Dimension der Bilder wieder ins Bewusstsein gebracht hat. Körperlich-emotionale Erregungszustände, wie sie Rausch, Ekstase, Besessenheit, Lust, Verzweiflung usw. zugrunde liegen, werden auf ein Bild bzw. ein bildliches Symbol übertragen und damit in eine „Pathosformel" überführt, die über Jahrhunderte aktiv sein und die Emotionen der Menschen prägen kann. Schulz (2005) bringt hier die interessante Metapher vom „Treibstoff der Bildenergie" (ebd. S. 35) ins Spiel, der durch solche körperlich-affektiven Zustände erzeugt wird, die damit den Bildern sozusagen Leben einhauchen. Auf der Suche nach der elementaren Wirkung eines Bildes beschäftigte Warburg sich auch mit Totem und Fetisch in magisch-animistischen Kulten. „Die archaischen Bilder sind für Warburg deshalb nie bloße Relikte einer abgelagerten und überwundenen Geschichte, sondern nachhaltig wirksame Symbole" (Schulz 2005, S. 33).

Auch Belting rückt seinen theoretischen Ansatz in der Nähe der Ethnologie, den er deshalb konsequenterweise als Bildanthropologie bezeichnet. Der Bildbegriff kann für ihn nur anthropologisch fundiert sein. „Der Doppelsinn innerer und äußerer Bilder ist vom Bildbegriff nicht zu trennen und verrät gerade dadurch dessen anthropologische Fundierung. Ein ‚Bild' ist mehr als ein Produkt von Wahrnehmung. Es entsteht als das Resultat einer persönlichen und kollektiven Symbolisierung. Alles, was in den Blick oder vor das innere Auge tritt, lässt sich auf diese Weise zu einem Bild klären oder in ein Bild verwandeln." (Belting 2001, S. 11) Der Mensch erscheint Belting „nicht als Herr seiner Bilder, sondern – was etwas ganz anderes ist – als ‚Ort der Bilder', die seinen Körper besetzen: er ist den selbst erzeugten Bildern ausgeliefert, auch wenn er sie immer wieder zu beherrschen versucht." (ebd.) Bildproduktion wie Bildwahrnehmung als ein Akt der Animation des Bildes sind für ihn symbolische Handlungen. Auch hier lassen sich Bezüge zum Bildverständnis von C. G. Jung herstellen, die noch deutlicher werden, wenn er davon spricht, dass innere Bilder auch einen kollektiven Ursprung haben können. „Die kollektiven Bilder bedeuten deshalb, dass wir die Welt nicht nur als Individuen wahrnehmen, sondern dies auf eine kollektive Weise tun, welche unsere Wahrnehmung einer aktuellen Zeitform unterwirft." (ebd. S. 21)

Beltings bildanthropologischer Ansatz geht in Zusammenhang mit dem Bildkult zur Tradition der Bildpraxis zurück, indem er „die Kultbilder in frühen Kulturen aufspüren und sie auf Fragen kollektiver Identität beziehen" (ebd. S. 7) will. „In der rituellen Praxis hatte man sie [die Bilder MK] dagegen durch Anrufungen oder Aufführungen in einer Gemeinschaft zum Sprechen gebracht. Fasst man das Bild weiter, als es üblich ist, so vollendet erst die Animation das Leben eines Bildes, das in der Verkörperung schon immer angestrebt war. Wo die magische Praxis ausfiel, konnte das Bild nur noch ein Medium der Erinnerung sein." (ebd. S. 148/149) Die Bedeutung dieser rituellen, gemeinschaftlichen Bildpraxis ist auch für das Verständnis der in Gruppen entstandenen therapeutischen Bilder relevant, in denen das Gestalten mit ritualisierten Elementen verbunden ist und die geschaffenen Bilder in der gemeinsamen Bildbetrachtung eine „Verehrung" und einen gewissen rituellen kultischen Umgang erfahren. Gerade der mit dem Bild einhergehende rituelle Kult rekurriert auf ein viel älteres Bildverständnis, wie es für vorsprachliche, orale Kulturen charakteristisch ist. Beltings Ansatz soll deshalb in seiner Bedeutung für das Bild in der Gestaltungstherapiegruppe abschließend gewürdigt werden.

„Im Kultbild schafft sich eine Kultgemeinschaft einen gemeinsamen kollektiven Körper. Diese gemeinschaftsstiftende Leistung kann weder im Rückgriff auf Kunsttheorien noch mit Bezug auf theologische Bilderlehren erklärt werden. Belting […] löst den Bildbegriff vom Kunstbegriff westlicher Prägung, um aus einer übergreifenden kulturwissenschaftlichen Perspektive neu über Bilder […] nachdenken zu können. Seine Argumentation wird von der Überzeugung geleitet, das Bild werde auch in modernen Gesellschaften die gemeinschafts- und identitätsstiftende Funktion zurückgewinnen, die es im Verlauf der Kulturentwicklung immer wieder innehatte." (Bogen. In Hombach [Hg] 2005, S. 60)

3. Psychotherapie der Psychosen nach G. Benedetti

Einen essenziellen Beitrag zur Theorie und Praxis der Psychotherapie von Psychosen schuf Gaetano Benedetti. Von 1945 bis 1955 war er unter Manfred Bleuler an der Burghölzli Klinik in Zürich tätig, wo schon Jung von 1900 bis 1909 unter Eugen Bleuler erste psychodynamische Betrachtungsweisen und psychotherapeutische Ansätze für psychotische Erkrankungen entwickelt hatte. Benedettis Konzeption gründet in einer „Synthese von Phänomenologie, Tiefenpsychologie und symbolischer Gestaltung und Umgestaltung der Psychopathologie." (Benedetti 1992, S. 9) Er integriert verschiedenste Konzeptionen wie die Psychoanalyse Freuds, die Analytische Psychologie C. G. Jungs, die Daseinsanalyse Binswangers und die Kommunikationstheorie des Transaktionalismus. Dabei vollzog sich bei ihm immer mehr eine „Entwicklung von einer rein verbalen Psychotherapie zu einer gestaltenden – bildnerischen – Psychotherapie." (ebd. S. 10)

Benedetti stellt vor allem die Mitmenschlichkeit in der Beziehung zwischen schizophren Kranken und Arzt in den Mittelpunkt. Die psychotische Existenz stellt eine Grenzsituation von allgemein menschlicher Bedeutung dar. „Auf diese existentielle Frage, die jeder psychisch kranke Patient an mich stellt – unbewusst, aber von mir als solche erlebt – kann ich als Therapeut und Mitmensch nur mit dem Einsatz meiner gesamtpersönlichen Existenz antworten [...], wobei alle Technik, alles Wissen, alle Theorie nur die selbstverständliche, ‚handwerkliche' Grundlage sind." Benedetti hat mit dieser mitmenschlich einfühlenden therapeutischen Haltung auch einen wichtigen soziokulturellen Beitrag zur Integration psychotisch Kranker geleistet. Die anthropologische Dimension seiner therapeutischen Konzeption verdeutlicht vor allem der Begriff einer negativen Existenz des schizophren Kranken. Dieser steht für die „Erlebensseite des Ich-Zerfalls“ (Benedetti 1983c, S. 49) und die „Gesamtheit der Erfahrungen, denen unsere Kranken ausgesetzt sind. Und damit kommt er auch der *Welt des Kranken* näher als alle übrigen Umschreibungsversuche wie Dissoziierung, Auflösung, Fragmentierung und Destrukturierung der Psyche.“ (ebd., kursiv von Benedetti.) Benedetti spricht von Todeslandschaften der Seele, das sind „Leerräume, in denen gewisse menschliche Fähigkeiten nicht zur Entwicklung gelangen und existenziell unentbehrliche Grundmuster sich nicht konfigurieren können; überdies mangelt es an elementaren Urerfahrungen, die das amorphe Ich sukzessiv strukturieren sollten. So fehlt es an Verdrängungsmechanismen [...]. Das Tragische beginnt, wenn solche – sonst abgewehrten – innerfamiliären Todeslandschaften von den Patienten völlig introjiziert und internalisiert werden.“ (ebd. S. 51)

Die Aufgabe des Therapeuten besteht darin, sich mit- und einfühlend in diese Todeslandschaften hineinzubegeben, ohne von ihnen verschlungen zu werden, und diese durch die Identifikation mit den schöpferischen Seiten des Patienten, wie sie in der psychotischen Welt verborgen sein können, allmählich ins Positive, „Lebendige“ zu verwandeln. Folgende drei Begriffe repräsentieren die Quintessenz von Benedettis Lebensarbeit auf dem Gebiet der Psychotherapie der Psychosen:

„Die *Positivierung* der Selbstidentität des Patienten in der Psychotherapie; die progressive *Psychopathologie*, die in der Psychotherapie zu einer Neuausgabe der Psychose mit einer kommunikativen Aussicht wird; das *Übergangssubjekt* als intermeditäre, autonome, psychische Realität zwischen Patient und Therapeut.“ (Benedetti 1992, S. 10, kursiv von Benedetti)

Während die Psychopathologie versucht, das Abnorme abzugrenzen und zu klassifizieren, zielt die Psychotherapie auf das Verstehen, wie es aus der mitmenschlichen therapeutischen Beziehung hervorgeht, und auf die Identifikation mit dem Kranken hin. Die therapeutische Zuwendung kann die dynamischen und prospektiven Seiten eines psychopathologischen Symptoms ans Tageslicht bringen und damit das schizophrene Erleben dialogisieren und überwinden. „Die dialogische Positivierung eines solchen Erlebens im Spiegel eines Arztes, der dem Patienten immer wieder ein positives Selbstbildnis zurückgibt, sich in seine Welt begibt, seine Symbole versteht, sie positiv amplifiziert oder umwandelt – diese Positivierung ist ein entscheidender therapeutischer Faktor, den ich bei sämtlichen stark gebesserten oder geheilten Fällen erkennen kann, und der sogar bei den nicht geheilten als existenzielle Bestätigung der eigenen Person positiv in der Erinnerung des Patienten bleibt." (Benedetti 1992, S. 50)

Die gelockerten bzw. brüchigen Ich-Grenzen eines psychotischen Patienten wirken sich in der therapeutischen Beziehung auch dahingehend aus, dass „der Psychotherapeut Aspekte der Psychopathologie seines Patienten in sein eigenes Erleben und seine Sprache übernimmt" (ebd. S. 78) und mit Hilfe seiner gesunden kreativen Ressourcen zu integrieren und kommunizierbar zu machen versucht. Hier findet eine therapeutische Appersonation statt, das ist eine „Situation, in der der Therapeut, oft ohne es direkt zu bemerken, eine unangenehme Emotion, die zum Unbewussten seines Patienten gehört, als die seine bewusst erlebt. Die Übersetzung vom Unbewussten ins Bewusstsein erfolgt also zunächst intrapsychisch beim Therapeuten, und sie ist therapeutisch bedeutsam, noch bevor sie interpersonal, zwischenmenschlich wird." (Benedetti 1992, S. 63)

Aus dieser Appersonation heraus kann eine progressive bzw. kommunikative Psychopathologie entstehen, in der „einerseits die formalen und inhaltlichen Merkmale der Psychose noch beibehalten und doch schon gesunde, nicht psychotische Bilder der Kommunikation, der Dualität, des Sich-Verständlich-Machens, der integrierenden Identifikation mit dem Therapeuten, der leihweisen Übernahme seiner Person enthalten" (ebd.) sind. Ähnlich wie in der frühen Mutter-Kind-Beziehung – Benedetti bezieht sich hier (1992, S. 19) auch auf Sterns Konzeption der Interaffektivität – ahmt der Patient unbewusst den Therapeuten nach, wie dieser mit dem psychotischen Erleben auf eine gesunde, kreative Art und Weise umgeht und es mit seinem eigenen Erleben in Einklang bringt. Damit kann der Patient „vielleicht seine Identität am Modell der unseren rekonstruieren" (ebd.). Hier finden vor allem unbewusste kommunikative Austauschprozesse zwischen Patienten und Psychotherapeuten statt, wobei das im Vergleich zur Sprache archaischere Kommunikationsmittel der bildnerischen Gestaltung neue Kanäle nicht nur intrapsychisch zwischen Bewusstsein und Unbewussten eröffnet, sondern gerade auch intersubjektiv, nämlich „direkt vom Unbewussten des einen zum Unbewussten des anderen." (ebd. S. 241)

Aus diesen partiellen Verschmelzungs- und Austauschprozessen von Patient und Therapeut gehen die oben erwähnten Übergangssubjekte als die „Träger der therapeutischen Aktivität und der Entwicklung des Patienten im dialogischen Raum der dualisierten Psychose" (Benedetti 1987, S. 317) hervor. Sie entstehen „aus Übertragung und Gegenübertragung, Identifikation und Gegenidentifikation, Appersonierung und Transitivismus, Introjektion und Projektion [...], also aus psychopathologischen Phänomenen, die im Sinne der ‚progressiven Psychopathologie' zu archaischen Mitteln der Kommunikation geworden sind. Die ‚Übergangssubjekte' tragen Züge des Patienten, wie auch des Therapeuten, und zwar sowohl des positivierten Patientenbildes wie des affizierten Therapeutenbildes" (ebd.).

Dieser Übergangsraum eines gemeinsamen therapeutischen Unbewussten, in dem die Grenzen zwischen Ich und Du ins Fließen kommen, wird vor allem durch die therapeutische Intuition erschlossen. „Intuition ist in der Psychotherapie ein Wissen vom Anderen, das sich aus der Wahrnehmung eines seelischen Isomorphismus zwischen Teilen des Patienten und Teilen des Therapeuten ergibt. Die Teil-Identifizierung gibt dem Therapeuten die Möglichkeit, Erlebnisse seines Patienten, die dieser nur andeutet, nachzuvollziehen und in sich zu reproduzieren. Sie hängt aber davon ab, wie weit das therapeutische Selbst die Grenzsituationen des Menschen – also auch die Grundsituationen des Psychotischen –, [...] mitträgt und doch gleichzeitig überschreitet. Ein Selbst, das an solchen Grenzsituationen vorbeiginge, sie nicht wahrnähme, könnte nicht in eine therapeutische Tiefenverbindung mit dem Patienten gelangen, könnte kein lebendiges Interesse an ihm spüren. [...] Ein Selbst aber, das – umgekehrt – die besagten Grenzsituationen nicht überschreiten würde, müsste sich bedroht fühlen. Es würde abwehren. Somit ist die Intuition kein kognitiver Vorgang; sie ist Stellungnahme der ganzen Person." (Benedetti 1992, S. 77)

Die therapeutische Intuition beinhaltet auch einen projektiven Anteil, ist aber „immer eine aktive Intention und eine gestaltende Phantasie.“ (ebd.) Benedetti hat deshalb der therapeutischen Phantasie ein ganzes Kapitel gewidmet (ebd. S. 153-166), die er in drei Formen unterteilt: Die bewusste Phantasie als Ausdruck einer affektiven Resonanz mit dem Patienten, die unbewusste Phantasie, die oft erst aus der Deutung der Träume des Therapeuten erschlossen werden kann und eine „dritte Gruppe therapeutischer Phantasien [...], die aus einer Eingebung stammen, die erst rational fassbar wird, wenn man nachträglich die ihr vorausgehenden Gedanken des Patienten erfährt, die also in einer unbewussten Kontaktaufnahme mit dem Patienten entstanden sind.“ (ebd. S. 158) Die therapeutische Phantasie beruht auf der therapeutischen Funktion des Unbewussten, welches dem Ich „mit seinem Reservoir an Einfällen, Bildern und Phantasien“ (ebd. S. 156) beisteht. Diese haben, vor allem wenn es sich um archetypische Bilder und Symbole handelt, schon in sich selbst eine heilende Kraft. Von daher bekommt diese dritte Form der therapeutischen Phantasie eine besondere Bedeutung, da sie aus dem Integrationsprozess des Therapeuten hervorgeht, wie er sein von der Psychose des Patienten konstelliertes und affiziertes Unbewusstes in seinem Ich-Bewusstsein aufnimmt und verarbeitet. Daraus kann sich, wie schon erwähnt, eine Matrix für symmetrische Integrationsprozesse beim Patienten bilden, unabhängig davon, ob dies verbal kommuniziert wird oder nicht. Bildnerische Gestaltungen beleben ganz besonders diesen unbewussten kommunikativen Austausch und damit imaginative Prozesse beim Therapeuten, die sich zu therapeutischen Phantasien auskristallisieren können.

In einer Psychotherapie eines psychotisch Kranken unternimmt der Therapeut eine Gratwanderung, da das emotionale Involviertsein in die psychotische Bilderwelt der Patienten auch seine eigenen Probleme, seine eigene Schattenseite mobilisiert und nicht nur die kreative therapeutische Funktion seines Unbewussten anregt. Die therapeutische Phantasie kann daher auch eine an ihn gerichtete Mitteilung seines Unbewussten sein, die ihm zeigen soll, „an welchen eigenen, *patientensymmetrischen* Problemen er arbeiten muss“ (ebd., kursiv von Benedetti). In diesem Fall sollte sie keineswegs mitgeteilt werden. Die gelungene Auseinandersetzung des Therapeuten mit den Problemen, die Patienten bei ihm angestoßen haben, kann sich auf letzteren wiederum günstig auswirken. Die Psychotherapie der Psychosen bewegt sich deshalb innerhalb der dialektischen Gegensatzspannung von affektiver Nähe und positiver Distanz. „Die affektive Nähe [...] ist der Ursprung jener ‚Doppelnatur' der therapeutischen Imagination, die sich einerseits an die Bildsprache der Patienten anlehnt, diese als ernst und unverfälscht aufnimmt und andererseits durch eigene Symbole die positive Wendung bringt. [...] Die positive Distanz [...] wirkt im Gegensinn der Nähe, sie schafft jene intersubjektive Distanz, welche die Begegnung vor jeder Gefahr der gegenseitigen Verstricktheit schützt und ihr viel mehr die raumschaffende Weite der Reflexion verleiht." (Benedetti 2001, S. XI) Das bewusste Umgehen mit der positiven Distanz hilft auch dem Therapeuten, die affektive Nähe zum Patienten nach dessen Bedürfnissen zu regulieren.

Das komplementäre Verhältnis von reflexiver Distanz und emotionalem Involviertsein ist gerade für die Bild- und Symbolinterpretation im therapeutischen Prozess wesentlich. „Deuten kann nicht einfach mit rationalem Erklären gleichgesetzt werden. Es ist in die affektive Reaktion des Therapeuten eingebettet, ist in sie integriert und hebt sich von der innerpsychischen Desintegration des Kranken ab. Das Instrument, das uns mit den Urbildern des Unbewussten und den Symbolen schizophrenen Erlebens in Verbindung bringt, liegt wesentlich in unserem Gefühlserleben verankert: es ist die Fähigkeit, uns von diesen Bildern ergreifen und innerlich bewegen zu lassen, ohne dass wir dabei Spaltungsphänomenen anheim fallen."(Benedetti 1983c, S. 295). Für Benedetti schließen sich daher reduktive und prospektive Betrachtungen keineswegs gegenseitig aus, sondern ergänzen sich: „Schon Freud und Jung hatten diametral entgegengesetzte Auffassungen vom Symbol. Der eine rationalisierte es, der andere nahm die symbolische Aussage als nicht reduzierbar an. Diese beiden möglichen Pole der Anschauungen finden sich aber auch bei den Patienten selber" (Benedetti 1984, S. 53).

So gibt es nach Benedetti einerseits Patienten, denen Sinn und Bedeutung ihrer Bilder bewusst ist und bei denen folglich der Ort der Symbolbildung im Vorbewussten liegt. „Umgekehrt gibt es Patienten, die gar nicht wissen, was sie gemalt haben. Beschränkt sich der Therapeut auf die Assoziation der Patienten, so steht er vor dem Bild ebenso hilflos wie der Patient selber. Fällt ihm aber die Möglichkeit ein, dass es neben dem linearen Denken der linken Hemisphäre ein zweites raumbildendes Denken der rechten Hemisphäre gibt, welcher letzte Aussagen nur in Bildern formuliert, dann greift der Therapeut in einem anderen Sinne zu seinem Wort: Nicht nur um zu entziffern, sondern um das Bild in der Qualität leben zu lassen, um darauf freilich mit seinen Worten, eigene Gefühle und innere Bilder zu projizieren, welche das Unbewusste des Patienten deuten, indem sie es konstellieren und auf eine progressive Dimension öffnen; denn alles, was dem Therapeuten einfällt, hat dann etwas mit Wachstum, Verwandlung, Ganzheit, Innewerden, Individuation, Identitätsfindung und dergleichen zu tun. (ebd. S. 53/54)

Nach Benedetti ist es in der Psychotherapie der Psychosen von zentraler Bedeutung, dass der Therapeut in der Lage ist, auf die schöpferische Dimension seines eigenen Unbewussten zurückzugreifen. Tiefer gehende Kenntnisse und die emotionale Durchdringung der archetypischen Bilder sind dabei eine wichtige Voraussetzung und ermöglichen zudem eine bessere Orientierung im Labyrinth der Psychose und die Herstellung einer positiven Distanz.

Zum Abschluss der Einführung in Benedettis Werk soll noch kurz auf die bildgestaltende Psychotherapie, wie er seine Konzeptualisierung des therapeutischen Umgangs mit Bildern bezeichnet, eingegangen werden (Benedetti 1992, S. 214-244) Er geht hier von zwei unterschiedlichen Settings aus: Das Bild stammt entweder ganz vom Patienten oder es wird gemeinsam mit ihm gestaltet. Letztere Methode hat er gemeinsam mit M. Peciccia entwickelt und nennt es „das progressive therapeutische Bild.“ (ebd. S. 215) Die Bedeutung des Bildes in der Psychotherapie fasst er wie folgt zusammen:

„Der innere Vorgang will sich im Spiegel erfassen, um von dort her volle seelische Wirklichkeit zu werden. Die Entdeckung des Bildes in der Psychotherapie ergänzt die introspektive Seite der heutigen Psychologie auf die prospektive Seite der uralten menschlichen Seele hin.“ (ebd. S. 217) Diese „scheint ursprünglich ‚welthaft konstruiert‘ zu sein, was sie in der Sicht der introspektiven Psychologie als eine stets ‚projizierende‘ Seele erscheinen lässt. Der Sinn lag einst in der Einbeziehung der Welt, während er heute eher in der Rücknahme des Urbildes in einen Gedanken erfasst wird." (ebd.)

Wie wichtig heute eine Rückbesinnung auf diese welthafte Dimension der Seele wieder ist, geht aus dem Doppelband „Psyche & Nature" des jungianischen Spring Journals hervor. Für die Bewältigung einer aufgrund der globalen Erderwärmung drohenden Klimakatastrophe kann das emotionale Einbeziehen der Welt überlebensnotwendig werden, indem der Mensch via „Projektion" Ausbeutung und Zerstörung von Natur und Umwelt als autodestruktiven Akt sozusagen am eigenen Leib erfährt. Dazu bedarf es einer „ökologischen Imagination – die menschliche Form eines Bewusstseins, um Zugang zu finden zur fortlaufenden gegenseitig einfühlenden Kommunikation innerhalb der natürlichen Welt" (Mitchell 2006, S. 112, Übersetzung MK)

In seiner zuletzt veröffentlichten Arbeit unterstreicht Benedetti „die therapeutische Wirkung des Bildentwurfs [...], dass das, was uns als eine ‚Psychopathologie des Ausdrucks' erscheint, für die meisten produktiven Kranken eine wesentliche Form der Selbstverwirklichung und der *Selbsttherapie* ist." (Benedetti 2006, S. 132, kursiv von Benedetti) Er fasst dies in drei Punkten zusammen.

„*Erstens* ist es das Prinzip der Gestaltung: Das von der Psychose überwältige, von malignen Introjekten zerrissene, im Verlust der Gestalten fragmentierte Ich kann sich schaffend und gestaltend zum Teil neu rekomponieren; es kann das Ungeheuerliche, das es nicht beim Namen nennt, immerhin in einem selbst gewählten Bild erfassen, abgrenzen, ‚physiognomisieren'.

Zweitens kann das kranke Ich auf diese Weise innerpsychische Geschehnisse – also Stimmen und Stimmungen aller Art – aufs Papier, aufs Holz, aufs Ausdrucksmaterial bringen – kurz, auf die Welt projizieren und so zum Teil loswerden.

Und *drittens* kann der Patient so beginnen, auch mit dem Betrachter seiner Kunstwerke zu kommunizieren." (ebd. S. 132/133, kursiv von Benedetti)

Diese Kommunikation kann durch bildnerische Gestaltungen bei schizophrenen Patienten eine außergewöhnliche Tiefe erlangen. „Sie spüren selbst, dass ihr Bild anstelle des irrealistischen Worts symbolisch ist, sie *ler-*

nen die Symbolsprache, die sie im Wahn vergessen haben. Das sprachlich Absurde macht durch die ‚Verbildlichung‘ eine Sprung nach vorn und wird kommunikativ.“ (ebd. S. 134, kursiv von Benedetti)

4. Psychopathologie des Ausdrucks

In der Psychiatrie begann in der zweiten Hälfte des 19. Jahrhunderts die wissenschaftliche Auseinandersetzung mit den bildnerischen Produkten Geisteskranker. 1872 veröffentlichte Tardieu erstmals die Zeichnungen eines schizophren Kranken, dessen Kommentare dazu und auch die Wirkung dieser Bilder auf den Betrachter (siehe Bader/ Navratil 1976, S. 15f). Zuerst gingen die Bemühungen der Psychiater dahin, das Krankhafte in den Bildern ausfindig zu machen und diagnostisch verwertbare Kriterien zu finden. In den sogenannten Pathographien unternahmen damals bedeutende Psychiater den Versuch, Krankheitssymptome in den Werken bekannter künstlerischer Persönlichkeiten aufzuspüren. Dies stieß auch auf Ablehnung, vor allem das von Lombroso geprägte Schlagwort „Genie und Irrsinn“, und diskreditierte die Psychopathologie des Ausdrucks, weil es implizit jeder künstlerischen Leistung eine pathologische Komponente zusprach. Prinzhorn, der Psychiater und Künstler war, reagierte darauf mit der ironischen Bemerkung, „dass bei allen derartigen Versuchen, große Persönlichkeiten mit psychiatrischen Maße zu messen, einer regelmäßig als zu kurz befunden wird: der Messende.“ (Prinzhorn 1983, S. 9)

Parallel zur diagnostischen Verwertbarkeit entwickelte sich eine Sensibilität für die originelle Ausdrucksweise in den Bildern Geisteskranker und deren kreative, teils sogar künstlerische Leistung. Marcel Rèja, den man als den Begründer der modernen Psychopathologie des Ausdrucks ansehen kann, macht dies schon im Titel seines 1907 erschienenen Buches „L’art chez les fous“ unmissverständlich klar (Ausschnitte daraus siehe in Bader 1975). Nach seiner Auffassung liegen der Geisteskrankheit und dem Schöpferischen ähnliche psychische Bedingungen zugrunde. „Der Verrückte unterscheidet sich vom Nichtverrückten dadurch, dass er den Fluss seiner Ideen erduldet, anstatt ihn zu bestimmen“ (in: Bader 1975, S. 15). Selbst bei schweren chronischen Psychosen sind aber noch intakte psychische Bereiche mit kreativen Fähigkeiten vorhanden.

In der weiteren Entwicklung der Psychopathologie des Ausdrucks rückte die Betrachtung künstlerischer Elemente in den Gestaltungen Geisteskranker dementsprechend in den Vordergrund. Morgenthaler (1921) ging in seiner Monografie über Adolf Wölfli „Ein Geisteskranker als Künstler" sogar soweit, dass eine schwere Geisteskrankheit die Voraussetzung für das Schaffen bestimmter Kunstwerke sein könne.

1922 erschien Prinzhorns (1983) bahnbrechendes Buch „Bildnerei der Geisteskranken", das auch heute noch unvermindert aktuell ist. Prinzhorn sammelte über Jahre etwa 5000 Arbeiten von annähernd 500 vorwiegend chronisch Kranken, die in psychiatrischen Anstalten Deutschlands und der Schweiz zwischen 1890 und 1920 entstanden sind (zur Sammlung Prinzhorn siehe Fuchs 2003, Gercke/ Jarchov 1980 und www.prinzhorn.uni-hd.de/). Methodisch verbindet er den klinisch psychiatrischen Ansatz mit philosophischen Konzeptionen, vor allem mit der Ausdruckslehre Klages. Prinzhorn nimmt „hinter der ästhetisch und kulturell zu bewertenden Schale des Gestaltungsvorganges einen allgemein menschlichen Kernvorgang" (ebd. S. VIII) an, das menschliche Ausdrucksbedürfnis, dem er eine anthropologische Fundierung gibt, und welches die psychologische Wurzel des Gestaltungstriebes ist. „Dieser Gestaltungsvorgang liegt unbewusst in jedem Menschen vorgebildet, sozusagen in Reinkultur vor uns, er bricht ohne äußere Anregung triebhaft, zweckfrei hervor" (ebd. S. 15) und ist beim Künstler wie beim Geisteskranken der gleiche. Trotz des schizophrenen Persönlichkeitsabbaus bleiben die künstlerischen Fähigkeiten eines psychotisch Kranken lange Zeit unverändert erhalten und können teilweise in der Psychose sogar eine neue Gestaltungskraft großen Stils entwickeln. „Die Gestaltungskraft mag aus dem schizophrenen Abbauprozess eine produktive Komponente zu ziehen." (ebd. S. 341)

Prinzhorn war nach Bader (1975) der erste, der in der Psychopathologie des Ausdrucks „eine klare Synthese geschaffen" (ebd. S. 111) hatte, was vorher nur bruchstückhaft nebeneinander lag. Dadurch änderte sich der Zugang zur Bildnerei der Schizophrenen grundlegend. Er suchte nicht nach diagnostisch verwertbaren Krankheitszeichen in den Bildern, sondern kam zu dem Ergebnis, dass sich die formalen Gesetzmäßigkeiten und Inhalte in den Bildnereien Geisteskranker auch in der modernen Kunst, in der frühgeschichtlichen Kunst, die er dem damaligen Zeitgeist entsprechend „primitive“ Kunst nannte, in der Volkskunst und in Kinderzeichnungen auffinden lassen. Es gibt also keine inhaltlichen oder formalen Kriterien in den Bildern, aus denen die eindeutige Diagnose einer Geisteskrankheit abgeleitet werden kann. Damit war eine Art Rehabilitierung der Geisteskranken ausgesprochen, deren Werke sogar Kunstcharakter haben können.

Prinzhorns Buch erregte mit seinen avantgardistischen Auffassungen auch die Aufmerksamkeit bedeutender Künstler wie Alfred Kubin, Paul Klee, Pablo Picasso, Max Ernst bzw. den Surrealismus und übte einen großen Einfluss auf die moderne Kunst aus. Manche Künstler glaubten hinter den schizophrenen Abbauprozessen die Urquelle der menschlichen Kreativität zu erblicken und „in dieser Schaffensweise den Urvorgang aller Gestaltung zu erkennen, die reine Inspiration, nach der man letzten Endes einzig trachtete.“ (ebd. S. 346)

Prinzhorn verfügte über ein außergewöhnliches Einfühlungsvermögen in die schizophrene Innenwelt. Psychotisch Kranke sind von einem metaphysischen Drang und einem Streben nach dem Absoluten erfüllt, da ihnen der Weg zur Normalität verschlossen ist. Deshalb dominiere bei ihnen die religiöse und erotische Sphäre viel stärker als bei Gesunden. „Diese Kranken stünden auf völlig irrationale Weise mit den tiefsten Erkenntnissen in Berührung und offenbaren, ihnen selbst unbewusst, erschaute Ewigkeitsbilder. Nehmen wir diese letzten Ausdrücke nicht so wörtlich, […] sondern setzen wir dafür menschliche Urphänomene oder urtümliche Bilder, so erhalten wir eine Erklärung, die uns mehr zusagt […]: es gibt seelische Äußerungsformen und entsprechende anschauliche Gestaltungen, die bei allen Menschen unter gleichen Bedingungen fast zwangsläufig fast gleich sein würden […]. Ausnahmezustände aller Art aber, in denen die alltägliche Bindung aufgehoben ist, begünstigen jene urtümlichen Ablaufsformen.“ (ebd. S. 306)

Hier wird deutlich, wie sehr sich Prinzhorn Jungs Terminologie von Archetyp und kollektivem Unbewussten annähert, vor allem in seinen Ausführungen über die Problematik der Deutung. Die seelische Innenwelt

Schizophrener und deren bildnerischer Ausdruck lassen sich nicht wirklich nach dem Kriterien der damaligen Psychiatrie messen. „Die rein psychiatrische Auffassung reicht nicht aus, die psychoanalytische ist gerade in der weitausgreifenden Symboldeutung fruchtbar, aber nur bei sehr großem Wissensschatz und Kritikfähigkeit; die ethnologisch-völkerpsychologische Bearbeitung des magischen und symbolhaften Denkens hat erst begonnen." (ebd. S. 304) Deutungsversuche sollten deshalb nur vorsichtig unternommen werden. Prinzhorn hat sich deshalb kaum mit der inhaltlichen Deutung der Bildwerke auseinandergesetzt und sich auf Untersuchung formaler Merkmale konzentriert. Er setzte aber große Hoffnung auf die Weiterentwicklung der psychoanalytischen Symbollehre und bemerkt in der Anmerkung zu obigem Zitat: „Die einzigen Anregungen großen Stils, die einer Symbollehre wieder den Boden bereitet haben, sind von Freud, Jung und ihren Nachfolgern ausgegangen. […] Besonders in der Fortbildung, die Freuds Gedanken bei Jung gefunden haben, stecken […] einige Erkenntnisse, die noch fruchtbar ausgebaut werden müssen." (ebd.) Prinzhorn bezieht sich hier auf Jungs Entdeckung der urtümlichen Bilder bzw. Archetypen. Zudem könne die damals in Entstehung begriffene philosophische Symbollehre von Ludwig Klages die psychoanalytischen Bemühungen um eine Symboldeutung befruchten.

Diese von Prinzhorn aufgezeigten interdisziplinären Verbindungen sind bis heute relativ wenig aufgegriffen worden, auch von Seiten der Analytischen Psychologie. Eine Ausnahme macht das in Kapitel II. 1 bereits erwähnte „Museum der Bilder aus dem Unbewussten" in Rio de Janeiro, dessen Gründerin Nise da Silveira auch ein Gründungmitglied der „Internationalen Gesellschaft für die Psychopathologie des Ausdrucks" (S.I.P.E., siehe www.online-art-therapy.com) war. Hier hat man sich intensiv der jungianischen amplifizierenden Deutung der bildnerischen Symbolik psychotischer Menschen gewidmet, wie dies die Ausstellung „Arqueologia da Psique" deutlich macht, wo den Bildern geisteskranker Künstler kulturgeschichtliches Vergleichsmaterial gegenübergestellt wird (siehe www.museuimagensdoinconsciente.org.br/expos/arqueologia/arqueologia.html)

Prinzhorn, in dessen Persönlichkeit der Psychiater, Künstler und philosophisch Geschulte eine fruchtbare Synthese eingegangen sind, geht in seinem Zugang zu den Bildnereien der Geisteskranken weniger von einer rationaler Symboldeutung als von einem gefühlsmäßig-intuitiven ganzheitlichen Erfassen aus: „Wer ein Bildwerk nicht anschauend zu erleben vermag, ohne von einem Denkzwang zum Ergründen- und Entlarven-Wollen befallen zu werden, der mag ein guter Psychologe sein, aber an dem Wesen des Gestalteten geht er notwendig vorbei." (ebd. S. 333) Nur mit intuitivem Einfühlungsvermögen, aus dem gefühlsmäßigen Eindruck heraus, den das Bild eines Schizophrenen beim Betrachter hervorruft, kann ein Hinweis auf eine solche Erkrankung abgeleitet werden, ähnlich wie klassische Psychiater von einem sogenannten Praecox-Gefühl sprechen. Bei Prinzhorn deutet sich die analytische Haltung einer Gegenübertragung an, wenn er z. B. anschaulich schildert, dass viele Bilder eine sehr starke Gesamtwirkung ausüben, häufig im Sinne eines Unheimlichkeitsgefühles. Das gleichzeitige Vorhandensein einer Faszination wie auch von Fremdartigkeit und Unheimlichkeit in diesen Bildern verweist auf die Spaltung, in die der Betrachter hineinversetzt wird, der sich gleichzeitig angezogen und abgestoßen fühlen kann. Ein Bild könne für den Kranken sogar einen gewissen „Erlösungscharakter" (Prinzhorn 1983, S. 308) bekommen, wenn es ihm gelingt, seine schizophrene Dynamik in ein bildnerisches Symbol zu bannen. Hier wird das Selbstheilungspotenzial der bildnerischen Gestaltung angedeutet. Es sind aber vor allem die Schrecken der autistischen Welt, mit denen wir bei der Betrachtung konfrontiert werden. Prinzhorns Fazit seiner Untersuchung lautet daher: „Von dieser völlig autistischen Vereinzelung, dem über alle Schattierungen psychopathischer Weltentfremdung hinausgehenden grauenhaften Solipsismus spüren wir in den typischen Bildwerken den Abglanz, und hiermit glauben wir die Eigenart schizophrener Gestaltung im Kern getroffen zu haben." (ebd. 339)

Prinzhorn hat, wie vor ihm schon Reja, nicht nur die formalen Ähnlichkeiten zwischen den bildnerischen Darstellungen in prähistorischen schriftlosen Kulturen und den Bildnereien der Geisteskranken gesehen, sondern in dieser Faszination, den diese Bilder auf uns ausüben, das phylogenetisch frühe Denken und magisch-animistische Weltbild entdeckt. Wenn Geisteskranke versuchen, „geheimnisvolle Beziehungen in Bildwerke zu legen, fremdartige Wirkungen mit ihnen auszuüben, die wir als Zauberei ansprechen können, so stehen wir damit eben auf dem Boden des magischen Denkens, das nicht auf Kritik und Wissen, sondern auf Wirken aus ist, und das ist eben nicht Objektivität, sondern intensivste Ausgestaltung der Subjektivität. Es ist daher nicht eigentlich ein Denken, sondern ein Wollen." (ebd. S. 311) Prinzhorn bezieht sich hier auch auf die ethnologischen Theorien von Dürkheim und Levi-Brühl, die aufzeigen, dass „den Primitiven eine qualitativ andere Denkweise zu eigen ist, die durchaus mystische kollektive Vorstellungsweise, die gern als prälogisch bezeichnet wird, weil für sie das Gesetz des Widerspruchs noch nicht gültig ist." (ebd. S. 322) Ähnlich wie Jung (siehe Definitionen GW 6) und später Neumann greift auch Prinzhorn auf Levy-Brühl`s Begriffe der participation mystique und der représentations collectives zurück. Aus der in seinem Bildmaterial nachgewiesenen engen Verwandtschaft zwischen den Bildwerken von Geisteskranker und Naturvölkern schließt er auf ähnliche psychologische Bedingungen.

A. Bader (1975) zieht folgendes Fazit: „Vor Prinzhorn war der Zugang zur Bildnerei der Schizophrenen weitgehend verbaut durch die Suche nach spezifischen Krankheitszeichen; heute besteht vielleicht die Gefahr, dass wir hier den Kranken vergessen, weil wir zu sehr von seiner schöpferischen Leistung gebannt sind, weil wir im Andersartigen den geheimnisvollen Urgrund unseres eigenen Selbst zu erkennen glauben." (ebd. S. 118/119) Doch genau diese Faszination ermöglicht auch die Kommunikation mit den psychotisch Kranken, die vor allem in der Psychotherapie erfahren wird. Für Benedetti (2006) besteht die dritte Dimension der psychotischen Kreativität in der „Kreativität der Kommunikation." (ebd. S. 125, siehe Kapitel II, 3.) Auch Bader sieht in den bildnerischen Gestaltungen Schizophrener ein „zustandsspezfisches Kommunikationsbedürfnis" (Bader/ Navratil 1976, S. 283). Es ist „eine falsche Annahme, dass diese Kranken ihre Werke nur für sich selber schaffen, dass ihre Kunst rein monologisch sei. Ihr Mitteilungsbedürfnis tritt klar zu Tage, sobald man ihren seltsamen Äußerungen Anteilnahme entgegenbringt." (ebd.) Der Grad der therapeutischen Anteilnahme steigert dabei die psychotische Kreativität. Navratil kommt zu dem Ergebnis, „dass das fortlaufende Zeichnen und der Vergleich der zu verschiedenen Zeiten gewonnenen Ergebnisse Einblicke in das psychotische Geschehen gewährt, die das Gespräch mit den Kranken nicht in gleicher

Weise vermittelt. Die verbale Kommunikation und die Mitteilung, die wir auf graphischem Weg erhalten, können einander korrigieren und ergänzen." (Bader/ Navratil 1976, S. 272)

Die Bemühungen der Psychopathologie des Ausdrucks konzentrierten sich mehr auf die methodische Erfassung formaler Gestaltungstendenzen bei Schizophrenen und weniger auf inhaltliche Gesichtspunkte. Navratil stellt hier die Hypothese auf, „dass alle Merkmale schizophrener Malerei auf drei schizophrene Gestaltungstendenzen, die Tendenz zur Physiognomisierung, zur Formalisierung und zur Symbolisierung, rückführbar sind." (Bader/ Navratil 1976, S. 99) Für ihn gibt es letztlich keine schizophrenen Gestaltungstendenzen mehr, da diese den kreativen Grundfunktionen des Menschen entsprechen.

In den Malateliers versuchte man die Kreativität bzw. bildnerische Schaffen besonders von chronisch hospitalisierten psychotisch Kranken zu fördern, denen aber lange Zeit eine allgemeinverbindliche Konzeption fehlte. Navratil entwickelte eine individuelle und spezielle Kunsttherapie (ebd. S. 282ff), bei der er die Einstellung des Therapeuten zum gestalteten Produkt mit einbezieht. In „Die Gugginger Methode" hat Navratil (1998) aus einem therapeutischen Setting ein „Haus der Künstler" gemacht, in dem sich die Kreativität psychotisch Kranker möglichst optimal entfalten soll, und aus dem durchaus künstlerisch anerkannte Bilder hervorgingen, wenn man ihnen einen weniger traditionell ausgerichteten Kunstbegriff zugrunde legt wie z. B. den der Art brut (Dubuffet).

Viele Vertreter der Psychopathologie des Ausdrucks äußern sich zur inhaltlichen Deutung eher zurückhaltend. Bader sieht die Gefahr der Spekulation, die psychoanalytische Deutung der Bilder von Schizophrenen sei deswegen besonders schwierig, da sie „in den meisten Fällen nur im Rahmen eines sehr engen Kontaktes mit den Kranken möglich ist" (Bader/ Navratil 1976, S. 265). Er erwähnt aber Müller-Suur, der archetypische Bezüge in die Bildinterpretation psychotisch Kranker einbezieht und nachgewiesen hat, dass es im „ ‚schizophrenen mundus fabulosus' […] Zonen verschiedener Abstraktionsgrade gibt, die als Bedeutungs- oder Sinnhorizonte für die Konstruktion der imaginären Welt wichtig sind. […] Der erste dieser Bereiche entspricht den mythologisch-archetypischen Weltbezügen mit Motiven aus dem kollektiven Unbewussten, wie sie in Mythen, Märchen und Legenden auftreten, in Gestaltungen, denen eine traumhafte Atmosphäre von oft starker emotionaler Dynamik eigen ist. Als zweiter Sinnhorizont lässt sich ein Bereich von transzendental-formal bestimmter Symbolik abgrenzen. Hier sind die Bildgehalte von mehr rationalem und reflektiert abstraktem Charakter [...].Im dritten Bereich kommt als sinnandeutendes Element die Sprache in Form von Titel, Wort und Schrift zur bildlichen Darstellung hinzu. In diesem irrational-transzendenten Sinnhorizont zeigen sich vorwiegend religiöse Sinnbezüge. (ebd. S. 265/266)

Zum Abschluss dieser Einführung in der Psychopathologie des Ausdrucks möchte ich noch die Frage anschneiden, wie die Einführung der Neuroleptika die Entfaltung der psychotischen Kreativität beeinträchtigt hat. Janzarik (1980) äußert dazu die die Auffassung, dass die Psychopharmaka „den spontanen kreativen Ausdruck seelischen Krankseins weitgehend den Boden entzogen haben." (ebd. S. 8) Aufgrund meiner Erfahrungen schließen sich Medikamente und spontaner kreativer Ausdruck keineswegs aus. Natürlich haben die Neuroleptika den kreativen Ausdruck in der Psychose verändert, im Bildmaterial dieser Untersuchung z. B. lassen sich keine Bilder finden, welche die schizophrene Existenz so eindringlich und subtil wiedergeben, wie dies für die Bilder der Sammlung Prinzhorn charakteristisch ist. Allerdings zeigen viele der hier vorgestellten Patienten trotz der medikamentösen Behandlung einen erstaunlichen spontanen kreativen Ausdruck. Manchmal hatte ich sogar den Eindruck, dass eine sinnvolle, nicht zu hohe Medikation die kreative Auseinandersetzung mit bedrohlichen unbewussten Inhalten fördert, da sie ich-stabilisierend wirkt. Nebenwirkungen der Neuroleptika beeinträchtigen natürlich das kreative Potenzial. Die abklingende akute Psychose mit einer beginnenden Restrukturierung des Ich war die Hauptindikation für die Gestaltungstherapie, weil die beginnende Distanzierung von den psychotischen Erlebnissen die gestalterische Auseinandersetzung damit eher möglich macht. Dies führt zum nächsten Kapitel, wo die Fragen des Settings und der Indikation besprochen werden.

III.
Die praktische Durchführung von Gestaltungstherapiegruppen in einem Psychiatrischen Landeskrankenhaus

1. Persönliche Voraussetzungen

Die Faszination bildnerischer Gestaltung in der psychiatrischen Klinik und ihr emotionaler Impact auf den Betrachter schlugen mich als jungen Assistenzarzt in der Psychiatrie von Anfang an in ihren Bann. Schon bei der ersten Visite auf der psychiatrischen Aufnahmestation beeindruckten mich die in der Beschäftigungstherapie gemalten Bilder von schizophrenen Patienten aufgrund ihrer reichhaltigen archetypischen Symbolik, so dass ich mehr und mehr Interesse dafür zu entwickeln begann. Benedettis Bücher waren mir ein wichtiger Wegweiser in meiner Ausbildung zum Psychiater und Psychoanalytiker, vor allem seine subtile Darstellung des psychotherapeutischen Zugangs zum psychotisch Kranken. Nach anderthalb Jahren Assistenzarztzeit in einem großen psychiatrischen Landeskrankenhaus wechselte ich in eine psychotherapeutische Klinik, der „Klinik für Psychogene Störungen Dr. Wiegmann“ in Berlin. Dort lernte ich die Gestaltungstherapie durch ein später leitendes Mitglied der DAGTP (Deutsche Arbeitsgemeinschaft für Gestaltungstherapie), Frau Christa-Barbara Kraft kennen. Zusammen mit einem erfahrenen Kollegen führte ich auch analytische Gruppentherapien durch, die sich aus den gleichen Patienten zusammensetzte wie die zuvor stattfindende Gestaltungstherapiegruppe. In den Besprechungen mit der Gestaltungstherapeutin bekam ich anhand der Bilder erste Eindrücke von der Dynamik dieser Gruppe, die sich oft in der analytischen Gruppe weiter fortsetzte. Dazu kam die Originalität des bildnerischen Ausdrucks in seiner Veranschaulichung von seelischen Transformationsprozessen, was mein Interesse für diese Therapieform weiter verstärkte.

Neben meiner klinischen Ausbildung zum Psychiater begann ich 1980 eine analytische Ausbildung am C. G. Jung-Institut in Zürich. Dort nehmen die zur Amplifikation herangezogenen Vergleichsgebiete wie Ethnologie, Religionswissenschaften, Mythologie und Literatur bzw. Kunst usw. eine breiten Raum ein, die für das vertiefte Verständnis des klinischen bildnerisch-symbolischen Materials so wichtig sind und den therapeutischen Zugang gerade zu schwer gestörten psychotischen Patienten erleichtern können. Jung erwähnte gegenüber Nise da Silveira (1981), dass das Studium der Mythologie „matéria fundamental“ (ebd. S. 98) – man kann dies frei mit prima materia übersetzen – für die psychiatrische Praxis sein sollte. Neben dem Symbolverständnis der Analytischen Psychologie Jungs sensibilisierten mich mein eigenes Interesse an der Kunst und kreativen Prozessen in Anlehnung an einen Titel von Benedetti (1975) für die „schöpferischen Aspekten der Psychiatrie.“ Hier fließen auch persönliche Momente in meine Beschäftigung mit bildnerischen Gestaltungen ein.

Im fortgeschrittenen Stadium meiner analytischen Ausbildung wagte ich mich auch an individuelle analytisch orientierte Psychotherapien mit psychotisch Kranken in der Klinik heran, so dass psychiatrische Tätigkeit und psychoanalytische Ausbildung immer mehr in ein komplementäres Verhältnis zueinander traten. In diesen Therapien spielten bildnerische Gestaltungen und deren integrierendes Potenzial eine wesentliche Rolle. Diese beruflichen Erfahrungen erweiterten meinen Horizont in vielerlei Hinsicht und animierten mich dazu, über die Grenzen der verschiedenen psychotherapeutischen Richtungen hinauszublicken und heterogen anmutende theoretische Ansätze miteinander in Verbindung zu bringen. Eine solche integrative Einstellung repräsentierte für mich G. Benedetti ganz besonders und vertiefte sich durch die Supervisionen mit ihm.

2. Zeitliche Entwicklung des Gestaltungstherapiekonzeptes

Die psychiatrische Aufnahmeabteilung des PLK Reichenau (jetzt Zentrum für Psychiatrie Recheinau zfp) Anfang der 80er Jahre aus fünf Stationen mit jeweils bis zu 30 Patienten. Darunter gab es eine spezielle Station für depressive Erkrankungen und eine für schizophrene Patienten, letztere war der psychologischen Fakultät der Universität Konstanz zugeordnet. Die allgemeine psychiatrische Aufnahmeabteilung hatte eine Kapazität von über

120 Betten und war für Patienten im Alter zwischen 18 und 65 Jahren konzipiert. Ihr waren anfänglich drei, zuletzt nur noch zwei Beschäftigungstherapeutinnen zugeordnet. Zu Beginn meiner Tätigkeit am PLK Reichenau existierten zwei fortlaufende Gestaltungstherapiegruppen. Die eine weitgehend homogene Gruppe setzte sich aus Patienten mit Psychosen aus dem schizophrenen Formenkreis, grenzpsychotischen Krankheitsbildern und teils auch mit affektiven Psychosen zusammen. Die andere, heterogene Gruppe bestand aus depressiv Kranken mit psychotischer wie neurotischer Genese, in der sich auch manisch-depressiv Kranke mit aktueller depressiver Symptomatik befanden.

Die Initiierung und Konzeptualisierung dieser gestaltungstherapeutischen Aktivitäten mit psychotisch Kranken am PLK-Reichenau ist das Verdienst von Frau Dr. Margitta Giera, die sich damals ebenfalls am Jung-Institut in Zürich in psychoanalytischer Ausbildung befand. Sie gab für die Beschäftigungstherapeutinnen Einführungen in die Gestaltungstherapie, führte mit ihnen zusammen Gruppensitzungen durch und fokussierte besonders auf den Selbsterfahrungsprozess im Umgang mit gestalterischen Produkten. Nach etwa einem halben Jahr führten die Beschäftigungstherapeutinnen schon selbstständig Gruppen unter Beibehaltung einer regelmäßigen Supervision durch. Bald konstituierte sich eine zweite Gestaltungstherapiegruppe mit ausschließlich depressiven Patienten.

Zusätzlich zur Supervision der Gestaltungstherapeutinnen erfolgten regelmäßige Nachbesprechungen der Gruppen mit den behandelnden Ärzten und Psychologen, die ein großes Interesse an dieser Therapieform zeigten. Auch die Klinikleitung war sehr aufgeschlossen und unterstützte die Fortbildungen der Gestaltungstherapeutinnen großzügig. Als ich nach dem Ausscheiden der Kollegin mit meinem Eintritt in die Klinik das Konzept der Gestaltungstherapie übernahm, waren somit sehr gute strukturelle Voraussetzungen für eine wissenschaftliche Untersuchung dieser Therapieform geschaffen. Der Ausbildungsstand der Beschäftigungstherapeutinnen hatte sich erheblich verbessert, zwei von ihnen befanden sich mittlerweile auch in Ausbildung bei der DAGTP.

Anfänglich beschränkten sich meine Aktivitäten neben der wissenschaftlichen Auswertung der Gruppen und des Bildmaterials auf die Supervision der durchgeführten Gestaltungsgruppen und auf die Nachbesprechung mit den behandelten Ärzten und Therapeuten. Weiter wurden von mir wöchentliche Fortbildungen durchgeführt, in denen praxisbezogen tiefenpsychologische Theorien vermittelt und zusammenfassend Verläufe von Patienten in der Gestaltungstherapie besprochen wurden.

Es zeigte sich, dass die gestalterische Arbeit mit schwer psychotisch gestörten Patienten manchmal doch erhebliche Anforderungen an die Gestaltungstherapeutinnen stellte und schwierige Gegenübertragungskonstellation teils auch zu Überforderungen führten, die nicht mehr durch Supervision aufgefangen werden konnten. Selbst das sehr differenzierte und fundierte Ausbildungsverfahren der DAGTP bezog sich damals eher auf eine Patientenklientel aus psychotherapeutischen Kliniken und weniger auf akut psychotisch Erkrankte. Von daher entschloss ich mich, selbst die eine Gruppe mit den psychotischen Patienten zusammen mit einer Gestaltungstherapeutin als Co-Therapeutin zu leiten. Mit dieser Komplementarität von ärztlich-psychiatrischem Psychotherapeuten und Gestaltungstherapeutin machte ich sehr gute Erfahrungen.

3. Auswahlkriterien und Indikation

Für die vorliegende Arbeit wurden nur Patienten mit psychotischen Erkrankungen aus dem schizophrenen Formenkreis, mit affektiven Psychosen oder mit längeren psychotischen Episoden bei Borderline-Syndrom ausgewählt. Nur vereinzelt nahm an den Gruppen ein Patient mit einer neurotischen Erkrankung oder hirnorganisch bedingten Psychose teil, wenn das psychotische Krankheitsbild diagnostisch noch nicht eindeutig einzuordnen war. Die Gruppe setzte sich also mindestens zu 80 bis 90%, häufig vollständig aus Psychotikern zusammen bei einer Gruppenstärke von meist 7-10 Teilnehmern, so dass man von einer weitgehend homogenen Gruppe sprechen kann. Hinweise auf Kreativität, gestalterische Fähigkeiten und Gruppenverhalten ergaben sich aus den Beobachtungen in der Beschäftigungstherapie, an der fast alle Patienten teilnahmen. Einige kamen direkt in die Gestaltungsgruppe, wenn sie über eine sehr gute kreative Begabung verfügten und z. B. schon auf der Station Bilder malten.

Bestimmte Untersuchungen (siehe Benedetti 1975, S. 83) weisen darauf hin, dass Kreativität, symbolischer Gehalt und Expressivität beim Abklingen einer akuten psychotischen Phase am größten sind. Zu diesem Zeitpunkt wird es allmählich möglich, die noch von der Psychose geprägten inneren Bilder und Erlebnisse durch gestalterische Aktivitäten einzufangen und zu strukturieren. Bei einer Indikationsstellung in dieser Krankheitsphase muss man auch Wirkungen und Nebenwirkungen der Neuroleptika im Auge behalten, die zu einer Hemmung der gestalterischen Aktivität führen können. Eine daraus resultierende Überforderung der Patienten sollte natürlich vermieden werden.

Die Gestaltungstherapie zielt beim Abklingen einer akuten Psychose auf eine Restitution und Reintegration des fragmentierten Ich, außerhalb einer akut produktiven Symptomatik eher auf eine Ich-Stützung hin. Für mich war auch Wadesons (1980, S. 176 ff und S. 327ff) Unterscheidung des psychotischen Restitutionsprozess in einem „sealing-over"-Typ und einem „integrator"-Typ hilfreich, da diese auf das unterschiedliche Transformationspotenzial eines psychotisch kranken Menschen hinweist. Der sealing-over-Typ sperrt sich gegen seine psychotischen Erfahrungen wie auch nach Außen hin ab. Der integrator-Typ dagegen setzt sich mit seinen Erfahrungen in der Psychose und den damit verbundenen Konflikten auseinander. Hier kann die Gestaltungstherapie eine wichtige Hilfe zur Bearbeitung und Integrierung psychotischer Erlebnisse liefern, indem sie auf spielerische und symbolische Art die Funktion der Realitätsprüfung und die Ich-Funktionen ganz allgemein wiederherstellt und erweitert, soziale Kontakte und Kommunikation einübt und den Bezug zum psychosozialen Umfeld verbessert. Gerade bei chronisch-psychotischen Patienten bekommt die Gestaltungstherapie eine wichtige Indikation, da symbolische gestalterische Darstellungen starre psychotische Abwehrpositionen weniger bedrohlich in Frage stellen. Ähnliches gilt für Patienten, die einer psychiatrischen Behandlung eine erhebliche Abwehrhaltung entgegenbringen. Für einige von ihnen war die Gestaltungstherapie der letzte Versuch eines therapeutischen Ansatzes.

4. Gruppensetting

Die Gestaltungstherapie fand immer in den Räumen der Beschäftigungstherapie statt, welche den meisten Patienten vertraut waren. Franzke (1977) teilt den gestalterischen Prozess in eine Vorbereitungsphase, Arbeits- bzw. Aktionsphase und eine Durcharbeitungsphase ein. Musik wurde in der Vorbereitungsphase nicht gespielt, um nicht zu sehr passive Konsumbedürfnisse zu erwecken. Die Patienten saßen immer mit den Therapeuten zusammen an einem großen rechteckigen Tisch. Zu Beginn der Arbeits- bzw. Aktionsphase wurde das Thema von mir vorgestellt und kurz erläutert. Für die ersten Gruppensitzungen bieten sich bei Psychotikern Märchen besonders an, aus denen die Patienten eine Szene auswählen und gestalterisch darstellen sollen. Darauf wird weiter unten ausführlich eingegangen.

Themenzentrierter Gestaltung wurde gegenüber freier Gestaltung der Vorzug gegeben, da sie mehr Struktur und Orientierungsmöglichkeiten vermittelt. Zu Gruppenthemen oder zu Themen, die direkten Kontakt beinhalten (z. B. „Gegenseitige Vorstellung") sollte man sich nur allmählich vortasten. Wenn die Gruppe aber eine gewisse Homogenität erreicht hat, kann dies zu erstaunlichen Ergebnissen führen. Dabei bietet es sich an, nähere Kontakte miteinander erst in individuellen Gestaltungen spielerisch auszuprobieren, z. B. durch das Thema „Ich-Du-Wir" oder „Gegenseitige Vorstellung." Unstrukturierte Themen sind z. B. das Gestalten einer Fantasielandschaft oder das Malen nach Musik. Hier erscheinen mir klassische Musik wie z. B. Barockmusik oder die Musik von Mozart am besten geeignet, aber auch rhythmisch strukturierte Popmusik lässt sich gut verwenden. Manchmal äußerte ich ansatzweise mein eigenes Erleben einer bestimmten Musik oder meine Gründe für deren Auswahl. Für die Gestaltungstherapie ist die gestalterische Darstellung und Bewältigung der durch die Musik hervorgerufenen Gefühle entscheidend und nicht nur das reine gefühlsmäßige Erleben wie in der Musiktherapie.

Das Thema wurde von mir eher intuitiv ausgewählt. Dieser Prozess war eng verbunden mit meiner Betrachtung der Bilder und des Verlaufs der vorhergehenden Gruppe zwischen den Sitzungen. Die eigenen imaginativen Prozesse haben dabei eine grundlegende Bedeutung, weil daraus die Auswahl des Themas für die nächste Gruppe hervorgeht. Auf diese Weise war es mir möglich, Gegenübertragung und Gegenidentifikation symbolisch auszudrücken. All dies wird später detailliert ausgeführt. Bei der Vorstellung des Themas empfiehlt es sich, auch auf Parallelen zu früheren Gruppen hinzuweisen, um damit die Kontinuität der Gruppe zu fördern.

An Materialien wurden überwiegend zeichnerische und malerische Mittel verwendet, wie verschiedene Bunt- und Farbstifte, Farbkreiden, Bleistift, Tusche, Aquarellfarben, Fingerfarben usw.. Gruppenarbeiten wurden öfter mit Ton ausgeführt. Einige Male wurde mit Pappmaschee gearbeitet.

Die Anwesenheit eines ärztlichen Therapeuten bringt einige Vorteile mit sich, weil seine Gegenwart während der gesamten Gruppensitzung, vor allem seine passive Präsenz in der Aktions- bzw. Gestaltungsphase, von den Patienten als eine Aufwertung erlebt wird. Die Betonung von schöpferischer Fantasie und Kreativität trägt auch zu einer Entzerrung des Bildes vom „Anstaltspsychiater" bei. Übereinstimmend berichteten die Gestaltungstherapeutinnen, dass durch meine Anwesenheit weniger Disziplinschwierigkeiten auftraten. Erstaunlich war für mich, wie sich die Gruppenatmosphäre bei den anfänglich in der Gruppe oft angespannt wirkenden psychotischen Patienten während der Aktionsphase änderte. Nachdem jeder Teilnehmer allmählich in seinen schöpferischen Prozess eintauchte, wurde die Gruppenatmosphäre immer ruhiger, manchmal erlebte ich sie als richtiggehend beschaulich. Zwischen Gestaltungstherapeutin und mir wurde eine gewisse Rollenverteilung abgesprochen. Diese war während der Aktionsphase aktiver und stellte sich besonders auf die Bedürfnisse der Patienten hinsichtlich Materials usw. ein. In der Nachbesprechung übernahm ich die Leitung der Gruppe. Manchmal waren kurze Kriseninterventionen erforderlich, wenn z. B. Patienten unter den Medikamenten litten oder wenn sie Angstzustände hatten. In diesem Fall ging ich stützend auf ihn ein und machte durchaus auch konkrete Vorschläge.

Während der Aktions- bzw. Gestaltungsphase blieb ich am Tisch sitzen, stand vielleicht ein- oder zweimal auf, umkreiste die Gruppe und betrachtete dabei jedes Bild, um damit mein Interesse auszudrücken. Nur selten sprachen mich einzelne Gruppenmitglieder zuviel an, sodass sich dies störend auf die Gruppe auswirkte. In diesen Fällen zog ich eine Grenze und verwies auf die Nachbesprechung. An der Gestaltung des vorgegebenen Themas beteiligte ich mich nie, die Gestaltungstherapeutin einige Male. Es ist schwer zu beurteilen, ob die Teilnahme der Gestaltungstherapeutin am gestalterischen Prozess Vor- oder Nachteile mit sich bringt. Nach meiner Auffassung ist es besser, wenn der ärztliche Psychotherapeut als Gruppenleiter nicht seine eigenen bildnerischen Gestaltungen einbringt und als Bezugspunkt außerhalb des Gestaltungsprozesses zur Verfügung steht. Die Konfrontation mit den Bildern der Therapeuten kann gerade bei psychotischen Patienten zu einer Verunsicherung führen, was natürlich vermieden werden sollte.

Hinsichtlich ihres Verhaltens wurden den Patienten so wenig wie möglich Vorschriften gemacht. Sie konnten aufstehen und auch kurz den Raum verlassen, meist kamen sie sehr bald wieder. Wenn sich spontan zwischen den Patienten verbale Kontakte ergaben, wurde nur dann eingegriffen, wenn sie zu sehr die anderen in ihrer Konzentration auf die Gestaltung störten. Für mich war erstaunlich, wie sensibel die Patienten teilweise miteinander umgingen und sich recht gut in die emotionalen Nöte anderer einfühlen konnten.

Die Dauer der Aktionsphase oder Gestaltungsphase betrug etwa 45 Minuten bis eine Stunde. Nach einigen Minuten Pause erfolgte die Nachbesprechung bzw. die gemeinsame Bildbetrachtung – ich ziehe diese beiden Begriffe dem der Durcharbeitungsphase (Franzke) vor –, zu der die Stühle im Kreis aufgestellt wurden, so dass jeder Patient sein Bild vor sich auf den Boden legen konnte. Nur bei Gruppenthemen wurde die Nachbesprechung direkt am Tisch abgehalten. Die Dauer der Nachbesprechung war unterschiedlich, meist zwischen 30 und 60 Minuten. Einige Male entstanden bei bestimmten Märchen- oder Musikthemen intensive Gespräche, die weit über den Rahmen der Gestaltung und der Themen hinausgingen, ohne ausufernd zu werden, und in der manche Patienten tiefgründige Gedanken zum Ausdruck brachten.

Das jeweils vorzustellende Bild wurde in die Mitte gelegt, so dass jeder dies gut sehen konnte. Eine Reihenfolge in der Vorstellung des eigenen Bildes war nicht festgelegt. Auch wenn ein Patient nichts gestalten konnte, wurde er von mir auf sein Erleben des Themas angesprochen und gefragt, wie er sich in der Gruppe fühlte, und ob er zum Gruppenthema oder den

Bildern der anderen etwas sagen möchte. Ich betonte, dass nicht die künstlerische Qualität eines Bildes entscheidend sei, sondern das mit der Gestaltung verbundene Erleben. Manchmal äußerte ich eigene Einfälle zum Gestaltungsprodukt, wenn z. B. jemand nur sehr wenig äußern konnte. Mein Ziel war, einen positivierenden Dialog im Sinne von Benedetti herzustellen, um durch „kompensierende Assoziation", das „Mitmalen in Worten", wie Benedetti (1982, S. 8) dies benennt, neue Perspektiven anzuregen. Bei dieser Art der Intervention muss aber eindeutig klargestellt werden, dass es sich um das Erleben des Therapeuten, seine therapeutische Phantasie, und nicht um das des Patienten handelt.

Verbale Äußerungen der Patienten zu ihren eigenen Gestaltungen halte ich nicht unbedingt für notwendig. Durch die Identifikationsmechanismen in der Gruppe können manche Patienten erst über die Auseinandersetzung mit der Gestaltung anderer – oft im Sinne einer projektiven Identifizierung – ihre Abwehr durchbrechen und sich dann angstfreier ihren eigenen Bildern zuwenden. Auch einfach gehaltene Gestaltungen werden von mir als etwas Eigenständiges betont. Ich frage z. B. nach der Gefühlsqualität des Bildes, nach dem Erleben während der Gestaltung oder im Augenblick der Nachbesprechung. Damit versuche ich, die Beziehung des Patienten zu seinem eigenen bildnerischen Produkt zu vertiefen. Kränkende Kritik von Seiten der Mitpatienten kam nur sehr selten vor. Hier ging ich natürlich stützend auf den Patienten ein und stellte mein eigenes positives Erleben seines Bildes dem kränkenden Kommentar gegenüberstellen. Solch destruktive Kritik wurde erstaunlicherweise eher von ich-stärkeren bzw. neurotischen Patienten artikuliert, die hin und wieder an der Gruppe teilnahmen. Die Atmosphäre in der Nachbesprechung soll frei und ungezwungen sein, damit sich keine schülerhafte Abhängigkeit der Patienten im Sinne einer negativen Familienübertragung (Schindler W., 1951, siehe Kapitel IV. 1.) einstellt. Ich hebe die Freiheit der Gestaltung und der Einfälle dazu hervor, die nicht unbedingt mit dem Thema oder der Gestaltung im direkten Zusammenhang stehen müssen.

Oberstes Kriterium im therapeutischen Umgang mit dem gestalterischen Produkt ist die Stärkung des Ich im Sinne einer Stabilisierung der Abwehr gegen die psychotische Überflutung. Mit analytischen Deutungen war ich äußerst zurückhaltend. Es ging mir vielmehr um das amplifizierende Bereichern des bildnerischen Ausdrucks und dessen kommunikative „Übersetzung“ in analoge Metaphern und Symbole. Damit kann jeder Patient über sein Bild auf einer intuitiven Ebene einen neuen Bezug zu sich selbst herstellen und wird dabei von der Gruppe unterstützt. Insgesamt soll das Verständnis der seelischen Innenwelt wie auch die Auseinandersetzung mit der Realität gefördert werden.

5. Nachbesprechungen mit den Gestaltungstherapeuten und den behandelnden Ärzten

Bei den Ärzten und Therapeuten auf den Stationen zeigte sich durchwegs ein großes Interesse an den gestalterischen Produkten ihrer Patienten. Das gemeinsame Anschauen der Bilder führte schnell zu psychodynamischen Betrachtungen, aus denen oft längere grundsätzliche Gespräche über die klinische Einschätzung eines Patienten hervorgingen. Ich wies immer wieder auf das Ziel der Gestaltungstherapie, unbewusstes Material aufzuzeigen und so ergänzende Informationen zum klinischen Befund zu liefern. Damit versuchte ich auch einer möglichen Verunsicherung zu begegnen, wenn Kollegen durch die Bilder unerwartet mit unbekanntem psychodynamischem Material ihrer Patienten konfrontiert wurden. Von meiner Seite bemühte ich mich, die Bilder nicht überzuinterpretieren und mich eng an der klinischen Situation zu orientieren. Die Nachbesprechung mit dem Beschäftigungs- und Gestaltungstherapeuten sollte getrennt von der mit dem therapeutischen Team der Station erfolgen, um mehr auf Selbsterfahrungsprozesse in den Gruppen eingehen zu können. Dies machte die Gestaltungstherapeutinnen auch sicherer, in den Teambesprechungen Informationen aus den Gruppen an die Station weiterzugeben, psychodynamische Inhalte und die Symbolik in den bildnerischen Gestaltungen ausführlicher darzustellen und damit ein zum stationären Alltag komplementäres, ja manchmal in Widerspruch stehendes Bild von einem Patienten zu vermitteln.

IV. Gruppendynamische Prozesse zu Beginn der Gestaltungstherapiegruppe

1. Allgemeine Ausführungen

In der Analytischen Psychologie wird die Psychose als missglückter Individuationsversuch betrachtet. Zielen fasst „die Psychose als einen Wandlungsvorgang auf, der über die Phase der Ich-Regression eine Regeneration des Ich und den Aufbau eines erweiterten Bewusstseinsfeldes potenziell beinhaltet. [...] Dass das von mir unterstellte Wandlungsgeschehen oft nicht oder oft nur unvollständig abläuft, liegt im allgemeinen an der Fortdauer der die Psychose auslösenden Bedingungen und Umstände, zumeist an der kaum veränderten soziokulturellen Verflechtung des Psychosekranken.“ (Zielen 1987, S. 19) Zielen hebt vor allem die Bedeutung der therapeutischen Beziehung aufgrund ihrer Vermittlerrolle zwischen den entfesselten Mächten des Unbewussten und dem Bewusstsein hervor, wobei der Therapeut die transzendente Funktion im Sinne Jungs verkörpert:

„Dem Therapeuten, der psychotische Patienten behandelt, fällt dabei die Aufgabe zu, den in seinem Erschrecken außer sich geratenen Menschen anzunehmen, das Faszinosum der Psychose, ohne es zu bekämpfen, mit zu ertragen und, soweit es dem bedrohten oder dem sich restituierenden Patienten-Ich möglich ist, die das Bewusstsein transzendierenden Inhalte für den Wiederaufbau und die Erweiterung des Ich in annehmbarer, ichgemäßer Form anzubieten. Das heißt also: Eine Ausbalancierung zwischen der rationalen, zum Ich gehörenden Position mit den in der Psychose aus dem kollektiven Unbewussten einströmenden irrationalen Elementen im Dienst des Wiedererstehens (Regeneratio) eines tragfähigen Ich.“ (ebd. S. 18)

Die heute durchgeführten psychiatrischen therapeutischen Verfahren lassen eine solche Auseinandersetzung mit dem existenziellen Aspekt der Psychose, einem in nuce angelegten seelischen Wandlungsgeschehen, weitgehend unberücksichtig. Durch die medikamentöse Therapie wird eine baldige Distanzierung von psychotischen Erlebnissen erwartet. Ausschließlich verhaltens- und kognitiv-orientierte therapeutische Verfahren bergen in sich die Gefahr einer vordergründigen Anpassung und des Aufbaus bzw. der Fortsetzung eines falschen Selbst. Dadurch werden auf einer individuell-psychologischen Ebene soziokulturelle und historische Mechanismen der gesellschaftlichen Ausgliederung Geisteskranker eher reproduziert und perpetuiert, als dass man dem für den Aufbau einer neuen, nichtpsychotischen Identität notwendigen Transformationsprozess des psychotisch Kranken gerecht werden würde. Die Gestaltungstherapie dagegen beinhaltet die Möglichkeit einer strukturierten Auseinandersetzung mit dem existenziellen Aspekt der Psychose.

Die Hervorhebung dieser existentiellen Kategorie bedeutet aber nicht eine romantische Verklärung oder Verharmlosung schizophrenen Erlebens, wie dies für bestimmte antipsychiatrische Strömungen charakteristisch ist. Zentraler Fokus ist die schizophrene Ich-Schwäche. „Das innere Kunstwerk der eigenen Identität gelingt nicht. Vielmehr wird das organisierende Ich-System von denselben Impulsen und Weltinformationen desorganisiert und fragmentiert, die es verarbeiten müsste.“ (Benedetti 1975a, S. 83)

In diesem psychotisch fragmentierten Ich-Zustand manifestiert sich das Unbewusste weitgehend unverstellt und unzensiert. Dies ermöglicht nicht nur eine Analyse des Unbewussten, sondern auch den Aufbau einer therapeutischen Beziehung, indem wir uns als Therapeuten im Unbewussten des Patienten wiedererkennen. Auf Karl Jaspers Bezug nehmend erläutert dies Benedetti näher: „Dieser eigenartige Satz des Philosophen, dass der Geist nicht erkranken kann und außerhalb des Gegensatzes gesund-krank steht, ist eine philosophische Wendung dessen, was man auch eine Transzendenz des Unbewussten nennen könnte! Das Unbewusste manifestiert sich durch die Krankheit, ist aber in dieser Manifestation so echt, wie es sich auch beim Gesunden in einem Angsttraum manifestieren kann. Es ist dies Unbewusste, das uns mit dem Kranken verbindet, uns seine Angst und sein Schicksal als etwas Menschliches, als die Grenzsituation dessen, was auch in uns ist, nachvollziehen lässt.“ (ebd. S. 81)

Die bildnerische Gestaltung in Gruppen fördert diese Verbindung über das Unbewusste untereinander ganz besonders. Die existenzielle Verunsicherung in der Psychose und das Umgehen damit können durch den bildhaften Ausdruck gemeinsam von Mitpatienten und Therapeuten in einem

Ausmaß getragen werden, wie dies in einer herkömmlichen analytischen Gruppe mit psychotisch Kranken nicht möglich ist. Damit wird ein Gegengewicht zur Ich-Schwäche geschaffen.

In der Gestaltungstherapie wird die Gruppenatmosphäre und die Beziehungen der Teilnehmer untereinander zunächst maßgeblich von dieser existentiellen Grundsituation des psychotischen Patienten geprägt, d. h. von Ich-Fragmentierung und subjektiv erlebtem Weltzerfall. „Der Schizophrene ist verstrickt in den projektiven Identifikationen der paranoiden Position, er befindet sich in einer negativen Intimität, in interpersonellen Kollusionen und Verwicklungen, was ihm nicht erlaubt, in Beziehungen eine eigene Identität und gleichzeitig eine Beziehung zu anderen aufrechtzuerhalten. Er pendelt zwischen der Scylla der absoluten Isolation und der Charybdis der Fusion. Das Konzept des schizophrenen Dilemmas [...] ist eine abstrakte Beschreibung dieser Unfähigkeit, eine symbolische Repräsentanz zu verwenden." (Lempa 2001, S. 110)

Der Aufbau einer eigenen Identität und die Fähigkeit, Beziehungen zu anderen aufzunehmen wie auch sich anderen gegenüber abzugrenzen, sind gerade an diese Verfügbarkeit von symbolischen Repräsentanzen gebunden. Genau darauf zielt die Gestaltungstherapie hin, psychotische Patienten zur Erzeugung symbolischer Repräsentanzen zunächst bildlicher, nichtsprachlicher Art zu ermuntern, die dann zur Matrix der Interaktion und sprachlichen Kommunikation werden. Sie bietet dafür, im Unterschied zur analytischen Gruppentherapie, wo das Prinzip der Minimalstrukturierung gilt, konkrete Hilfestellungen an, um damit psychotischen Patienten in ihren Beziehungskonfusionen strukturierende Elemente zur Verfügung zu stellen.

Für die Gestaltungstherapie sind verschiedene gruppenpsychotherapeutische Konzepte von Relevanz, die psychotisch Kranke mit einbeziehen. Etwa ab den 60er Jahren wurden vermehrt schizophrene Psychotiker mit Gruppenpsychotherapie behandelt, welche über eine reine Milieu- und Soziotherapie hinausging und sich an analytischen Theorien orientierte. Battegay (1979, S. 199ff) berichtet in seinem Buch „Der Mensch in der Gruppe" von seinen Erfahrungen mit der Gruppenpsychotherapie Schizophrener. Er legt katamnestische Untersuchungen vor, die eine Verminderung der Hospitalisierung nachweisen. Dumont und Christ (1972) beschreiben die hohen

Anforderungen an den Therapeuten, welche die Therapie mit psychotisch Kranken mühsam, aber auch erfolgreich machen. Nach Sandner (1980) sind im deutschsprachigen Raum nur wenige Arbeiten über die Gruppentherapie bei Schizophrenen erschienen. Er sieht darin „vermutlich eine gute Möglichkeit, in größerem Maßstab und auch zu erschwinglichen Kosten diesen Patienten eine Psychotherapie zu ermöglichen." (S. 32)

Nach Sandner geht nur Pohlen (1984) nach einer dezidiert analytischen Arbeitsweise vor. Sein Ansatz lässt sich gut in eine Konzeption der Gestaltungstherapiegruppe integrieren, was die Betrachtung der interpersonellen Beziehungsebenen angeht. Pohlen versteht die Gruppe als ein gesamtes System von Dyaden und grenzt sich von der Vorstellung der Gruppe als Einheit ab. „Die Voraussetzung für das Verständnis des Gruppenprozesses bzw. für die technische Handhabung des Gruppenprozesses ist für mich die Erkenntnis der Gruppe als eines Systems wechselnder Dyaden. Und die entscheidende Differenz meines Ansatzes liegt darin, dass eben nicht unreflektiert im Bi-Personalismus die Gruppe als eine Über-Person – und damit Un-Person – dem Therapeuten gegenübergestellt wird, sondern dass ich Gruppe nur als Wiederholungsmuster von Familienstrukturen begreife und diese Familienstrukturen können nur ‚gebrochen' werden, wenn man sich ihrer Organisierung im System wechselnder und wechselseitiger Dyaden in der Gruppe bewusst ist." (ebd. S. 10) Pohlen geht von einer spezifisch-dyadischen Weise der Sozialisation in unserer Kultur aus, bei der die Mutter-Kind-Dyade unter dem Einfluss der sich im Kulturkanon repräsentierenden Vaterimago steht.

Pohlen hebt die strukturierende Position des therapeutischen Beobachters hervor, dessen Wahrnehmung des Gruppenprozesses von seinen eigenen Erwartungen abhängig ist, und die auch Grundlage für seine Interventionen werden. Für die Gestaltungstherapie bedeutet dies, dass der Therapeut die Gruppe als eine Möglichkeit zur Entfaltung kreativer Kräfte strukturiert und damit Selbstheilungsprozesse fördert. Jedes einzelne gestalterische Produkt kann gleichermaßen die dyadische Form der Beziehung der Gruppenmitglieder untereinander und zum Therapeuten wie auch die Erfahrung der Gruppe als Ganzes sichtbar machen, so dass die dyadische Betrachtungsweise und die der Gruppe als Einheit durchaus in einem komplementären

Verhältnis zueinander stehen können. Meine eigenen Betrachtungsweise der Gruppe als Einheit bzw. Ganzheit fokussiert aber nicht auf das Verhalten der Gruppe als Gesamtheit dem Therapeuten gegenüber, da dieser ja die Gruppenganzheit repräsentiert, sondern auf das subjektive Erleben der Patienten bezüglich der Gruppe, wie es sich als mütterliches Urbild und als Gruppenganzheit bzw. Gruppenselbst manifestiert.

Für meine Untersuchung der gruppendynamischen Prozesse in der Gestaltungstherapie fand ich daher Foulkes' Konzeption der Gruppenmatrix am besten geeignet, da sie das interpersonelle Geflecht der dyadischen Beziehungen wie auch auf der primordialen Ebene des Gruppengeschehens das archetypische Erleben der Gruppe als Ganzheit erfasst (siehe Kapitel V. 1.). Foulkes' gruppenanalytische Konzeption kann deshalb auch gut zu Neumanns Auffassungen vom Kollektiv in Bezug gesetzt werden. Zunächst soll aber untersucht werden, wie sich gruppenanalytische Ansätze auf das Setting der Gestaltungstherapiegruppe übertragen lassen.

Battegay teilt den Ablauf einer analytischen Gruppentherapie in fünf Phasen ein. Es sind dies eine explorierende Kontaktaufnahme, Regression, Katharsis, Einsicht und Wandlung. Kontaktaufnahme und der Umgang mit regressiven Prozessen spielen auch in der Gestaltungstherapie eine zentrale Rolle, die Identifikationsprozesse der Teilnehmer miteinander zu Beginn einer Therapie werden hier zusätzlich durch den gestalterischen Prozess und die Auseinandersetzung mit den gestalteten Produkten geprägt. Für die anderen Phasen können aufgrund der spezifischen Bedingungen der Gestaltungstherapie kaum direkte Vergleiche mit der analytischen Gruppentherapie gezogen werden. Zudem handelt es sich in dieser Arbeit um eine stationäre Gestaltungstherapiegruppe, d. h. um relativ kurze und offene Gruppen, die mit einer begrenzten Zielsetzung einhergehen und in denen sich Gruppenprozesse nicht in dem Sinn entfalten können, wie dies für analytische Gruppen charakteristisch ist.

Zur ersten Phase des explorierenden Kontaktes führt Battegay aus: „In diesem Stadium des abtastenden Kontaktes kommen vor allem Schizophrene in eine extreme Ambivalenz hinein. Die Gruppe scheint ihnen in einem Moment zur umsorgenden, bergenden, liebesspendenden Magna Mater zu werden. Nimmt die Interaktionsdichte aber weiter zu, so erleben sie sie als erstickende, gefräßige, böse Mutter, gegen die sie sich wehren müssen. Diese Patienten können initial die Gruppe so erleben, wie sie ursprünglich ihre Mutter mit ihren zwiespältigen Äußerungen (doublebind, Bateson et al.) erfahren haben" (Battegay 1979, S. 26).

Es sind projektive Identifizierungen, welche die Beziehungen psychotisch Kranker untereinander bestimmen, und ihre initial auftretende Ambivalenz der Gruppe gegenüber manifestiert sich auch in der Gestaltungstherapiegruppe. Mir persönlich sind aber nicht nur die negativen Seiten dieses Abwehrmechanismus mit seinen entsprechenden Auswirkungen auf die Gruppendynamik aufgefallen, das Projizieren von abgewehrten Selbstanteilen auf andere und der damit verbundene Zwang, diese zu kontrollieren. Gerade psychotisch Kranke zeigen durchaus Ansätze einer echten Identifikation mit den anderen, ein Mitfühlen, das sich über das gemeinsame Leid in der Krankheit und ihrer soziokulturellen Ausgegrenztheit ergibt. Eine solche Gemeinsamkeit kann aber im Sinne einer Fusion schnell bedrohlich werden und muss dann abgewehrt werden. Solch ambivalente Züge zeigen sich oft schon im Verhalten der Patienten untereinander, die sehr hilfsbereit und tolerant sein können, umgekehrt aber schnell abweisend und in sich gekehrt erscheinen. Psychotisch Kranke sind auf Grund ihrer Ich-Schwäche und Identitätsstörung zu einer Abgrenzung anderer gegenüber kaum in der Lage, was schon die klassische Psychopathologie als Appersonierung und Transitivismus konzeptualisierte. Im Sinne von Benedettis progressiver Psychopathologie können sich aber im therapeutischen Prozess aus dieser Auflösung der Ich-Grenzen die Übergangssubjekte als Träger der therapeutischen Aktivität entwickeln.

Individuell erstellte gestalterische Produkte sind gut voneinander abgrenzbar und machen dadurch Ich-Grenzen und Ich-Identität eindeutig erfahrbar. Dies erzeugt zusammen mit der ich-stärkenden Funktion des gestalterischen Prozesses gerade in den ersten beiden Phasen des explorierenden Kontakts und der Regression einen Gegenpol zu Ich-Schwäche und Ich-Fragmentierung. Um in diesem Sinne die Individualität des einzelnen zu unterstreichen, sollte man in den ersten Gruppensitzungen keine gemeinsamen Gruppenarbeiten durchführen und bei der Auswahl des Themas darauf achten, dass es nicht zu viele Möglichkeiten an Interaktion anbietet.

Jeder Teilnehmer soll sein eigenes Blatt Papier zur Gestaltung bekommen und damit schon räumlich seinen festen Platz in der Gruppe einnehmen, um so ein Gegengewicht zur bedrohlichen Ambivalenz und Emergenz eines negativen, verschlingenden Mutterbildes in der Gruppe zu schaffen.

Waser hat die zweite Phase des psychologisch-restitutiven Kernprozesses in der individuellen Psychotherapie von Benedetti als „Triangulierungsphase“ (Waser 1984, S. 5) bezeichnet. Dies lässt sich gut auch auf die gruppendynamischen Prozesse in der Gestaltungstherapie übertragen. „Bildnereien schaffen ein Drittes, auf das beide Partner sich beziehen, das beide amplifizieren können. Damit wird eine erste ‚Objektivierung‘, eine Psychogenese der projizierten, unbewussten Anteile und damit schließlich eine seelische Repräsentanz geschaffen, welche introjiziert werden kann.“ (ebd.)

Waser weist dem Vorgang der Triangulierung eine anthropologisch und archetypisch grundlegende Bedeutung zu: „Wir könnten diesen Triangulierungsprozess als ontogenetisches Ur-Phänomen der menschlichen Entwicklung ansehen und als kollektiv archetypisches, die immanente und transzendentale Seite verbindendes Muster im Sinne der ‚Erlösung‘ und ‚Menschwerdung‘ beschreiben. Es sind systemische, zirkuläre Prozesse, wie wir es auf entwicklungspsychologischer Ebene als System der projektiv-introjektiven Identifizierung dargestellt haben. In diesem Zusammenhang gehört der Jung'sche Archetyp des Uroboros, der in sich gewundenen Urschlange, welche Anfang und Ende in sich vereint.“ (ebd. S. 9) In der Gestaltungstherapiegruppe erfährt diese Triangulierung durch das bildnerische Produkt eine vielfache Auffächerung nicht nur in der jeweiligen Dyade zwischen Therapeuten und Patienten, sondern auch in den Beziehungen der Patienten untereinander und dem Erleben der Gruppe als Gesamtheit.

Im Initialstadium einer analytischen Gruppentherapie „ist das Augenmerk […] sehr stark auf den Leiter ausgerichtet, da er in dieser Anfangsphase der einzig Wohldefinierte ist.“ (Battegay 1985, S. 27) Battegay bezieht sich hier auf Etzionis (1967) Untersuchungen von sozialen Organisationen, der „ganz allgemein für Gruppen betont, dass diese Identifizierung mit einer Person, einem Leiter, oder dem ‚Kopf‘ der Organisation ein emotional positives Bild schafft, mit dem man sich leichter als mit dem Gesamtorganismus zu identifizieren vermag. Der Leiter wäre dementsprechend besonders in diesem Anfangsstadium wichtig als ein definiertes Individuum, das die Überleitung zu einem nächsten Stadium in die Wege leitet.“ (Battegay 1985, S. 27) „Das Entstehen einer Verbundenheit und die Identifikation mit ihm [dem Gruppenleiter MK] sind daher meist leichter als die Gleichsetzung mit dem Rest des Kollektivs“, da die Gruppe dem einzelnen oft erst „im Leiter, der sich ihrer in besonderer Weise annimmt, und deren Sein er durch seine Funktion bezeugt, fassbar“ (Battegay 1979, S. 30) wird.

In der Gestaltungstherapie sind die Gruppenprozesse weniger auf den Gruppenleiter und mehr auf den gestalterischen Prozess fokussiert. Durch die Betonung des kreativen Gestaltungsprozesses und der schöpferischen Phantasie setzt der Gruppenleiter eine neuartige Gruppennorm, die für die Gestaltungstherapie spezifisch ist und deren Repräsentant er selbst ist. Einer solchen sozialen Norm begegnen die wenigsten Patienten in ihrem sozialen Alltag. Indem der Gruppenleiter den Anstoß gibt zur Gestaltung eines bildnerischen Produktes, werden seine Wünsche und Erwartungen an die Gruppe explizit artikuliert. Letzteres macht in Übereinstimmung mit Pohlens gruppendynamischem Konzept das Gruppengeschehen transparenter. Dabei kommt der passiven Anteilnahme des Gruppenleiters am gestalterischen Prozess, seinem Zurücktreten in dieser Phase und dem Geschehenlassen der gestalterischen Kreativität eine wichtige, nicht nur symbolische Bedeutung zu. Er gibt nicht nur etwas als Thema zur Gestaltung vor, sondern ist in der Gestaltungsphase auch persönlich anwesend, ohne aktiv einzugreifen. Die durch diese passive Anteilnahme in meiner Gegenübertragung angestoßenen imaginativen Prozesse waren für mich eine zentrale Erfahrung, die in Kapitel IV. 4. ausführlicher geschildert werden.

Bei einer neu zusammengestellten Gruppe äußere ich z. B. ganz direkt, dass kreative Gestaltung in der Bewältigung einer seelischen Erkrankung eine große Hilfe sein kann. Wichtig ist es aber, die Patienten vor zu großem Leistungsdruck zu bewahren. Ich betone deshalb, dass keine Gestaltungen von künstlerischem Wert von ihnen erwartet werden. Allein die Teilnahme an der Gruppe ist von Bedeutung, auch wenn nichts oder nur wenig gestaltet wird. Schon das gemeinsame Zuhören eines Märchens oder die gemeinsame Betrachtung der Bilder der Mitpatienten untereinander können neue seelische Entwicklungsprozesse anstoßen. Weiter ermuntere ich die

Patienten, auch die Gedanken und Vorstellungen gestalterisch umzusetzen, die in keinem unmittelbaren Zusammenhang zum vorgegebenen Thema stehen, um damit zusätzlich die Bedeutung der schöpferischen Phantasie zu unterstreichen. Auch jenseits des vorgegebenen Gruppenthemas können während der Gruppensitzung spontan aufkommende Stimmungen, Empfindungen und Phantasien gestalterisch zum Ausdruck gebracht werden. Die meisten Patienten konnten sich gut mit dieser kreativen Gruppennorm identifizieren, auch chronisch Kranke, selbst wenn sie anfänglich eher zurückhaltend und verschlossen wirkten. Direkte Ablehnung der Gestaltungstherapie erlebte ich nur ganz selten. Auch diese Patienten versuchte ich zu einer Teilnahme zu ermuntern, indem ich im Sinne einer (antizipierenden) dialogischen Positivierung betone, dass das einfache Dabeisein entscheidend wäre, und gestalterische Aktivitäten nicht unbedingt erforderlich seien.

Im zweiten gruppendynamischen Stadium der Regression werden die „dem kindlichen Erleben entsprechenden Erwartungen gegenüber dem Leiter und den übrigen Gruppenmitgliedern“ (Battegay 1985 S. 28) manifest. Es entstehen die von W. Schindler (1951, 1980) beschriebenen Familienübertragungen, dass sich in der Gruppe die jeweilige Familiensituation der einzelnen Teilnehmer abbildet. Der Gruppenleiter repräsentiert den Vater, die Gruppenmitglieder die Geschwister, und die Gruppe als Ganzes ist eine symbolische Verkörperung der Mutter. Die zweite Phase der Regression beinhaltet auch „die Ausdehnung des Narzissmus des Einzelnen auf einen, mehrere oder alle der übrigen Gruppenmitglieder und auf den Leiter“ (Battegay 1985, S. 28), woraus ein „narzisstisches Gruppenselbst“ (ebd.) entsteht. „Das Selbst ist um die anderen Objekte bzw. deren Repräsentanz in der Phantasie des Betreffenden erweitert. Die verschiedenen Beteiligten erleben einen solchen therapeutischen Kreis somit als ‚ihre‘ Gruppe. Auf diesem Boden der gegenseitigen Einfühlung läuft der Prozess ab, der eine aktive Ich-Leistung erfordert, derjenige der Identifikation. […] Der erwähnte Einbezug der übrigen Gruppenmitglieder führt zu einer Gruppenkohäsion.“ (ebd.) Die Gruppenkohäsion wird als wesentlicher therapeutischer Wirkfaktor in analytischen Gruppentherapien angesehen (siehe Tschuschke 1997).

Für die Förderung solch identifikatorischen Prozesse im Anfangsstadium einer Gestaltungstherapiegruppe und für den optimalen Umgang mit den regressiven Prozessen eignen sich nach meinen Erfahrungen Märchenthemen am besten. Die gefühlsmäßige, gestalterische Auseinandersetzung mit der Märchenhandlung und ihren symbolischen Bildern aus den unterschiedlichen Perspektiven der verschiedenen Gruppenteilnehmer begünstigt zudem die Entstehung eines Gruppenselbst: „Die Tatsache, dass sie zusammen mit anderen betroffen und ergriffen sind, führt zu einer Gruppengemeinschaft, aus der dann das ‚narzisstische Gruppenselbst' entsteht" (Battegay 1979, S. 28). Märchen regen durch ihren Reichtum an Bildern und Symbolen solche emotionale Prozesse ganz besonders an, wie dies im nächsten Kapitel ersichtlich wird.

Czerny beschreibt aus der Sicht der Analytischen Psychologie C. G. Jungs ähnliche Gruppenprozesse wie Battegay: „Der einzelne, der in eine Gruppe eintritt, sieht diese in der Regel anfangs als eine undifferenzierte Masse, als etwas Verschlingendes, dem gegenüber er sich zur Wehr setzen muss. Häufig kann dann nur der Gruppenleiter den einzelnen von diesem Schrecken erwecken. Der Gruppenleiter wird deshalb von der Gruppe zu einer distanzierten Position veranlasst, um ein Gegengewicht gegen diese undifferenzierte und anfangs chaotische Masse zu errichten, um einen Helden zu schaffen, der sich gegen den verschlingenden Drachen, die Muttergruppe zur Wehr setzt" (Czerny 1983, S. 34). Der Gruppenleiter wird zum „Führer-Vater" (ebd. S. 38), wird aber auch bedrohlich, da er „die magnetische Anziehungskraft der Gruppe auf die Abhängigkeitsbedürfnisse des einzelnen als ein Erbe übernimmt. Er erbt damit auch die Verschlingungstendenzen des weiblichen Drachens und wird selbst zu einem Drachen oder zu einem ungeheuerlichen Giganten. Das Ich des einzelnen darf sich nun nicht mit dieser Führerfigur identifizieren, da es sich hier genauso wie beim Eintauchen in die mütterliche Masse verlieren würde. Es muss sich von dieser Vorstellung differenzieren, es muss analog zu den alten Mythen in der Gestalt des Sohn-Helden gegen das Vater-Ungeheuer ankämpfen, ähnlich wie in der griechischen Sage Chronos den Uranos kastriert oder Zeus den Chronos stürzt" (ebd.).

In diesem „Kampf zwischen Mutter-Gruppe und Vater-Führer" (ebd.) sieht Czerny (1983) die „oszillierende Wirkung eines Mandalas. Die psychische Energie besetzt einmal das Zentrum, den Gruppenführer, dann wieder fließt sie auseinander und besetzt den umgebenden Kreis, die Mitgliedergruppe." (ebd. S. 39) Diese Gefahr einer zu starken Identifikation mit dem Gruppenleiter als einem Führer-Vater besteht in der Gestaltungstherapie weniger, da das mit dem Gruppenleiter verbundene Mana auf die bildnerischen Gestaltungen „übertragen" wird. Darauf wird in Kapitel VIII näher eingegangen, ebenso auf weitere wesentliche Unterschiede zur analytischen Gruppentherapie. In der Gestaltungstherapie muss zunächst der Therapeut sich seiner Funktion als Hilfs-Ich für die gestalterisch-kreative Leistung des Patienten bewusst sein. Dazu reichert er in der Nachbesprechung bzw. gemeinsamen Bildbetrachtung das jeweils im Mittelpunkt der Gruppenaufmerksamkeit stehende Bild mit seinen eigenen Fragen, Kommentaren, Einfällen, Interpretationen usw. an und hilft damit dem jeweiligen Patienten, sich mit seinem Bild der Gruppe auch auf sprachlich-kommunikativer Ebene zu vermitteln. Damit kann derjenige Patient, dessen Bild im Mittelpunkt der Gruppe steht, zum Augenblicksführer bzw. Großen Einzelnen (Neumann) werden. Abhängig vom Grad der Identifikation der Gruppenteilnehmer mit seinem Bild kann dieses die Funktion eines Totems bekommen und repräsentiert das Gruppenselbst (siehe Kapitel VIII). Damit fließt ein wesentlicher Teil der psychischen Energie von der Identifikationsfigur des Gruppenleiters wieder auf den Patienten und sein Gestaltungsprodukt zurück. In der Gestaltungstherapie ist letztlich die Identifikation mit dem eigenen Produkt das Ziel und weniger die Identifikation mit der Person des Gruppenleiters. Dessen Aufgabe ist es vor allem, den kreativen Prozess in der Gruppe zu fördern und den kommunikativen Austausch über die Bilder in der gemeinsamen Bildbetrachtung zu moderieren.

Damit dürften Unterschiede wie Gemeinsamkeiten zwischen den Gruppenprozessen in einer Gestaltungstherapiegruppe und einer analytischen Gruppentherapie vor allem zu deren Beginn deutlich geworden sein. Die Erwartungen des Gruppenleiters und die Gruppennorm bekommen im gestalterisch-kreativen Prozess und im bildnerischen Produkt eine anschauliche Transparenz. Das gemeinsame Gestalten und Betrachten der bildnerischen Produkte stellt ein Gegengewicht zur Ich-Schwäche gerade bei psychotisch Kranken dar, was ihnen einen besseren Umgang mit den bedrohlichen regressiven Prozessen und Ambivalenzen in der Gruppe ermöglicht. Interaktion und Kommunikation über das bildnerische Produkt geben der Gruppe einen deutlichen Bezugspunkt und ruhenden Pol, weil sie Ich-Grenzen deutlich sichtbar und erfahrbar machen. Dies verringert die Gefahr einer bedrohlichen Konvergenz. Hofstätter (1957) versteht darunter einen gegenseitigen Angleichungsprozess, aus dem eine Gruppennorm der Einstellungen und des Verhaltens hervorgeht. Nach Battegay stellt genau dies einen wesentlichen Faktor für die Ambivalenz besonders von Schizophrenen in der Gruppe dar. Das Gestalten eines bildnerischen Produktes und der gemeinsame Umgang damit fördern nicht nur die Entstehung eines narzisstischen Gruppenselbst und damit die Gruppenkohäsion auf der personalen Ebene. Gerade die in den Bildern reichhaltig zum Ausdruck kommende archetypische Symbolik repräsentiert die transpersonalen Aspekte von Gruppenganzheit und Gruppenselbst (Neumann 1953 und 2004, siehe Kapitel VIII).

2. Darstellung der Identifikationsprozesse mit einem Märchen

Bevor ich die Bilder der einzelnen Teilnehmer dieser Gruppe vorstelle, möchte ich kurz auf die Methodik der Märcheninterpretation eingehen. Nach Auffassung der Analytischen Psychologie lassen Märchen am deutlichsten die unbewusste, archetypische Steuerung der menschlichen Phantasie und des seelischen Lebens überhaupt erkennen. Jung hat deshalb Märchen auch als „Anatomie der Seele“ (zitiert nach Jacoby, Kast, Riedel 1978, S. 16) bezeichnet. „Während z. B. der Roman lebensvolle Personen beschreibt, mit widersprüchlichen Regungen und Anlagen, zerlegt das Märchen in eindeutige und isolierte Figuren. Der sichtbaren Isolation der Gestalten und Geschehnisse entspricht aber eine Allverbundenheit, d. h. die isolierten Figuren fühlen sich unsichtbar gelenkt zum harmonischen Zusammenspiel. Das Märchen ist eine Dichtung, die den Zufall nicht kennt. Die Koordination des Geschehens ist nicht Zufall, sondern Präzision […]. Märchenfiguren und deren Konstellation sind aller persönlichen Umhüllungen entkleidet und somit sind an ihnen unbewusste Prozesse in ihrer typischen Ausprägung ablesbar." (Jacoby in: ebd. S. 15/16)

Diese Koordination des Märchengeschehens geht aus dem archetypischen Hintergrund hervor. Die Märchenfiguren „kann man als Symbolträger eines durch das Märchen dargestellten ganzheitlichen Geschehens auffassen. [...] Die Symbole können deshalb als sinnlich wahrnehmbare Einkleidungen des unsichtbaren Anordners aufgefasst werden." (ebd. S. 16) Märchen sind auch „ähnlich den Rorschachtests eigentlich Projektionsfelder der eigenen Fantasie" (ebd. S. 17), auf die eigene Einfälle und Vorstellungen übertragen werden. Oft sagt deshalb der Märchendeuter mehr über sich selbst als über das Märchen aus, wie Jacoby dazu bemerkt.

Das ganzheitliche Zusammenspiel der im Märchen gezeichneten Figuren macht es gerade psychotisch gestörten Patienten relativ leicht, eine Figur oder eine Szene zur Gestaltung auszuwählen und so eine partielle Identifikation mit dem Märchen aufzubauen. Der anordnende, archetypische Hintergrund eines Märchens enthält oft neue, bisher unbewusste Lösungsmöglichkeiten von Konflikten, was eine wertvolle Hilfe für die Stabilisierung des Ich sein kann. Wenn der Gruppenleiter das Märchen auswählt, überträgt sich die Identifikation mit dem Märchen auch auf ihn. Im Sinne des oben beschriebenen Transparentmachens der eigenen Wünsche und Erwartungen an die Gruppe gebe ich bei der Vorstellung des Märchenthemas und mehr noch in der Nachbesprechung auch mein eigenes Erleben des Märchens wieder. Dazu kommt, dass das gemeinsame Vorlesen des Märchens die Identifikation untereinander und den Aufbau eines narzisstischen Gruppenselbst fördert, wodurch die Gruppenkohäsion zunimmt. Oft werden die in den Bildern sich entfaltenden Identifikations-, Projektions- und Übertragungsmuster mit bzw. auf das Märchen zur Dynamik der Gruppe.

Im Folgenden soll die erste Sitzung einer neu zusammengestellten Gestaltungsgruppe vorgestellt werden. Polarität ist hier zwischen den Gestaltungen von Stefan und Jutta gegeben als Rivalität um die Führungsposition in der Gruppe. Stefan ist Mitte dreißig und leidet seit ca. fünfzehn Jahren an einer schweren Psychose. Er hat ein geisteswissenschaftliches Studium absolviert und steht kurz vor dem Abschluss seiner Promotion. In seinen Einfällen zum Bild (Bild 1) betont er die negativen Seiten des tapferen

Schneiderleins, dass dieser ein Schwindler und Hochstapler sei. In seinem Bild dominiert dagegen dessen listige Seite, indem er die beiden Riesen sich gegenseitig bekämpfen und umbringen lässt. Während er damit doch die starke Seite des Schneiderleins wiedergibt, hebt Jutta, eine Lehrerin von Mitte fünfzig mit schweren Depressionen und psychosomatischen Störungen, durch das Größenverhältnis der Figuren zueinander die Hilflosigkeit des tapferen Schneiderleins und sein Ausgeliefertsein an die Riesen hervor (Bild 2). Andere Gruppenteilnehmer erleben dies als etwas übertrieben. Bei beiden Patienten schlagen sich in den Bildern und Einfällen lebensgeschichtliche Erfahrungen nieder.

Wolfgang ist Mitte zwanzig und hat eine akute schizophrene Psychose. Er malt zwei Bilder (Bild 48 und Bild 49), das Schneiderlein bei seiner Mutter zu Hause und in der Schneiderstube. In Bild 48 zeichnet er auch dessen Mutter, die im Märchen aber nicht expressis verbis erwähnt wird. Er überträgt damit seine eigene Familiensituation auf das Märchen: Der Vater ist seit einigen Jahren tot, der Patient lebt mit der Mutter zusammen und kann sich von ihr nicht ablösen. Zu seinen Bildern verhält er sich ambivalent und wertet sie als kindlich ab, die Figuren findet er dämonisch. Erst als andere Gruppenmitglieder die Intensität des Ausdrucks betonen, kann er seine eigenen Bilder besser annehmen.

Ruth ist eine gleichaltrige junge Patientin mit abklingender paranoid-halluzinatorischer Psychose. Sie reagiert ebenfalls mit erheblicher Ambivalenz auf die von ihr dargestellten destruktiven Seiten des Märchens (Bild 26) und muss sich in der Nachbesprechung von ihrem eigenen Bild distanzieren. Zu dem von den Riesen ausgerissenen Baum assoziiert sie das Waldsterben und spricht von der Notwendigkeit der Rettung der Bäume. Die Bilder von Wolfgang und Ruth werden in Kapitel V. 5. im Rahmen ihrer Verlaufsdarstellungen ausführlich interpretiert.

Eine andere Frau von Mitte vierzig, die ebenfalls an einer chronisch paranoid-halluzinatorischen Psychose leidet, zeichnet die drei Hauptfiguren des Märchens (Bild 3). Ihre verbalen Äußerungen wirken auf mich eher rationalisierend, auf Grund ihrer Ambivalenz gegenüber dem Märchen kann sie auch gefühlsmäßig keinen direkten Bezug zu ihrem Bild herstellen. Bei einem anderen jungen Patienten mit Verdacht auf eine schizophrene Psychose zeigt sich seine Ambivalenz als Indifferenz. Er projiziert seine eigene Passivität auf das tapfere Schneiderlein, indem er es in der Höhle liegen lässt, aus der es aber im Märchen vor den Riesen flüchten muss (Bild 4). Eine junge Frau von Mitte 20 mit chronifizierter schizophrener Psychose wirkt beim Malen anfänglich sehr gespannt. Sie zeichnet vier Blumen (Bild 5), zu denen sie sich aber nicht äußern will, bestätigt aber meinen Einfall, dass Blumen etwas Freudiges ausdrücken können und sie deshalb das Märchen als angenehm erlebt habe. Am Ende der Gruppe wirkt sie gelöster. Auch ein weiterer Patient kann zu seinem bunt schillernden und abstrakt wirkenden Bild nichts sagen, nur dass es unvollendet geblieben ist (Bild 6).

In der Nachbesprechung versuche ich über die Bilder eine dialogische Positivierung herzustellen. Andere Gruppenmitglieder unterstützen mich darin, gerade bei den akut psychotischen Patienten. So betonen sie bei Wolfgang die Intensität des Ausdrucks in seinen Bildern und heben bei Ruth die üppige Baumkrone hervor als Ausdruck für Vitalität. Dies entlastet auch mich in meiner Sorge, dass beide sich in ihrer psychotischen Welt verlieren könnten.

Die in den Gestaltungen zum Ausdruck kommenden Identifikationen mit dem Märchen lassen sich drei Ebenen einteilen. Die erste möchte ich als kontinuierliche, stabile Identifikation bezeichnen. Es wird ein Aspekt des Märchens thematisch aufgegriffen, bildnerisch ausgestaltet und häufig differenziert verbalisiert. Die Identifikation kann auch mit Projektionen verbunden sein, die aber nicht zu einer größeren Realitätsverzerrung führen, sodass Kontinuität und Stabilität der Identifikation weitgehend erhalten bleiben. Sie erfordert somit eine gewisse Ich-Stärke.

Eine solche Identifikation liegt bei Stefan (Bild 1) vor, der das tapfere Schneiderlein abwertet und allzu sehr einen Hochstapler in dieses hineinprojiziert, obgleich es im Märchen einen solchen Aspekt aufweist. Auch Jutta projiziert die mit ihrer Depression verbundene Hilflosigkeit auf das tapfere Schneiderlein und überzeichnet dessen Ausgeliefertsein an die Riesen. Trotzdem bleibt bei beiden Patienten ihre Identifikation mit dem Märchen stabil, ihre Projektionen haken sich an einem durchaus realistischen, wenngleich nicht unbedingt vordergründigen Aspekt des Märchens bzw. des tapferen Schneiderleins ein. Beide können auch ihr Erleben des Märchens, wie es sich in ihrem Bild jeweils umsetzt, differenziert ausdrücken und zeigen in dieser Gruppe die größte Ich-Stärke.

Als Therapeut kann man diese Projektionen aufgreifen, vor allem wenn sie durch die bildnerische Gestaltung selbst schon relativiert werden. So bemerke ich bei Stefan, dass er genau diejenige Märchenszene auswählte, in der sich die Qualitäten des tapferen Schneiderleins wie Klugheit, Listigkeit und Tapferkeit durchsetzen, indem es als lachender Dritter auf einem Baum sitzt und die beiden Riesen sich gegenseitig totschlagen lässt. Bei Jutta (Bild 2) deutet sich gestalterisch die Relativierung ihrer Projektion in der gefühlsbetonten Darstellung des Riesen an, dessen Gesichtszüge auf mich menschlich, fast etwas traurig wirken, wie ich ihr mitteilte.

Auf der zweiten Ebene findet nur eine instabile, ambivalente Identifikation statt. Häufig sind mehrere Identifikationsansätze vorhanden, die miteinander in Konflikt stehen und nicht vereinheitlicht werden können. Die Ambivalenz bezieht sich auf das bildnerische Produkt und/oder auf das Märchenthema und kann mit Angst, ja sogar psychotischen Erlebnissen verbunden sein. Dies kann zur Ablehnung oder gar Zerstörung des gestalteten Produktes führen. Dies geschieht oft bei einer projektiven Identifizierung, wenn deren projektiver Anteil mit dem Märchen überhaupt nicht mehr übereinstimmt und zu starken Verzerrungen führt, die nicht mehr kontrolliert werden können. Einzelne Märchenfiguren oder-szenen bekommen so eine Eigendynamik, die bis zu einem Realitätsverlust von psychotischem Ausmaß führen kann. Trotzdem ist eine partielle Identifikation vorhanden, da deutlich abgrenzbar eine bestimmte Märchenszene oder -figur ausgewählt und gestaltet wird und der Zusammenhang zum Märchen nicht ganz verloren geht

Die beiden Bilder von Wolfgang (Bilder 48 und 49) sind dafür ein gutes Beispiel. Er projiziert in die Märchenhandlung eine dämonische Mutter hinein und schreibt ihr die vom Schneiderlein im Traum ausgesprochenen Äußerungen zu: „Junge, mach mir das Wams und flick mir die Hosen oder ich will dir die Elle über die Ohren schlagen“ (Märchen der Gebrüder Grimm 1937, S. 56). In Wolfgangs Phantasie, dass das Schneiderlein von seiner Mutter zuhause weggehen müsse, manifestiert sich eine unbewusste

Familienübertragung auf das Märchen. Die beiden dargestellten Figuren werden als dämonisch erlebt und es kommt zur Ablehnung des Bildes.

Auch bei Ruth erfolgt die Identifikation auf dieser zweiten Ebene. Sie muss sich von der in ihrem Bild 26 wiedergegebenen Destruktivität des Märchens distanzieren, da diese bei ihr große Angst auslöst, und zeigt in der Nachbesprechung deutlich psychotische Verarbeitungsmuster wie formale und inhaltliche Denkstörungen. Als Therapeut kann man diese bedrohlichen Aspekte aufgreifen und versuchen, durch eine dialogische Positivierung entlastend zu wirken. Wie erwähnt, unterstützten mich dabei andere Gruppenteilnehmer, indem sie die Üppigkeit der Baumkrone betonten. Im nächsten Kapitel werde ich ausführlich Beispiele für eine solche dialogische Positivierung vorstellen.

Die dritte Ebene möchte ich als fragmentierte Identifikation bezeichnen. Begrifflich handelt es sich um eine Paradoxie, da mit einer schweren Ich-Fragmentierung eigentlich eine Unfähigkeit zur Identifikation einhergeht. Oft lassen sich aber Versuche einer Überbrückung dieser Fragmentierung durch gefühlsmäßig stark besetzte Symbole mit archetypischem Inhalt auffinden, die den Bezug zum Märchen auf einer tieferen Ebene wiederherstellen. Diese liegt hinter den konkreten Märchenfiguren und Handlungsabläufen und entspricht dem oben beschriebenen unsichtbaren Anordner bzw. der Allverbundenheit der Gestalten und Geschehnisse im Märchen. Auf dieser archetypischen Ebene der Kollektivpsyche (Neumann, siehe Kapitel VIII) findet durchaus eine participation mystique mit dem Märchen wie der Gruppe statt, ein archaisches Partizipieren, in dessen archetypischen Grund Selbstheilungskräfte zur Überwindung der Fragmentierung und Spaltung verborgen sein können. Da die Patienten ihr Erleben kaum verbalisieren und häufig psychotische Inhalte äußern, versuche ich mich auf den positiven Gefühlsgehalt ihrer Bilder einzustellen und diesen amplifizierend und positivierend zu bereichern, um damit die Selbstheilungstendenzen zu verstärken.

Zur Verdeutlichung dieser Dreiteilung der Identifikationsebenen mit einem Märchen bei psychotisch Kranken möchte ich noch weitere Beispiele einer instabilen, ambivalenten Identifikation vorstellen. In der Gruppe „Das tapfere Schneiderlein“ ist die Patientin in Bild 3 zwar in Lage, die drei Hauptfiguren aus dem Märchen auszuwählen, stellt diese aber in ihrem Bild ohne jeglichen Zusammenhang nebeneinander. Die Nachbesprechung macht ihre rationalisierende Abwehr und gefühlsmäßige Abspaltung deutlich, sich emotional auf die Märchenhandlung einzulassen und eine stabile Identifikation herzustellen. In Bild 4 äußert sich die Ambivalenz in einer gefühlsmäßigen Indifferenz der Patienten, der seine eigene Passivität auf das tapfere Schneiderlein projiziert und es in der Höhle liegen lässt, aus der es im Märchen vor den Riesen flüchten muss.

Zum Märchen „König Drosselbart“ wählt eine knapp 25-jährige junge Frau die Szene mit der Königstochter und einem ihrer zerbrochenen Krüge aus (Bild 7), die der König Drosselbart als unbekannter trunkener Husar auf dem Marktplatz mutwillig zerstört hat. In der Nachbesprechung macht sie einen ähnlich hilflosen Eindruck wie die Königstochter im Märchen, ihre Identifikation mit diesem bleibt sehr ambivalent. Sie wehrt sich gegen die Moral des Märchens, dass der hochmütigen Königstochter allein die Schuld für die zerbrochenen Krüge gegeben wird und projiziert ihre eigene familiäre Situation in das Märchen hinein. In dem Strichmuster in der unteren Hälfte ihres Bildes sieht sie die Fliesen der häuslichen Küche und meint dazu, man müsse ja verrückt werden, wenn man den ganzen Tag das Muster dieser Fliesen am Boden sehe. Indirekt unterstreicht sie damit die Notwendigkeit der Ablösung von zuhause, die ihr selbst nicht gelang, da sie nach Abbruch ihrer Ausbildung an einer Kunstakademie einen erheblichen autistischen Rückzug im Elternhaus entwickelte. In ihren Einfällen zum Bild, die eigentlich auf einem psychotischen Entgrenzungsphänomen beruhen, verbirgt sich daher ein Selbstheilungsansatz, der sich in der Abgrenzung vom negativen Bild der Königstochter und der Moral im Märchen fortsetzt. Die Identifikation mit der Königstochter im Märchen bringt sie mit ihrer alten, zur Psychose führenden Identität in einen schweren Konflikt.

Ein weiteres eindrucksvolles Beispiel einer instabilen ambivalenten Identifikation ist das Bild eines etwa 50-jährigen Mannes (Bild 8) mit abklingender akuter Psychose, bei dem differenzialdiagnostisch eine schizo-affektive Psychose oder eine akute Manie diskutiert wurde. Er zeichnet zum Märchen „Der Eisenhans“ diesen nach seiner Befreiung, als er den Königssohn auf seine Schultern nimmt und in den Wald hineingeht. Vor ihnen liegt, wie der Patient äußert, ein mit Haldol voll gefüllter See, den er in der gleichen Farbe wie das Gefängnis des Eisenhans malt. Dazu passt sein Einfall, auf den Schultern seines Bruders zu sitzen und mit ihm diesen Haldolsee zu durchschreiten und in den Wald zu gehen. Vor diesem habe er Angst, die auf ihn scheinenden Sonnenstrahlen würden ihm aber Mut machen. All dies offenbart seine Hilflosigkeit, seinen seelischen Zustand überhaupt einschätzen zu können. Rettung erhofft er sich von seinem Bruder, der ihm möglichst schnell aus der Klinik befreien soll. Am Ende der Gruppensitzung wird seine ambivalente Haltung noch stärker, der Patient knüllt sein Bild zusammen und meint gereizt, er wolle nicht mehr über sich reden und auf sein Bild komme es nicht an.

Als abschließendes Beispiel für eine instabile ambivalente Identifikation möchte ich die Gestaltung der Schlussszene des Märchens „Hänsel und Gretel“ vorstellen, in der scheinbar eine stabile Identifikation aufgebaut wurde, das Märchen aber durch Ausblendung seines negativen Aspekts grob umgedeutet wird (Bild 9). Eine junge Frau mit akuter paranoid-halluzinatorischer Psychose stellt die beiden Eltern dar, die die Rückkehr von Hänsel und Gretel freudig erwarten würden. Sie übersieht dabei, dass die Mutter bei der Heimkehr von Hänsel und Gretel bereits tot ist und projiziert eine die Rückkehr der Kinder freudig erwartende Mutter in das Märchen hinein. Darin drückt sich ihre eigene Hoffnung aus, von ihrer Mutter in ihrer polnischen Heimat wieder erwartet zu werden. Die Patientin erkrankte an der Psychose, nachdem sie Familie und Heimat verlassen hatte und nach Deutschland ausgesiedelt war.

Es werden jetzt noch zwei Beispiele für eine Identifikation auf der dritten Ebene gebracht. Bei beiden Bildern handelt es sich um eine Gruppensitzung mit dem Märchenthema „Schneewittchen.“ Das erste Bild (Bild 11) wurde von einem jungen Mann Mitte 20 mit chronifizierter schizophrener Psychose gestaltet. Er ist deutlich psychotisch und kann sich überhaupt nicht auf das Märchen einstellen. Er erzählt viel von seinen Reisen in ferne Länder und betitelt sein Bild „Tanz des Vaters in einem Hotel in Marokko.“ Der Vater würde dort auf dem Balkon einen Tanz aufführen. Dieser Patient kann mit dem Märchen keine sichtbare Identifikation herstellen, möchte der Gruppe etwas von seiner Identität zeigen, was sich auf Reisen in ferne

Länder gründet und vielleicht am wenigsten von der Psychose beeinträchtigt wurde. Vordergründig lässt sich kein Zusammenhang zwischen Märchen und Tanz des Vaters herstellen, da über den Vater Schneewittchens nur bekannt ist, dass er sich nach dem Tod der Mutter eine andere Frau nahm. Damit ist der Vater der „unsichtbare Anordner" (siehe oben) im Märchen, auf den sich der Patient auf einer archetypischen Ebene bezieht. Der Vater bekommt so eine schicksalhafte, anordnende Bedeutung. Symbolisch kann das Motiv des Tanzes z. B. mit dem kosmischen Tanz in der indischen Mythologie verglichen werden, wo „das ganze Schauspiel der Welt [...] durch die Wirkkraft der Māyā-Shakti, durch die Kraft des kosmischen Tanzes (līlā) der dunklen, furchtbaren, allnährenden und allverschlingenden, hehren Weltenmutter erzeugt" (Zimmer 1976, S. 510) wird.

Auf dem nächsten Bild der gleichen Gruppe (Bild 10) versucht ein Mann Mitte vierzig mit chronischer schizophrener Psychose und starker depressiver Symptomatik sein von Gott auferlegtes Leiden und Schicksal darzustellen. Auch hier lässt sich weder gestalterisch noch aus seinen Kommentaren ein direkter Bezug zum Märchen herstellen. Die Spitzen an den Querbalken des Kreuzes seien Zeichen seiner allumfassenden Liebe, mit der er alles wieder gutmachen wolle, was er andern angetan habe. Immer wieder versucht der Patient, die anderen von seinem depressiven Leiden zu überzeugen. Diese Besitz ergreifende, vereinnahmende Tendenz drückt sich in der Aggressivität der gezeichneten Figur aus, die man auch als einen Menschen auffassen kann, der mit ausgebreiteten Armen etwas umgreifen und in Besitz nehmen will. Es liegt hier die dritte Identifikationsebene vor. Auf archetypischer Ebene kann über das Leid symbolisierende Kreuz eine Verbindung zum Märchen gezogen werden, in dem Schneewittchen viel Leid durchstehen musste.

Als letztes Beispiel für die Betrachtung von Identifikationsprozessen in bildnerischen Gestaltungen soll das Bild einer etwa 30-jährigen Frau zu dem Märchen „Die zwölf Brüder" dienen (Bild 12). Diagnostisch war bei ihr unklar, ob eine schizophrene Psychose oder eine Borderline-Struktur vorlag. Sie wählt die Szene aus, in der die Königin mit Erfolg ihrem Sohn die Frau ausredet. Die Patientin äußert dazu, dass die Mutter den Königssohn mit Worten vergifte. Sie identifiziert sich deshalb so mit dieser Szene, da sie selbst schlechte Erfahrungen mit Schwiegermutter und Mutter gemacht hat und ihre Eheproblematik damit in Zusammenhang bringt. Sie erbost sich besonders über den Königssohn, der persönlich diese Frau auf den Scheiterhaufen führt. Sie kann zu dem Märchen eine stabile Identifikation herstellen und durch ihre Einfälle eigene lebensgeschichtliche Konflikte verdeutlichen. Auch wenn sich formal-gestalterisch in der Darstellung der Mutter Ansätze von Geometrisierungstendenzen zeigen, was als ein Merkmal der schizophrenen Malerei angesehen wird, spricht die stabile Identifikation mit dem Märchen doch für eine Ich-Stärke, die einen akuten psychotischen Prozess unwahrscheinlich macht. Bildanalyse, Einfälle der Patientin und Beobachtung ihres Verhaltens geben hier wichtige diagnostische Hinweise.

Zuletzt soll das Auftreten der drei verschiedenen Identifikationsebenen noch statistisch aufgeschlüsselt werden. Zur Auswahl kamen 25 Patienten, bei 22 von ihnen wurde eine schizophrene Psychose diagnostiziert, bei dreien dies als Verdachtsdiagnose geäußert. Alle Patienten nahmen zum ersten Mal an der Gestaltungstherapie teil, als Thema wurde immer ein Märchen vorgegeben. Fast alle kamen überhaupt zum ersten Mal mit der Gestaltungstherapie in Berührung. Die verschiedenen Identifikationsebenen verteilen sich wie folgt: Drei Patienten stellten eine stabile, kontinuierliche Identifikation, sechzehn eine instabile, ambivalente Identifikation und fünf eine fragmentierte Identifikation mit dem Märchen her.

3. Gegenidentifikation und dialogische Positivierung

Die Bedeutung der dialogischen Positivierung für die Psychotherapie von Psychosen wurde bereits in Kapitel II. 3. erwähnt, indem der Patient vom Therapeuten ein positiviertes Gegenbild zurückgespiegelt bekommt, welches im Gegensatz zu seinem eigenen negativen und destruktiven Selbstbild steht. Im Folgenden möchte ich die sieben Formen der dialogischen Positivierung nach Benedetti zusammenfassend wiedergeben:

„Die erste Form der Positivierung besteht in der lebensgeschichtlichen Identitätsforschung", um „dem Patienten damit den Schlüssel zu einer erweiterten Subjektivitätserfahrung" anzubieten.

„Eine zweite Form zeigt sich in korrektiven Fantasien und freien Assoziationen des Psychotherapeuten, mit welchen er in ein Komplementärverhältnis zum Patienten tritt und dessen psychopathologische Aussagen ‚rektifiziert' durch das Erleiden am eigenen Leibe, sei es in Gegenübertragungs- und Gegenidentifizierungsträumen des Therapeuten, sei es in Fantasien.

Eine dritte Form der Positivierung liegt im Versuch, die latent noch vorhandene kreative Seite des Patienten durch die deformierenden Prozesse wahrzunehmen und anzusprechen. […] In der Begegnung mit dem Patienten kann der Psychotherapeut so eine Art ‚kommunikative Psychopathologie' sich entwickeln lassen, die ihr Medium gerade in den autistischen Symbolen des Patienten findet.

Eine vierte Form liegt in der Identifikation mit dem Patienten. Damit meine ich die Fähigkeit des Psychotherapeuten, sich so sehr in seinen Patienten zu versetzen, dass er ‚appersonierend' manches verstehen kann, das dem Verstand nicht direkt zugänglich ist, sodass er beim Kranken Gefühle der mitmenschlichen Symmetrie wecken kann. […]

Eine fünfte Form der Positivierung ist das Austragen von Situationen des Widerstandes, der Unverständlichkeit, der psychotherapeutischen Aussichtslosigkeit, der Kontaktlosigkeit, der völligen Uneinsichtigkeit, der Leere, der Passivität, der therapeutischen Ohnmacht, der destruktiven Aggressivität des Kranken, der Wahnübertragung und – stellenweise bei Mobilisierung eigener unbewusster Konflikte – sogar der eigenen Angst. […]

Eine sechste Form der Positivierung ist die Rückführung des Symptoms auf seine tragische Gestalt. […]

Eine siebte Form ist die korrigierende und konstruktive Begegnung mit der Destruktivität und den Tod. […] Die Todestriebe der Patienten in auch schweren Auseinandersetzungen auszuhalten, ohne negative Gegenübertragungen zu entwickeln und die Patienten dabei aktiv in Schutz zu nehmen, hilft ihnen, sich von den zersetzenden Urbildern zu distanzieren." (Benedetti 1987, S. 314-316)

Nach meiner Auffassung sind die zweite, dritte und vierte Form der dialogischen Positivierung für die Gestaltungstherapie am wichtigsten. Durch die emotional teilnehmende Anwesenheit des Therapeuten am gestalterischen Prozess und durch das gestaltete Produkt selbst wird es diesem erleichtert, „die latent noch vorhandene kreative Seite des Patienten durch die deformierenden Prozesse wahrzunehmen und anzusprechen.“ (ebd. S. 314) Damit werden die auch für die Gestaltungstherapie so wichtigen gegenidentifikatorischen Prozesse beim Therapeuten angeregt. Benedetti grenzt diese von der Gegenübertragung ab: „Die therapeutische Gegenübertragung ist von der Gegenidentifikation zu unterscheiden. Es handelt sich um zwei verschiedene, wenn auch teilweise sich überlagernde Phänomene. Während die Gegenidentifikation eine Fähigkeit des Unbewussten ist, sich in die Situation des Kranken hineinzuversetzen, um damit wiederum dessen Identifikationsbereitschaft mit dem Therapeuten und eine kohärentere Selbstidentität zu stimulieren, hat die Gegenübertragung in der Schizophrenie-Therapie [...] mit der Tatsache zu tun, dass die heftig aggressiven oder sexuellen Triebimpulse des Patienten im Therapeuten Gegenimpulse auslösen. An Intensität übertreffen sie das Gegenübertragungsgeschehen der Neurosen-Therapie bei weitem.“ (Benedetti 1983c, S. 209).

Nach Benedetti besteht zwischen Gegenübertragung und Gegenidentifikation eine dialektische Beziehung, wobei Gegenübertragungsgefühle den Prozess der Identifikation des Therapeuten mit dem Patienten auch erschweren können. Durch die spezifischen Bedingungen der Gestaltungstherapie lässt sich dies häufig vermeiden oder umgehen, da in dieser negative Gegenübertragungsgefühle nicht in der gleichen Intensität wie in der individuellen Psychotherapie entstehen und leichter transzendiert werden können. „Das Ausmaß dieser Transzendenz, die von der therapeutischen Bereitschaft geleitet ist, sich in das Geschehen hineinnehmen zu lassen und den Pendelausschlägen zwischen Gegenübertragung und Gegenidentifikation zu folgen, bildet das dialektische Grundproblem.“ (ebd. S. 210)

In der Gestaltungstherapie bekommt dieses dialektische Grundproblem eine etwas modifizierte Nuancierung, da schon die (passive) emotionale Teilnahme des Therapeuten am gestalterischen Prozess der Patienten und die Möglichkeit der Gegenidentifikation über deren gestalterische Produkte die Integration heftiger Gegenübertragungsgefühle besser möglich machen. Das gestaltete Bild erleichtert den Aufbau einer dialogischen Positivierung gerade bei schwer gestörten psychotischen Patienten, die z. B. nur eine instabile, ambivalente und fragmentierte Identifikation mit einem Märchen herstellen können.

Bei der dialogischen Positivierung sind die kompensierenden Assoziationen und die therapeutische Phantasie eine große Hilfe (siehe Kapitel II. 3.). Benedetti (1980) erläutert diese anhand des Umgangs mit Träumen: „Die Assoziationen des Therapeuten sind nicht mit Deutungen zu verwechseln“ (ebd. S. 139) und „weisen lediglich auf mögliche Bedeutungen eines bestimmten Verhaltens des Patienten hin. Sie können manches Mal als spekulative Konstruktion helfen oder sich mit Evidenzcharakter aufdrängen. Man vergesse aber nicht, dass die Evidenz eines sinngemäßen Zusammenhangs noch nicht die Realität des Patienten ist.“ (ebd.) „Der Therapeut verlässt sich auf sein Unbewusstes, es fällt ihm etwas im Traum ein, das ihn entspannend konstelliert und auf eine Entwicklung hin erweitert. Solche Einfälle darf der Therapeut nicht suchen, entweder sind sie ihm gegeben, oder er hat sie einfach nicht.“ (ebd. S. 156)

Für gestalterische Produkte gilt ähnlich wie für den Traum, die Halluzinationen oder Wahnideen des Patienten, dass man manches kaum durch Übersetzungen in eine rationale Sprache auslegen kann, „wohl aber nachlebend durch kompensierende Fantasien beantworten kann.“ (ebd. S. 157) In der Gestaltungstherapie bezieht sich der Therapeut weniger auf die individuelle Lebensgeschichte des Patienten, er ist mehr auf seine eigene Einfälle bzw. Fantasien zum Bild und damit auf seine kompensierenden Assoziationen angewiesen. Diese müssen für den Patienten als Einfälle des Therapeuten gut abgrenzbar sein. Auch Biniek (1982, S. 91) spricht von einer ähnlichen Möglichkeit des Eingehens auf gestalterische Produkte und bezieht sich dabei auf das sharing des Psychodramas. Er empfiehlt generell die Anwendung freier Einfälle des Therapeuten bezüglich des Gestaltungsproduktes. Dabei darf meines Erachtens aber nicht die Gefahr der Methode der freien Assoziation übersehen werden, sich in eine zu große Beliebigkeit der Einfälle zu verlieren und so vom Hundertsten ins Tausendste zu verfallen. Die jungianische Methode der Amplifikation orientiert sich dagegen am Analogieprinzip, indem das amplifizierend zum Vergleich herangezogene Bildmaterial zum Ausgangspunkt, dem klinischen Material in Form von inneren bzw. gestalteten Bildern, in struktureller Entsprechung stehen muss.

Im psychotherapeutischen Umgang mit Psychotikern und deren Gestaltungsprodukten sollen die Einfälle des Therapeuten ein Gegengewicht zur „negativen Existenz“ (Benedetti 1983c, S. 49) dieser Patienten darstellen. Dies fällt bei gestalterischen Produkten leichter als z. B. bei bedrohlichen Träumen, da Kreativität an sich schon etwas Positives darstellt. Durch die Betonung des Wertes eines bildnerischen Produktes wird eine dialogische Positivierung aufgenommen, durch die das Bild von seinen bedrohlichen Inhalten abgegrenzt werden kann. Das Einfangen von Ängsten in einem Bild ist bereits ein erster Ansatz zu deren Bewältigung. Eine analoge Funktion hat das Bild im archaisch-magischen Weltbild: Indem das Dämonische ins Bild eingefangen werden konnte, stellt es einen magischen Abwehrzauber gegen das Bedrohliche dar.

Zu diesen Ausführungen über kompensierende Assoziationen und dialogische Positivierung möchte ich jetzt zwei Beispiele geben. Beide entstammen der dem „tapferen Schneiderlein“ anschließenden Gruppensitzung. Das Märchenthema „Schneewittchen“ wählten die Patienten selbst aus. Die von der ersten Gruppe schon bekannte Ruth malt das (gute) Ende des Märchens, die Heirat von Schneewittchen und dem Prinzen (Bild 27). In der Nachbesprechung wartet sie bis zuletzt, sie wirkt dabei verunsichert und deutlich psychotisch. Sie fragt mich, ob nicht für Schneewittchen und dem Prinzen die Schwierigkeiten jetzt erst richtig anfangen würden, und wo denn die Sonne hingehen würde, wenn sie verschwunden sei (auf dem Bild malt sie eine untergehende Sonne).

Mir kommt hier das archetypische Bild der Nachtmeerfahrt und die Fahrt des ägyptischen Sonnengottes Osiris durch die Unterwelt als rettender Einfall zu Hilfe. Ich äußere, dass die Sonne am nächsten Morgen im Osten wieder aufgehen und wie immer scheinen werde. Sonnenaufgang und Sonnenuntergang würden zum Kreislauf der Natur gehören. Hochzeit bedeute für mich auch nicht, dass nie mehr Schwierigkeiten in der ehelichen Beziehung zu bewältigen seien. Außerdem stelle ich einen Zusammenhang zwischen den beiden Bäumchen und dem hilflos wirkenden Prinzen und Schneewittchen her, da die Bäume für mich ein Stück Natur und damit Leben und Kraft verkörpern, was den beiden helfen könne, Schwierigkeiten durchzustehen.

Ruth bekam nach dem Scheitern einer Liebesbeziehung eine Psychose, in der illusionäre Vorstellungen über diese Beziehung sich zum Liebeswahn entwickelten. Durch das Märchen fühlte sie ihre Wunschfantasien in Frage gestellt, was mit bedrohlichen Ängsten und einer Ich-Fragmentierung einherging. Diese zeigte sich in der Nachbesprechung in formalen Denkstörungen und vagen Beziehungsideen. Dem oben eingeführten Schema entsprechend handelte es sich um eine instabile ambivalente Identifikation mit dem Märchen. In meiner therapeutischen Intervention interpretiere ich ihre psychotisch verarbeiteten Gedanken im Sinne einer Dynamisierung der Psychopathologie, indem ich mich amplifizierend auf archetypische Bilder wie die Nachtmeerfahrt des Sonnengottes und der Lebensbaum beziehe. Damit versuche ich, das in diesen Bildern enthaltene Selbstheilungspotenzial aufzugreifen und Ruth für die Lösung ihrer psychotisch verarbeiteten Konflikte verfügbar zu machen. Auf dieses Selbstheilungspotenzial weist auch das archetypische Symbol der coniunctio hin, das in Ruths Darstellung der Sonne als eine Mondsichel angedeutet wird, und die damit verbundene Möglichkeit einer Synthese von Männlich und Weiblich.

In der Analytischen Psychologie C. G. Jungs stellt die Methode der Amplifikation seelische Inhalte, wie sie sich in inneren wie gestalteten Bildern, Symbolen und Phantasien äußern, in einen größeren Zusammenhang, indem Vergleichsmaterial aus Religion, Mythos oder Märchen, aus verschiedenen Kulturkreisen und Kunstrichtungen, aber auch aus dem aktuellen Zeitgeschehen in Politik, Kultur und Gesellschaft herangezogen wird. Seelisches Geschehen erfährt so eine Verstärkung bzw. Vertiefung und eine Erweiterung auf eine allgemein-menschliche Dimension hin. Die durch die Amplifizierung bereitgestellten Bilder, Metaphern und Symbole können, wie z. B. bei Ruth, eine neue, mit Sinn erfüllte Perspektive gerade auf psychotisch fragmentierte innere Bilderwelten eröffnen. Amplifikationen können, wie dies mein therapeutischer Umgang mit Ruths Bild deutlich machte, Patienten wie Therapeuten eine Orientierungshilfe geben und vor allem in kritischen Situationen die therapeutische Kommunikation fördern.

Ein weiteres Beispiel für die dialogische Positivierung sind zwei Bilder zum Märchen „Schneewittchen" von Werner, einem Patienten um die Vierzig mit akuter paranoid-halluzinatorischer Psychose. Werner nimmt das erste Mal an der Gestaltungstherapie teil, hört schon beim Vorlesen des Märchens sehr aufmerksam zu und liest als einziger der Gruppe später im Märchenbuch nach. Dabei dürfte nicht ganz ohne Bedeutung sein, dass es sich bei diesem um das alte Märchenbuch meiner Kindheit handelt. Werner nimmt mit mir immer wieder intensiven Blickkontakt auf, wobei ich mich manchmal etwas unangenehm fixiert fühle, meist wechseln wir aber auch freundlich lächelnd Blicke miteinander. Dabei kommt in mir für einen Moment das Gefühl auf, dass er es kaum fassen kann, dass ein Psychiater an seiner Seite sitzt und sich für seine Zeichnung interessiert. In der Gestaltungsphase stellt er mir zwei Fragen, ob er zwei Bilder malen könne und ob ich aus der Schweiz stamme.

In der Nachbesprechung präsentiert er als erster seine beiden Bilder (Bild 13 und Bild 14). Auf dem ersten Bild betont er die Trennungslinie in der Mitte zwischen oben und unten. Das Dreieck oben sei das Auge Gottes, unten links seien die Deutschlandflagge, daneben ein Mann und ein Mädchen und zwei Felder. Rechts oben befinden sich schwarze Vögel. Auf dem zweiten Bild malt er links wiederum verschiedenfarbige Felder, in der Mitte die in einem gefäß- oder bootähnlichen Gebilde aufgepflanzte Deutschlandflagge, und darüber erneut ein Dreieck. Am Rand befindet sich die Aufschrift: Liebe deinen Nächsten wie dich selbst.

In seinen Einfällen und Erklärungen wird Werners akuter psychotischer Zustand deutlich. Auffallenderweise bringt er seine Ausführungen zu den Bildern mit einer strengen inneren Logik hervor, es ist ihm ein großes Anliegen, sich mir und der Gruppe mitzuteilen. Danach wirkt er erschöpft und kann sich auf Fragen kaum mehr einstellen. In meiner Gegenidentifikation beziehe ich mich auf die mit den verschiedenfarbigen Feldern verbundene Gefühlstönung. Dieses Stück Natur in den Bildern wirkt auf mich beruhigend, was ich ihm auch mitteile. Ich bestätige ihn darin, eigene Verbindungen zwischen den einzelnen Elementen der beiden Bilder herzustellen. Der Gruppe gegenüber bekräftige ich, dass man sich ruhig seinen Fantasien überlassen dürfe. Von dieser kommt dann der Einfall, dass die Farbe der Trennungslinie auf dem ersten Bild die gleiche Farbe wie die Deutschlandflagge habe.

Ich möchte noch zwei weitere Aspekte bei diesen Bildern kurz aufgreifen. Wenn man die oben eingeführte Einteilung der Identifikationsebenen auf diese Bilder anwendet, handelt es sich um eine fragmentierte Identifikation. Die Identifikation mit dem Märchen wird auf einer tief unbewussten, symbolisch-archetypischen Ebene hergestellt. Im ersten Bild kann man die Deutschlandflagge, gerade weil sie in den gleichen Farben wie die Trennungslinie gemalt ist, als Symbol der psychotischen Spaltung betrachten. Im Märchen „Schneewittchen" manifestiert sich eine Spaltung des Mutterarchetyps in eine gute leibliche Mutter von Schneewittchen, die frühzeitig starb, und in eine böse Stiefmutter. Auf dem zweiten Bild wird das Gefäß oder Schiff, welches die Deutschlandflagge aufnimmt, zum Container für die Spaltung und repräsentiert einen symbolischen Ansatz für deren Überwindung. Ähnlich weist der moralische Appell „Liebe deinen Nächsten wie dich selbst", der an die Stiefmutter gerichtet sein oder die Fürsorge der Zwerge für Schneewittchen wiedergeben könnte, auf die Möglichkeit der Überwindung der Spaltung in Gut und Böse hin. Damit enthüllt Werners Bild auf tief symbolischer Ebene eine Identifikation mit der Moral des Märchens und dessen Lösungs- bzw. Individuationsweg.

Zum Übertragungsgeschehen ist noch erwähnenswert, dass Werner mich fragt, ob ich aus der Schweiz sei. Die seine psychotische Spaltung symbolisierende Deutschlandflagge verweist natürlich auf die politische Spaltung zwischen Ost und West. Hierzu muss man wissen, dass die Gruppe im Jahr 1984 stattfand, welches u. a. von der Bedrohung durch die Stationierung neuer Atomraketen geprägt war. Damals erlebte ich mehrmals, dass Patienten, in deren psychotischen Spaltungsszenarien sich die politischen Verhältnisse dieser Zeit widerspiegelten, Erlösung erhofften, indem sie in die neutrale Schweiz gehen wollten. Teilweise begaben sie sich richtiggehend auf Odysseen durch weite Teile Deutschlands, welche an der Schweizer Grenze oder an der Endstation der Deutschen Bundesbahn in Konstanz ein jähes Ende fanden. Aufgrund ihres auffälligen psychotischen Zustands wurden sie dann in das nur wenige Kilometer entfernte PLK-Reichenau eingeliefert. Werners Frage an mich, ob ich aus der Schweiz komme, könnte auch dahingehend interpretiert werden, dass er im Therapeuten, ähnlich wie politisch in der Schweiz, ein Stück Neutralität in seinen Spaltungsszenarien erlebt. Dies bekräftigt auch die Vitalität ausstrahlende grüne Farbe des die Deutschlandflagge aufnehmenden Gefäßes bzw. Bootes, welches zudem auf den Gefäßcharakter der Gruppe verweist (siehe dazu Kapitel V. 3., wo Werners Bilder nochmals aufgegriffen werden).

Beide Beispiele sollen aufzeigen, wie sich beim Therapeuten eine Gegenidentifikation als Voraussetzung für die Herstellung einer dialogischen Positivierung herstellt. Die jungianische Methode der Amplifikation und Benedettis Konzeption der kompensierenden Assoziationen bzw. therapeutischen Phantasie im Kontext der dialogischen Positivierung eine Synergie miteinander bilden. Das amplifizierende Sich-Beziehen auf archetypische Symbole wie die Nachtmeerfahrt oder kollektive Symbole wie die Deutschlandflagge erleichtert den Aufbau einer Gegenidentifiktion und dialogischen Positivierung. Einen positivierenden Dialog können auch, wie z. B. bei Werner, die anderen Gruppenteilnehmer aufnehmen. Damit werden für die Gruppenmitglieder Identifikationenmöglichkeiten untereinander und mit dem Gruppenleiter geschaffen als Voraussetzung für den Aufbau eines Gruppenselbst. Nicht immer gelingt es, den Dialog in dieser Form aufzunehmen. Dann aber kann man sich auf das Erleben der Patienten einstellen und „jene Not [zu] meditieren. Indem wir uns in sie versetzen, durchschreiten wir sie." (Benedetti 1980, S. 157) Schon das gemeinsame Austragen und Aushalten dieser Gefühle ist eine Form der Positivierung.

V.
Übertragungs- und Gegenübertragungsprozesse in der Gruppe

1. Einleitende Bemerkungen

In der Gestaltungstherapie entsteht ein vielschichtiges Geflecht an Übertragungsbeziehungen, welches die Beziehungen der Gruppenteilnehmer untereinander wie auch zum Therapeuten umfasst. Die Beziehungen zwischen den einzelnen Patienten werden gerade über den gemeinsamen gestalterischen Prozess, das gestaltete Produkt und die jeweilige Auseinandersetzung mit diesem in der Gruppe ganz elementar erfahren. Die beginnende Übertragungsbeziehung zum Gruppenleiter entfaltet sich, wie oben beschrieben, zuerst über die Gruppennorm, welche gestalterische Kreativität beinhaltet, und deren explizite Artikulation durch den Gruppenleiter, dessen Wünsche und Erwartungen dadurch für die Gruppe transparent werden. Aus dem dyadischen Beziehungsgeflecht der Gruppenteilnehmer untereinander und zum Therapeuten heraus kann sich eine „Familienübertragung" (Schindler 1951) einstellen, in der sich Erinnerungs- und Verhaltensmuster aus Kindheit und Schulzeit wiederholen. Es manifestieren sich aber auch Erinnerungen, Fantasien und Gefühle als Übertragung auf die Gruppe als Gesamtheit, die über einen biografischen, familiären oder sozialen Kontext hinausgehen. Battegay hebt dies für die analytische Gruppentherapie hervor: „Auffallend ist auch, dass nicht nur in der individuellen Lebensgeschichte begründete Erinnerungsbilder auftauchen. Es werden im Gruppenverband vielmehr oft auch archetypisch fixierte Vorstellungen aktiv. Die einzelnen übertragen auf die gegenwärtige Gruppe ein im kollektiven Unbewussten (C. G. Jung) lebendiges Urbild der Gruppengemeinschaft" (Battegay 1967, S. 30).

Auch Foulkes (1971) bringt seine Konzeption der Gruppenmatrix mit Jungs kollektivem Unbewussten in Zusammenhang und verweist auf archetypische Bilder und Symbole, die er der tiefsten Ebene des Gruppenprozesses, der primordialen Ebene, zuordnet.

Foulkes (1971, S. 18/19) geht von fünf hierarchisch angeordneten Ebenen der Gruppenkommunikation und ihrer Interpretation aus und stellt diese wie folgt dar:

„Diese Ebenen sind:	Sie äußern sich als:	Die Gruppe bedeutet:
Aktuelle Ebene tr-Ebene (= Übertragung im erweiterten Sinn)	Erfahrungen innerhalb und außerhalb der Gruppe Interrelationen	Gemeinschaft Gesellschaft Öffentliche Meinung Forum
Übertragungsebene TR-Ebene (TR = Übertragung im klassischen Sinn)	Übertragungsreaktionen Wiederholungszwang	Ursprüngliche Familie Gegenwärtige Familie Intimes „Netzwerk" (network)
Projektionsebene (Spiegelreaktionen)	Primitive Phantasien u. Objektbeziehungen Das „Intrapsychische", an dem alle in der „Matrix" Anteil haben.	Innere Objekte Teilobjekte
Körper-Ebene	Physische Äußerungen Krankheitserscheinungen	Körperschema
Primordiale Ebene (Jungs kollektives Unbewusstes)	Universelle Symbole	Archetypen (z. B. Mutter)"

Foulkes versteht die Gruppe „als ein Netzwerk. Die Individuen sind Knotenpunkte dieses Netzwerkes, sie erzeugen es, während sie von ihm durchwirkt werden." (ebd. S. 20) „Unter Matrix wird das psychische Netzwerk von Kommunikationen verstanden, welches das gemeinsam gewordene Eigentum der Gruppe darstellt und nicht nur interpersonell, sondern transpersonell ist. [...] Das Konzept einer gemeinsamen Matrix ermöglicht uns eine überraschende theoretische Entdeckung: das, was wir als ganz speziell intrapsychisch, als innere psychische Realität, sozusagen als etwas Intradermales ansehen lernten, ist das gemeinsame Eigentum der Gruppe. Hier ist vielleicht auch Jungs Konzept des kollektiven Unbewussten wichtig. Das Neue daran ist, dass unbewusste Prozesse, wie wir sie aus der Individualanalyse in der Übertragungssituation kennen, direkt miteinander in Interaktion und Kommunikation treten und in der gruppenanalytischen Gruppe direkt ins Blickfeld gebracht und studiert werden können." (ebd. S. 19)

In Foulkes' gruppenanalytischer Theorie ist folglich das Intrapsychische untrennbar mit dem Beziehungsgeschehen in der Gruppe verbunden und damit die Unterscheidung zwischen intrapsychischen, interpersonellen und gruppendynamischen Prozessen relativiert. Gerade der von Foulkes hervorgehobene transpersonelle Aspekt der Gruppenmatrix hat eine bemerkenswerte Parallele zur Konzeption des Selbst bei Jung. Das Selbst wie die Gruppenmatrix umfassen gleichermaßen das Innen wie das Außen, die intrapsychischen Prozessen wie das Beziehungsgeschehen, so dass zwischen beiden eine strukturelle Entsprechung vorliegt. (siehe dazu Krapp 2002, S. 51). Jungs Begriff des Selbst beinhaltet die Beziehung des Ich zum Unbewussten wie auch die zur Welt, der Individuationsprozess ist dementsprechend „ein interner, subjektiver Integrationsvorgang, andererseits ein ebenso unerlässlicher, objektiver Beziehungsvorgang." (Jung GW 16, S. 249) Foulkes' Gruppenmatrix bildet einen wichtigen Bezugspunkt für eine Theorie von Gruppenprozessen aus der Sicht der Analytischen Psychologie, wie sie, ausgehend von Erich Neumanns (2004) Konzeptualisierung des Kollektivs, in Kapitel VIII entworfen wird.

Zunächst möchte ich die Übertragungs- und Gegenübertragungsvorgänge aus der Perspektive eines dyadischen Beziehungsgeflechtes in der Gruppe betrachten, wie sie Pohlen (1972) vertritt. Auch hier kann, ähnlich wie in der Einzeltherapie, die therapeutische Beziehung zu psychotisch Kranken mit schwer einzuordnenden Gegenübertragungsgefühlen einhergehen, welche bis zu einer bedrohlichen Spannung anwachsen können. Gerade in der Gruppe sind die Therapeuten dem schizophrenen Erleben mit seinen charakteristischen „archaischen" Übertragungsformen und entsprechend belastenden Gegenübertragungsgefühlen sozusagen in geballter Form ausgesetzt.

In der Literatur zur analytischen Gruppentherapie mit psychotisch Kranken lassen sich dazu nur wenige Schilderungen finden. Einen eindrucksvollen Bericht gibt Sandner (1980), der von emotionalen Kipphänomenen spricht, welche bei ihm einige Stunden nach einer Gruppensitzung aufgetreten seien. Diese seien mit Unwohlsein und der Besorgnis einhergegangen, dass schizophrene Patienten akut psychotisch werden, die Therapie abbrechen oder sich sogar umbringen könnten. Er selbst habe dabei starke Schuldgefühle entwickelt. Sandner gibt dazu folgende Erklärung: „Die Patienten stellen möglicherweise eine frühkindliche Mutter-Kind-Beziehung zu mir her, wobei sie mich averbal um eine Hilfeleistung in großer Not auffordern, die Art der erwarteten Hilfe aber völlig unklar ist. Es ist auch unklar, ob die Patienten sich nicht sprachlich ausdrücken können oder wollen, weil sie vielleicht Schreckliches befürchten. In jedem Fall senden sie Signale aus, die zu heftigen affektiven Reaktionen des Gruppenleiters (der Mutter?) führen, diesen aber zugleich ohnmächtig machen, weil er nicht weiß, worum es geht. Hierbei werden vermutlich heftige eigene frühkindliche Konflikte des Therapeuten bezüglich der Hilflosigkeit und Abhängigkeit der Mutter gegenüber reaktiviert sowie die damit verknüpften Aggressionen“ (ebd. S. 39). Sandner erlebte diese diffusen Ängste fast nie während der Gruppensitzungen, wohl aber die Besorgnis einzelnen Patienten gegenüber.

Psychotisch Kranke können oft nur schwer ihr gefühlsmäßiges Erleben in der Gruppe verbalisieren, so dass Übertragungsphänomene indirekt aus der Gegenübertragung erschlossen werden müssen. In der Gestaltungstherapiegruppe manifestiert sich die Übertragung gerade auch in den Bildern, Gegenübertragung und Gegenidentifikation beruhen dann gleichermaßen auf der empathischen Einfühlung in die einzelnen Patienten wie auch in deren bildnerische Produkte und die dazu geäußerten Einfälle und Kommentare. Im vorherigen Kapitel wurde schon Benedettis Differenzierung von Gegenübertragung und Gegenidentifikation angeführt, die sich gegenseitig überlappen. Benedetti grenzt hier die Gegenübertragung auf die durch die heftigen Triebimpulse der schizophrenen Patienten angestoßenen Gegenimpulse beim Therapeuten ein, spricht aber auch von „der Gegenübertragung im weiteren Sinne des Wortes“, unter der er „die Gesamtheit der therapeutischen Zuwendung versteht.“ (Benedetti 1992, S. 155)

Seine Gegenübertragungskonzeption hat viele Gemeinsamkeiten mit derjenigen in der Analytischen Psychologie, wie sie aus dem Modell der Beziehungsquaternio entwickelt wurde (siehe Müller/ Müller 2003, S. 62ff). Das Unbewusste des Therapeuten nimmt auch Gefühle wahr, die direkt dem Unbewussten der Patienten entstammen und auf einer Kommunikationsebene von Unbewusst zu Unbewusst übermittelt werden. Meist handelt es sich um bildhafte Vorstellungen, die wertvolle intuitive Hinweise auf die emotionale Befindlichkeit der Patienten geben und sich nicht allein auf eine Gegenidentifikation zurückführen lassen. Sie müssen aber sehr sorgfältig von einer möglichen Projektion eigener unbewusster Inhalte des Therapeuten auf den Patienten unterschieden werden.

Die eigene Betrachtung und Auseinandersetzung mit den Bildern psychotisch Kranker öffnet nach meinen Erfahrungen das therapeutische Unbewusste bzw. diese unbewussten Kommunikationskanäle wesentlich, je subtiler sich der Therapeut seine durch die bildnerischen Gestaltungen angestoßenen imaginativen Prozesse bewusst macht. Hier setzt sich fort, was Benedetti in einem Aufsatz mit dem bemerkenswerten Titel „Über die Kreativität des schizophrenen Leidenden" (1982) schildert, dass er auf die Bilder der Patienten eigene Gedanken und Fantasien überträgt. „Ich malte in Worten ihre Bilder weiter, indem ich die unbewussten Intentionen der Patienten, die verborgenen Bedeutungen, die Visionen ihres Leidens formulierte." (ebd. S. 8) Für mich war die meditative und imaginative Betrachtung der Bilder meiner Patienten, was ich auch außerhalb der Gruppensitzungen in Zusammenhang mit der Erstellung eines Gedächtnisprotokolls tat, eine wertvolle Hilfe für die Erkennung und Integration von belastenden Gegenübertragungsgefühlen und für den Aufbau einer Gegenidentifikation.

Die Transzendierung schwieriger Gegenübertragungsgefühle wurde mir, wie schon kurz erwähnt, erstaunlicherweise auch durch meine emotional teilnehmende, sonst aber passive Präsenz am gestalterischen Prozess der Patienten erleichtert. Nachdem ich am Anfang einer Gruppensitzung das Thema vorgestellt und etwas erläutert hatte, war für mich in der etwa eine dreiviertel Stunde dauernden Aktions- oder Gestaltungsphase im wahrsten Sinne des Wortes nichts zu tun, nur da zu sein und mich in der für einen Arzt ungewohnten Kunst des Nichthandelns (taoistisch: Wu Wei) zu üben.

Ich versuchte, mich vom Strom der gestalterischen Aktivitäten tragen zu lassen und bedrohliche Gegenübertragungsgefühle durch eine gewisse meditative Haltung der wartenden Anteilnahme aufzufangen. Dieses kontemplative, achtsame Anteilnehmen am schöpferischen Prozess der Patienten und die dadurch angeregte Intensivierung meiner imaginativen Prozesse (tapas, siehe Kapitel VIII. 1.) waren für mich eine wichtige therapeutische Erfahrung, sie bildeten sozusagen den Nährboden für meine Äußerungen in der Nachbesprechung. Die beiden folgenden Beispiele von Gruppen jeweils mit Musik und einem Märchen als Thema sollen dies veranschaulichen, wie sich bei mir eine tiefgehende affektive Beziehung zu den Patienten und unbewusste Austauschprozesse mit ihnen herstellten.

Wenn aus solch intersubjektiven Prozessen ein gemeinsamer Kosmos an Bildern entsteht, an dem beide gleichermaßen Anteil haben, spricht man in der Analytischen Psychologie von einem mundus imaginalis, von einer Welt an Bildern. Dieser der persischen Mystik entlehnte Begriff beinhaltet nach H. Corbin ein Zwischenreich, sozusagen einen Übergangsraum zwischen geistiger und sinnlich wahrnehmbarer Welt. In der islamischen Mystik hat dieser Bereich einen ontologischen Status, indem er „eine konkrete Welt geistiger Urformen, visionären Formen, Engeln der Gattungen und der Individuen ist; durch philosophische Dialektik wird deren Notwendigkeit deduziert und ihr Plan dargelegt; ihre tatsächliche Schau wird der visionären Wahrnehmung der aktiven Imagination zugeschrieben.“ (Corbin 1989, S. 64/65)

Die Befähigung von Therapeuten für die Psychotherapie von Psychosen beruht auf einer ähnlichen Komplementarität von rationaler Auffassung und imaginativer Innenschau, worauf Benedetti in seinem Werk immer wieder hinweist. „Das Instrument, das uns mit den Urbildern des Unbewussten und den Symbolen schizophrenen Erlebens in Verbindung bringt, liegt wesentlich in unserem Gefühlsleben verankert: Es ist die Fähigkeit, uns von diesen Bildern ergreifen und innerlich bewegen zu lassen, ohne dass wir dabei Spaltungsphänomenen anheim fallen. Wir teilen also dem Patienten die Wirkung mit, die seine Symbole auf uns ausüben, und nicht bloß unsere Betrachtung derselben. Es genügt nicht, sein Unbewusstes zu erhellen, sondern wir stehen vor der Aufgabe, dieses Unbewusste in das unsrige zu integrieren." (Benedetti 1983c, S. 295/296)

Ein solches Vorgehen erfordert eine subtile Bewusstmachung der eigenen Gegenübertragung und „auferlegt dem Therapeuten eine große und schwere Individuationsaufgabe. In Begriffen Jungscher Psychologie ausgedrückt, bedarf es der weitgehenden Integration des eigenen ‚Schattens', um der therapeutischen Arbeit gewachsen zu sein. Auch muss es ihm gelingen, sich aus den Fängen der ‚Persona', d. h. der sozialen Maske zu befreien." (ebd. S. 209) Dazu gehört auch, dass der Therapeut der Faszination durch diese Urbilder des Unbewussten nicht erliegen darf, welchen der psychotisch Kranke gleichermaßen medial offen wie schutzlos ausgeliefert ist. Hier gilt es ganz besonders, sich die Gefahr der Inflationierung und psychischen Induktion bzw. Infektion im therapeutischen Geschehen, auf die Jung immer wieder hingewiesen hat (siehe z. B. GW 12, S. 187/188), bewusst zu machen, und sich mit den archetypischen Bildern auch rational auseinanderzusetzen, wie dies in der jungianischen Amplifikationsmethode geschieht.

Das Bildmaterial zu diesem umfangreichen Kapitel über Übertragungs- und Gegenübertragungsvorgänge möchte ich zunächst dahingehend betrachten, in welcher Weise sich bei mir Gegenübertragung und Gegenidentifikation einstellen und die Auswahl des Gruppenthemas mitbestimmen. Im folgenden dritten Kapitel wird in die Systematik Erich Neumanns zum Archetypus der Großen Mutter eingeführt. Archetypische Übertragungen auf die Gruppe als Ganzes manifestieren sich überwiegend in der Gefäßsymbolik des Weiblichen, die Elementar- und Wandlungscharakter des Mutterarchetypus in sich vereint. Im vierten Kapitel werden archetypische Gruppenübertragungen vorgestellt, wie die in der Gestaltungstherapiegruppe gemachten Erfahrungen durch Urbilder einer Gruppengemeinschaft symbolisch zum Ausdruck gebracht werden. Drei individuelle Verlaufsdarstellungen zeigen im fünften Kapitel auf, wie die Restitution des Ich in der (abklingenden) Psychose mit einer Verschiebung der bildnerisch-gestalterischen Symbolik vom negativen Elementar- zum positiven Wandlungscharakter hin korrespondiert, und wie dies mit einem veränderten Erleben der Gruppe und des Therapeuten einhergeht.

2. Deutung durch Auswahl des Themas

Durch die Auswahl und Formulierung eines Themas für die Gestaltungstherapiegruppe hat der Therapeut die Möglichkeit, sein Erleben der Gruppe in Gegenübertragung und Gegenidentifikation zum Ausdruck zu bringen. Dies kann dann die Form einer „direkten Deutung“ (siehe dazu Rosen 1953) annehmen, wenn das Thema Gefühle unmittelbar anspricht, wie dies z. B. bei Märchen und Musik der Fall ist, und damit bei den Patienten unbewusst emotionale Prozesse initiiert, die symmetrisch zu denen des Therapeuten sind. Das emotionale Erleben in der Gegenübertragung, wenn es als Thema wieder in den Gruppenprozess hineingegeben wird, müsste dann gerade in bildnerischen Gestaltungen als das Ausdrucksmedium für das Unbewusste wieder auffindbar sein. Diese Dynamik zwischen meinem Erleben der Gruppe, meinem intuitiven Auffinden eines Themas und dessen Umsetzung in den bildnerischen Gestaltungen möchte ich anhand zweier Gruppensitzungen mit ihrem Übertragungs- und Gegenübertragungsgeschehen näher betrachten.

a. Beispiel: Gruppe mit einem Musik-Thema (Mozart)

Die folgende Gruppensitzung schließt unmittelbar an die bereits vorgestellten Märchengruppen „Das tapfere Schneiderlein“ und „Schneewittchen“ an. Als Thema wählte ich Musik von Wolfgang Amadeus Mozart, nämlich den zweiten Satz des Klavierkonzertes C-Dur KV 467. Die beiden vorhergehenden Gruppen versetzten mich in eine tiefe Gespaltenheit, da von der Anwesenheit einiger akut psychotischer Patienten eine ähnliche Spannung ausging, wie sie Sandner beschrieben hatte. In der Aktions- bzw. Gestaltungsphase legte sich meine Angespanntheit allmählich, da die schöpferischen Aktivitäten und das konzentrierte Arbeiten in dieser Gruppe eine angenehm beruhigende Atmosphäre auf mich ausstrahlten. In einem solchen Moment erlebte ich das bildnerische Gestalten in der Gruppe wie eine Insel der beschaulichen Stille in der Hektik einer Akut-Psychiatrie. Die Intensität meiner Identifikation mit dem Gestaltungsprozess war für mich etwas

Neues in meiner Berufserfahrung. Der kreative Prozess stand für mich in polarem Gegensatz zu Krankheit und Leid.

Im F-Dur-Andante des C-Dur Klavierkonzertes von Mozart sah bzw. hörte ich diese beiden Gefühlsbereiche, die sich in meinem Erleben der Gruppe wie eine Spaltung darstellten, als Pole der musikalischen Spannung angelegt, die im Verlauf dieses zweiten Satzes immer wieder zu einer kathartischen Lysis gebracht wird. Musikalisch entfaltet sich dieser Prozess schon in den ersten 23 Takten dieses Satzes vor dem Einsatz des Soloinstrumentes. Die Exposition des Themas durch die gedämpften (con sordino) Violinen in F-Dur repräsentiert für mich den positiven Gefühlsbereich. In Takt 11 erwartet man eigentlich eine Auflösung nach F-Dur, das musikalische Geschehen wendet sich aber nach f-Moll und nimmt die Form einer absteigenden Tonfigurenreihe an. Ein solches Motiv symbolisiert bei Mozart oft Leiden, für mich repräsentiert es hier die leidvolle Seite in meinem emotionalen Erleben der Gruppe. Eine Triolenbewegung in der Begleitung verbindet diese beiden Teile, die emotionale Spannung löst sich ab Takt 17 auf, wenn über einen Trugschluss wieder eine Rückmodulation zum tonalen Zentrum F-Dur stattfindet.

In der Einleitung zur Partitur dieses Klavierkonzertes der Edition Eulenburg bemerkt Denis Matthews (1972) zu diesem Motiv: „Die Fortschreitung, die zunächst in den Takten 12 bis 16 zu hören ist, klingt selbst für unsere Ohren – geschweige denn für die Ohren im 18. Jahrhundert – verblüffend, obgleich die vielschichtige Dissonanz im Takt 15 wundervoll vorbereitet und aufgelöst wird." (ebd. S. VII) Er zitiert einen Brief von Mozarts Vater, der genau an dieser Passage Anstoß nahm. Meine Gegenübertragungsgefühle von angstvollem Leid machen sich also an einer Harmoniefolge fest, in der Mozarts künstlerischer Konflikt mit seinem Vater zum Ausdruck kommt, und in die er vielleicht eigene Gefühle von Angst, Verlassenheit oder Unverstandenheit hineinverlegt hat. Indem Mozart diese Gefühle aber in den größeren Zusammenhang dieses Andantes oder der gesamten Komposition stellt, bringt er seinen emotionalen Konflikt auf einer höheren Ebene zur Auflösung. Mir hilft die durch jene Harmoniefolge ausgelöste emotionale Bewegung, meine leidvollen Gegenübertragungsgefühle genauer wahrzunehmen und anzunehmen, indem ich diesen Andante-Satz als eine gewisse Katharsis erfahre. Dadurch gelingt es mir, die durch die Gruppe hervorgerufenen belastenden Emotionen zu transzendieren und die Gespaltenheit in meiner Gegenübertragung zu überwinden.

Nachforschungen zu den Hintergründen für die Auswahl dieses Themas bzw. der Musik Mozarts führten mich zu Wolfgang Hildesheimers (1977) Biografie über Mozart. Darin berichtet er (ebd. S. 47 Fußnote) von einer schwedischen Frauenklinik, welche genau dieses F-Dur-Andante von Mozart zur Bewältigung von Schmerzen beim Gebären einsetzt. Auf der Suche nach einer kreativen Lösung meines emotionalen Konflikts in der Gegenübertragung finde ich in Mozarts Musik ein inneres (akustisches) Bild, welches eindrucksvoll die gute Seite des Archetyps der Großen Mutter in seinem positiven Elementarcharakter (mehr dazu siehe Kap. II, 3) wiedergibt.

Indem diese Musik für mich zum Gefäß wird für die Integration abgespaltener Gefühlsbereiche, initiiert sie bei mir zwischen den Gruppensitzungen einen „Selbstheilungsprozess", der mich über die Auseinandersetzung mit den Bildern und der emotionalen Atmosphäre in der Gruppe zur Auswahl eines Themas für die nächste Gruppe führt, durch das ich auch meine Patienten in ihren Konflikten und Gespaltenheiten „erlösen" möchte.

Für solche Integrationsprozesse sind Musik und Märchen ganz besonders geeignet, da sie tief unbewusste Emotionen ansprechen und emotionale Gegensätze auf einer höheren Ebene zusammenführen. Märchen wie Musik repräsentieren dann ein vereinigendes Symbol. Mir selbst ermöglicht die Musik in diesem Beispiel die Bewusstwerdung der Dialektik zwischen Gegenübertragung und Gegenidentifikation und die Transzendenz dieser Vorgänge. Mein eigener Integrationsprozess bekommt in der Musik einen symbolischen, sinnlich erfahrbaren Ausdruck, der dann als Gruppenthema zum kommunikativen Medium unbewusster Austauschprozesse zwischen der Gruppe und mir wird.

Bei der Vorstellung des Themas erläutere ich der Gruppe kurz meine Gründe für die Auswahl dieser Musik. Die Gruppenteilnehmer sollen erst der Musik nur zuhören, danach beginnt die eigentliche Aktionsphase, bei deren Beendigung ich die Musik nochmals vorspiele, um den emotionalen Eindruck zu vertiefen. Jedes in dieser Gruppe gestaltete Bild bringt für den jeweiligen Patienten neue Elemente und Perspektiven hervor.

Auffallend häufig werden lebensgeschichtlich intakte Erinnerungen in den Bildern oder Einfällen aufgesucht. Werner malt eine Dampferfahrt auf einem Fluss in einer grünen Landschaft, im Vordergrund befindet sich eine Kirche mit zwei Häusern. Stefan (Bild 15) verbindet mit der Musik Wanderungen mit seinem Vater. Eine andere Patientin gestaltet einen Spaziergang mit ihrer Mutter, an den sie noch heute gerne denkt. Edith erinnert sich an die Zeiten vor ihrer Krankheit, als sie selbst viel Klavier spielte.

In den Bildern von Stefan (Bild 15), Ruth (Bild 28) und Wolfgang (Bild 51) wird eine zu meiner Gegenübertragung korrespondierende gefühlsmäßige Spaltung sehr deutlich, aber auch Versuche zu deren Überwindung. Stefan (Bild 15) verwendet starke Farbkontraste, fast die ganze untere Hälfte seines Bildes wird von einer schwarzen Fläche eingenommen, welche den Boden einer tulpenartigen Blume bildet, aus der wiederum schwarze Blütenkelche hervorkommen.

Die Verwendung der Farbe Schwarz für den Boden der Blume weist auf die Dominanz der destruktiven Seite des Mutterarchetyps hin. Lebensgeschichtlich korrespondiert dazu Stefans gestörte Beziehung zur Mutter und zu Frauen generell. Der Hintergrund des Bildes bildet die Aussicht aus einem schwarz umrahmten Fenster auf Berge, wo Stefan früher öfter Wanderungen mit seinem Vater unternommen hat, wie er dies kommentiert. Um ein Gegengewicht zum negativen Mutterarchetyp herzustellen, identifizierte sich Stefan biographisch sehr mit der geistigen Seite des Vaterarchetyps.

Dieser Gegensatz manifestiert sich im Bild auch im spannungsgeladenen Kontrast zwischen Innen und Außen. Das Innere des Zimmers (oder des Hauses) mit dem Fenster besteht aus der monotonen schwarzen Fläche, und auch der Fensterrahmen als die Grenze zwischen Innen und Außen ist teils in Schwarz gehalten. Nach Außen öffnet sich dann eine Aussicht auf die in Hellbraun, Grün und Blau gemalte Berglandschaft.

Entsprechend dem Modell der Raumsymbolik kann die nach links oben aufsteigende, in der Blume sich darstellende Linie als Identifikation mit dem Vater gedeutet werden, der seinem Sohn Natur und Berge zeigte und dessen geistige Entwicklung entscheidend anregte. Die Blume als Symbol für Wachstum, die sich im Bild auch nach Außen neigt, repräsentiert hier Stefans Individuationsweg, der ihn aus dem (schwarzen) Boden des nega-

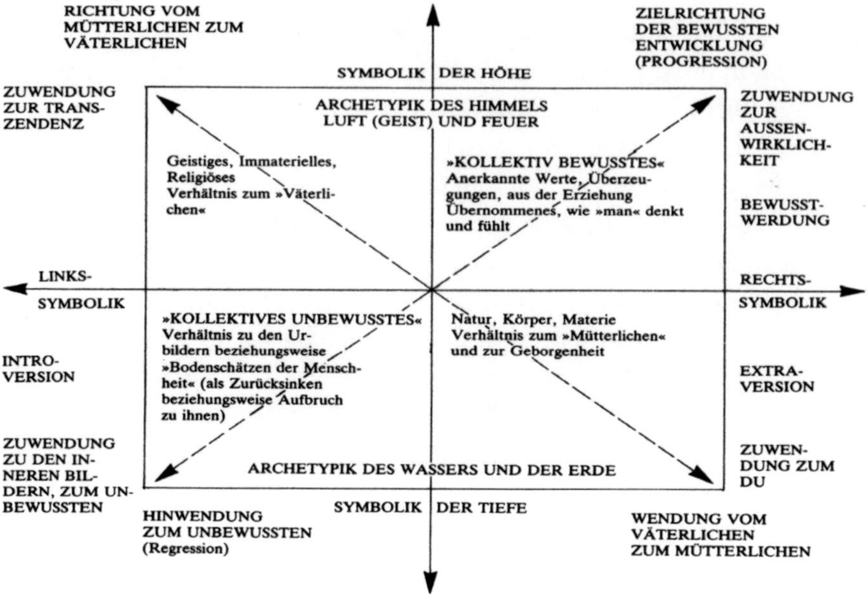

Kombinierte Raum-Symbolik (Eigene Weiterentwicklung des Modells von Rudolf Michel)

Figur 1: Schema der Raumsymbolik nach Riedel (1988, S. 39)

tiven Mutterarchetyps heraus zum Vater führen soll. Lebensgeschichtlich konnte Stefan durch sein erfolgreiches Studium den geistigen Aspekt verwirklichen, nicht aber den emotionalen, wie dies der frühe Ausbruch seiner Psychose deutlich macht. Auch die schwarzen Blütenkelche weisen darauf hin, dass ihn die negativen, dunklen Aspekte des Mutterbildes wieder einholen. Trotzdem kann die Blume durch ihre räumliche Anordnung im Bild als Versuch angesehen werden, ein den Gegensatzes Männlich-Weiblich vereinigendes Symbol zu schaffen.

Im Bild fällt auch die Dynamik zwischen der Zahl Drei und Vier auf. Es sind drei Berge und drei Blütenkelche bzw. -blätter vorhanden, und ausgehend von der schwarzen Grundfläche breiten sich von unten nach oben vier Ebenen aus. In der Analytischen Psychologie bedeutet die Vierheit Ganzheit, während die Zahl Drei eine männlich-aktive Dynamik innehat, die zur Ganzheit führt (siehe GW 16, S. 220/221 und Verlauf Ruth in V. 5.) Letztere wird im Bild durch die rote Farbe der Blumen zusätzlich betont. Die Vierheit im Bild verstärkt die in der Zahl Drei schon angelegte Tendenz zur Ganzheit. Die Musik in ihrem Charakter als vereinigendes Symbol initiiert so bei Stefan verschiedene Lösungs- bzw. Individuationsansätze zur Überbrückung von Gegensätzen und Spaltungen.

Ruth (Bild 28) stellt links unten im Bild Wellenbewegungen des Meeres dar, zu deren Spiel sie die Musik assoziiert. Darüber befinden sich ein schaukelndes Kind, die Sonne und zweimal drei Blumen. Der schwarze Mann rechts unten soll die traurigen Aspekte der Musik ausdrücken. Sein Gesicht und seine Hände malt Ruth aber in dem gleichen Gelb wie die Sonne. Das die Musik repräsentierende Meer ist ein Symbol für das Weibliche und das Unbewusste. Die sägezahnartigen Spitzen der Wellen wirken bedrohlich und können für das Kind eine Gefahr darstellen. Diese wird durch eine nach links gerichtete Strich- bzw. Linienführung der Wellen verstärkt, da diese Linksgerichtetheit auf einen vom Unbewussten ausgehenden Sog bzw. auf regressive Tendenzen hinweist. Spaltungstendenzen manifestieren sich hier im Spiel eines schaukelnden Kindes und dessen Gefährdung durch die spitzen, aggressiv wirkenden Wellen des Meeres. Bedrohliche Züge zeigt auch der massive, breitschultrige Mann rechts unten. Dieser hat aber durch die Verwendung der Farbe Gelb seinen heldenhaften, solaren Aspekt nicht ganz verloren. Die Sonne repräsentiert in diesem fast symmetrisch viergeteilten Bild (schaukelndes Kind, Meer, schwarzer Mann und Blumen) ein fünftes Bildelement bzw. die Quintessenz, welche die Vierheit auf einer höheren Ebene zur Ganzheit bringt. Dies bekräftigt die Möglichkeit einer Wandlung des schwarzen Manns bzw. eine Integration dieser schattenhaften Seite.

Diese Tendenz zur Integration in Ruths Bild entspricht meiner mit Mozarts Musik verbundenen Intention, Möglichkeiten der Überwindung dunkler, leidvoller Gefühle aufzuzeigen. Der schwarze Mann im Bild verkörpert in seiner Bedrohlichkeit die zuerst ambivalenten Übertragungsgefühle, der aber durch seine solaren Züge einen positiven Aspekt bekommt. Mit der Farbe Schwarz greift Ruth auch die traurigen Aspekte der Musik auf. Hier entfaltet sich eine typische Spiegelbeziehung im Sinne Benedettis, der diese aufgrund ihrer „Doppelgleisigkeit“ von Kohut's Spiegelübertragung abgrenzt. „Wie der Therapeut zum Spiegel des Kranken wird, so wird dieser seinerseits zum Spiegel des Therapeuten. [...] In der Schizophrenie [gelangt] nicht nur das ‚grandiose Selbst', sondern eine potenzielle Selbstmöglichkeit zur Spiegelung“ (Benedetti 1983c, S. 175.). Dies geschieht bei Ruth durch die positiven Züge, die sie dem schwarzen Mann verleiht, was bei mir in wechselseitiger Spiegelung zu einer Gegenidentifikation und zur therapeutischen Phantasie führt, der schwarze Mann könne das schaukelnde Mädchen vor dem Verschlungenwerden durch das Meer resp. das Unbewusste retten.

Ruth bezieht sich also unbewusst ganz direkt auf meine mit der Musik verbundene Intention, Leid und Traurigkeit zu integrieren. Den Integrationsaspekt des schwarzen Mannes mit den solaren Zügen unterstreichen auch die unteren drei Blumen, deren Blüten im gleichen Gelb gemalt und strahlenartig angeordnet sind. Diese radiäre, auf einen Mittelpunkt bezogene Anordnung weist auf die Mandala-Symbolik hin. Die im Bild sichtbaren Integrationsprozesse setzen sich auch äußerlich in Ruths Beziehungsverhalten um. Sie kann zu mir allmählich einen guten Kontakt herstellen, im weiteren Verlauf stellt sich eine positiv getönte Übertragung ein. In der Gruppe kann sie ihr Bild erstmals relativ angstfrei vorstellen, ohne in ihre psychotische Welt abzugleiten. Nach dieser Sitzung entscheidet sie sich für eine längerfristige stationäre Therapie, nachdem sie zuvor jegliche Behandlung ablehnte, und der stationäre Aufenthalt gegen ihren Willen durch eine gerichtliche Einweisung erfolgte.

Auch bei Wolfgang (Bild 51) zeigen sich ähnliche, auf die Integration von Gegensätzen und Überwindung von Spaltung hinzielende Wandlungsprozesse. Seine vorhergehenden Bilder 48 und 49 fielen durch eine ausgeprägte Linksgerichtetheit als Ausdruck einer Inflation durch das Unbewusste auf. Jetzt stellt der Pianist mit seinem mächtig wirkenden Klavier in der linken, unteren Ecke ein massives Hindernis gegen diese Linksgerichtetheit dar. Dies lässt sich als Ausdruck der Übertragung interpretieren. Wolfgang identifiziert sich mit dem am Klavier sitzenden Pianisten, der den Therapeuten mit seinem Instrumentarium (Gestaltungstherapie mit Musik als Thema) repräsentiert, und der die Gefahr des Abgleitens in das Unbewusste verhindert. Musik bzw. das Spielen eines Instrumentes symbolisieren die Fähigkeit, Emotionen subtil und vergeistigt auszudrücken.

Dies bestätigt im Bild auch die aufsteigende Linie, die man von links unten vom Klavierspieler zur Notenschrift rechts oben ziehen kann, in den Bereich also, der in der Raumsymbolik für Bewusstheit und Geist steht. Die Notenschrift verkörpert die bewusste Darstellung musikalischer Ausdrucksformen und wird hier zum Symbol für Wolfgangs Fähigkeit, bewusster mit Emotionen umzugehen. Die Buntheit in der Gestaltung der Notenschrift unterstreicht die Differenziertheit seiner mit Mozarts Musik sich verbindenden Gefühlswelt.

In der Farbensymbolik entfaltet sich zudem eine interessante Polarität zwischen den Farben Rot und Schwarz, welche in den mit Rot und Schwarz durchmischten, schraffierten Flächen gemildert wird. Die Skala der Farbe Rot „reicht in ihrer emotionalen Ausdrucksfähigkeit von Aggression, Zerstörung und Tod bis zu Liebe, Hingabe und Opfer, was sich durchaus auch in den Tönen, die verwendet werden, ausdrückt. Es lässt sich ein Rot der Hingabe von einem Rot der Gewalt oder einem Rot des Todes unterscheiden" (Riedel 1983, S. 32). Das Violett (mit Tendenz zum Blau) von Klavier und dem Klavierhocker, andeutungsweise auch in der schwarzen Fläche rechts unten, bringt „den Gegensatz zwischen Rot als Ausdruck impulsiven Eroberns und Blau als Ausdruck zärtlicher Hingabe zu verschmelzen […] und Identifikation, Einfühlung, ja Eins-Fühlung im Sinne einer participation mystique" zur Darstellung. (ebd. S. 135) Das Violett überbrückt damit die der Farbe Rot inhärente Spannung wie auch die polare Spannung von Rot und Schwarz. Das Erleben der Musik in der Gruppe und deren gestalterische Umsetzung helfen Wolfgang, bedrohliche Gegensätze und die Gefahr der Spaltung zu überwinden. Man muss hier unwillkürlich an Mozarts Zauberflöte denken: „Wir wandeln durch der Töne Macht, froh durch des Todes düstere Nacht." (zitiert nach Neumann, 1975, S. 141).

Das „Wir" bezieht sich gleichermaßen auf die therapeutische Beziehung zum Therapeuten wie auf die Gruppe als Ganzheit. Hier hat Wolfgang die participation mystique auf der Ebene der Kollektivpsyche (siehe Kapitel VIII) nicht im Sinne einer psychotischen Entgrenzung erlebt. Dies wird durch seinen Einfall unterstrichen, dass er, der bisher noch nie einen Konzertsaal betreten hat, gerne einmal ein Konzert besuchen möchte und deshalb so viele Zuhörer gemalt habe. Die Musik beinhaltet so für ihn die Möglichkeit, soziale Begegnungen weniger angstvoll zu erleben, ja sogar zu genießen. Im Gruppenverhalten hat sich dementsprechend seine zurückgezogene Haltung gelockert, und er verhält sich auch mir gegenüber weniger reserviert und misstrauisch. In der Nachbesprechung entwickelt sich ein reger Dialog über Todesaspekt und Todesahnung in Mozarts Musik. Angestoßen wird dies von Edith, die ein Bild mit der Aufschrift „Tod und Leben" malte. In den vorhergehenden Gruppen verweigerte sie aus Protest gegen die Psychiatrie jegliche Gestaltung. Als Gegensatz zur Betonung des Todesaspektes hebt Jutta die vitale Energie in Mozarts Musik hervor, gesteht aber zu, dass sie damit Schwierigkeiten hat. Sie vermittelt den Eindruck, die starken gefühlsmäßigen Kontraste der Musik Mozarts abwehren zu müssen. Paradoxerweise kann sie als einzige nicht-psychotisch Kranke in der Gruppe den dunklen Aspekt der Musik am wenigsten aushalten. Diese Nachbesprechung war für mich die intensivste überhaupt. Verblüffend fand ich, wie tiefsinnig und vielschichtig sich die Teilnehmer zu ihrem Erleben der Musik und zu ihren Bildern äußern konnten. Dies bestätigte mir das Gefühl, dass meine mit Mozarts Musik verbundene Intention gut abgekommen war.

b. Beispiel: Gruppe mit dem Märchen-Thema „Das Mädchen ohne Hände"

Neben Musik können auch Märchen aufgrund ihrer Symbolsprache Gegenübertragung und Gegenidentifikation der Gruppe gegenüber zum Ausdruck bringen und damit Gruppenprozesse im Sinne Rosens (1953) „direkt" deuten, indem das Märchen die beim Therapeuten ausgelösten Emotionen verkörpert und durch seine symbolische Handlung erlebbar macht. In dem Grimm'schen Märchen „Das Mädchen ohne Hände" sah ich als archetypisches Muster den Ablösungsprozess aus einer unerträglichen familiären Konfliktsituation. Die Idee zu diesem Märchen kam mir nach der Rückkehr aus dem Urlaub, während ich die vorhergehenden Gruppen mit der Gestaltungstherapeutin besprach. In der zuletzt stattgefundenen Gruppe wurden Tiergestalten aus Ton geformt, was einigen Patienten ihre Rolle als schwarzes Schaf in der Familie bewusst machte. Hier setzte eine Gegenidentifikation bei mir ein. Meine Absicht war es, der Gruppe symbolisch eine Möglichkeit aufzeigen, wie aus familiären Konflikten Ablösungs- und Individuationsprozesse hervorgehen und aussichtslos erscheinende Verstrickungen überwunden werden können.

Der detaillierte Inhalt und die verschiedenen Interpretationsmöglichkeiten des Märchens müssen der entsprechenden Literatur entnommen werden (siehe dazu Dieckmann 1978, S. 144 ff. und von Franz 1977). Für mich war die Kraft und Zuversicht beeindruckend, mit der die Protagonistin des Märchens, das Mädchen ohne Hände, ihre Schwierigkeiten meisterte, nachdem sie zweimal im Märchen jeweils ihre Familie verlassen musste. Zuerst war es die Ursprungsfamilie, weil der Vater sie an den Teufel verkauft hatte. Da sie sich aber rein wusch, konnte ihr der Teufel nichts anhaben, und der Vater musste ihr deshalb die Hände abhacken. Danach verließ sie ihre Familie und kam mit Hilfe eines Engels in einen königlichen Garten. Dort wurde sie vom König entdeckt, der Gefallen an ihr fand, ihr silberne Hände anfertigen ließ und sie heiratete. Als der König in den Krieg ziehen musste, gebar sie ihm einen Sohn. Der Teufel vertauschte nun die jeweils zwischen dem König und dessen Mutter gewechselten Briefe, so dass die Königin bezichtigt wurde, einen Wechselbalg geboren zu haben. Der König gab deshalb seiner Mutter den Befehl, Königin und Kind zu töten. Die Königsmutter verhalf diesen aber zur Flucht, da sie Mitleid mit ihnen hatte. Erneut musste die Königin zusammen mit ihrem neugeborenen Sohn, denn sie Schmerzenreich nannte, die Familie verlassen und lebte mit ihm sieben Jahre in einem großen wilden Wald in Gesellschaft eines Engels. Durch ihre spirituelle Kraft wuchsen ihr in diesen Jahren der Abgeschiedenheit die abgehackten Hände wieder nach. Nachdem der König aus dem Krieg zurückgekehrt war, klärte er die Missverständnisse auf und machte sich auf die Suche nach seiner Frau. Erst nach sieben Jahren fand er sie wieder.

Die Kraft dieser jungen Frau im Märchen, mit der sie ihre Schicksalsschläge meisterte, wollte ich, ähnlich wie in der vorherigen Musikgruppe, in der Gruppe spürbar werden lassen, um damit gerade den jüngeren Patienten eine symbolische Orientierungshilfe in ihren oft schwerwiegenden familiären Konflikten zu geben. Den Gedanken, die Zuversicht auch in extrem schwierigen Situationen nicht zu verlieren, ließ ich deshalb bei der Vorstellung des Märchens als Thema mit einfließen und unterstrich die Wichtigkeit eigener Entscheidungen und Aktivitäten als Voraussetzung für Veränderungen. Ich war gespannt, wie meine im Märchen zum Ausdruck gebrachte Gegenübertragung und Gegenidentifikation in den Bildern aufgegriffen wurde, und wie sich meine vierwöchige Abwesenheit nach der letzten Gruppe mit der Musik Mozarts auf das Übertragungsgeschehen ausgewirkt haben könnte.

Ein eindruckvolles, alle gleichermaßen faszinierendes Bild gestaltete Wolfgang (Bild 54). Links malt er den erwachsenen Schmerzenreich, der einen der vertauschten Briefe liest. Dazu korrespondiert auf der rechten Seite die ebenfalls einen Brief lesende Königin, vor der Schmerzenreich als Kind sitzt. Im mittleren Bildbereich befindet sich der dämonisch wirkende, nach links blickende König mit dem Teufel im Rücken. Dessen bizarre, durch die Drehbewegung in seiner Gestalt sich fast auflösende Darstellung erntet viel Lob von Seiten der Mitpatienten. Wolfgang führt in seinem Bild die Handlung des Märchens imaginativ weiter und stellt Schmerzenreich als Erwachsenen dar, der einen der gefälschten Briefe liest, die im Märchen zu dem tragischen Missverständnis und zur Trennung seiner Eltern führen. Damit übernimmt Wolfgang meine Gegenidentifikation: Er führt die Autonomiebestrebungen des Märchens fort und lässt Schmerzenreich einen Standpunkt außerhalb des Familiensystems und der an ihn delegierten elterlichen Konflikte einnehmen, indem er als Erwachsener rückblickend die Beziehung seiner Eltern aufarbeitet. Schmerzenreichs emotionale Hingabe an diese imaginierte Auseinandersetzung mit der Familiengeschichte erfährt in seiner knienden Haltung, in der er den Brief liest, eine ausdrucksstarke Umsetzung.

Wolfgangs symbolische Auseinandersetzung mit den dämonischen Einflüssen in der Beziehung des Königspaares wird auch darin erkennbar, dass er den Teufel zwischen Königin und König platziert. Wenn man die Trennlinie im Bild wegdenkt, blickt Schmerzenreich direkt auf den dämonisch dargestellten König. Hier bekommt auf der personalen Ebene das Teuflisch-Dämonische im König deutliche Konturen, während der Teufel als archetypische Figur sich im Bild dem figurativen Zugriff entzieht, was von

Wolfgang aber sehr kreativ gelöst wurde. Biographisch musste bei ihm das negative Vaterbild dominieren, wie es der Teufel zunächst symbolisiert, da Wolfgangs Vater relativ früh verstarb und er sich aus seiner Abhängigkeit von der Mutter nicht befreien konnte. In Bild 48 und 49 weiter oben hatte er diese Thematik bereits aufgegriffen. Ein negatives Vaterbild kann auch durch eine überstarke Idealisierung eines toten oder abwesenden Vaters abgewehrt werden, wie dies bei Schmerzenreich im Märchen der Fall ist, der glaubt, dass Gott im Himmel sein Vater ist und nicht der König.

Wolfgangs ambivalentes Vaterbild erfuhr durch meine vierwöchige Abwesenheit auch auf der Übertragungsebene eine Aktualisierung. Dies zeigt sein Bild 52 aus der dem Mozartthema folgenden Gruppensitzung. Er malt zu dem Thema: „Ein Ort, an dem ich mich wohl fühle", eine Gebirgslandschaft. Links fließt ein reißender Gebirgsbach in die Tiefe, dem sich in Form eines Felsblocks nur ein schwaches Hindernis entgegenstellt. Immerhin wird er durch ein relativ stabil wirkendes Flussbett eingegrenzt. Auf der rechten Seite des Bildes befindet sich eine Bank, die zur Rast einlädt. Wolfgang sieht sich in dieser Landschaft wandern und imaginiert bei der Bank eine Hütte, die Schutz vor einem Unwetter bietet. In diesem Bild manifestiert sich erneut eine Linksgerichtetheit durch den sturzflutartig nach links unten abfließenden Gebirgsbach. Es fehlt ein Gegengewicht dazu, ein Gefäß zum Auffangen dieser Kraft, wie es in Bild 51 das Klavier mit dem Pianisten repräsentiert, welches als Ausdruck der Identifikation mit dem Gruppenleiter ein Abgleiten in das Unbewusste verhindert. Ob man in dieser ausgesetzten Gebirgslandschaft in der Hütte und in der Bank ganz in der Nähe dieses Flusses wirklich ein Stück Geborgenheit finden kann, erscheint eher ungewiss. In meiner Abwesenheit ist Wolfgang dem Sog aus dem Unbewussten wieder deutlich mehr ausgeliefert.

Bereits das nächste, während meiner Abwesenheit entstandene Bild zeigt aber deutliche Ansätze zur Überwindung der Spaltungstendenzen und eine Wiedererstarkung des Ich. Wolfgang malt zu ruhiger, meditativer Musik einen Bongospieler in einer „Verrenkung" (Bild 53), die er trotz dieser Kritik seitens der Gruppe als zu seinem Malstil gehörig betrachtet. Man kann darin den Versuch sehen, zwei gegensätzlich gerichtete Bewegungen in einer Figur zusammenzubringen. Das Jo-Jo wird mit einer nach links ausgerichteten

Bewegung gespielt, gleichzeitig aber auch in einer nach rechts gerichteten Bewegung das Bongo. Hier zeigen sich weniger Ambivalenz oder Ambitendenz, sondern Ansätze einer echten Synthese dieser Gegensätze, welche der zwei Instrumente gleichzeitig spielende Musiker symbolisiert, was ja für einen versierten Perkussionisten keinerlei Problem darstellt. Hier kann Wolfgang über die Musik wieder an die Mozartgruppe anknüpfen. Dies zeigt auch die ausgiebige Verwendung der Farbe Blau in verschiedenen Schattierungen, die eine Verbindung zum blauvioletten Klavier in Bild 51 herstellt. Auch das bunte Farbenspektrum des Bongos und der Kleidung erinnert an den farbigen Notenschlüssel aus diesem Bild. Für die Übertragung bedeutet dies, dass Wolfgang wieder mehr Zugang zu den kreativen Schichten seines Unbewussten herstellen, mehr aus sich selbst schöpfen und so die durch mein Fehlen entstandene Lücke kreativ-gestalterisch besser ausfüllen kann. Einen weiteren Hinweis für eine solche Stabilisierung des Ich beinhaltet die eingegrenzte schraffierte Fläche, die den Hintergrund des Bildes darstellt. Diese entspricht symbolisch dem Temenos, dem eingegrenzten, vor negativen äußeren Einflüssen geschützten heiligen Ort, wo rituelle Handlungen stattfinden, und der nach Neumann mit der Gefäßsymbolik des Mutterarchetypus verbunden ist. Wolfgangs Ich-Stärkung setzt sich auch im Gruppenverhalten um, indem er sich anderen gegenüber abgrenzt, sich nicht verunsichern lässt und zu seinem Malstil stehen kann.

Das Bild 54 zur Märchengruppe „Das Mädchen ohne Hände“ setzt diese Kontinuität fort. Wolfgang kann sich auf symbolischer Ebene das negative Vaterbild bewusstmachen und den Schattenaspekt des Königs im Märchen gestalterisch eindrucksvoll integrieren. Ein jetzt erwachsener Schmerzenreich setzt sich aus einem Abstand heraus mit den dämonischen Einflüssen des Vaters auseinander. Nach vierwöchiger Abwesenheit scheint meine erneute Präsenz bei Wolfgang einen tiefgreifenden Integrations- und Wandlungsprozess ans Licht zu bringen. Dafür lassen sich in diesem Bild noch weitere symbolische Hinweise finden. Es ist dies die Dialektik zwischen Drei und Vier, deren integrative Bedeutung ich weiter oben schon angeführt habe. Horizontal ist das Bild durch die Längsstriche in drei Bereiche unterteilt, in denen vier Figuren dargestellt sind, Königin und König, Schmerzenreich und der Teufel, wobei letzterer als Figur konturlos bleibt, als dämonische Kraft aber zwischen dem König und Königin steht. Hier manifestiert sich das Motiv der Drei plus Eins, wo die Drei zur Vier bzw. Ganzheit ergänzt wird. Die Königin bildet rechts auf dem Bild mit dem Kind eine gewisse Einheit und ist der dämonischen Kraft des Teufels durch eine Art Türöffnung relativ schutzlos preisgegeben.

Aus vier Teilen besteht auch das Fenster mit der Aussicht auf die Berge, wo man rechts oben eine Landschaft mit zwei Bergen und Kreuzen, und darunter einen grünen Hügel mit einer Gruppe von Menschen erkennen kann. Das Kreuz ist der polare Gegensatz zum Teufel und das bekannteste Mittel zur Abwehr dämonischer Einflüsse. Im Märchen übernimmt der von Gott gesandte Engel eine solche „exorzistische" Funktion. Das Kreuz kann aber auch ein Symbol für das Opfern von Idealisierungen sein, die der erwachsene Schmerzenreich vollziehen müsste, um das polare Gegensatzpaar bzw. die Spaltung zwischen einem idealisierten und dämonischen Vaterbild zu überwinden.

Erstaunlich ist auch die tricksterhafte Darstellung des Teufels (zum Trickster siehe Kapitel VI.), der als Gestalt bzw. Figur nicht zu fassen ist. Zudem befindet er sich unter einem Leuchter, als wenn Licht auf diese Schattengestalt fallen müsste. Er könnte eine Kraft sein, die frei nach Goethe stets das Böse will, aber das Gute schafft. Nach Jung steht ja die Figur des Teufels dem Mercurius nahe: „Er ist der Teufel, ein wegweisender Heiland, ein ‚evasiver ‚trickster' und die Gottheit, wie sie sich in der mütterlichen Natur abbildet" (Jung GW 13, S. 254). Wolfgang gelingt hier auch gestalterisch eine bemerkenswerte Darstellung dieser energetisch hoch aufgeladenen, aber im wahrsten Sinne des Wortes nicht greifbaren Figur, die in ihrer Dynamik ein enormes Wandlungspotenzial in sich birgt.

Auch Ruth greift meine im Märchenthema zum Ausdruck gebrachte Gegenidentifikation auf und setzt sich mit dem Leid des Mädchens ohne Hände und dessen Überwindung auseinander (Bild 29). Sie malt die Schlussszene des Märchens, in der Schmerzenreich mit Hilfe des Engels auf seinen Vater trifft. Unbewusst modifiziert Ruth den Inhalt des Märchens, indem Schmerzenreich dem schlafenden Vater das Tuch vom Gesicht nimmt, welches in der Märchenhandlung aber zufällig auf den Boden fällt. Ruth weist hier Schmerzenreich beim (Wieder-)Erkennen des Vaters eine aktive Rolle zu, indem er sein Schicksal selbst in die Hände nimmt. Sie ist über den guten Ausgang des Märchens erleichtert und freut sich, dass das Leiden der beiden endlich ein Ende genommen hat. Hier zeigt sie Vertrauen in das zukünftige Glück des Königspaares, während sie in der Schneewittchengruppe sechs Wochen zuvor von Zweifeln überwältigt wurde, ob Schneewittchen und der Prinz wirklich glücklich bleiben werden.

Wie sehr ihr das Märchen „Das Mädchen ohne Hände" mit seinen Trennungs- und Verlustsituationen unter die Haut geht, wird bildnerisch in der Bemühung deutlich, die Hände von Königin und Königsohn sehr genau zu malen. Hier deutet sich das Erreichen der depressiven Position an, dass Verluste überwunden und, metaphorisch gesprochen, abgehackte Hände wieder nachwachsen können. Ähnlich wie Wolfgang identifiziert sich Ruth mit Schmerzenreich, an den die depressiven Aspekte in der Beziehung des königlichen Paars delegiert wurden. Schließlich ging die Konfusion der vertauschten und gefälschten Briefe aus einer Trennungssituation hervor, da der König in den Krieg ziehen musste. Zum depressiven Aspekt passt das graue Gewand von Schmerzenreich, dessen Gesichtszüge aber durch die roten Lippen recht belebt wirken.

Auffallend ist das intensive Rot-Lila von Königin und König. Lila unterstreicht hier die emotionale Vergeistigung in dieser Beziehung, die man einem Paar zusprechen kann, das nach sieben Jahren Trennung wieder zusammenkommt, während das Rot die emotionale Vitalität dieser Begegnung hervorhebt. Die vier Blumen in der grünen Vase betonen den Ganzheitsaspekt und die Wachstumsmöglichkeiten dieser Beziehung. Die grüne Vase als Gefäß dafür korrespondiert mit dem Gefäßcharakter der Gruppe (siehe dazu die nächsten beiden Kapitel). Die auf einem Schränkchen am Bett stehenden Blumen in der Vase erinnern natürlich auch an die Krankenhausatmosphäre. Ruth genas ja wirklich aus einer krankmachenden Gefühlsfixierung, indem sie sich nach dem Verlust ihrer Liebesbeziehung immer mehr in eine psychotische Innenwelt zurückzog. Auf diesem Hintergrund bekommt Ruths Auswahl dieser Szene eine besondere Bedeutung, wenn sich das Paar mit Hilfe des Engels nach sieben Jahren Trennung wieder trifft und Schmerzenreich seinen Vater zuerst nicht wieder erkennt, da er Gott im Himmel für seinen Vater hält.

Die mit dieser Märchenszene einhergehenden Emotionen wie Trennung, Verzicht, Hoffnung usw. sind für Ruth besonders konfliktbeladen. Bildnerisch zeigt sich dies darin, dass die Konturen des mit einem blauen Tuch zugedeckten Gesichts des Königs sich merkwürdigerweise viereckig abheben. Darin könnte man eine Geometrisierungstendenz und damit ein gewisses Merkmal schizophrener Malerei sehen, welches sich aber nur auf das Identität repräsentierende Gesicht bezieht. Hier entfaltet sich Ruths Konflikt mit dem Männlichen auf dem Hintergrund der zur Psychose führenden aktuellen Konfliktsituation, d. h. die Enttäuschung durch die Liebesbeziehung, wie auch in der Übertragung. Denn in dieser inszeniert sich aufgrund meiner vierwöchigen Abwesenheit gleichermaßen das idealisierte Vaterbild wie auch Verlustängste, und damit das negative Vaterbild.

Ruth kann zwar entsprechend der oben aufgeführten Einteilung eine stabile Identifikation mit dem Märchen herstellen, wirkt aber auf der bildnerisch-gestalterischen Ebene noch etwas hilflos, wenn sie über das Märchen mit ihrer Krankheit und den Umständen ihrer Auslösung konfrontiert wird. Dies verdeutlicht auch die Tür im Bild, die wie zugemauert wirkt und jegliches Ausweichen unmöglich macht. Doch darin kann auch die unbewusste Einsicht verborgen sein, dass es sich lohnt, Probleme wie im Märchen bis zum (guten) Ende auszuhalten und durchzustehen. Hier nimmt sie unbewusst meine Gegenidentifikation auf, vor allem aber in der aktiven Rolle, die sie Schmerzenreich beim Wiedererkennen des Vaters zuweist, und die in Kontrast zu ihrer Hilflosigkeit steht.

Auch in der Übertragung hat Ruth mir gegenüber eine idealisierende Vateridentifikation aufgebaut, indem sie nach dieser Gruppe mir gegenüber Gefühle entwickelte, so dass auf der Station schon die Befürchtung geäußert wurde, sie könne sich in mich verlieben und dadurch die Psychose wieder aktiviert werden. Doch diese Angst war unbegründet, denn der weitere Verlauf zeigt, dass sie imstande ist, die Balance zu halten zwischen einer Idealisierung und einer zu psychotischem Rückzug führenden Enttäuschung.

Übertragungsaspekte waren in dieser Gruppe auch bei Rainer zu erkennen, der in meiner Abwesenheit schon zweimal an der Gestaltungstherapie teilgenommen hatte. Dieser Patient Mitte zwanzig machte gerade eine akute paranoid-halluzinatorische Psychose durch, welche von starken Zwangshandlungen überlagert war. In dieser Gruppe hat er große Schwierigkeiten, sich für eine Szene zu entscheiden und kann sein Bild 38 nicht vollenden. Diese Probleme waren in den beiden Gruppe vorher bei der Gestaltungstherapeutin nicht aufgetreten. Wahrscheinlich hat die erstmalige Konfrontation mit mir als männlichen Therapeut, vielleicht auch meine Autorität als Arzt, seine zwanghafte Hemmung zusätzlich verstärkt. Auch hier wird der weitere Verlauf die Auseinandersetzung mit dieser Problematik vertiefen.

Jutta (Bild 17) nahm zum letzten Mal an der Gestaltungstherapie teil. In ihren Kommentaren zum Bild äußert sie bewegt, wie sehr ihr Gestaltungstherapie und besonders die intensive Beschäftigung mit Märchen geholfen habe, die sozusagen die Funktion des hilfreichen Engels innehatten. Mit Märchen verbinde sie deshalb einen religiösen Aspekt. Mit ihrem Bild und dem Engel als Gegenpol zum Teufel identifizieren sich alle Gruppenteilnehmer sehr stark und partizipieren so an der spirituellen Kraft des Märchens. Jutta hatte in dieser Gruppensitzung eine wichtige Verstärkerfunktion inne, da die Betonung ihrer Genesung aus schwerer Depression zu meiner mit dem Märchen verbundenen Gegenidentifikation korrespondiert. Bei ihren Ausführungen zur heilenden Kraft der Gestaltungstherapiegruppe kommt mir der Gedanke, beim nächsten Mal die an die Gruppe gerichteten Erwartungen und Vorstellungen zum Thema zu machen. Diesen Vorschlag teile ich der Gruppe am Ende auch mit.

3. Erich Neumanns Darstellung des Archetyps der Großen Mutter und seine Bedeutung für die Gruppenpsychotherapie

Im 1985 herausgegebenen Sammelband „Methoden und Theorien der Gruppenpsychotherapie“ unterstreicht der Herausgeber P. Kutter (1985) die Bedeutung der Analytischen Psychologie „für die Arbeit in Gruppen […] besonders wegen ihres Konzeptes des ‚kollektiven Unbewussten‘.“ (ebd. S. 172) Weiter oben wurde schon auf Battegay und Foulkes hingewiesen, welche dem kollektiven Unbewussten und dem Archetyp der Großen Mutter einen wichtigen Stellenwert für die analytische Gruppentherapie beimessen. Battegay (1979) widmet den archetypischen Mutterbildern bzw. -symbolen sogar ein eigenes Buchkapitel. Auch W. Schindler, ein weiterer

Protagonist der analytischen Gruppentherapie, stellt fest, „dass die Gruppe als Ganzes sehr leicht wie eine Mutter erlebt wird. […] Alle Erfahrungen, die mit der Mutter zusammen gemacht wurden, werden somit in der Gruppe wieder erlebt." Schindlers „Auffassung von der Gruppe als Mutter deckt sich zum Teil mit der Erich Neumanns (1956) in dessen Buch ‚Die Große Mutter'. Hier werden auch die negativen Seiten der Mutter, die häufig erschreckend und verschlingend erscheinen kann, deutlich herausgearbeitet. Die Gruppentherapie kann die Angst vor derartigen bedrohenden Müttern dadurch mindern, dass sie neue Erfahrungen ermöglicht." (Schindler in: Kutter 1985, S. 50/51) Schindler wie Kutter sehen auch Gemeinsamkeiten zwischen Foulkes' Konzeption einer Gruppenmatrix und Jungs bzw. Neumanns Auffassungen von der Großen Mutter und vom kollektiven Unbewussten.

Dieser Sammelband enthält auch ein Plädoyer von Seifert für eine positive Bewertung des Gruppenphänomens von Seiten der Analytischen Psychologie. Im Gruppenprozess lassen sich archetypische Phänomene nachweisen, „das Gruppenphänomen als solches könnte […] als archetypisch bezeichnet werden. […] Die Gruppe vermittelt das Erlebnis eines tragenden Grundes, eines Nährbodens, aus dem man leben kann. Das provoziert alle uralten Sehnsüchte nach Geborgenheit und mütterlichen Schutz. […] Aber gerade […] die Bewusstwerdung dieser Sehnsüchte nach einem verlorenen Paradies gehören m. E. zu den wesentlichen Einsichtsmöglichkeiten, die in der Gruppentherapie vermittelt werden können." (Seifert in: Kutter 1985, S. 188/189). Auch Seifert sieht in Foulkes' Begriff der Matrix „eine andere sprachliche Formulierung dessen […], was wir mit Mutter-Archetypus meinen. Bions (1971, S. 111) Beobachtung der ‚basic assumptions' knüpft ebenfalls an unsere Vorstellung vom Archetypus an." (ebd.)

Der freudianisch orientierte Sozialwissenschaftler Philipp Slater hat 1966 eine umfangreiche Studie zur Gruppendynamik herausgegeben, wo er von Bion ausgeht, dass sich das Bild von der Gruppe „allzu stark sehr primitiven Phantasien über den Inhalt des Mutterleibs" (Slater 1978, S. 217) annähert. Mythologische Parallelen dazu findet er in Neumanns Studie über „Die Große Mutter." Zudem bezieht er die Ich-Entwicklung in der Gruppe auf die mythologischen Stadien in der „Ursprungsgeschichte des Bewusstseins“ (Neumann 2004) und auf Neumanns Konzeptualisierung der phylogeneitschen Kollektiventwicklung. Ausgehend davon wird im abschließenden Kapitel dieses Buches der Versuch unternommen, eine Theorie der Gestaltungstherapiegruppe aus der Sicht der Analytischen Psychologie zu formulieren, in der das Bild die Funktion eines Gruppentotems einnimmt.

Trotz dieser häufigen Referenzen auf jungianische Konzepte, besonders auf den Mutterarchetypus, lassen sich dazu keine systematischen Anwendungen in der Literatur finden. Selbst jungianisch orientierte Autoren wie Seifert 1985, Kleespieß 1995 und Roser 1999 bleiben in ihrer theoretischen Bezugnahme auf Neumann an der Oberfläche, bringen in ihren Falldarstellungen nur wenig Materialien und gehen auf symbolische Bilder nur peripher ein. Die Gestaltungstherapiegruppe bietet ein reiches Anschauungsmaterial von bildhaft-symbolischen Manifestationen des Mutterarchetypus in der Gruppe, wie diese aus dem Gruppenprozess und dessen individuellem Erleben auf einer tief unbewussten, zunächst nonverbalen Ebene emergieren, oft noch ergänzt durch sprachliche Kommentare. Dabei erfahren die von den Protagonisten der analytischen Gruppentherapie wie Battegay, Foulkes, Kutter oder Schindler gemachten Befunde von der Bedeutung archetypischer Mutterbilder eine anschauliche Bestätigung.

Im Folgenden möchte ich näher in Neumanns Systematik der Großen Mutter einführen, weil sie für die Bildinterpretation gerade von psychotisch Kranken in der Gruppe eine grundlegende Orientierung ermöglicht. Damit können das Erleben der Gruppe als tragender Grund, die Übertragungen auf die Gruppe als Gesamtheit und die individuellen Transformationsprozesse, wie sie sich in den Bildern manifestieren, genauer bestimmt werden, indem sie den verschiedenen Symbolbezirken des Weiblichen zugeordnet werden.

Von zentraler Bedeutung ist hier die Gefäßsymbolik, in der sich besonders die Übertragungen auf die Gruppe als Ganzheit manifestieren. Individuelle klinische Verläufe zeigen zudem, wie die Restitution des Ich in der (abklingenden) Psychose symbolisch mit einer Verschiebung in der Konstellation des Mutterarchetypus vom negativen Elementarcharakter zum positiven Wandlungscharakter hin korrespondiert. Neumann unterscheidet „zwei Charaktere des Weiblichen, deren Ineinander-, Miteinander- und

Gegeneinanderspielen zum Wesen des Weiblichen überhaupt gehört, nämlich den weiblichen Elementar- und den weiblichen Wandlungscharakter.“ (Neumann 1974, S. 39)

In diesen beiden fundamentalen Kategorien der Neumannschen Anschauung vom Mutterarchetypus verdichten sich „die Eigenerfahrung des Weiblichen an sich selbst wie auch die Erfahrung des Männlichen am Weiblichen.“ (ebd. S. 39)

„Als Elementarcharakter bezeichnen wir den Aspekt des Weiblichen, in dem es als das ‚Große Runde‘, als großes Enthaltendes, die Tendenz hat, das aus ihm Entstehende festzuhalten und wie eine ewige Substanz zu umfassen.“ (ebd. S. 40) Dem Elementarcharakter entspricht ein noch unentwickeltes Ich bzw. Bewusstsein und eine Dominanz des Unbewussten. Er verkörpert die ursprüngliche Situation der Psyche, die Neumann als matriarchal bezeichnet, in der „das Ich, das ein Einzelkomplex der Psyche ist, [...] noch zu keiner Eigenständigkeit kommen kann; immer wieder sinkt es, der psychischen Gravitation folgend, ins Unbewusste zurück oder kreist als Trabant um das Zentrum, das als Archetyp des Großen Weiblichen erscheint.“ (ebd. S. 42)

Unter psychischer Gravitation versteht Neumann die „Tendenz des Ich, in den ursprünglichen unbewussten Zustand zurückzukehren. Diese Tendenz ist umgekehrt proportional zu der Stärke des Ich und des Bewusstseins“ (ebd.). „Dieses psychische Geschehen [...] erscheint zum Beispiel in der bekannten Symbolik des ‚Verschlungenwerdens‘ des Lichtes, der Sonne, des Mondes oder des Helden durch die Finsternis, die als Nacht, Abgrund, Hölle, Ungeheuer usw. auftritt.“ (ebd. S. 41) Die energetische Ladung des verschlingenden Mutterbildes ist so stark, dass ihr der Ich-Komplex nicht gewachsen ist. Dabei ist „das Bewusstsein mit der Figur des männlichen Helden, das verschlingende Unbewusste mit der des weiblichen Ungeheuers identisch.“ (ebd. S. 42)

Dem Elementarcharakter entspricht die Ursprungssituation des Enthaltens, wie sie sich in der participation mystique zwischen Mutter und Kind realisiert, in der das Große Runde jeglichen Wandel in sich einschließt. „Außerdem äußert er sich positiv im Schutzgeben, Nähren und Wärmen, negativ im Verstoßen und Entbehrenmachen. Der Elementarcharakter [...]

ist die Grundlage für die konservative stetige und gleich bleibende Seite des Weiblichen, die im Mütterlichen überwiegt." (ebd. S. 40)

„Beim Wandlungscharakter ist das dynamische Element der Psyche betont, das im Gegensatz zur konservativen Tendenz des Elementarcharakters das Bestehende zur Belebung, zur Veränderung und eben zur Wandlung bringt. In der psychischen Entwicklung steht der Wandlungscharakter der Psyche zunächst unter der ‚Vorherrschaft' des Elementarcharakters und tritt erst allmählich in seiner Eigenprägung aus dessen Übermacht heraus. Der Wandlungscharakter ist schon in der Grundfunktion des Mütterlich-Weiblichen, beim Aufbau des Kindes ebenso wie beim Gebären, deutlich wirksam. Auch die Funktion des Nährens lässt sich in gleicher Weise dem Elementar- wie dem Wandlungscharakter zusprechen, je nachdem die Tendenz zur Erhaltung des Bestehenden oder die zur Erweiterung oder Veränderung zu betonen ist. Beide Charaktere schließen sich aber von Anfang an nicht aus, sondern durchdringen und verbinden sich in vielfacher Weise miteinander, und nur in seltenen und extremen Konstellationen finden wir den einen Charakter isoliert. Obgleich aber beide meist gleichzeitig vorhanden sind, handelt es sich fast immer um die Dominanz des einen über den anderen." (ebd. S. 43)

Mit der Differenzierung der Persönlichkeit bekommt der Wandlungscharakter eine immer größere Selbständigkeit. Dies ist mit der „Herauslösung der Anima-Figur aus dem Mutterarchetyp" (ebd.) verbunden, die „Anima ist die bevorzugte Trägerin des Wandlungscharakters." (ebd. S. 46) Damit werden Ich und Bewusstsein dem Unbewussten gegenüber stärker, die Ursprungssituation des uroborischen Enthaltenseins im Großen Runden, respektive der Mutter und des Unbewussten, wird überwunden und „auch die Wirkungsweise des Unbewussten in der Psyche nimmt neue und schöpferische Formen an." (ebd. S. 47)

Nach Neumann (siehe Figur 2) lässt sich die Entwicklung und Differenzierung des Ich wie folgt zusammenfassen: „Der Uroboros, das Bild von der sich in den Schwanz beißenden Kreisschlange, ist [...] das Symbol des psychischen Anfangszustandes und der Ursprungssituation, in der das Bewusstsein und das Ich des Menschen noch klein und unentwickelt sind. Als Symbol des Gegensatz enthaltenden Ursprungs ist er das ‚Große Runde',

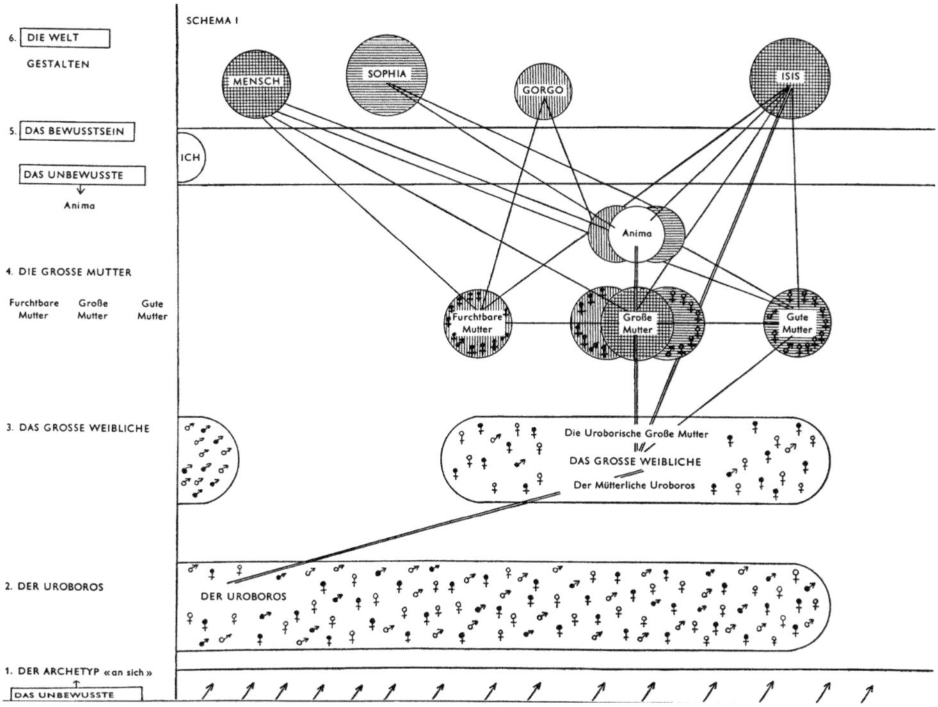

Figur 2: Schema I von Neumann (1974, S. 32)

in dem positive und negative, männliche und weibliche, bewusstseinszugehörige und bewusstseinsfeindliche und unbewusste Elemente miteinander vermischt sind. In diesem Sinne ist der Uroboros auch ein Symbol der Ungeschiedenheit des Chaos, des Unbewussten und der Totalität der Psyche, die vom Ich als Grenzerfahrung erlebt wird." (ebd. S. 33)

Aus dieser uroborischen Ungeschiedenheit und Ganzheit lösen sich die Figuren der Großen Mutter und des Großen Vaters heraus, die Große Mutter ist wiederum dreigestaltig als gute, böse und gut-böse Mutter. Letztere ermöglicht „die Vereinigung positiver und negativer Attribute" (ebd. S. 35), heute würde man vielleicht von einer „good enough mother" (Winnicott) sprechen. Daraus differenzieren sich dann das Ich und das Bewusstsein, wobei der Anima die Vermittlerrolle zur Großen Mutter resp. dem Unbewussten innehat. Diese „Differenzierung von psychischen Strukturen [...] geht dabei Hand in Hand mit einem Dominanzwechsel vom Elementar- zum Wandlungscharakter, dem wiederum eine stärkere Strukturierung der Persönlichkeit als Ich und Bewusstsein entspricht. Während anfangs zur Undifferenziertheit der Persönlichkeit die Undifferenziertheit des Unbewussten als Großes Weibliches (Uroboros) gehört, werden mit der Instanzenbildung und Formung der menschlichen Psyche auch die beiden Charaktere des Großen Weiblichen sichtbar." (ebd. S. 49/50)

Wenn nun in der Restitution des Ich nach der Psychose ein Wiedererstarken des Ich stattfindet, müsste auch in den bildnerischen Gestaltungen von psychotisch Kranken eine Verschiebung in den Manifestationen des Mutterarchetypus zum positiven Wandlungscharakter hin stattfinden. Neumanns ausdifferenzierte Systematik der Konfiguration des Archetyps der Großen Mutter öffnet damit eine erweiterte Perspektive auf die bildnerischen Gestaltungen und ihrem klinischen Kontext.

Im Mittelpunkt der Symbolik des Großen Weiblichen steht das Gefäß. „Die symbolische Grundgleichung Weib = Körper = Gefäß entspricht der vielleicht elementarsten Grunderfahrung der Menschheit vom Weiblichen." (ebd. S. 51) Der Symbolbezirk des Gefäßes umschließt dabei beide Charaktere des Weiblichen. „Natürlich wird besonders der Elementarcharakter des Weiblichen am Gefäßsymbol erfahren. Denn es ist als Großes Rundes das Gefäß als Enthaltendes, Bewahrendes und Festhaltendes. Aber darüber hinaus ist es auch das nährende Gefäß" (ebd. S. 54), welches zur Wandlung führen kann.

Im Bild vom Körper als Gefäß manifestiert sich vor allem die Stoffwechselsymbolik. „Alle grundlegenden Lebensfunktionen, besonders aber natürlich die des ‚Stoffwechsels', spielen sich an dem Gefäß-Körperschema ab, dessen ‚Innen' ein Unbekanntes ist. Seine Eingangs- und Ausgangszonen sind von besonderer Bedeutung, denn so wie die Nahrungs- und Getränkeaufnahme Nach-Innen-Nahmen in dieses unbekannte Gefäß hinein sind, wird in allen schöpferischen Funktionen, die von der Schlackenausscheidung und vom Samen bis zum Atem und zum Wort reichen, aus diesem Gefäß heraus ‚geboren'." (ebd. S. 51)

In der Leiblichkeit des Körpergefäßes wird auch die Instinktwelt des Unbewussten wie Hunger, Durst, Schmerz und Triebe erfahren. „Das Körper-

Innere ist archetypisch mit dem Unbewussten identisch, dem ‚Ort' der psychischen Prozesse, die sich für den Menschen ‚in' ihm und ‚im Dunkeln' abspielen, das – wie die Nacht – ein typisches Symbol des Unbewussten ist. Die Gefäßsymbolik des die Seele in sich enthaltenden Körpers ist auch noch beim modernen Menschen lebendig." (ebd. S. 52)

Dieses Körper-Gefäß wird auch nach Außen projiziert, so „dass das Außen als ein Weltkörpergefäß erlebt wird." (ebd.) Die „symbolische[n] Universalformel der menschlichen Frühzeit [...] lautet: Weib = Körper = Gefäß = Welt." (ebd. S. 55) Diese vom Frühmenschen hergestellte Entsprechung von Welt und Körper mit seinen verschiedenen Regionen wird im magischen Weltbild zum grundlegenden Gesetz. „Das Symbol dieser psychischen Ursprungssituation ist die Kreisschlange, der Uroboros, der als ‚großes Rundes', als Kugel, in seiner noch undifferenzierten Ganzheit auch die große Höhle und das große Gefäß ist, welches als Welt das Dasein des Frühmenschen in sich enthält und so zum Großen Weiblichen wird, in welchem die Gefäßsymbolik und der Elementarcharakter dominieren." (ebd. S. 53)

Im Mittelpunkt von Schema II (folgend) steht der weibliche Körper mit Bauch, Mund, Brust und Herz. Der Schoß als die tiefste Stufe des Bauches führt in das Reich der Unterwelt bzw. ist Symbol für den Eingang in diese, er repräsentiert deshalb nicht nur Leben, sondern auch Tod. In Bildern wie Hölle, Nacht, Schlund, aber auch in der griechischen Vorstellung vom Chaos, welches wörtlich übersetzt gähnender Abgrund oder abgrundtiefe Leere des Raums bedeutet, äußert sich der negative Elementarcharakter. Im Berg und seiner bergenden Höhle bekommt der verschlingende Schoß ein positives Gegenstück, aus dem dann die „Naturform der Kultursymbole" (ebd. S. 57) wie Tempel, Haus, Stadt, Mauer usw. mit ihrer schützenden und abschließenden Funktion hervorgehen.

Die Funktion bzw. Symbolik des Enthaltens verkörpert auch das Ei, welches das archetypische Ursprungssymbol vieler Kosmogonien ist. In der Orphik enthält bzw. vereint das schwarzweiße Weltei die Gegensätze von Tag und Nacht bzw. Himmel und Erde. Enthaltende Funktion hat auch das vegetative Symbol der Frucht. Für Fruchtbarkeit stehen besonders das Schwein oder die Muschel aufgrund ihrer Schoßform. Auch das

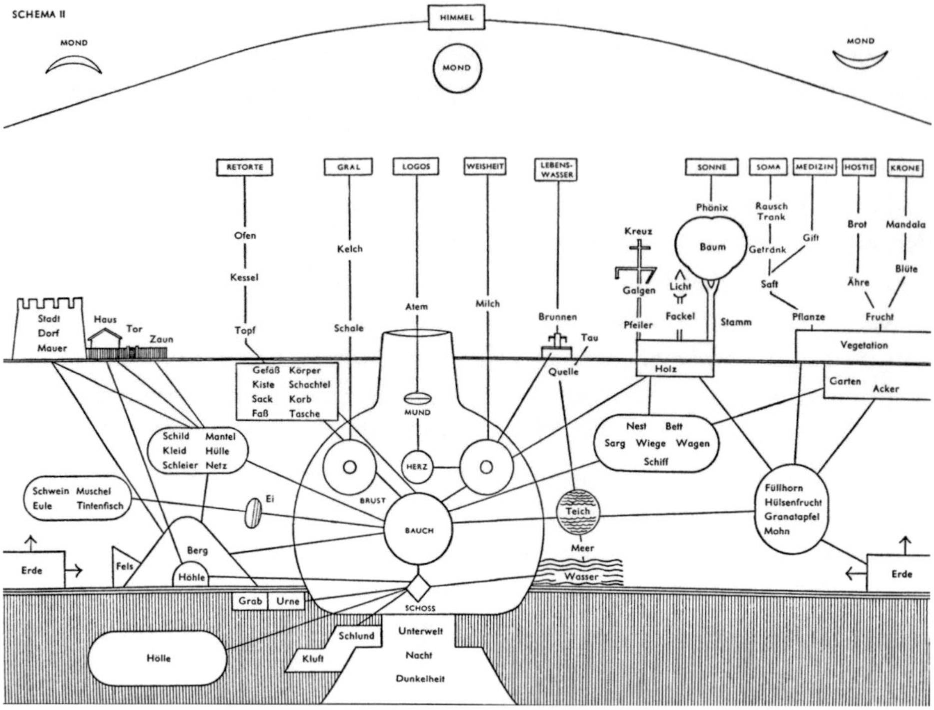

Figur 3: Schema II von Neumann (1974, S. 64)

Zu Figur 3: Dieses Schema macht die vielen Verästelungen der Gefäßsymbolik deutlich, die vom Elementarcharakter in der unteren Hälfte zum überwiegend positiven Wandlungscharakter (Retorte, Gral, Logos, Weisheit, Lebenswasser usw.) nach oben führen. Neumanns ausführliche Kommentierung kann hier nur sehr verkürzt wiedergegeben werden. Dieses Schema der Großen Mutter muss auch in Zusammenhang mit Schema III bei Neumann gelesen werden, welches weiter unten vorgestellt wird, in dem Neumann die dynamische Verflochtenheit von Elementar- und Wandlungscharakter zu erfassen versucht.

Holz, welches den Rohstoff für Nest, Wiege, Bett usw. bildet, ist mit der Funktion des Enthaltens wie des Schutzes verbunden. Zur Schutzfunktion sind auch Kultursymbole wie die Kleidung usw. zu zählen, die sich damit dem Gefäßbereich zuordnen lassen.
Nach oben zum Wandlungscharakter hin mit seiner zunehmend geistigen Symbolik führen verschiedene Wege, wobei Wandlung in der matriarchalen Welt immer die unterste Ebene mit umfasst. „Das matriarchal Geistige verleugnet nicht die Herkunft vom mütterlichen Wurzelboden, dem es entstammt." (ebd. S. 65) Die erste Gruppe führt von Topf über Kessel und Ofen zur Retorte. Zwar überwiegt hier noch „der formale Elementarcharakter des Großen Runden, aber daneben ist das Schöpferische des Uterus und die Möglichkeit der Wandlung in ihm mitbestimmend." (ebd. S. 57)

Zwei Entwicklungslinien des weiblichen Gefäßes führen von der Brust zum Gral bzw. zur Weisheit, in denen sich das Nähren sukzessive zur Geistwandlung verfeinert. Auch das Wasser als „Urschoß des Lebens" (ebd. S. 58) hat enthaltenden wie auch nährenden und wandelnden Charakter. In der Quelle bekommt Wasser eine schöpferische Bewegung und kulminiert im Geistsymbol des Lebenswassers bzw. -elixiers.

Selbst abstrakte Symbole wie Retorte, Gral, Logos, Weisheit und Lebenselixier verlieren nicht ihren Bezug zur Gefäß-Körper-Symbolik des Weiblichen. In den zum Wandlungscharakter aufsteigenden Entwicklungslinien bekommt die schöpferisch-geistige Seite des Menschen einen immer größeren Stellenwert. „Die Wandlungssymbolik wird überall da sakral, wo über den reinen Naturwandlungsprozess hinaus ein Eingriff durch den Menschen erfolgt, der die Natur-Wandlung überhöht." (ebd. S. 68) Das Weibliche umfasst aber in seinem Elementar- und Wandlungscharakter immer das Ganze der Welt. „Diese Ganzheit in ihrer ursprünglichen Einheit ist die Natur, aus der alles Leben entspringt, sich entfaltet und als höchste Wandlungsform die des Geistes annimmt." (ebd. S. 70)

„Das Gebiet der Wandlungssymbolik wird in hohem Maße durch das numinoseste aller Wandlungsmysterien bestimmt, das Wachstum. […] Weil die Erde als schöpferischer Aspekt des ‚Großen Weiblichen' über das Vegetative herrscht, liegt bei ihr das Geheimnis der tieferen und ursprünglicheren Form der ‚Schwangerschaft und Erzeugung', auf der alles Animalische fußt." (ebd. S. 61) Letzteres führt dann zur „Gefahr und Heil bringende[n] Welt der Tiere" (ebd. S. 62). Neumann ordnet diese allerdings dem Symbolbezirk der Großen Mutter als die Herrin der Tiere zu und nicht mehr dem Gefäßcharakter.

Die Wachstumssymbolik manifestiert sich vor allem im Bild der Großen Mutter als die Herrin der Pflanzen mit seiner vegetativen Symbolik. Zentrales Symbol ist hier der Baum, der Schutzcharakter hat, aber auch die Stätte des Todes ist. Der Baum hat auch eine „phallische Natur [...], welche den enthaltenden Gefäßcharakter nicht ausschließt." (ebd. S. 59) Diese männlich-weibliche Doppelsymbolik manifestiert sich nach Neumann z. B. auch im indischen Lingam, das Shiva wie auch Shakti repräsentiert, und im ägyptischen Djed-Pfeiler des Osiris.

Das Männliche spielt im Symbolbezirk des Gefäßes nur eine untergeordnete Rolle. „Das Große Gefäß zeugt in sich seinen eigenen Samen, es ist urzeugerisch, parthogenetisch und braucht das Männliche nur als Eröffner, als Pflüger und als Verbreiter des Samens, welcher der weiblichen Erde entstammt." (ebd. S. 71) Das schöpferische Prinzip des Weiblichen als Große Mutter besteht gerade „in seiner Unabhängigkeit vom persönlichen Mann." (ebd. S. 256)

Neben dieser Darstellung der Gefäßsymbolik versucht Neumann der komplexen Dynamik des Mutterarchetyps in einem weiteren Schema (folgend) gerecht zu werden, welches etwas vereinfachend erklärt wird.

Auch hier ist der Ausgangspunkt das Enthalten, in dem sich zwei senkrecht zueinander stehenden Achsen (M-Achse und A-Achse) treffen, welche den Elementarcharakter M in seinem positiven (M+) wie negativen Pol (M-) und den Wandlungscharakter A ebenfalls in seinem positiven (A+) wie negativem Pol (A-) darstellen. Dieses Achsenkreuz aus Elementar- und Wandlungscharakter legt Neuman auf die vier Funktionskreise des Weiblichen, die sich von Innen nach Außen aus der Ursprungssituation des totalen, uroborischen Enthaltenseins sozusagen konzentrisch entfalten. Der erste Funktionskreis liegt in der Mitte und entspricht ebenfalls dem Elementarcharakter, in dessen Zentrum die Funktion des Enthaltens liegt.

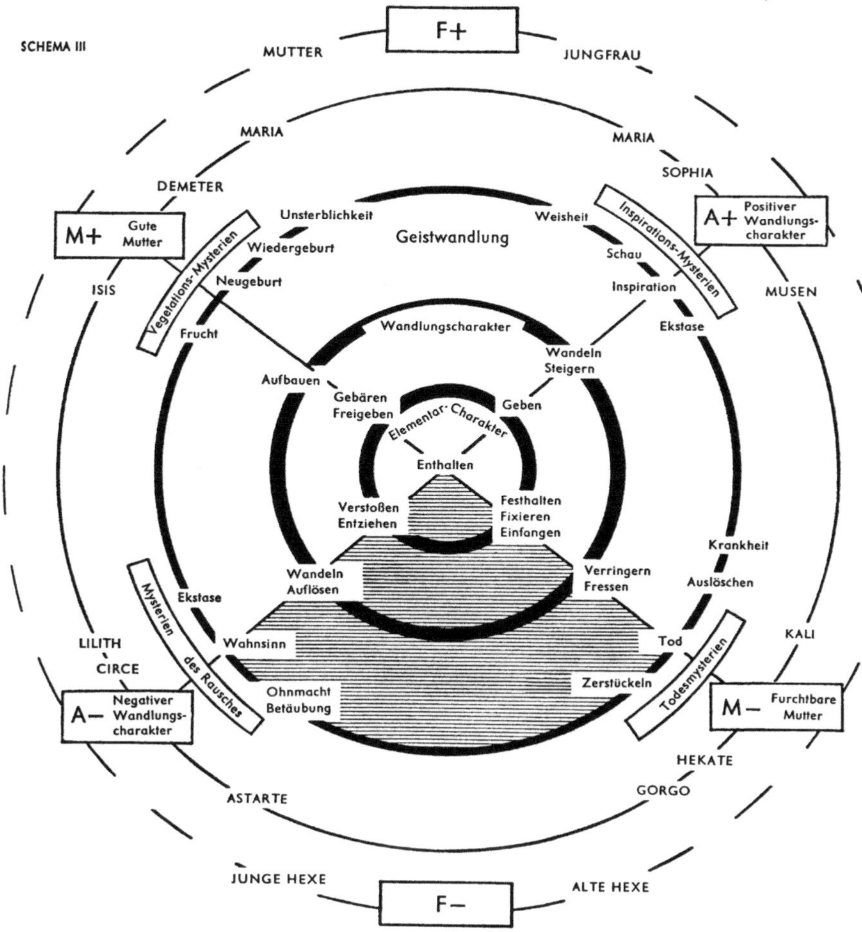

Figur 4: Schema III von Neumann (1974, S. 81)

Aus dem Elementarcharakter geht dann der Wandlungscharakter als zweiter und der Geistwandlungscharakter als dritter Funktionskreis hervor bzw. alle drei bauen aufeinander auf.

Einen höheren Grad an Komplexität bekommt dieses Schema dadurch, dass die beiden Achsen M und A dem ersten und zweiten Funktionskreis entsprechen. Neumann legt hier zwei zweidimensionale Modellvorstellungen, das Achsenkreuz und die vier Funktionskreise, übereinander, so dass das Schema jetzt eine Vierdimensionalität simuliert. Damit will Neumann die Dynamik des Archetypus der Großen Mutter als Zusammenspiel von Elementar- und Wandlungscharakter darstellen, welche in vielfältiger Korrelation zueinander stehen. Weiter unten wird dies an einzelnen Beispielen veranschaulicht. Abstraktionsvermögen setzt auch der äußerste, vierte Funktionskreis voraus, den Neumann als den uroborischen Kreis des Großen Weiblichen bezeichnet. Hier erweitert sich die Zweidimensionalität des Achsenkreuzes zur Dreidimensionalität, indem dessen Achsen zu Meridianen einer Kugel werden. Zum Punkt des Enthaltenseins in der Mitte, von dem M-Achse und A-Achse ihren Ausgangspunkt nehmen, korrespondiert auf der gegenüber liegenden Seite der Kugel ein anderer Punkt, an dem die beiden Achsen wieder zusammenlaufen. Neumann bezeichnet diese beiden Punkte als Indifferenzpunkte und will damit zum Ausdruck bringen, dass an den vier Polen der M-Achse und A-Achse Umschlagsphänomene stattfinden, „die den Gegensatz- und Differenzcharakter der Funktionen und Achsen auflösen [...]. Die Charaktere von M und A ebenso wie ihre positiven und negativen Qualitäten verbinden und vertauschen sich hier uroborisch, das heißt *jeder der vier Pole* erweist sich durch seine Lage am uroborischen vierten Kreis als ein *Indifferenzpunkt* [kursiv von Neumann].“ (ebd. S. 84)

Im Folgenden werden hauptsächlich die inneren drei Funktionskreise, der Elementar-, Wandlungs- und Geistwandlungscharakter, in ihrem Zusammenwirken mit dem Achsenkreuz näher betrachtet. Dabei bestimmen die Schnittpunkte dieser drei Funktionskreise jeweils mit der M-Achse oder A-Achse das Verhältnis von Elementar- und Wandlungscharakter. Diese stellen sich laut Neumann fast nie in reiner Form dar, sondern in einem bestimmten Mischungsverhältnis. Je näher z. B. ein Punkt auf dem ersten Funktionskreis des Elementarcharakters an der A-Achse liegt, desto mehr ist hier schon in nuce der Wandlungscharakter mit im Spiel. Umgekehrt weist die Nähe eines Punktes auf dem zweiten Funktionskreis des Wandlungscharakters zur M-Achse auf ein Mitschwingen des Elementarcharakters hin.

In Neumanns Schema III manifestiert sich der positive Elementarcharakter auf der M-Achse im Gebären und Freigeben in seiner annähernd reinsten Form. Hier verbindet er sich mit der Vegetationssymbolik, wenn das Wachsende den dunklen Schoß der Erde durchbricht und zum Licht gelangt. In Bilder wie „Durch Nacht zum Licht“ oder „Stirb und Werde“ verbindet sich die Wachstumssymbolik mit der Bewusstwerdung. Die M-Achse des Elementarcharakters setzt sich über das Aufbauen des Wandlungscharakters bis zu den Vegetationsmysterien des Geistwandlungskreises weiter fort, bleibt damit aber immer auf einer körperlich-stofflichen Ebene. Auf der A-Achse vermischt sich beim Geben der positive Elementarcharakter bereits mit dem positiven Wandlungscharakter. Das Geben äußert sich vor allem im Schützen, Wärmen, Nähren bzw. in Sicherheit und Geborgenheit. Schlägt das Geben ins Negative um, wenn z. B. zu viel Geben keine Selbständigkeit mehr zulässt, dann konstelliert dies den Wandlungscharakter.

Der negative Elementarcharakter liegt in reiner Form beim Festhalten, Fixieren (mythologisch z. B. das Erstarren durch die Gorgo) oder Einfangen vor (Netz, Schlinge, Spinne, Tintenfisch), wo keine Bewegung mehr möglich ist. Dagegen birgt das Verstoßen und Entziehen z. B. im Bild der Vertreibung aus dem Paradies ein Wandlungspotenzial in sich, da Verstoßen, Liebesentzug, Entbehren-Machen aufgrund der Notwendigkeit einer Auflösung des Enthaltenseins in der Großen Mutter auch eine positive Funktion bekommen können. In diesen Zusammenhang beinhaltet z. B. das Symbol der Gefangenschaft schon ein Stück Selbständigkeit, weil hier das Enthaltensein in der Großen Mutter nicht mehr selbstverständlich ist.

Der zweite Kreis repräsentiert den Wandlungscharakter und baut auf dem Elementarcharakter auf bzw. ist dessen höhere Stufe. Dem Aufbauen entspricht dabei eine körperlich-stoffliche untere Seite, die Neumann der positiven M-Achse zuordnet, so dass hier beim positiven Wandlungscharakter noch der Elementarcharakter mitschwingt. Das Wandeln-Steigern enthält eine seelisch-geistige obere Seite, die auf der positiven A-Achse liegt, was den Wandlungscharakter zusätzlich unterstreicht. Ähnliches geschieht auf der negativen Seite, wo sich beim Verringern-Fressen ein Stück Elementarcharakter im Wandlungscharakter manifestiert, Wandeln aber im Sinne von Auflösen das Wandlungspotenzial verstärkt. Damit will Neumann die innere Dynamik des Archetyps der Großen Mutter andeuten, wie sich in ihm die beiden Charaktere des Weiblichen mischen und kombinieren.

„Im Geistwandlungskreis unseres Schemas vereinigt das Große Weibliche nicht nur den Elementar- und Wandlungscharakter schöpferisch in sich, sondern kommt darüber hinaus zum ‚weiblichen Geist', der höchsten Entwicklungsstufe des ‚matriarchalen Bewusstseins'. Das matriarchale Bewusstsein ist die ursprüngliche Form des Bewusstseins, in dem die Selbständigkeit des Ich-Systems noch nicht so weit fortgeschritten, seine Offenheit den Prozessen des Unbewussten gegenüber noch erhalten ist. Die Spontaneität des Unbewussten ebenso wie die Rezeptivität des Bewusstseins ist hier größer als bei der Beziehung des für die abendländische Entwicklung typischen relativ losgelösten patriarchalen Bewussteins zum Unbewussten.

Das matriarchale Bewusstsein dominiert meistens bei der Frau, ist üblicherweise beim Mann rückentwickelt, aber beim schöpferischen Menschen, der auf die Spontaneität des Unbewussten eingestellt ist, ebenfall stark wirksam. Die urtümliche Produktivität des Unbewussten, die für das matriarchale Bewusstsein entscheidend und die im Primitivmenschen und im Kinde lebendig ist, gehört zum Elementarcharakter der M+-Achse. Der Wandlungscharakter der A+-Achse ist aber besonders in der Schöpferischkeit einer Psyche lebendig, bei der die Rezeptivität des männlichen Bewusstseins dem Unbewussten gegenüber erschwert und auf die Anima-Seite, den Wandlungscharakter, angewiesen ist." (ebd. S. 86)

Auf der Ebene der Geistwandlung ist die M-Achse durch die Polarität Frucht/Geburt-Tod, die A-Achse durch die Polarität Inspiration-Wahnsinn charakterisiert. Dementsprechend sind diesen Polen vier Mysterienbezirke des Weiblichen zugeordnet: Die Vegetationsmysterien (Fruchtbarkeitsrituale für Wachstum und Vermehrung des Lebens) haben in den Todesmysterien (fressende, zerstückelnde Todesgöttin) ihre polare Entsprechung, die Inspirationsmysterien mit mystischer Schau, Inspiration und Ekstase in den Mysterien des Rausches. Die Ekstase kann schnell in den negativen Pol, das ist Wahnsinn und Betäubung, umschlagen.

Neumann Modellvorstellung der vielfältigen Manifestationen des Archetypus der Großen Mutter, die wieder auf einen Punkt gebracht, auf eine ganzheitliche Gestalt hin eingeschmolzen werden, wie dies im Großen Runden, im Uroboros angelegt ist, erinnert an indische, kosmogonische Anschauungen, wo die Vielfalt der Welt, wie sie sich im Spiel der Maya ausdifferenziert hat, wieder auf die ursprüngliche Einheit in Brahma zurückgeführt wird. Dementsprechend stellt sich „der vierte Kreis […] dem Ich und dem Bewusstsein als eine Grenzerfahrung dar, die in den Mysterien der Religion, in der Mystik, aber auch in der Entwicklung des modernen Einzelnen eine bedeutsame Rolle spielt." (ebd. S. 85) Neumanns Modell zeigt Anklänge an Meditationstechniken, bei denen „Raum und Zeit in jene letzte inkommensurable, ‚punktförmige' Einheit [einschmelzen], die im Tibetischen als ‚Thig-lé (Skt. bindu) bezeichnet wird. Dieses Wort, das viele Bedeutungen hat, wie ‚Punkt', ‚Null' (sunyá), ‚Tropfen', ‚Keim', ‚Same' (auch ‚Sperma'), etc., spielt in der tibetischen Meditation ein wichtige Rolle. Es bezeichnet den konzentrativen Ausgangspunkt der Raumentfaltung jeder Meditation, wie auch den letzten Punkt ihrer Einschmelzung. Es ist jener Punkt, von dem innen und außen ihren Ausgang nehmen und in dem sie wieder eins werden." (Govinda 1975, S. 132)

Hier zeigt sich Neumanns geniale Fähigkeit, die schillernden Vielfalt und Dynamik der Manifestationen des Mutterarchetyps, das Spiel der indischen Maya, in ein räumliches Modell „einzufangen", in dem imaginative Vorstellungskraft und räumlich-abstraktes Anschauungsvermögen eine fruchtbare Synthese eingehen. Die Komplexität seiner Modellvorstellung erinnert an einen Phasenraum, der in der Chaostheorie zur Darstellung mehrdimensionaler Vorgänge angewandt wird, und wo jeder Punkt z. B. auf einer Linie ein mehrdimensionales Koordinatensystem aufspannt. Hier wird deutlich, wie weit Neumann seiner Zeit voraus war, denn die Übertragung chaostheoretischer Modellvorstellungen auf hochkomplexe psychische Vorgänge entwickelte sich erst in den 90er Jahren (siehe Krapp, Stichwort Chaos bzw. Chaostheorie in Müller/ Müller 2003)

An dieser Stelle soll noch ein kurzer Hinweis auf den Artikel „Erich Neumann: Theoretiker der Großen Mutter" erfolgen, den die renommierte amerikanische Kunsthistorikerin, Kulturkritikerin und feministische Theoretikerin Camille Paglia (2005) veröffentlicht hat. In ihrer kritischen Haltung zur Postmoderne und zum Poststrukturalismus bedauert sie, dass jungianische Ansätze im akademischen Feminismus keine Rolle spielen. „Doch Jung gehört in jedes geisteswissenschaftliche Programm, welches den Anspruch hat, ‚Theorie' zu lehren" (ebd. ohne Seitenangabe, Übersetzung aller

Zitate von MK). Für sie ist Neumann „der Schlüssel für eine zukünftige Inkorporierung von Jung in den akademischen Feminismus." (ebd.)

Paglia ordnet Neumann der deutschen geisteswissenschaftlichen Tradition zu, wie sie, von Winckelmann ausgehend, mit Jakob Burckhardt und Friedrich Nietzsche verbunden ist. Sie sieht in „Neumanns Gelehrsamkeit teilweise eine Kunstform, weil sie aus einer tiefen Kenntnis und Vertrautheit mit der Kunst hervorgeht. Er ist das beste Beispiel für das jungianische Flair (flair) für das visuelle Bild. Im Unterschied dazu sah Freud in der Sprache das Primäre: Er charakterisierte die Inhalte des Unbewussten als ausschließlich sprachlich [...] Freuds Übernahme durch den lacanschen Poststrukturalismus hat dieses Problem noch verstärkt, das ist seine Überschätzung der Sprache in unserer neurologischen Veranlagung (neurological makeup)." (ebd.)

Paglia schätzt Neumanns „Bewusstheit hinsichtlich der Spiritualität in der Kunst wie auch [sein] differenziertes Verständnis des kreativen Prozesses – ein heute zu sehr vernachlässigtes Thema" (ebd.). Sein Hauptwerk „Die Große Mutter" ist für sie aufgrund der reichlichen Illustrationen „ein visuelles Fest" (ebd.). Neumann selbst hebt die Bedeutung der Bilder des Eranos-Archivs in seinem Vorwort hervor, „welche meine innere Bewegung und mein Interesse lebendig gehalten haben." (Neumann 1974, S. 7). Paglia sieht in Neumann „einen fähigen Kulturkritiker, dessen Synthese von Kunst, Geschichte und Psychologie eine vielversprechendere Ausrichtung für die Kulturwissenschaft bietet als die gegenwärtig anerkannten akademischen Modelle. [...] Authentische Kulturkritik erfordert tief durchdrungene Gelehrsamkeit genauso wie eine Kraft an mitfühlender Imagination." (Paglia 2005.)

Gerade heute erscheint Neumanns kulturkritische Einstellung, dass eine einseitig-patriarchale Bewusstseinsentwicklung des männlichen Geistes die Menschheit gefährde, unvermindert aktuell, seine Darstellung des archetypisch Weiblichen war deshalb für ihn „auch ein Beitrag zur Grundlegung einer künftigen Kulturtherapie." (Neumann 1974, S. 16). Es ist ein großes Verdienst von Paglia, Neumanns umfangreiches Werk wieder aufgegriffen und in den heutigen akademischen Kontext gestellt zu haben.

Diese Einführung in Erich Neumanns Systematik der Großen Mutter mit ihrem Zusammenspiel der jeweils positiven und negativen Seiten von Elementar- und Wandlungscharakter und das Verwobensein der beiden Charaktere schafft die Voraussetzungen für ein tieferes Verständnis der unbewussten Vorgänge in und nach der Psychose. In der Psychose ist „das Unbewusste als Elementarcharakter des Großen Weiblichen […] ganz ‚an sich' und ‚in sich', wie zum Beispiel die Spontanprozesse des kollektiven Unbewussten, die auch bei der Geisteskrankheit nachweisbar sind. Das heißt, die Prozesse des Unbewussten verlaufen hier unbezogen auf die menschliche Persönlichkeit, in der sie sich abspielen. Der Kranke ‚hat' in Wirklichkeit nicht die Visionen usw., sondern sie ereignen sich in ihm wie ein autonom-naturhafter Prozess." (Neumann 1974, S. 48) Entwicklungspsychologisch findet eine psychotische Entwicklung auf dem Hintergrund einer gestörten Urbeziehung statt, bei der sich die lebensgeschichtliche Entfaltung der einzelnen Aspekte des Mutterarchetyps unter extrem negativem Vorzeichen vollzieht, was keine kohärente Ich-Entwicklung zulässt.

In der abklingenden Psychose wird das sich restituierende Ich-Bewusstsein mit der existentiellen Herausforderung konfrontiert, das in der Psychose zum Vorschein kommende Wandlungspotenzial zu integrieren. Für die Untersuchung bildnerischer Gestaltungen psychotisch Kranker in der Gruppe stellt sich therapeutisch die Frage, wie das Setting der Gestaltungstherapie das schwache, immer noch vom Untergang bedrohte Ich aufbauen, nähren und wandeln kann, um es in den Metaphern auszudrücken, die dem Mutterarchetyp entstammen. Die andere Frage lautet, wie die in der Gestaltungstherapie geförderten ich-stärkenden Prozesse bildnerisch-symbolisch zum Ausdruck gelangen. Hier kann auf Neumanns systematische Darstellung zurückgegriffen werden. Aus dieser gehen als logische Konsequenz zwei weitere Fragestellungen hervor, denen bei der folgenden Betrachtung von Gruppenübertragungen und individuellen Verläufen im Einzelnen nachgegangen wird: Inwieweit repräsentieren die in der Gestaltungstherapiegruppe entstandenen Urbilder einer Gruppengemeinschaft symbolisch den Gefäßcharakter des Weiblichen. Die Gruppe wäre dann folglich ein Gefäß für seelische Transformationsprozesse und für die Neubildung des Ich-Bewusstseins. Damit würde sie auch einen Gegenpol zum negativ erfahrenen Mutterarchetyp in der Psychose wie in der Urbeziehung bilden und damit eine Neubildung der Ich-Selbst-Achse ermöglichen (siehe dazu Kapitel VII. 4.). Zweitens müssten bildnerisch die Restitutionsprozesses des Ich in bzw. nach der Psychose mit einer Verschiebung in der Symbolik des Mutterarchetypus vom negativen Elementar- zum positiven Wandlungscharakter hin einhergehen. Damit würde die Gestaltungstherapiegruppe auch die Integration des in der Psychose vorhandenen Wandlungspotenzials fördern.

4. Gruppenübertragungen und das mütterliche Urbild der Gruppe

In diesem Kapitel möchte ich die Bilder auf das Vorkommen archetypischer Symbole und Motive als Ausdruck von im kollektiven Unbewussten liegenden Urbildern einer Gruppengemeinschaft untersuchen. Dazu möchte ich zwei Gruppen vorstellen, die von mir zusammen mit der Gestaltungstherapeutin geleitet wurden und die Wünsche und Erwartungen an die Gestaltungstherapie zum Thema hatten. Es werden nur Bilder von den Patienten vorgestellt, die mehr als viermal an der Gestaltungstherapie teilnahmen und so ausreichend Gelegenheit hatten, eine Gruppenübertragung aufzubauen. Darüber hinaus sollen noch einige weitere Bilder aus anderen Gruppen den Gefäßcharakter der Gruppe beleuchten.

Die Idee zur ersten Gruppe kam mir, wie oben schon erwähnt, in der Nachbesprechung der Märchengruppe „Das Mädchen ohne Hände“, so dass einige Teilnehmer schon aus den bereits vorgestellten Gruppen bekannt sind. Rainer (Bild 39), dessen zwanghafte Hemmung in der Vorgruppe durch die erste Begegnung mit mir so heftig auftrat, kann diese jetzt überwinden. Erstmals verwendet er Wasserfarben und hat keine Schwierigkeiten, das Bild zu vollenden. In der Nachbesprechung äußert er differenziert seine Gedanken zum Bild, dass er einen Weg mit Zypressen und Gräsern durch eine Landschaft darstellen wollte, wie sie für Italien typisch ist. Ausführlich schildert er seine Vorstellungen von dieser, wobei kollektive Bilder von Italien zum Vorschein kommen, welche eine der deutschen Mentalität eher fremde Gelöstheit wiedergeben. Rainer entwirft damit ein zu seinen Zwängen kompensatorisches inneres Bild, mit dessen Hilfe er die

Begrenzungen seiner Krankheit überschreiten kann. Er bringt ein Lebensgefühl zum Ausdruck, wie es Reisende aus nördlichen Ländern häufig erfahren, wenn sie die Alpen in Richtung Süden überschreiten. Ein berühmtes Beispiel dafür ist Goethes (1976) „Italienische Reise." In der gestalterischen Umsetzung dieser Landschaft, welche auch die entspannte Gruppenatmosphäre wiedergibt, findet Rainer jetzt seinen eigenen Weg, den er in seiner Lieblingsfarbe Gelb malt. Damit kann er die in den vorgehenden Sitzungen entwickelte negative Übertragung auf die Gruppe wie auf den männlichen Gruppenleiter überwinden.

Die Gefäßsymbolik wird hier in zweierlei Hinsicht zum Ausdruck gebracht. Zunächst sind es die Bäume, die nach Neumann die Mitte des vegetativen Symbolbezirks des Mutterarchetyps, die Mutter alles Pflanzlichen darstellen und Elementar- wie auch Wandlungscharakter in sich vereinen. „Als fruchttragender Lebensbaum ist er weiblich, gebärend, wandelnd und nährend, ebenso wie die Blätter, Äste und Zweige in Bezug auf ihn enthalten und abhängig sind." (Neumann 1974, S. 59). Dieser enthaltende Gefäßcharakter des Baumes verkörpert sich im Bild auch darin, dass die Zypressen den Weg umgeben und für diesen eine Art Schutzfunktion haben. Die Landschaft insgesamt mit ihren Gräsern und Bäumen wird damit zum symbolischen Gefäß für Rainers Weg bzw. für seine Entwicklungsmöglichkeiten, welches gleichzeitig die Gruppe repräsentiert. Der Wandlungscharakter ist durch die Wachstumssymbolik von Gräsern wie Bäumen vertreten, aber auch in der Dynamik des Weges mit seiner auf ein Ziel hin ausgerichteten Be-weg-ung. Im Gegensatz zum Bild der Vorgruppe (Bild 27) ist der Weg jetzt nicht abgeschnitten und führt durch das ganze Bild. Einige Zypressen im Bild haben einen ausgesprochen phallischen Charakter, so dass hier die von Neumann hervorgehobene männlich-weibliche Doppelsymbolik des Baumes sichtbar wird. Dies deutet bei Rainer auf eine stärkere Akzentuierung des Männlichen hin, welches der Dominanz des Weiblichen gegenüber mehr Eigenständigkeit entgegensetzen kann.

Wolfgang teilt sein Bild 55 in zwei Hälften ein. Links will er den für ihn wichtigen Aspekt der Beschäftigungstherapie darstellen, nämlich handwerkliche Aktivität in Form von Töpfern und Korbflechten. Die Landschaft der rechten Bildhälfte soll die Gestaltungstherapie als einen Ort der Begegnung wiedergeben. Ursprünglich wollte Wolfgang hier eine Frau malen, es sei dann doch ein Mann geworden, wie er dazu äußert. Auffallend sind die weichen Farbschattierungen auf der rechten Seite durch die Verwendung von Wasserfarben, während links die klare Linien- und Strichführung, ähnlich wie im Bild 54 zuvor, formal eher ein männliches Element beinhalten. Diesem kann Wolfgang, dessen gestalterischen Fähigkeiten sich weiter ausdifferenziert haben, eine weiblich-weiche Landschaft auf der rechten Bildhälfte gegenüberstellen. Interessant ist, dass diese Polarität von Männlich und Weiblich sich auf der linken Bildhälfte auch inhaltlich umsetzt. Der formal-handwerkliche Aspekt repräsentiert symbolisch zunächst etwas Männliches, zu dem die weiblichen archetypischen Motive wie Topf bzw. Krug und Korb komplementär sind. Beide sind Gefäßsymbole, der Topf ist dabei nach Neumann (1974, S. 133) das „Bauch-Symbol par excellence."

Neumann hat der Gefäßformung und -gestaltung einen längeren Abschnitt (ebd. S. 134ff) gewidmet, da diese „zu den Urfunktionen des Weiblichen" (ebd.) gehören und „als ein sakrales schöpferisches Tun eines der ‚Urmysterien des Weiblichen'" (ebd. S. 135) darstellen. Die heiligen Gefäße standen deshalb in allen alten Kulturen unter der Obhut von Priesterinnen. Ursprünglich war die Keramik in den Händen von Frauen und wurde erst unter dem Einfluss "fortgeschrittenerer" Kulturen eine männliche Beschäftigung. „Die Töpferkunst ist eine weibliche Erfindung; der ursprüngliche Töpfer war eine Frau." (Briffault, zitiert nach Neumann 1974, S. 135, Übersetzung MK) „Die sakrale Beziehung der Frau zum Gefäß entstammt einmal dem Symbolgehalt der Form, [...] außerdem aber dem Symbolgehalt des Stoffes, aus dem das Gefäß gemacht ist, nämlich dem Ton-Lehm, der zur Erde gehört, welche durch die Partizipation mit allem Weiblichen geprägt ist." (ebd.) Dieser weibliche schöpferische Bereich wird nach Neumann in späteren patriarchalen Religionen und Mythologien von männlichen Gottheiten überlagert.

Bei Töpfer und Töpferscheibe drängen sich Bezüge zur ägyptischen Schöpfungsmythologie mit den männlichen Schöpfergottheiten Ptah und Chnum auf. Ptah war „der am Anfang tätige Bildner der belebten Welt [...], bevor er zur Mutter-Erde und dann zum Schöpfer durch das Wort wurde" (Eliade 1980, S. 61). Ptah wird auch als Töpfer dargestellt und ist teils mit Chnum synkretistisch verschmolzen, welcher der eigentliche ägyptische Töpfergott war. Dieser hatte als Symbol die Töpferscheibe, aus der jedes Lebewesen hervorging, und aus der er auch das Weltenei bildete, welches zum Kosmos wird. Auch in der biblischen Schöpfungslehre ist Gott sozusagen „als Töpfer tätig, wenn er den Leib des Menschen und später den Leib seiner Gefährten (der Tiere) ‚aus Lehm bildet'." (ebd. S. 211)

Auf dem Hintergrund dieser mythologischen Amplifikationen bekommt Wolfgangs Bild eine wesentlich tiefere Bedeutung. Die handwerkliche Aktivität auf der linken Bildseite, bei der es um die Gestaltung des Gefäßes in Form eines Korbes oder Topfes geht und die durch die vielen Hände so konkret wird, war einmal eine ureigenste weibliche schöpferische Tätigkeit, die später von männlichen Schöpfergottheiten repräsentiert wurde. Damit wird schon in der linken Bildhälfte eine Synthese zwischen Männlich und Weiblich angedeutet, die sich in der rechten Bildhälfte fortsetzt, wo sich in Wolfgang, der hier ursprünglich eine Frau malen wollte, innerlich schon eine Begegnung zwischen Mann und Frau vollzogen hat. Eine solche wird ja nicht zuletzt in einer gemischten Gruppe zur konkreten Erfahrung. Korb und Keramikgefäße werden damit zum symbolischen Ausdruck von Wolfgangs Enthaltensein in der Gruppe, wo solche Begegnungen stattfinden.

Die Gefäßsymbolik setzt sich auch in der Bank, dem Ort der Begegnung, und ihrer bauchigen Darstellung fort, wobei die Blume den Wandlungscharakter dieser intensiven emotionalen Erfahrung unterstreicht. Der Bank werden zudem zwei Bäume an die Seite gestellt, die hier aufgrund der eher runden Form ihrer Baumkronen das weiblich schützende Gefäßelement verstärken. In Wolfgangs Bild stehen so mütterlich schützende und mütterlich wandelnde Elemente im Sinne des positiven Elementar- und Gefäßcharakters des Mutterarchetyps und aktiv schöpferisch-männliche Elemente in einem vielschichtigen komplementären Verhältnis zueinander. Die Gestaltungstherapie wird hier zum Ort der Begegnung zwischen Männlich und Weiblich und schafft Möglichkeiten zur Überwindung der damit verbundenen Konflikte.

Ruth (Bild 30) verwendet erstmals Wasserfarben, so dass ihr Bild im Vergleich zu früheren Bildern sehr lebendig wirkt und im Bildaufbau eine Großzügigkeit erkennen lässt. Sie möchte ihren schöpferischen Prozess in der Gestaltungstherapie wiedergeben. Dieser würde sich von unten aus dem Grün heraus entfalten und nach oben hin aufsteigen. Der zweiten, blauen Schicht würden drei Berge folgen, die ihre Probleme darstellen. Der tiefrote runde Kreis sei Ausdruck ihrer Gefühle. Zunächst fällt die Zahlensymbolik in Ruths Bild auf, das sich horizontal in drei Berge, vertikal in vier Schichten aufgliedert. Wenn man von unten nach oben der Richtung des schöpferischen Prozesses folgt, stellen die Berge wiederum die dritte Schicht dar, was die Bedeutung der Drei zusätzlich hervorhebt. Nach Jacobi symbolisiert die Zahl Drei eine dynamische Bewegung und eine progressive Entwicklung, die eher noch abstrakt-geistig bleibt. Als dynamisches Moment birgt die Drei aber die Möglichkeit der Vollendung in sich, indem sie zur Vier wird, d. h. sich auch konkret-materiell realisiert und damit zur Ganzheit wird. Diese Dynamik zwischen Drei und Vier prägt das Bild einmal in der dynamischen Spannung zwischen den vier Phasen von Ruths schöpferischem Prozess und den drei Bergen als die zu überwindenden Hindernisse. Eine andere dynamische Komponente realisiert sich im tiefroten Kreis, welcher einer auf- oder untergehenden Sonne ähnlich ist, und den drei Bergen, welche sich im Sinne einer Verbindung von Drei und Eins wiederum zur Vierheit ergänzen.

Ruths Gefühle in der Gestaltungstherapiegruppe sind auch wirklich der „Problemzone" der drei Berge zuzurechnen. Sie war mit der Herausforderung konfrontiert, ihre in der Übertragung aufkeimenden erotischen Gefühle zu integrieren, ohne in das alte psychotische Abwehrmuster zu verfallen. Wie schon erwähnt, hat sich Ruth nach einer enttäuschend verlaufenden Beziehung in eine zunehmend psychotisch werdende illusionäre Innenwelt zurückgezogen. Der in vier Phasen sich entfaltende schöpferische Prozess reflektiert ihre Erfahrung der gestalterischen Kreativität in der Gruppe als Hilfestellung für die Integration bedrohlicher Gefühle, gerade weil diese sich in der Übertragung auf mich als den männlichen Gruppenleiter erneut aktualisierten. Die Zahl Vier symbolisiert hier auch die Gruppe als einen anordnenden und strukturierenden Faktor, der die Auseinandersetzung mit den Problemen in Form der drei Berge ermöglicht. Diese fügen sich im Bild harmonisch in die viergeteilte Landschaft ein. Ruths inneres Bild eines in dieser Landschaft sich realisierenden schöpferischen Prozesses koinzidiert mit den vier Phasen des kreativen Prozesses, wie sie die Kreativitätsforschung unterscheidet. Es sind dies die Such- und Vorbereitungsphase, die Inkubationsphase, die Lösungsphase und die Realisationsphase (Siehe Landau 1984, S. 68/69 und Müller/ Müller 2003, S. 242ff). Ruth befindet sich in ihrem Integrationsprozess nach der Psychose zu diesem Zeitpunkt in der Lösungsphase, welche der Realisierung nach draußen im Leben bedarf, was von ihr aber erst nach der Entlassung aus der psychiatrischen Klinik endgültig geleistet werden kann.

Angeregt durch die Farbgebung der einzelnen Schichten des Bildes kann man im vierteiligen Aufbau des Bildes auch die vier Elemente Erde, Wasser, Luft und Feuer sehen. Damit bekommt das Bild Naturcharakter, eine Landschaft mit grün bewachsener Erde im Vordergrund und dunkelblauem Wasser und hellbraunen Bergen mit der Sonne dahinter. Es verbindet die beiden Gegensatzpaare Erde-Luft und Feuer-Wasser zu einem harmonischen Ganzen und hat schon damit einen gewissen enthaltenden Gefäßcharakter. Die Gefäßsymbolik manifestiert sich weiterhin in der Farbe Grün mit ihrer Wachstumssymbolik, dem Ursprung von Ruths schöpferischer Entfaltung, in der Erde und den Bergen.

Auch das Wasser ordnet Neumann (1974) der Gefäßsymbolik zu, da es gleichermaßen enthaltenden wie nährenden und wandelnden Charakter hat. „Zu den Natur-Elementen, die ihrem Wesen nach mit der Gefäßsymbolik verbunden sind, gehört neben der Erde auch das Wasser. Dieses enthaltene Wasser als Urschoß des Lebens, aus dem in unzähligen Mythen das Lebendige geboren wird, ist ‚unteres' Wasser oder Wasser der Tiefe als Untergrundwasser und Meer, als See und Teich. Dieses mütterliche Wasser ist aber nicht nur enthaltend, sondern es ist auch nährend und wandelnd, da alles Lebendige mit dem Wasser als der Milch der Erde sein Dasein aufbaut und erhält." (ebd. S. 58)

Die tiefrot ausgefüllte kreisförmige Figur, in die Ruth ihre Gefühle verdichtet und eingegrenzt hat, entspricht auch dem archetypischen Bild des Großen Runden. Ruth machte gerade in der Auseinandersetzung mit ihren erotischen Übertragungsgefühlen eine zentrale emotionale Erfahrung und erlebte dabei die Kohäsionskraft der Gruppe als auffangendes und strukturierendes Gefäß für das Umgehen mit inflationierenden und bedrohlichen

Gefühlen. Ein weiteres Mal wird hier veranschaulicht, wie auf einer tief unbewussten Ebene die integrierende Erfahrung der Gruppe in der Gefäßsymbolik und dem archetypischen Bild des Großen Runden ihren Ausdruck findet.

Wenn man die tiefrote runde Figur als auf- oder untergehende Sonne betrachtet, hat sie symbolisch natürlich auch eine männliche Konnotation, was klinisch mit Ruths deutlich zugenommener Ich-Stärke korreliert. Diese wurde schon in der Art und Weise deutlich, wie sie ihr Bild vorstellt, indem sie selbstbewusster und weniger schüchtern als früher auftrat. Ausführlich erklärt sie den anderen ihren schöpferischen Prozess, wobei auch ihr verbal nuanciertes Umgehen mit dem Bild für eine Ausdifferenzierung ihrer Ich-Fähigkeiten spricht. Ruth kann ihre Gefühle nicht nur unter Kontrolle halten, sondern mit Hilfe ihres gestalterisch-schöpferischen Prozesses sublimieren und auf einer höheren Ebene integrieren. Sie ist in der Lage, ein komplexes inneres Bild von ihren kreativen Prozessen in der Gestaltungstherapiegruppe zu entwerfen und gestalterisch umzusetzen. Dies wurde mit bereichernden Einfällen von Seiten der anderen Gruppenteilnehmer „belohnt" und verstärkt, die auf diese Weise auch an Ruths therapeutischen Fortschritt partizipierten.

In den Bildern dieser Gruppe waren vor allem die individuellen Entwicklungen von Rainer, Wolfgang und Ruth im Mittelpunkt. In der nächsten Gruppe sind die Motive von Pflanzen, Blumen und dem Großen Runden nicht nur symbolischer Ausdruck der Gruppenmatrix und des Gefäßcharakters, sondern werden ganz direkt unter den einzelnen Gruppenteilnehmern „ausgetauscht", indem sie in variierter Form in fast allen Bildern auftauchen. Diese Gruppe fand vier Monate nach der zuletzt vorgestellten statt, bis auf Rainer handelt es sich um neue Teilnehmer. Das Thema lautete: Wie erlebe ich mich in der Gestaltungstherapie. Dies war eine Abschlussgruppe, da einige Patienten kurz vor ihrer Entlassung standen und ich einen längeren Urlaub antrat. Die Gruppenteilnehmer sollten zu einem zusammenfassenden Rückblick auf ihr Erleben in der Gestaltungstherapie angeregt werden.

Fast alle drücken mir gegenüber ihre Gefühle nicht nur gestalterisch, sondern auch ganz direkt verbal aus. Eine Patientin (Bild 21) malt einen bunten Blumenstrauß, in dem auch blaue Blumen blühen sollten, obwohl sie weiß, dass dies zu dieser Jahreszeit nicht möglich ist. Sie will damit ihr möglichst vielfältiges, buntes Gefühlsspektrum aufzeigen, wie sie es in der Gestaltungstherapie erlebt hat. Gefäßmotive manifestieren sich vor allem in der braunen Vase, welche die Patientin mit dem Töpfern in der Beschäftigungstherapie verbindet, in der Wachstumssymbolik der Farbe Grün und der Blumen, und auch in der Kelchform der Blüten. Erneut ist hier die Gestaltungstherapiegruppe ein Gefäß für eine emotional bereichernde Begegnung mit den anderen Teilnehmern und dem Therapeuten, da die Blumen neben ihrer symbolischen Bedeutung auch eine unmittelbare Geste ihres an mich gerichteten Dankes ausdrücken sollen.

Eine Patientin etwa Mitte vierzig (Bild 18) mit chronisch paranoid-halluzinatorischer Psychose konnte in den vorhergehenden Gruppen kaum ihre Gefühle und Empfindungen verbalisieren. Jetzt greift sie die verschiedenen Stimmungen auf, die sie während der Gestaltungstherapie beim Blicken aus dem Fenster empfand, und vergleicht sie mit dem Wechsel des Wetters und dem Spiel der Wolken. In der Gestaltungstherapie habe sie „Ruhe und Frieden" gefunden. Auffallend ist der Blumenkasten rechts unten, wo die Patientin in früheren Bildern häufig Gitter malte. Darstellungen in der rechten unteren Ecke geben häufig Rückschlüsse auf die Konstellation des Mutterkomplexes (siehe Riedel 1992, S. 32). Im Blumenkasten manifestiert sich die Gefäßsymbolik. Zusammen mit den Blüten, die in der gleichen Farbe wie die Aufschrift „Ruhe und Frieden" gehalten sind, manifestiert sich in diesem Bild die Transformation des negativen Mutterkomplexes zum positiven Elementarcharakter hin.

Ein Bild mit ähnlichen Motiven (Bild 19) malt eine andere Patientin. Auch sie gestaltet den Raum der Gestaltungstherapie mit dem Blick aus dem Fenster auf das schlechte Wetter, reichert diesen Raum aber auf der linken Seite mit vier Blumen an. Das blaue Zentrum der zweiten Blume von links stehe für ihre Entwicklungsmöglichkeiten, die ähnlich dem Wachstum der anderen Blumen nach oben führen. In dieser eher ungewöhnlichen Gestaltung einer Blüte manifestiert sich erneut das Motiv des Großen Runden als symbolischer Ausdruck der Gruppenerfahrung. In ihren weiteren Kommentaren betont die Patientin vor allem den Wachstumsaspekt. Auch die große Blume mit den drei roten Blütenkelchen, die sich an diese kreisrunde

Blüte anlegt, gebe ihre innere Entwicklung wieder. Die vor dem Fenster sich befindenden Blütenkelche sollen das schlechte Wetter ausgleichen. Die Uhr bedeute, dass in der Gestaltungs- und Beschäftigungstherapie für sie die Zeit nicht so langsam vergehe. Als ein weiteres Motiv des Großen Runden bildet die Uhr als strukturierender Gegenpol eine Entsprechung zur runden Blüte links unten. Weiter zeigt sich in diesem Bild die Symbolik zwischen Drei und Vier, es gibt drei Fenster oben, darunter vier von ihr gemalte Bilder und vier Blumen.

Eine andere junge Frau mit einer schizophrenen Psychose greift das Blumenmotiv in Zusammenhang mit dem inneren Bild eines harmonischen, natürlichen Wachstums auf (Bild 20). Sie äußert, wie gut ihr Sonnenblumen gefallen, da sie so kräftig, stabil und fest im Boden verankert sind. Mit dem Zentrum der Blüte verbinde sie den Ausgangspunkt ihrer eigenen Entwicklung in der Gestaltungstherapie. In der Blüte manifestiert sich das Große Runde als symbolischer Ausdruck der strukturierenden therapeutischen Wirkung der Gruppe, in der Hervorhebung des Zentrums und der radiären Anordnung der Blütenblätter wird die Mandalasymbolik angedeutet, allerdings unvollständig aufgrund der dreizehn Blütenblätter, die zudem nicht richtig mit der Blüte verbunden sind, so dass man mit Jung von einem „gestörten" Mandala sprechen muss.

Das gleiche Motiv einer im Großen Runden enthaltenen Tendenz zur Zentrierung finden wir bei einer Frau Anfang vierzig, die seit knapp zehn Jahren immer wieder an akuten, meist schnell abklingenden paranoiden Psychosen leidet (Bild 22). Sie vergleicht die Gestaltungstherapie mit einer Sonne, die intensiv auf das Wasser und die Berge scheint, und deren Strahlen vom Zentrum ausgehend kreisförmige Bahnen ziehen. In der Therapie habe für sie alles Bezug auf einen Mittelpunkt hin, aus dem heraus sich gleichzeitig auch alles wieder entfalten würde. Das Wasser und die grünen Berge stehen für Natürlichkeit. Sie betont, wie wichtig die emotionalen Erfahrungen in der Gestaltungstherapie für ihre Gesundung gewesen waren. Hier finden wir ein ähnliches Landschaftsmotiv wie in Bild 30 von Ruth, ohne dass zwischen beiden Patienten ein direkter Kontakt vorhanden war. Die aus dem Wasser aufragenden Berge haben ausgesprochen weibliche Formen, in welche die Sonne sich harmonisch einzubetten scheint.

Hier zeigen sich Ansätze einer Synthese von Männlich und Weiblich, einer coniunctio, die sich in der Darstellung der Sonne fortsetzt. Diese hat symbolisch zunächst männliche Bedeutung, durch die Kreisförmigkeit ihrer Strahlen bekommt die Sonne aber etwas Überdimensionales und wird damit zur Figur des Großen Runden mit entsprechend weiblicher Symbolik. In der Kreisbewegung der Sonnenstrahlen manifestiert sich die alchemistische circumambulatio, die Umkreisung eines Zentrums, die dem Großen Runde eine neue Dynamik gibt und zur Mandalasymbolik führt. Nach Jung ist die circumambulatio „die ausschließliche Konzentration auf die Mitte, auf den Ort der schöpferischen Wandlung." (Jung, GW 12, S. 173)

Das Bild dieser Patientin mit seiner coniunctio von Sonne und Großem Runden, von Männlich und Weiblich, muss auch in Zusammenhang mit ihrer Übertragung auf mich gesehen werden, die sicherlich eine positive Tönung hatte und sich auch bei der Vorstellung ihres Bildes in einer direkten Geste der Dankbarkeit mir gegenüber äußerte. Hier war ich gleichermaßen der Repräsentant des weiblichen Gefäßcharakters der Gruppe wie auch einer „männlichen" schöpferisch-gestalterischen Aktivität. So wird die coniunctio in der Gestaltungstherapie zur konkreten Erfahrung.

Rainer, der mittlerweile fast ein halbes Jahr an der Gestaltungstherapie teilgenommen hat, malt jetzt ein Bild (Bild 47), welches die polare Entsprechung zum Bild des Weges in der italienischen Landschaft bildet. War es für ihn damals wichtig, seinen individuellen Weg in der Gruppe zu finden, der sich in Bild 39 als horizontal von links nach rechts verlaufender Weg darstellt, so rückt er jetzt die Gruppe als Ganzes an einem runden Tisch sitzend in den Vordergrund. In seinen Einfällen geht er besonders auf die Uhr ein, die für ihn Begrenzung verkörpert, womit er sich in der Gruppe oft konfrontiert sah. Im Bild ist zunächst die runde Form des Tisches auffallend, denn der Tisch in den Räumen der Gestaltungstherapie ist in Wirklichkeit rechteckig. Diese „Uminterpretation" der realen Verhältnisse macht deutlich, mit welcher Dynamik das archetypische Symbol des Großen Runden, wie es die Gruppe repräsentiert, sich aus dem Unbewussten heraus in Szene setzt. Im Bildaufbau ist interessant, dass Rainer den Platz vorne freilässt, was man als Einladung an die Betrachter des Bildes ansehen kann, diesen Platz einzunehmen. Dadurch stellt Rainer nicht nur einen Dialog mit dem

Betrachter und mit der Gruppe her, sondern gibt auch die Situation in der Nachbesprechung wieder, wo die Figur oben in der Mitte der Gruppenleiter sein könnte, da dieser durch die Breite des Stuhles einen dominierenden Platz einnimmt. Im Vordergrund des Bildes hat Rainer Platz frei gelassen, für einen Betrachter, könnte man vermuten. Damit würde das Bild eine klassische Mandalastruktur bekommen, wenn der imaginäre Betrachter es um die zwölfte Person ergänzt. Die Zwölfzahl ist eine typische Unterteilung für den Kreis eines Mandalas, die zudem symbolisch höchste Vollendung bedeutet. Die Kreisform des Mandalas wird durch die Viereckform ergänzt, auf dem der Tisch steht, so dass dir für die Ganzheit charakteristische Komplementarität von Kreis und Viereck vorhanden ist.

Zur Mandalasymbolik muss auf die einschlägige Literatur dazu verwiesen werden (siehe z. B. Jung 1976b, Jung 1972a und die Stichworte Mandala, Mandalasymbolik in Müller/ Müller 2003, S. 269 ff.). In der Analytischen Psychologie (z. B. bei Neumann) wird teilweise allein schon der Kreis mit seinem zentrierenden Punkt in der Mitte als Realisierung einer Mandalaform betrachtet. In der tibetanischen Kultur erfährt der Kreis im Mandala aber immer eine Unterteilung, oft durch die Kreuzform, aber auch in drei, sechs oder eben zwölf Unterbereiche, wodurch sein Orientierungsprinzip dargestellt wird.

Ich möchte jetzt noch weitere Bilder vorstellen, welche die Gefäßsymbolik des Mutterarchetyps veranschaulichen. Zunächst komme ich nochmals auf Bild 14 von Werner zurück, welches in Kapitel IV. 3. schon besprochen wurde. Im Vergleich zu seinem ersten Bild 13 in dieser Gruppe wirkt das zweite Bild wesentlich geordneter und in sich stimmiger. Werner befand sich damals in einem akut psychotischem Zustand, was bei der Vorstellung seines Bildes für alle eindeutig spürbar war. Der die Deutschlandflagge aufnehmende Behälter veranschaulicht im zweiten Bild die Gefäßsymbolik, da er einem Boot ähnlich ist, wobei dann die Flagge das Segel darstellt. In Werners erstem Bild verkörpert die Deutschlandflagge Spaltungstendenzen, die im zweiten Bild durch das Gefäß aufgenommen und integriert werden. Bei seiner erstmaligen Teilnahme an der Gestaltungstherapie partizipierte Werner emotional sehr stark an der Gruppenatmosphäre und nahm gerade auf nonverbaler Ebene intensiven Kontakt mit mir auf, was ich in meiner

Gegenübertragung deutlich spürte. Der gemeinsame gestalterische Prozess wie auch meine Gegenübertragungsprozesse, indem ich den Gestaltungsprozess äußerlich passiv begleitete, aber innerlich aktiv mitimaginierte, förderten Werners Integration in die Gruppe und hatten sicherlich auch eine strukturierende Wirkung auf Werners akut psychotischen Zustand. Dies spiegelt sich im zweiten Bild darin wieder, dass die bildnerischen Merkmale von Spaltungsprozessen, wie sie das erste Bild charakterisieren, überwunden sind. Die horizontale Trennungslinie ist nicht mehr vorhanden, auf der linken Seite bauen sich die Felder geordnet übereinander auf, die Deutschlandflagge ist „harmonisch" in das grüne Gefäß eingepflanzt, und auf der rechten Seite verbindet der Bibelspruch „Liebe Deinen Nächsten wie Dich selbst" Oben und Unten. Jetzt kann auch das Dreieck, welches im ersten Bild durch die Trennungslinie von den anderen Bildelementen abgespalten war, ins Bild integriert werden. Es setzt sich fast auf die annähernd quadratische Flagge auf und deutet damit symbolisch eine Annäherung von männlicher Dreiheit und weiblicher Vierheit. Das Dreieck, welches Werner als das „Auge Gottes" bezeichnet hat, ist Ausdruck seiner archetypischen Übertragung auf mich. Bekanntlich sieht das Auge Gottes alles, und Werners Angst, von mir „durchschaut" zu werden, muss in seinem fragmentierten Zustand sicherlich groß gewesen sein. Dies korrespondiert zu meinen zwiespältigen Gegenübertragungsgefühlen, von Werner freundlich angeblickt, aber auch unangenehm fixiert zu werden.

Zur Bewältigung dieser Übertragungskonstellation war für ihn die Gruppe in ihrem mütterlichen Gefäßcharakter hilfreich. Das Schiff bzw. Gefäß im Bild nimmt die männlich-phallische Fahnenstange in sich auf – in Werners erstem Bild hatte die Deutschlandflagge als das Symbol für Teilung bzw. Spaltung etwas Gebrochenes – und wirkt jetzt wie ein Segel, welches das Gefäß beweglich und kontrollierbar macht. Die Gefäßsymbolik des Bildes erfährt zudem in der grünen und braunen Farbe der Felder bzw. des Schiffes, d. h. in der Wachstumssymbolik, eine weitere Anreicherung. Die Integrierung des Auge Gottes in eine harmonische Bildkomposition macht auf symbolischer Ebene transparent, dass es Werner in der Gruppe möglich war, zu mir zunächst weitgehend nonverbal eine persönliche Beziehung aufzubauen, die auf freundlich-offenem Sich-Anschauen und nicht vernichtendem Durchschautwerden beruht. Letzteres entspricht ja eher den Ängsten eines psychotisch Kranken, vom Psychiater durchschaut und dadurch in seiner psych(ot)ischen Existenz vernichtet zu werden. Werner muss nach anfänglicher Unsicherheit intuitiv wahrgenommen haben, dass die Gestaltungstherapie ein Ort ist, wo er in seinem psychotischen Zustand einen Platz hat, bevor er dies in der Nachbesprechung durch mein therapeutisches Eingehen auf ihn im Sinne einer dialogische Positivierung und Amplifikation direkt erfahren konnte. (siehe Kapitel IV. 3.)

Hier fand eine Kommunikation auf unbewusster Ebene mit mir statt, angeregt durch den intensiven, nonverbalen Blickkontakt, woraus sich noch in der Gestaltungsphase der Gruppe bei Werner ein tiefgreifender Wandel vollzogen hat, wie dies die vergleichende Gegenüberstellung seiner beiden Bilder sichtbar macht. Die harmonische Verknüpfung der einzelnen symbolischen Motive im zweiten Bild zu einer Ganzheit zeigt auf, wie sehr die Gestaltungstherapiegruppe selbst bei einem chronisch schizophrenen Kranken Symbolisierungsprozesse initiieren kann. Werner ist im zweiten Bild plötzlich innerlich imstande, eine Ordnung in seine fragmentierte archetypische Symbolwelt zu bringen, was in Kontrast steht zu der psychotisch Kranken zugeschriebenen Unfähigkeit zur Symbolisierung. Vielleicht sollte man bei der Diskussion der schwierigen Gegenübertragungssituation in der Psychotherapie der Psychosen auch in Erwägung ziehen, dass die „Bedrohung der Identität des Therapeuten, sobald er sich in eine Beziehung mit seinem Patienten einlässt" (Lempa 2001), auch eine Blockierung der Imaginationsfähigkeit beim Therapeuten hervorrufen kann, was dann die Symbolisierungsstörung des Patienten verstärkt. In Umkehrung dessen kann ein „positivierendes" therapeutisches Umfeld diese positiv beeinflussen.

Der Gefäßcharakter der Gruppe manifestiert sich häufiger im symbolischen Motiv des Schiffes bzw. Floßes, wie es zwei weitere Bilder deutlich machen. Im Gegensatz zu den bisher gezeigten Bildern handelt es sich um Gruppen, die ich nur aus der Supervision der Gestaltungstherapeutin kenne. Die Verläufe der nächsten beiden Patienten werden weiter unten ausführlich vorgestellt, aus ihnen wird jeweils ein Bild vorgezogen, welches die individuelle Erfahrung von Transformationsprozessen in der Gruppe symbolisch reflektiert.

Der 35-jährige Bertold (Verlaufsdarstellung siehe unter VI. 3.) mit manisch-depressiver Psychose veranschaulicht in seiner Bilderserie zum Thema „Ich-Du-Wir“ (Bilder 86-88), wie seine in der Psychose fragmentierte Persönlichkeit in der Gruppe eine symbolische Restitution erfährt. Den äußeren, zersprungenen Ring im „Du“ (Bild 87) kommentiert er damit, dass in einer manischen Phase, in der sich bei ihm immer wieder ein Größen- und Liebeswahn aufbaute, etwas in ihm zerbersten würde. Das Bild gibt dies eindrucksvoll im zersprungenen äußeren Ring wieder, welcher die Fragmentierung des Großen Runden repräsentiert. Im Bild „Wir“ (Bild 88), zu dem Bertold die Arche Noah assoziiert, werde dieser Bruch wieder überwunden. Für das Schiff verwendet er die gleichen Farben wie im Bild „Du“, wodurch das Zusammenfügen seiner zerbrochenen Gefühlswelt unterstrichen wird.

Das Motiv des Schiffes bzw. der Arche Noah hebt nachdrücklich den Gefäßcharakter der Gruppe hervor, auf den sich auch Bertolds Kommentare beziehen, indem er betont, wie sehr ihm die Gruppe die Möglichkeit gab, sich neu zu erfahren, seine Gefühle anderen mitzuteilen, neue Verhaltensweisen auszuprobieren und von den anderen Teilnehmern eine Rückkopplung und Bestätigung dafür zu bekommen.

Das Segel gibt dem Schiff eine Bewegung, d. h. Dynamik und auch Richtung, wenn man es richtig zu nutzen weiß. Bertold gelang es in der Tat, die Gruppe für sein Vorwärtskommen auf seinem Entwicklungsweg zu nutzen. Auf die besondere Wandlungssymbolik des Schiffs im Sinne des Fahrzeugs (Buddhismus) und des Übergangs kann hier nur kurz verwiesen werden.

Ein Floß hilft Rüdiger, einem anderen jungen schizophrenen Patienten (Bild 102, siehe auch Verlaufsdarstellung in Kapitel VII. 4.), die in der Gruppe aufgetretenen Spannungen besser auszuhalten. Er galt in der Klinik als äußerst schwierig, da er seine Krankheit völlig verleugnete und sich für einen hochbegabten Künstler hielt, in der Realität aber kurz zuvor in der Aufnahmeprüfung zum Musikstudium durchgefallen war. Durch seine paranoide Allmacht geriet er auch in der Gestaltungstherapiegruppe in die Außenseiterposition. Zum Thema „Stimmung in der Gruppe“ zeichnet er sich mit angezogenen Beinen auf einem Floß sitzend, das er aber, wie er betont, selbst steuern könne. Dazu assoziiert er den Kriegsfilm „Das Boot.“

In diesem packenden Drama aus dem 2. Weltkrieg können die Zuschauer hautnah erleben, wie hilflos man sich den feindlichen Angriffen in einem U-Boot unter Wasser ausgesetzt fühlt. Andererseits gelingt der Besatzung immer wieder die Flucht, so dass Wasser und Boot auch den schützenden Charakter im Sinne des positiven Elementarcharakters wiedergeben.

Rüdiger bringt so im Bild des U-Bootes zwei zunächst gegensätzliche, aber zueinander komplementäre Erfahrungen in der Gruppe zu einem metaphorischen Ausdruck, nämlich das Ausgeliefertsein an die Wasserbombenangriffe wie auch den bergenden Schutz des Wassers, unter dem sich das U-Boot im buchstäblichen Sinn vor seinen Verfolgern davonschleichen kann. Gefühle von Angst, Hilflosigkeit und des totalen Ausgeliefertseins an die anderen in der Gruppe veranschaulicht auch Rüdigers zusammengekauerte, fast embryonale Haltung auf dem Floß. Hier kommt die Kehrseite der paranoiden Allmacht zum Vorschein, ein „latentes Nichtigkeitsgefühl" (Benedetti 1983c, S. 111). Die Überschrift dieses Bildes verdeutlicht aber, dass sich die angstvolle Konfrontation mit der Gruppe gelohnt hat.

Rüdigers Ich ist noch weitgehend hilflos den „Stromschnellen" der Gruppendynamik ausgeliefert, welche die schlangenförmigen Wellenlinien andeuten. Deren grüne Farbe weist auf die belebende Wirkung der Gruppe hin, die Bewegung – Emotion – in Rüdigers eingekapselte Innenwelt bringt. Seine psychotische Erstarrung gerät dadurch ins Fließen, was zuerst Angst macht, das Floß verhindert aber das Untergehen des Ich in den Strudeln der Gruppendynamik. Da aber weder Steuer noch Ruder vorhanden sind, verstärkt dies die in der embryonalen Körperhaltung angelegten Gefühle von Hilflosigkeit und Ausgeliefertsein. Grundsätzlich hat Rüdiger hier schon die bewusste Einsicht, dass sich das Aushalten seiner Ambivalenz in der Gruppe gelohnt und zu einer positiven Veränderung bei ihm geführt hat. Diese manifestiert sich in der reichhaltigen Gefäßsymbolik dieses Bildes, nämlich Floß, Wasser und U-Boot. Das Wasser hat gleichermaßen enthaltenden, nährenden und wandelnden Charakter und das symbolische Motiv des Eintauchens darin ist zudem das zentrale Motiv der Nachtmeerfahrt (siehe dazu das Schema der Nachtmeerfahrt bei Jung GW 5, S. 265 ff.), welche über die Auflösung zur Wiedergeburt führt. „Das Eintauchen ins ‚Meer' bedeutet ‚solutio', Auflösung im physikalischen Sinn [...]. Es ist eine

Rückversetzung in den dunklen Anfangszustand, in die Amnionflüssigkeit des graviden Uterus." (Jung GW 16, S. 256, zur Symbolik der alchemistischen solutio siehe Krapp in: www.symbolonline.de). Rüdiger braucht für das Eintauchen in das Wasser respektive die Gruppe noch den sichernden Schutz eines U-Bootes und kann sich noch nicht unmittelbar dem Element Wasser und seinem Wandlungspotenzial aussetzen.

Sehr eindrucksvoll gibt Julia, eine junge Frau von Mitte zwanzig, ihren Wandlungsprozess innerhalb der Gruppe in ihrem Abschlussbild (Bild 23, Titelbild) wieder, mit dessen reichhaltiger Symbolik ich die Darstellung archetypischer Bilder von der Gruppenerfahrung abschließen möchte. Julia wurde drei Monate stationär behandelt und nahm in dieser Zeit regelmäßig an der Gestaltungstherapie teil. Diagnostisch wurde sie als schwerer Borderline-Fall eingestuft, sie hatte mehrere, teils länger dauernde psychotische Episoden, die mit autodestruktiven Handlungen einhergingen. Sie erklärt ihr Bild wie folgt: Die viereckige Einrahmung links oben gibt ihre gespaltene innere Situation zu Beginn des stationären Aufenthaltes wieder. In ihr befinde sich eine zerbrochene runde Figur zusammen mit der Sonne rechts oben und dem Mond links unten. Unterhalb dieser Einrahmung sei das Loch, in das sie in ihren psychotischen Krisen immer wieder hineinfalle. Der blaue Punkt in der Mitte stelle sie selbst dar, in Erde eingebettet. Der Kreis rechts unten gebe ihren therapeutischen Prozess wieder, der seinen Weg nach oben hin zum Licht bzw. zur Sonne nehme. Ganz unten befinde sich die Erde umgeben von Wasser, das Grün verkörpere für sie die Natur, die ihr viel bedeute. Ganz rechts oben sei noch Nacht.

Julias Ich oder Persönlichkeit im Zentrum des Bildes kann einmal von dem tragenden, aber nicht sehr sicher wirkenden Untergrund leicht nach links (ins Unbewusste) abkippen und in das schwarz konturierte Loch fallen, wie Julia ihre psychotischen Episoden metaphorisch umschreibt. Hier zeigt sich der negative Elementarcharakter, im schwarzen Loch manifestiert sich „die Dunkelwelt des Unterirdischen als Hölle und Nacht" (Neumann 1974, S. 55) und das Körperinnere, welches „archetypisch mit dem Unbewussten identisch" (ebd. S. 52) ist. Dabei fällt auf, dass Julia dem Motiv des schwarzen Loches auf der sprachlichen und der bildhaften Ebene unterschiedliche Bedeutungen zuweist. Bildnerisch entspricht es eher einer höhlenartigen Ausbuchtung, Julia fällt hier also nicht in die Bodenlosigkeit eines Loches, wie sich dies die Redensart verbildlicht, sondern wird in dieser Ausbuchtung aufgefangen. Diese deutet die Gefäßsymbolik an, ähnlich wie die viereckige temenosartige Einrahmung über dem Loch, in der das fragmentierte Ich zwischen der Polarität von Sonne und Mond ausgespannt ist. Eine unterschiedliche Bedeutungsgebung zwischen der sprachlichen und bildhaften Ebene liegt auch im blauen Punkt der Mitte vor, Julias Ich bzw. ihre Persönlichkeit, welche ihrem Kommentar entsprechend in Erde eingebettet sein soll. Gemalt ist dies aber nicht in den Erde repräsentierenden Farben Braun oder Grün, sondern in einem Blaugrün. Dies verstärkt den ohnehin schon schwebenden Eindruck dieser Konfiguration, was bedeutet, dass Julias Persönlichkeit noch nicht vollständig im Boden verankert ist.

Die Basis des Bildes besteht aus dunkelbrauner Erde links und einer grün bewachsenen, von Wasser umgebenen Insel in der Mitte. Diese Naturlandschaft hat für Julia große Bedeutung, deren Wachstumsaspekt die Farbe Grün hervorhebt. Die große runde Figur rechts unten ist in Braun gehalten und Blaugrün umrandet. Sie enthält in der Mitte eine weitere runde Figur, welche die zentrale runde Figur, Julia, in etwas kleinerem Maßstab abbildet – man könnte hier von Selbstähnlichkeit sprechen – und speichenförmig von neun kleineren schwarzen runden Gebilden umgeben ist. Dieses „Große Runde" rechts unten gibt Julias therapeutischen Prozess in der Gruppe wieder. Sie fällt jetzt also nicht mehr nach links in das schwarze Loch, sondern geht nach rechts in die Gruppe als das Große Runde ein.

Auch hier inszeniert sich die Symbolik der Nachtmeerfahrt als Auflösung des Ich in der Großen Mutter und nachfolgender Wiedergeburt. Das Eintauchen in die Gruppe und das darin Enthaltenseins wird symbolisch noch weiter ausdifferenziert, indem die speichenartigen neun kleineren runden Gebilde (ihre Mitpatienten?) und das nabenartige Zentrum dem Großen Runden eine radartige Struktur geben. Im Rad (z. B. tibetanisches Lebensrad) entfalten sich die Mandalasymbolik und damit der Geistwandlungsaspekt des Mutterarchetypus. Zur selbstzeugerischen Symbolik des Rades siehe auch Kapitel VIII. 1.. Die Sonne im Bild oben verkörpert den geistigen, „männlichen" Aspekt, da Julias therapeutischer Prozess, wie sie bemerkt, seinen Weg vom Großen Runden aus nach oben in Richtung Sonne nimmt. Deren männlich-väterliche Symbolik korrespondiert zu Julias Ich-Stabilisierung aufgrund des Eingehens in das Große Runde resp. der Gruppe.

Der Gefäßcharakter der Gruppe erfährt schon, ähnlich wie Ruths Bild 30, in den Elementen Erde und Wasser als solchen einen symbolischen Ausdruck. „Zu den Natur-Elementen, die ihrem Wesen nach mit der Gefäßsymbolik verbunden sind, gehört neben der Erde auch das Wasser. Dieses enthaltene Wasser als Urschoß des Lebens, aus dem in unzähligen Mythen das Lebendige geboren wird, ist ‚unteres' Wasser oder Wasser der Tiefe als Untergrundwasser und Meer, als See und Teich. Dieses mütterliche Wasser ist aber nicht nur enthaltend, sondern es ist auch nährend und wandelnd, da alles Lebendige mit dem Wasser als der Milch der Erde sein Dasein aufbaut und erhält." (Neumann 1974, S. 58)

Dazu passt Julias Kommentar, wie wichtig die Erde, das die Erde umgebene Wasser und die grüne Natur für ihren therapeutischen Prozess gewesen sind. Diese Verbindung von Wachstum in der Natur und seelischen Transformationsprozessen wird im Bild durch die Verwendung der Farbe Blau (Wasser), Blaugrün (Unterlage des Ich im Zentrum) und Braun (Erde) für das Große Runde bekräftigt.

Die Dynamik des Großen Runden, wie sie die Radstruktur symbolisch wiedergibt, erfährt in der alchemistischen Operation der circulatio oder rotatio noch eine wichtige Amplifikation. „Psychologisch ist die circulatio das wiederholte Kreisenlassen aller Aspekte des eigenen Wesens, welches allmählich zum Gewahrwerden eines transpersonalen, die streitenden Faktoren vereinigenden Zentrums führt." (Edinger 1990, S. 180) Die circulatio kann sich in einer Kreisbewegung wie auch in einer Aufwärts- und Abwärtsbewegung manifestieren. „Ascensus und descensus, Höhe und Tiefe, Auf und Ab beschreiben ein emotionales Realisieren von Gegensätzen, welches allmählich zu einem Ausgleich derselben führt [...]. Die Gegensätze werden zu einem Gefäß, in welchem [...] das peinliche Suspendiertsein zwischen Gegensätzen sich allmählich in eine bilaterale Tätigkeit des Mittelpunkts verlagert." (Jung, 14/1, S. 244) In diesem Prozess muss sich der „Kreislauf der eigenen Komplexe im Zuge ihrer Verwandlung immer wieder vollziehen" (ebd. S. 180/181) und führt schließlich über das Durchlaufen der Gegensätze zum Gewahrwerden des Selbst.

Im Bild findet auf der rechten Seite, dem Ort des Bewusstseins in der Raumsymbolik, eine Aufwärts- und Abwärtsbewegung statt, indem Julia in der Mitte des Bildes nach rechts unten in das Große Runde eintaucht und von da aus eine Bewegung nach oben in Richtung Sonne vollzieht. Im Bild wird dies durch die vom Großen Runden ausgehenden, nach oben gerichteten Strahlen angedeutet. Auf der linken Bildhälfte fehlt die Aufwärtsbewegung, Julia kann sich nicht aus eigener Kraft aus dem Loch befreien. Sonne und Großes Runde verweisen auf die Möglichkeit einer Vereinigung, einer coniunctio von Männlich und Weiblich im Bild, die sich im Ich vollziehen kann, da es nach beiden Seiten offen ist. Auf das intakte Ich in der Bildmitte scheint die fast senkrecht über ihm stehende Sonne, während in der viereckigen Einrahmung links oben im Bild das Ich im polaren Spannungsfeld von Sonne und Mond zerbrochen, fragmentiert ist. Jetzt laufen im Ich die Gegensätze von Sonne und Großem Runden, d. h. Männlich und Weiblich als coniunctio zusammen und können integriert werden.

Das Eingehen des Ich in das Große Runde und seine dadurch vollzogene Wandlung kann psychodynamisch als Neukonstituierung der Ich-Selbst-Achse gesehen werden. „In der Dual-Union der Urbeziehung […] wird die Entwicklung der späteren Ich-Selbst-Achse der Psyche und ihr Mit- und Gegeneinander von Ich und Selbst durch die Beziehung zwischen der Mutter als Selbst und dem Kind als Ich vorbereitet." (Neumann 1980, S. 18)

Mittels der gestalterischen Erfahrung in der Gruppe kann der in einer gestörten Urbeziehung nur unvollständig abgelaufene Prozess der Bildung der Ich-Selbst-Achse im Sinne einer korrigierenden emotionalen Beziehungserfahrung teilweise nachgeholt werden. Dies wird in Kapitel VII. 4. genauer ausgeführt. Dass bei Julia die Neubildung der Ich-Selbst-Achse noch nicht zum Abschluss gekommen ist, macht die dunkle Fläche rechts oben sichtbar, wo noch Nacht ist. Geerdet ist Julias Transformationsprozess in der Natur, den Elementen Erde und Wasser, auf denen, ähnlich wie bei Ruth, Julias schöpferische Prozesse sich entfalten, „wachsen" können.

Die folgende graphische Darstellung ist eine vereinfachte Wiedergabe eines semantischen Netzwerkes, welches mit der Interpretations-Unterstützungs-Software ATLAS.ti (www.atlasti.com) erstellt wurde. ATLAS.ti ist eine Methode der computergestützten qualitativen Datenanalyse (QDA)

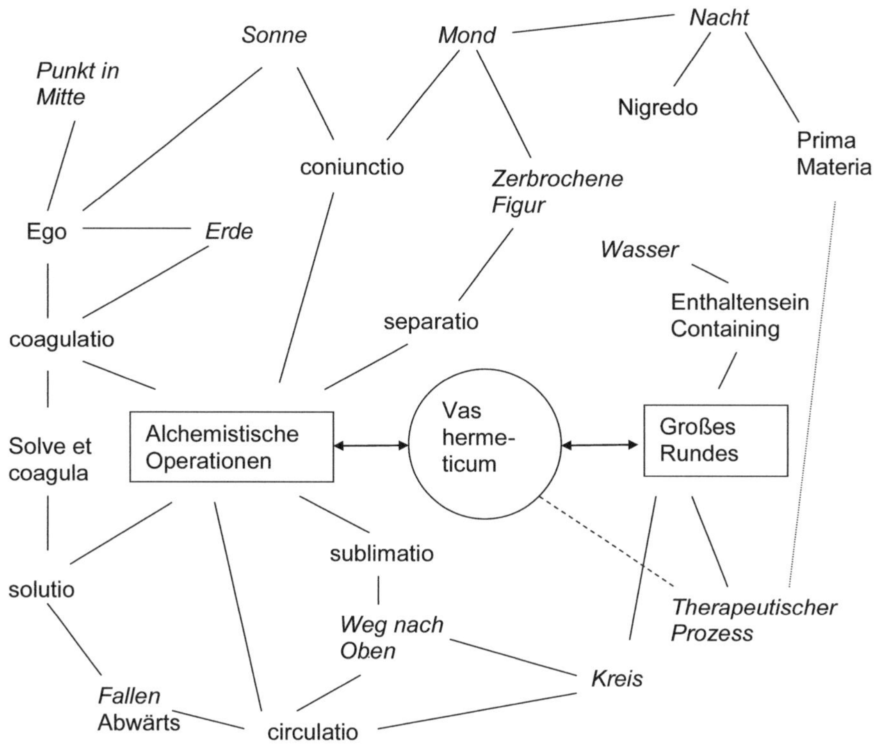

Figur 5: Semantisches Netzwerk von Bild 22

und eng mit der Grounded Theory verbunden, einer etablierten qualitativen Methode. „Netzwerke fügen qualitativen Analysen heuristisch einen rechtshemisphärischen Zugang hinzu", merkt der Entwickler dieser Software T. Muhr (1997, S. 61, Übersetzung MK) dazu an.

In diesem Netzwerk gehe ich von meinen theoretischen Hintergrundannahmen aus, um diesen Terminus aus der Psychotherapieforschung zu gebrauchen, die sich in metaphorische Bilder und Symbole übersetzen lassen. Es sind dies das Gefäß der Gruppe als alchemistisches vas hermeticum, die alchemistischen Operationen als Symbole für therapeutische Transformationsprozesse und die Konstellation des Mutterarchetyps, welche die Grundlage für die Kodierung bilden. Die Kodes wie z. B. das Große Runde, die coagulatio oder die zu einer Kodefamilie zusammengefassten alchemistischen Operationen sind untereinander verbunden. Zwischen ihnen können standardisierte, von der Software vorgegebene, oder vom Untersucher selbst definierte Beziehungen hergestellt. Um obige Darstellung nicht noch mehr zu komplizieren, wurde dies weggelassen. Kodiert wurden zunächst Julias Kommentare, die kursiv wiedergegeben sind, wie z. B. „Fallen" (in das Loch) und „Weg nach Oben."

Diese Abwärts- und Aufwärtsbewegung kann nach Jung auf die circulatio bezogen werden. Kodiert werden können auch Bildausschnitte oder Bildmotive, womit die Bildanalyse im Sinne der grounded theory direkt in den bildnerischen wie textlichen Daten gegründet ist. Dies kann dann mit der eigentlichen Bildinterpretation in Bezug gesetzt werden. Weiter können die Daten und Interpretationen mit ihren theoretischen Hintergrundannahmen auf vielerlei Art vernetzt werden, auch mit der entsprechenden Literatur dazu. Wichtig ist in obiger Darstellung, dass bildnerisch Julias therapeutischer Prozess im Großen Runden der Gruppe zu einer Ich-Bildung im Sinne der coagulatio führt. Auf diese, hier sehr verkürzt wiedergegebene Weise kann ein semantisches Netzwerk imaginative Prozesse simultan wiedergeben, wie sie sich sprachlich und/oder bildhaft-gestalterisch manifestieren, ohne die Subtilität der Bilder zu reduzieren.

Gerade an diesem Bild partizipierten die anderen Gruppenteilnehmer sehr intensiv durch das Einbringen ihrer eigenen Einfälle usw.. Hier wurde deutlich, wie inspirierend und stimulierend ein Bild sein kann, wenn es die in der Gruppe gemachten Erfahrungen paradigmatisch auf den Punkt bringt und den anderen Gruppenteilnehmer sozusagen aus dem Herzen spricht, die sich in ihm gespiegelt und emotional verstanden fühlen. Julias Bild repräsentiert aufgrund seiner vielfältigen Transformationsprozesse vielleicht am meisten von allen in diesem Buch vorgestellten Bildern das Gruppentotem (siehe dazu Kapitel VIII).

Das in diesem Kapitel vorgestellte Bildmaterial veranschaulicht die tiefste Ebene des Gruppenprozesses, wie sie Battegay, Foulkes und andere beschrieben haben, auf der archetypische Bilder der Gruppe emergieren. Auf deren Korrespondenz zu Neumanns Konzeption der Kollektivpsyche und der participation mystique in der Ursprungssituation wird im abschließenden Kapitel VIII weiter eingegangen. In den bildnerischen Gestaltungen dieses Kapitels treten auffallend häufig archetypische Motive vom Wachstum in der Natur auf, Naturlandschaften mit Wasser, Erde, Berge usw.. Bäume oder Blumen verweisen auf die Große Mutter als Herrin von Wachstum und Vegetation. Blumenkasten, Vasen oder Körbe sind weitere Symbole des weiblichen Gefäßcharakters. Dieser manifestiert sich auch als Schiff oder Boot und in der Symbolik des Wassers. Die Form des Großen Runden wird oft auf eine abstrakte Art wiedergegeben. Die archetypischen Bilder der Gruppe manifestieren vor allem den weiblichen Gefäßcharakter, welcher die Grundlage für die Restitution des Ich nach der Psychose und seine Stabilisierung insgesamt bildet. Klinisch wird deutlich, dass die symbolische Interaktion und Kommunikation in der Gruppe über die bildnerische Gestaltung eine weniger bedrohliche und verschlingende Erfahrung der Gruppenmatrix beinhalten als die direktere Interaktion und Kommunikation, wie sie in analytischen Gruppentherapien stattfinden.

5. Die Konstellation des Mutterarchetyps in drei individuellen Verläufen

Wenn nach Neumann Entwicklungsprozesse des Ich in ihrer Symbolik mit dem positiven Elementar- und Wandlungscharakter des Mutterarchetypus korrespondieren, dann müsste dies auch für die Restitutionsprozesse des Ich in der abklingenden Psychose gelten. Der positive Elementar- und Wandlungscharakter in den symbolischen Darstellungen der Gestaltungstherapie würde so das Wiedererstarken des Ich sichtbar machen, wobei der positive Wandlungscharakter noch zusätzlich ein Indikator für die Integration des in der Psychose enthaltenen Wandlungspotenzials wäre. Die Gestaltungstherapiegruppe kann das Selbstheilungspotenzial der archetypischen Bilder zur Entfaltung bringen und damit eine Neustrukturierung der Ich-Persönlichkeit einleiten, weil solche Veränderungen zunächst spielerisch und symbolisch in einem mitmenschlichen Kontext erprobt werden können. Die Gruppe wird hier im wörtlichen Sinne zur Matrix, zum Nährboden von therapeutischen Transformationsprozessen, was in der häufig auftretenden Gefäßsymbolik zum bildnerischen Ausdruck gelangt.

Die folgenden drei Verlaufsbetrachtungen von den bereits bekannten Patienten Ruth, Rainer und Wolfgang sollen die Konstellation des Mutterarchetyps in ihrem jeweiligen Verhältnis von Elementar- und Wandlungscharakter zusammenfassend aufzeigen, um damit bildnerische Symbolik, Ich-Restitution und den klinischen Verlauf insgesamt miteinander in Bezug zu bringen. Zudem soll über einen längeren Behandlungszeitraum die Dynamik archetypischer Bildmotive und Symbole betrachtet werden, wie diese zu den Übertragungs- und Gegenübertragungsprozessen korrespondieren. Nach Auffassung der kunsttherapeutischen Prozessforschung sollten Fallstudien mindestens zehn Sitzungen umfassen, um einigermaßen aussagekräftig zu sein. Ruth und Rainer nahmen ca. drei Monate teil, Rainer fünf Monate, wobei die Sitzungen einmal wöchentlich stattfanden. Einige Bilder wurden schon in früheren Kapiteln teils ausführlich besprochen. Am Ende einer jeden Verlaufs sind die wichtigsten Veränderungen der bildnerischen Symbolik nochmals in einer schematischen Darstellung zusammengefasst.

Natürlich müssen die Restitutions- und Integrationsprozesse des Ich in einem sehr viel größeren Kontext als dem der Gestaltungstherapie gesehen werden, welcher das klinische Setting einschließlich der Pharmakotherapie und das familiäre und soziokulturelle Umfeld umfasst. Manchmal kann die Gestaltungstherapie Hinweise geben auf fördernde oder hemmende Einflüsse im psychosozialen Umfeld der Patienten, und manche Ressourcen eines Patienten kommen erst in der Gestaltungstherapie zum Vorschein. Damit bekommen die Besprechungen mit dem therapeutischen Team einen wichtigen Stellenwert, um Einsichten in die Psychodynamik zu vermitteln, wie sie manchmal nur Bilder zum Ausdruck bringen.

a. Verlauf Ruth

In Ruths Verlauf dominiert in den ersten drei Bildern eindeutig der negative Elementarcharakter. Beim Märchen „Das tapfere Schneiderlein“ (Bild 26, Kapitel IV. 2.) realisiert sich dieser in der blutrünstigen Szene, wo die beiden Riesen Bäume ausreißen, um sich damit gegenseitig totzuschlagen. Ruths emotionales Verhalten beim Vorstellen ihres Bildes in der Gruppe offenbart eindrücklich ihre durch diese Aggressivität ausgelöste Angst. Aufgewühlt spricht sie vom Waldsterben und von der Notwendigkeit, dagegen etwas zu unternehmen. Hier zeigt sich bei Ruth, die noch deutliche Symptome einer abklingenden Psychose hat, ein psychotisches Entgrenzungsphänomen, da sie ihre mit dem Waldsterben verbundenen Ängste so stark auf diese Märchenszene überträgt, dass sie von ihren Angstgefühlen überwältigt wird. Es macht aber auch die Sensibilität und Einfühlung in aktuelle Probleme deutlich, die viele psychotisch Kranke entfalten. Symbolisch repräsentiert Ruths ausgerissener, weitgehend entwurzelter Baum, welcher ihr zum Sinnbild für die globale Zerstörung der Natur im Waldsterben wird, eindrücklich den negativen Elementarcharakter.

Wenn Ruth die Notwendigkeit betont, gegen das Waldsterben etwas zu unternehmen, versucht sie sich gegen ihre Ängste abzugrenzen. Dies wird im Bild auch darin deutlich, dass sie diese blutrünstige Märchenszene, wo am Ende die beiden Riesen inmitten der ausgerissenen Bäume in ihrem eigenen Blut liegen, nicht wirklich umsetzt. Ruth stellt dem männlich-aggressiven Imponiergehabe des Riesen das tapfere Schneiderlein entgegen, das sich hinter der Baumkrone versteckt, dabei aber recht heiter wirkt. Diese Gegenbewegung zu ihren Ängsten greifen auch andere Gruppenteilnehmer auf, indem sie die Üppigkeit der Baumkrone und damit den positiven Elementarcharakter betonen. Im Bild sind noch zwei Wurzeln des Baumes in der Erde verankert, so dass seine Rettung nicht völlig aussichtslos erscheint. Zudem könnte das sympathisch dargestellte tapfere Schneiderlein, das sicherlich auch einen Übertragungsaspekt verkörpert, zum Hoffnungsträger für Ruths inneren Kampf gegen destruktive „Riesenaffekte“ werden.

Beim Märchen „Schneewittchen“ (Bild 27, Kapitel IV. 3.) bringen Ruths Kommentare erneut bedrohliche Aspekte zum Vorschein, die im Bild nicht direkt sichtbar sind. Sie traut dem guten Ende des Märchens nicht und befürchtet, dass nach der Heirat die Schwierigkeiten für Schneewittchen und den Prinzen erst richtig anfangen. Das Königspaar wirkt im Bild auch dementsprechend hilflos, Schneewittchen wendet sich von ihrem Prinzen ab. Einerseits sind Ruths Befürchtungen nicht ganz unrealistisch, weil sie gerade selbst das Scheitern einer Liebesbeziehung erlebt hat. Ihr fehlt aber das Urvertrauen, dass die nach dem Hochgefühl der Heirat auftretenden Schwierigkeiten bewältigt werden können, ja zur Entwicklung und Vertiefung einer Beziehung gehören. Auf dieses weisen im Bild die fehlenden Beine von Schneewittchen hin, die damit keinen festen Stand hat und nicht im Boden verankert ist. Hier zeigt sich der negative Elementarcharakter.

Fehlendes Urvertrauen macht auch die Nachbesprechung deutlich, in der Ruth die Befürchtung äußert, dass die Sonne am nächsten Tag nicht mehr aufgehen könnte. Hier manifestiert sich das archetypische Bild der Nachtmeerfahrt der Sonne, dass die Nacht bzw. die Unterwelt die Sonne verschlucken könnte. Das Wissen um diesen amplifikatorischen Kontext des Bildes ermöglicht es mir, im Sinne einer dialogischen Positivierung therapeutisch zu intervenieren, indem ich mein Vertrauen in den Lauf der Natur zum Ausdruck bringe und äußere, dass die Sonne wie immer auch am nächsten Tag wieder scheinen werde. Zudem repräsentieren die beiden Bäume des Bildes ein Stück Natur, so ärmlich sie mit ihren dünnen Ästen und ohne Wurzeln auch wirken. Doch Bäume und Natur haben, wie dies die Vorgruppe aufzeigte, für Ruth eine enorme Bedeutung, so dass für mich allein schon die Tatsache, dass sie Schneewittchen und Prinzen jeweils einen Baum an die Seite stellt, einen Selbstheilungsansatz darstellt. Die Bäume, die in dieser Darstellung zunächst den negativen Elementarcharakter wiedergeben, enthalten in nuce ein Wachstumspotenzial, wie es die in kräftigen dunkelbraunen Strichen aufgetragenen Stämme andeuten, welches einer therapeutische Bestätigung und Verstärkung bedarf.

In der nächsten Gruppe zur Musik von Mozart (Bild 28, Kapitel V. 2. a.) wirkt Ruth in ihrem Verhalten in der Gruppe und beim Vorstellen des Bildes schon stabiler. Sie setzt sich mit den traurigen Aspekten der Musik auseinander, die der schwarze Mann im Bild verkörpert, ohne wie in den beiden Sitzungen davor von akuten Ängsten überflutet zu werden. In dieser Gruppe entfalten sich komplexe Übertragungs- und Gegenübertragungsvorgänge, wie sie oben beschrieben wurden. Mozarts Musik mit ihrem gegensatzvereinigenden Charakter repräsentiert den Ausgleich zwischen meinen leidvollen Gegenübertragungsgefühlen und meiner positiven Gegenidentifikation mit den Patienten und deren gestalterischen Prozess. Daraus gehen im Sinne der Benedetti'schen Spiegelbeziehung wechselseitige

Projektions- und Introjektionsvorgänge hervor, die im Motiv des schwarzen Mannes mit seinen solaren Aspekten zur Bildung eines Übergangssubjekts führen. Die spitzen, sägezahnartigen Wellen manifestieren den bedrohlichen Charakter des Meeres, in welches das unsicher auf der Schaukel sitzende Kind hineinzufallen droht. Hier konstelliert sich bildnerisch der negative Elementarcharakter, auf der sprachlichen, bewusstseinnäheren Ebene entwirft Ruth dagegen positive Vorstellungen, in denen das schaukelnde Kind und das Spiel der Wellen zu visuellen Metaphern für das Spielerische in Mozarts Musik werden. Dabei wird aber die Gefahr für das Kind ausgeblendet. Das Bild ist insgesamt inhaltlich vielschichtiger und verweist in den Blumen auf die Wachstumssymbolik bzw. den positiven Wandlungscharakter und im schwarzen Mann mit seinen solaren Eigenschaften auf Ansätze zur Überwindung der Gegensätze Hell-Dunkel und damit auf die Bildung eines vereinigenden Symbols.

Ruths Ich-Restitution setzt sich in Bild 29 (Kapitel V. 2. b.) fort, auch wenn ihre Ambivalenz in abgeschwächter Form erneut durch die symbolischen Wandlungsprozesse des Märchens „Das Mädchen ohne Hände" ans Tageslicht gebracht wird. Im Gegensatz zu den ersten beiden Märchengruppen kann sie jetzt eine stabile Identifikation mit dem Märchen entwickeln und zweifelt den guten Ausgang des Märchens nicht an. Ruth äußert ihre Freude und Erleichterung darüber, dass sich das Königspaar nach Trennungen und Leid wiedergefunden hat und auch die abgehackten Hände nachgewachsen sind. So einfach das Bild gestalterisch gehalten ist, so vielschichtig sind die Transformationsprozesse in der von ihr gestalteten Märchenszene. Schon die Auswahl der Schlussszene des Märchens, in der sich das Königspaar nach sieben Jahren wieder findet, deutet den positiven Wandlungscharakter an, indem sich Männlich und Weiblich wieder vereinen. Diesen unterstreichen auch die roten Blumen mit der grünen Vase, wobei letztere ein Gefäßsymbol darstellt.

Ruth konfrontiert sich jetzt mit ihrer Spaltung in ein idealisiertes Bild vom Männlichen und dessen Schattenaspekt. In dieser Märchenszene trifft Schmerzenreich erstmals bewusst auf seinen Vater, wobei Ruth ihm eine aktivere Rolle beim Wiedererkennen des Vaters zuweist als sie in der Märchendarstellung enthalten ist. Schmerzenreich versuchte ja den Verlust des

Vaters durch ein idealisiertes Vaterbild zu kompensieren, nämlich dass Gott sein Vater ist, und muss nun bei seiner ersten bewussten Begegnung mit dem realen Vater mit der Enttäuschung fertig werden, dass Gott eben nicht sein Vater ist. Ruths Interpretation und imaginative Weiterführung dieser Märchenszene macht symbolisch eine tiefgreifende Veränderung sichtbar. Nach dem Verlust einer Liebesbeziehung hatte sich bei ihr im Liebeswahn eine idealisierte Objektvorstellung abgespalten und verselbständigt. Jetzt zeigt sie die Ich-Stärke, den durch die Idealisierung abgewehrten Verlust auf symbolischer Ebene zuzulassen, wobei sie mit Hilfe des Märchens gleichzeitig die Erfahrung macht, dass Verluste überwunden werden können. Psychodynamisch deutet sich hier die depressive Position an, was sich gestalterisch im genauen Nachzeichnen der nachgewachsenen Hände umsetzt.

Das nächste Bild 30 (Kapitel V. 4.) stellt den bildnerischen Höhepunkt in Ruths Verlaufsserie dar. Es erscheint als sinnvolle Koinzidenz, dass gerade ein Gruppenthema, die an die Gruppe gerichteten Wünsche und Erwartungen, für sie zum Katalysator für eine differenzierte Darstellung ihres schöpferischen Prozesses wird. Diesen veranschaulicht sie durch eine harmonische Landschaft, die aus grün bewachsener Erde besteht, aus Wasser, aus Bergen, welche ihre Probleme symbolisieren und aus der auf- oder untergehenden Sonne. Ihr schöpferischer Prozess entfaltet sich, ausgehend vom Wasser, von unten nach oben hin aufsteigend.

Ein Vergleich mit der in der Schneewittchengruppe gezeichneten Sonne macht grundlegende Veränderungen deutlich. Ruth bringt jetzt die Sonne in kräftigen Farben zur Darstellung, als müsste sie damit ein Gegengewicht zu ihren existentiellen Ängsten einige Wochen zuvor herstellen, dass die Sonne nicht mehr aufgehen könnte. Man kann die rote Sonne auch mit Ruths tendenziell erotischer Übertragung in Zusammenhang bringen, in ihr manifestiert sich aber vor allem ein Übergangssubjekt. Die in der Schneewittchengruppe noch so fragile, vom Untergang bedrohte Sonne hat durch meine therapeutische Intervention Nahrung bekommen und ist zu einer „Vollblutsonne“ ausgewachsen. Die von mir gesetzte Saat ist aufgegangen, Ruth hat in der therapeutischen Beziehung etwas von mir in sich aufgenommen und weiter zur Entfaltung gebracht. Die Sonne als das klassische Bewusstseinssymbol schlechthin verkörpert auch die Ich-Stabilisierung. Ruths positiv getönte Übertragung löste in meiner Gegenübertragung keinerlei ungutes Gefühl aus, ich fühlte mich durch ihr Verhalten weder unter Druck gesetzt noch unangenehm berührt. Im Gegenteil, Ruth konnte ihre frühere Schüchternheit und Gehemmtheit auch mir gegenüber etwas lockern.

Wasser und Erde veranschaulichen die Gefäßsymbolik und haben gleichermaßen enthaltenden wie auch wandelnden Charakter. Das Lebendige in der Natur baut „mit dem Wasser als der Milch der Erde sein Dasein auf[baut]" (Neumann, 1974, S. 58. Ganzes Zitat siehe weiter oben) und wird für Ruth zum Sinnbild ihres schöpferischen Prozesses in der Gruppe. Lebendige Natur erfährt sie jetzt innerlich wie äußerlich als intakt. Das Wasser hat nicht mehr den bedrohlichen Charakter, wie ihn die sägezahnartig gezeichneten Wellen in Bild 28 wiedergeben, sondern wird als „Milch der Erde" (ebd.) zusammen mit dieser zum tragenden Element für Ruths seelische Wachstumsprozesse.

Die nach oben hin aufsteigende Bewegung des schöpferischen Prozesses hebt dessen Wandlungscharakter im Sinne der alchemistischen sublimatio hervor. Psychologisch beinhaltet die sublimatio „ungefähr das Gegenteil von dem, was Freud als Sublimierung versteht" (Jung 1972c, S. 221, zur sublimatio siehe auch Krapp in: www.symbolonline). Freud hat nach Jung daraus eine triebhaft gesteuerte Ersatzhandlung, eine Notoperation des Ich gemacht, ohne wirkliche Einsicht in die geistige Dimension solcher seelischen Transformationsprozesse zu besitzen. Edinger (1990, S. 150f) versteht unter der alchemistischen sublimatio die Fähigkeit, einen höheren, geistigen Standpunkt einzunehmen und etwas zu überblicken, was sich auf bildhafter Ebene oft in einer Aufwärtsbewegung umsetzt. Mit einer solchen gehen nicht zuletzt auch Wachstumsprozesse in der Natur einher.

Das archetypische Motiv der Aufwärtsbewegung im Sinne des Aufstiegs verkörpern in Ruths Bild auch die drei Berge. Durch seine Verbindung von Himmel und Erde wird dem Berg oft eine männlich-weibliche Doppelsymbolik zugesprochen, wo der Himmel den aktiv-männlichen und die Erde den passiv-weiblichen Part innehat. Ruths Berge mit ihrer annähernden Dreiecksform und ihrer nach oben gerichteter Spitze unterstreichen ihre männliche Bedeutung, während ein Dreieck mit der Spitze nach unten eine weibliche Bedeutung hat (zur Symbolik des Dreiecks siehe Riedel 1985 und Herderlexikon 1978).

Damit bilden die Berge zunächst einen komplementären männlichen Gegenpol zur weiblichen Wachstumssymbolik von Erde und Wasser. Der zweite und dritte Berg enthalten aber deutliche Braunschattierungen und verweisen damit auf das erdhafte, weibliche Element. Der erste Berg erinnert farblich an das graue Gewand von Schmerzenreich.

In den nächsten Gruppen setzt sich Ruth weiterhin aktiv mit ihren Problemen auseinander. Mittels des gestalterischen Prozesses gelingt es ihr, die in der Übertragung aufgekommenen Gefühle zu sublimieren und in eine Ich-Stärkung zu transformieren. Zur Musik der Orchestersuite h-Moll von J.S. Bach (Bild 31) malt sie einen Strand mit einem Paar. Sie würde gerne die Einsamkeit zu zweit dort genießen, äußert sie dazu. Bei Ruths Vorgeschichte denke ich hier unwillkürlich an die Gefahr einer Flucht in regressive Phantasien. Die in schwerem Dunkelbraun gehaltenen Liegen würden dann den negativen mütterlich-festhaltenden Elementarcharakter zum Ausdruck bringen.

Biographisch versuchte Ruth sich diesem durch Passivität und Abheben in eine Phantasiewelt zu entziehen. Immerhin stellt das im Bild vor dem Strand ankernde Boot die Verbindung zur Außenwelt her, es könnte so ein Symbol für den Gefäßcharakter der Gruppe sein, die dann für Ruth ein Schutzschild gegen das Sich-Verlieren in die eigene Phantasiewelt wäre. Die Strandszene würde dann weniger regressive Tendenzen, sondern die Möglichkeit eines Rückzugs auf sich selbst, auf die eigene Innenwelt, eine Introversion in der Gruppe zum Ausdruck bringen.

In Wasser und Erde (Strand) setzt sich vor allem die Symbolik des vorigen Bildes weiter fort. Auch wenn sich die Wellen am Horizont, ähnlich wie im Bild der Mozartgruppe, noch etwas spitz und bedrohlich auftürmen, ebben sie doch gegen den Strand hin allmählich ab, so dass dort das Boot ankern kann. Der Strand als erdhaftes, mütterliches Element kann so die Gefährlichkeit der Meereswellen entschärfen. Ruths Bild strahlt damit eine gewisse Harmonie aus, es gelingt ihr erneut, einen positiven Bezug zur Natur herzustellen. Der kosmogonische Aufbau des Bildes durch die vier Elemente Erde, Wasser, Feuer (Sonne) und Luft (Himmel) knüpft an

Ruths Darstellung ihres schöpferischen Prozesses im Bild davor an. Positiver Elementar- und Wandlungscharakter sind so in mehrfacher Hinsicht repräsentiert.

Im nächsten Bild eine Woche später zum Thema „Ich gestalte meine Welt" (Bild 32) setzt sich die Auseinandersetzung mit der Farbe Braun und dem mütterlich-festhaltenden Erdelement weiter fort. Ruth malt ein kleines Häuschen mit einem Baum und einem Berg. Dazu äußert sie, dass sie gerne in dem Häuschen wohnen würde und sich in die Lüfte erheben möchte. Das Haus ist ohne (sichtbare) Tür, hat nur ein kleines Fenster und wirkt wie eine Höhle. Dies gibt Ruths beengte Familiensituation wieder. Mit Mitte zwanzig hat sie es noch nicht geschafft, von zuhause auszuziehen und zog sich dort nach ihrer enttäuschten Liebe immer mehr zurück. Hier schlägt die schützend-mütterliche Funktion der Höhle ins Negative um und repräsentiert den negativen Elementarcharakter.

Was im Bild vorher mit den dunkelbraunen Strandliegen bereits angeklungen ist, wird jetzt offensichtlich: Das Haus steht für ein festhaltendes, einengendes mütterliches Element, aus dem sich Ruth nicht selbst befreien konnte und aus dem sie in eine zuletzt psychotisch werdende Phantasiewelt abhob. Dieses Abheben, welches auch die acht Vögel über dem Haus verkörpern, macht jetzt die problematische Seite der sublimatio sichtbar. „Tatsächlich weisen für heutige Patienten Bilder von Aufstiegen, Höhen und Flügen fast immer auf die Notwendigkeit eines Hinunterbegebens hin. […] Sie bedürfen des Abstiegs und der coagulatio." (Edinger 1990, S. 178)

In der alchemistischen Operation der coagulatio (siehe Krapp in www.symbolonline.de) wird ein flüssiger Stoff in einen festen verwandelt, ihr ist das Element der Erde zugeordnet. Die coagulatio beinhaltet „den archetypischen Prozess der Ichbildung" (Edinger 1990, S. 147), indem „ein psychischer Inhalt in einer bestimmten ortsgebundenen Form konkretisiert, d. h. an ein Ich geheftet" (ebd. S. 109) wird.

Genau dieser psychodynamische Prozess ist jetzt für Ruth von großer Bedeutung, dass sie nach ihrer Psychose wieder auf den Boden kommen muss. Diese Erdung bzw. coagulatio erklärt auch die Bedeutung der Farbe Braun in diesem Bild. Jacobi (1981, S. 92) wie auch Riedel bringen Braun besonders mit dem Mutterarchetypus in Verbindung. „Grundarchetyp des

Braun ist die ‚Mutter Erde', ihre Schwere, Belastungsfähigkeit, Tragkraft, Zukunftsfähigkeit und Fruchtbarkeit. [...] Schwermütiges Verhaftetsein und gehemmte Entwicklung sind Kennzeichen eines Hängenbleibens an der Mutter über die Zeit der Kindheit hinaus [...] Der negative Mutterkomplex kann sich bei bildhaften Darstellungen im Braun niederschlagen, zum Beispiel wenn Bergketten aus schwerem Braun den Horizont verstellen." (Riedel 1983, S. 149)

In Ruths Bild erzeugt der Berg eine abgeschiedene Atmosphäre, wobei aber seine helleren Brauntöne, ähnlich wie die des Hauses, das Verhaftetsein etwas auflockern. Die Flucht aus der mütterlich festhaltenden Abgeschiedenheit in die Phantasie verdeutlichen die Vögel, die aber auffallenderweise in einem schweren Dunkelbraun gemalt sind, was hier erneut, ähnlich wie in den Liegen des Strandbildes, das Verhaftetsein und das mütterlich-festhaltende Element repräsentiert. Das Dunkelbraun bringt aber auch den Gegenpol zum Abheben in der sublimatio, d. h. die Notwendigkeit der Erdung, der coagulatio der Phantasiewelt und ihrer Anhaftung an das Ich zum Ausdruck.

Auch dieses Bild lässt sich aus zwei unterschiedlichen Perspektiven interpretieren, die zueinander komplementär sind. Braun kann das mütterlich-festhaltende Element repräsentieren, aus dem sich Ruth befreien muss, aber auch ein erdhaftes, bodenständiges Element, das Ruth benötigt, um nach ihrer psychotischen Abgehobenheit wieder auf den Boden zu kommen. Ruth ist ein gutes Beispiel für die Auffassung von der Psychose als einen missglückten Individuationsversuch. Sie versuchte den Verlust der Liebesbeziehung und die familiären Beengtheit durch Flucht in ihre Phantasiewelt zu bewältigen, was sich verselbständigte. Sie hob im Sinne der sublimatio zu sehr ab und war nicht in der Lage, ihre Phantasiewelt zu erden. Dieses zentrale Problem ist Ruth jetzt wesentlich bewusstseinsnäher, indem sie in der Nachbesprechung meinen Einfall aufgreift, dass die Enge des Häuschens und dessen Abgeschiedenheit hinter dem Berg das Entfliehen in eine Phantasiewelt fördern kann. Diese Interpretation, welche die Gefahr der Regression betont, hat natürlich aufgrund Ruths Krankheitsgeschichte ihre Berechtigung. Die dazu komplementäre Interpretation rückt die positive Seite der Phantasie in den Mittelpunkt und ihre prospektiv-finale antizipierende Ausrichtung, wie dies das nächste Bild deutlich macht. Phantasien bekommen erst dann eine negative Bedeutung, wenn sie nicht mit Konsequenzen im Handeln einhergeht.

Für Ruth war das Festhalten an ihrer Phantasiewelt zunächst die einzige Möglichkeit, den Verlust der Liebesbeziehung und ihre Enttäuschung zu verkraften. Rückzug und die Abgeschiedenheit in der Klinik ermöglichten ihr, zunächst gegen ihren Widerstand, wieder einen positiven Bezug zu ihrer Phantasiewelt und damit zu sich selbst herzustellen, nicht zuletzt dank der Gestaltungstherapie. Darauf weist auch in diesem Bild das lebendig wirkende Bäumchen mit seiner grünen Krone hin, welches in seiner Wachstumssymbolik auf den positiven Wandlungscharakter und in der Baumkrone auf das Große Runde und damit die Gefäßsymbolik hinweist. Ähnlich rückt auch der Berg, der jetzt keine spitze Dreiecksform wie im Bild zuvor hat, durch seine runde Form das Weibliche in den Vordergrund. Ruths positive Veränderung in der Konstellation des Mutterarchetyps korreliert mit ihrer zunehmenden Ich-Stärke, wie dies ihr Gruppenverhalten bestätigt. Ihre Ich-Stärke erfährt auch in der männlichen Dreiecksform des roten Hausdaches einen symbolischen Ausdruck, in dem die rote Sonne des Gruppenbildes anklingt und damit auch die Übertragungsbeziehung.

Einen Monat später findet eine Gruppe zum Thema „Freude-Wut“ statt. Zur „Wut“ malt Ruth einen zerbrochenen Krug (Bild 33), den sie in Zusammenhang mit ihrer Krankheit bringt. Sie äußert dazu, dass sie diesen „Bruch“ jetzt annehmen könne und alles nicht mehr so schlimm sähe. Man kann diesem Motiv des zerbrochenen Krugs durchaus noch die alchemistische Operation der solutio zuschreiben, zu der Edinger (1990, S. 103) auch das Zerstückelungs- bzw. Zersplitterungsmotiv rechnet. Ruths bildnerische Darstellung geht aus einer durch ihre therapeutischen Erfahrungen bereits positivierten Sichtweise ihres Bruches bzw. ihrer Krankheit hervor, denn in der Realität würde ein Krug nie in zwei gleichmäßige, fast symmetrisch zueinander stehenden Hälften brechen. Bei der solutio wird ein fester Stoff bzw. dessen Form in einer Flüssigkeit aufgelöst oder z. B. durch Schmelzung verflüssigt, ihr entspricht das Element Wasser. Die polare Entsprechung der solutio ist die coagulatio, in der eine neue Form erzeugt wird. Psychologisch beinhaltet die coagulatio die Ichbildung (siehe oben) einschließlich der Verankerung des Ich im Körper. Das „Solve et coagula" („Löse und Verfestige") ist ein Grundmotto der Alchemie und entspricht psychologisch dem „Stirb und Werde."

Oft ist der Eros das Agens der solutio, welches die Auflösung initiiert, wie auch hier bei Ruth. Dann kann sich die solutio mit dem uroborischen Inzest verbinden. Darunter versteht Neumann eine passive Form des inzestuösen Eingehens in die Mutter bzw. das Unbewusste, was zur Auflösung des Ich, aber auch zu einem schöpferischen Neuanfang führen kann. Aus der weiblichen Perspektive betrachtet hat sich in Ruths Psychose der patriarchale Uroboros konstelliert. „Mit dem patriarchalen Uroboros brechen in den Persönlichkeitsbereich unbewusste innere Kräfte und transpersonale Inhalte ein, deren energetische Ladung die Ladung des weiblichen Bewusstseins ungemein übersteigt. Die Macht des Unbewussten wird, weil sie eindringt und überwältigt, als Männliches erfahren, von dem das Weibliche hingerissen, erfasst, durchdrungen, fortgerissen wird und außer sich gerät" (Neumann 1975, S. 19/20). Zudem entäußert sich „bei der Identifizierung mit dem überpersönlich Männlichen, welche an die Stelle einer echten Hingabe tritt, das Weibliche seiner eigenen Erdnatur" (ebd. S. 25), worin Neumann eine bis zur Psychose führende Gefahr sieht.

Ruths Liebeswahn kann so auch als Einbruch des patriarchalen Uroboros gesehen werden. Die Liebesbeziehung zu einem Mann gab ihr die Möglichkeit, sich aus der mütterlich-festhaltenden Umklammerung zu befreien. Den Verlust des realen Partners versuchte sich dann im Liebeswahn durch eine Fusion mit dem Überpersönlich-Männlichen als uroborischen Inzest zu kompensieren. Der Liebeswahn wurde für Ruth so die Fortsetzung ihrer Autonomiebestrebungen dem Mütterlichen gegenüber mit psychotischen Mitteln, ein missglückter Individuationsversuch. Dabei entäußert Ruth sich ihrer weiblichen Erdnatur. So macht auch dieses Bild zwei komplementär zueinander stehende Interpretationsansätze notwendig. Der braune Krug bringt zunächst die negativen, festhaltenden Seiten des Mütterlichen zum Ausdruck, der zerbrochen werden muss, weil er das seelische Wachstum hemmt.

Der Bruch des mütterlichen Gefäßes kann aber einen Neuanfang symbolisieren und bekommt einen Sinn, wenn es Ruth gelingt, aus eigener

Kraft, nicht über eine überhöhte Idealisierung des Männlichen, den Bruch zu kitten – solve et coagula – und damit die eigene weibliche Erdnatur als Grundlage für die Neubildung des Ich aufzufinden. Genau in diese Richtung gingen die Phantasien in der Gruppe, dass der Krug ja nicht in tausend Scherben zersprungen und der Bruch kittbar sei, da sich die beide Hälften leicht wieder zusammenfügen lassen. Hier manifestiert sich der Gefäßcharakter der Gruppe ganz direkt auf der kommunikativen Ebene. Ruths Problembewusstsein hat in dieser Gruppe weiter zugenommen, indem sie sich eigenständiger mit ihren Konflikten auch auf verbaler Ebene auseinandersetzt und dies nicht mehr durch meine Intervention angestoßen werden muss.

Ruths neuer Bezug zu den schöpferischen Seiten des Weiblichen macht das Bild „Freude" (Bild 34) aus der gleichen Gruppe symbolisch deutlich, in dem sie einen für das Wochenende geplanten Badeausflug imaginativ antizipiert. Hier hat die Phantasie keinerlei regressiven Tendenzen mehr, sondern eine positive, prospektiv-finale Funktion. Im gestalterischen Prozess verstärkt sich ihre freudige Erwartung auf das freie Wochenende als letzte Bewährungsprobe vor der geplanten Entlassung. Ruth greift in ihrem Bild wieder das Landschafts- bzw. Naturmotiv auf, einen See bei Sonnenschein mit grüner Wiese, drei Bäume, Blumen und eine gelbe Liege mit Handtuch. Es ist allerdings unklar, ob sie diesen Ausflug alleine oder mit anderen geplant hat. Der eiförmige See wirkt wie eine Frucht, die in einer Hülle liegt, oder wie ein zur Entfaltung drängender Fruchtkern. Dies würde die mütterlich-gebärende Funktion des Sees bzw. des Wassers symbolisch zur Darstellung bringen.

Im Gegensatz zu früheren Bildern repräsentiert das Wasser jetzt eindeutig den positiven Elementar- wie Wandlungscharakter. Die grün bewachsene Erde steht für Wachstum, ja weibliche Fruchtbarkeit und damit für den positiven Wandlungscharakter, die Erde hat jetzt sozusagen Frucht getragen. Die Farbe Braun fehlt bis auf die dunkelbraunen Baumstämme völlig, ein weiterer Hinweis darauf, dass Ruth das negativ-festhaltende, mütterliche Element im Bild überwunden hat. Der positive Wandlungscharakter setzt sich auch in der Zahlensymbolik des Bildes um. Das Bild enthält drei Bäume, jeweils vier Blumen sind in drei Gruppen angeordnet und beinhaltet die zur Wandlung drängende Dynamik von Drei und Vier. Die gelbe Farbe von Sonne und Liege greift das männlich-solare Element auf. Die rote Farbe der Blumen und des Handtuchs – Rot repräsentierte in den vorigen Bildern vor allem den Übertragungsaspekt – verkörpert hier etwas Lebendiges, ja Erotisches. So gehen in diesem Bild mütterliches Wachstum, männlich-solares Element und erotische Liebe eine harmonische Verbindung miteinander ein.

Die mit der Wachstumssymbolik der Erde verbundenen Wandlungsprozesse, wie sich dies bei Ruth im Bildmotiv der Frucht tragenden Erde realisiert, bringt Neumann prägnant auf den Punkt. „Das Gebiet der Wandlungssymbolik wird in hohem Maße durch das numinoseste aller Wandlungsmysterien bestimmt, das Wachstum. [...] Weil die Erde als schöpferischer Aspekt des ‚Großen Weiblichen' über das Vegetative herrscht, liegt bei ihr das Geheimnis der tieferen und ursprünglicheren Form der ‚Schwangerschaft und Erzeugung', auf der alles Animalische fußt. Aus diesem Grunde spielen sich an der Erde und ihren Wandlungen die höchsten und wesentlichsten Mysterien des Weiblichen ab." (Neumann 1974, S. 61) Ruth ist in diesem Bild in Begriff, die dem Mutterarchetyp inhärente Ambivalenz zu überwinden. „Die im Elementarcharakter des Weiblichen so deutliche Ambivalenz des Archetyps bleibt auch im Wandlungscharakter erhalten. Sie tritt erst auf der Stufe zurück, die wir als Geist-Wandlung bezeichnen und bei der wir als Neues eine Synthese finden, in der das ursprüngliche Gegensatzprinzip überwunden wird." (ebd. S. 60/61) Diese Tendenz in Richtung Geistwandlungsebene wird in der Zahlensymbolik angedeutet und kommt in Ruths Abschlussbild weiter zur Entfaltung.

Thema dieser Gruppe war das Märchen „König Drosselbart" (Bild 35). Ruth wählt die entscheidende Szene am Ende des Märchens aus, als die Prinzessin noch als Küchenmagd einen Blick in den Saal hinein wirft, in dem die Hochzeit des Königsohns stattfinden soll. „Als nun die Lichter angezündet waren und immer einer schöner als der andere hereintrat und alles voll Pracht und Herrlichkeit war, da dachte sie mit betrübtem Herzen an ihr Schicksal und verwünschte ihren Stolz und Übermut, der sie erniedrigt und in so große Armut gestürzt hatte." (Märchen der Brüder Grimm 1937, S. 324) Ruth stellt wieder eine stabile Identifikation mit dem Märchen her

– ein weiterer Beweis für ihre stetig zugenommene Ich-Stärke – und wählt die emotional packendste Szene im Märchen aus, in der sich die kathartische Wandlung der hochmütigen Prinzessin vollzieht, die, zunächst durch König Drosselbarts Großzügigkeit beschämt, letztlich aber durch ihn erlöst wird, indem er ihr vergibt und sie zur Frau nimmt.

In Gegensatz zu den vorherigen Bildern finden wir wieder eine einfach gehaltene Zeichnung vor, wie dies in Ruths Verlaufsserie für Märchendarstellungen charakteristisch ist. Trotzdem enthält dieses Bild eine reiche Symbolik. Es ist zweigeteilt, wobei die doppelte Trennungslinie in Braun gehalten ist. Oben befinden sich drei violett umrandete und mit Rot durchmischte Fenster, welche die feierliche Atmosphäre im Schloss wiedergeben. Durch ihre halbrunde Form und ihre Bemalung mit Rot und Blau wirken sie fast wie Kirchenfenster. In den Unterteilungen tritt erneut die für Wandlungsvorgänge so bedeutsame Dynamik zwischen der Zahl Drei und Vier in Erscheinung. Zudem bringen die halbkreisförmigen Fenster den Gegensatz zwischen Kreis und Quadrat tendenziell zum Ausgleich. Die Verbindung von Kreis und Quadrat charakterisiert die Mandalasymbolik und verweist auf die in Ruths Unbewussten stattfindenden Strukturierungs- und Zentrierungsvorgänge.

Die Farbe Violett ist ebenfalls ein gegensatzvereinigendes Symbol, in der sich männliches Rot und weibliches Blau mischen. In der oberen, „geistigen" Hälfte von Ruths Bild manifestieren sich so gleich drei gegensatzvereinigende Symbole als Ausdruck der Geistwandlung. In den Fenstern mit ihrer Farben- und Integrationssymbolik entfaltet sich zudem eine allgemein schöpferisch-geistige Aktivität des Menschen. „Die Wandlungssymbolik wird überall da sakral, wo über den reinen Naturwandlungsprozess hinaus ein Eingriff durch den Menschen erfolgt, der die Natur-Wandlung überhöht, so dass in diesem Prozess nicht nur die Natur oder das Unbewusste aktiv ist, sondern auch die menschliche Persönlichkeit." (Neumann 1974, S. 68) Auch auf der unteren Ebene des Bildes setzt sich die Geistwandlungssymbolik fort. Der Gegensatz von Männlich und Weiblich wird in der Figur der Königstochter tendenziell zum Ausgleich gebracht, die einen blauen Rock und eine rote Bluse trägt. Sie befindet sich in der unteren rechten Ecke, welche oft dem Mütterlichen zugeordnet wird, was auf Ruths sich entfaltende Weiblichkeit hindeutet, welche das Männliche zu integrieren imstande ist. Es fehlen ihr aber die Beine, so dass diese Entwicklung noch mehr auf den Boden gestellt, d. h. „koaguliert" werden muss.

Ruth ist im Bild auch noch nicht ganz in der Schlussszene angekommen, wo die Hochzeit von König Drosselbart und Prinzessin, die coniunctio als gegensatzvereinigendes Symbol, stattfindet. Ruth bzw. die Prinzessin blicken in diesen Raum hinein, wo für die Hochzeit alle Vorkehrungen getroffen sind, sie aber noch nicht vollzogen wird. Ruths Bezug zum positiv mütterlich-erdhaften Element machen die langen braunen Haare der Prinzessin offensichtlich. Diese Erdung von Kopf und damit Phantasie respektive Geist wird damit zum Zeichen von Weiblichkeit und erotischer Attraktivität. Männliche und weibliche Symbolik verbinden sich auch in den blauen Kerzen, deren gelbe Flammen wieder das solare, Licht bringende Element aufgreifen. Die schalenförmigen Kerzenhalter und die runden bis eiförmigen Gedecke verkörpern ein weibliches Element. Auch im unteren Teil des Bildes setzt sich die Dynamik von Drei und Vier bzw. Kreis und Viereck im rechteckigen Tisch mit den vier Gedecken und drei Kerzenständern um, die zudem eine Quaternio bilden. Trotz der einfach gehaltenen zeichnerischen Umsetzung bildet in Ruths Abschlussbild eine Vielfalt von gegensatzvereinigenden Symbolen ein Netzwerk an Bedeutungen, welches die im Hintergrund wirkende Dynamik des Selbst, wie sie die Gruppe verkörpert, als Matrix für Ruths Ich-Restitution hervortreten lässt.

Das folgende Verlaufsschema soll die symbolischen Manifestationen des Mutterarchetyps in den Bildern in ihrer Veränderung vom negativen Elementarcharakter zum positiven Wandlungscharakter und zur Geistwandlung hin zusammenfassend darstellen.

Ruths innerhalb von drei Monaten stattgefunden klinische Besserung und Ich-Stabilisierung beginnt gestalterisch zunächst in einfach gehaltenen, teils kindlich wirkenden Zeichnungen, in denen die durch die Märchenhandlung angestoßenen heftigen Gefühle sie teilweise überwältigen. Im weiteren Verlauf kann sie diese immer besser integrieren, was mit der Wandlungssymbolik des positiven Mutterarchetyps einhergeht. In archetypischen Bildern wie Natur und Wasser manifestiert sich Ruths Selbstheilungs- und Transformationspotenzial, in denen auch ihr eigener schöpfe-

Verlaufsdarstellung Ruth

Bilder	Negativer Mutterarchetyp	Positiver Mutterarchetyp	Gruppe Ü-GÜ Vaterarchetyp
Bild 26:	Ausgerissene Bäume Waldsterben E	Baumkrone G K-Gruppe	Schneiderlein U, V
Bild 27: Schneewittchen	Schneewittchen E Bäume E, Nachtmeerfahrt Sonne	Brauner Baumstamm G, Sonne als Mondsichel coniunctio	Positivierung G K: Amplifikation Sonne, Bäume
Bild 28: Musik Mozart	Sägezahnartige Wellen/ solutio E, W. Schaukel E Verschlossene Tür E	Blumen W Schwarz als nigredo	Schwarzer Mann Ü-GÜ, ÜS, Sonne
Bild 29: Mädchen ohne Hände		Nachgewachsene Hände E Vase G, Blumen, coniunctio W	Ablösung von Vaterfigur (Gott)
Bild 30: Wünsche / Erwartungen an Gruppe		Zahlensymbolik W Kosmogonie vier Elemente W, intakte Natur E W, Wasser E W G, braune Berge E, Großes Runde G Wachstum W, sublimatio	Rote Sonne ÜS Berge
Bild 31: Musik Bach	Spitze Wellen (solutio) dunkelbraune Liegen E	Braune Erde/Strand, Wasser E Natur G, Boot G, vier Elemente/ Kosmogonie W	Kommunikation in der Gruppe
Bild 32: Ich gestalte meine Welt	Häuschen E, Berge E, Dunkelbraune Vögel als Abheben in Phantasie W	Baum W, Krone G, Erde EG, coagulatio E, Berg EW,	Konfrontation mit Gruppe GÜ, Dreieck, Rot
Bild 33: Wut	Zerbrochener Krug (solutio), E, W, G, Braun	Coagulatio	Problembewusst, Gruppenphantasie
Bild 34: Freude		Landschafts-, Naturmotiv G Erde G, See G, Eiform G, Blumen W, Zahlensymbolik W Grün-Wachstum W	Gelb (Sonne) Rot
Bild 35: König Drosselbart	Fehlende Beine / mangelnde Erdung EW	Polarität Oben-Unten GW, Zahlen-, Mandalasymbolik GW Farbensymbolik W, Wachstum GW. VS	Rot Ü

Abk.: E = Elementarcharakter, W = Wandlungscharakter, G = Gefäßsymbolik, GW = Geistwandlung, K = Kommentare von Patient, Gruppe, Therapeut. Ü – GÜ = Übertragung – Gegenübertragung, ÜS = Übergangssubjekt, V = Vater, VS = vereinigendes Symbol.

rischer Prozess in der Gestaltungstherapiegruppe und dessen Ich-bildende Funktion zum Ausdruck gelangen. Damit kann Ruth ihre in der Psychose ins Destruktive umgeschlagene Phantasie, ihre regressiven Fluchttendenzen in unrealistische Phantasiewelten, wieder „richtig stellen" und integrieren. Dabei spielt die symbolische Auseinandersetzung mit der Farbe Braun eine zentrale Rolle, die eine mütterlich festhaltende negative wie eine mütterlich erdende positive Bedeutung hat. Das Wasser, anfänglich symbolischer Ausdruck der Auflösung (solutio), entfaltet später die Gefäßsymbolik in ihrer enthaltenden wie schöpferisch-wandelnden Funktion. Im weiteren Verlauf manifestieren sich in der Farben-, Zahlen- und Mandalasymbolik ihrer Bilder immer mehr gegensatzvereinigende Symbole, welche ihren in der Gruppe erfahrenen Geistwandlungsprozess darstellen.

Ruths Entwicklung in Richtung Geistwandlung führt in ihren Bildern auf der M+-Achse, dem Elementarcharakter (siehe Neumanns Schema III in Kapitel V. 3.) zu den Vegetationsmysterien (Frucht, Neugeburt, Wiedergeburt, Unsterblichkeit). Auf der A+-Achse ist ihre Entwicklung zur Geistwandlung, d. h. in Richtung des Inspirationspols (Weisheit, Schau, Inspiration, Ekstase) weniger an einzelnen Symbolen sichtbar, eher in der kreativen Schau ihrer schöpferischen Prozesse. Das letzte Bild deutet im Hineinschauen in den Hochzeitssaal die coniunctio an. Die negative Entsprechung auf der M-Achse sind die Todesmysterien, wie sie am Anfang von Ruths Verlaufsserie die Bilder von der zerstörten Natur und die auflösende Symbolik des Wassers und der Nachtmeerfahrt wiedergeben. Das negative Gegenstück zum Inspirationspol war Ruths Liebeswahn als psychotisch verzerrte Form von Ekstase und Inspiration. Nach Überwindung ihrer Ängste kann sie gestalterisch immer mehr Inspiration und damit das matriarchale Bewusstsein mit seiner charakteristischen Offenheit für das Unbewusste entwickeln. Im Neumannschen Schema III entspricht der Geistwandlungskreis des Großen Weiblichen „der höchsten Entwicklungsstufe des ‚matriarchalen Bewusstseins'. Das matriarchale Bewusstsein ist die ursprüngliche Form des Bewusstseins, in dem die Selbständigkeit des Ich-Systems noch nicht so weit fortgeschritten, seine Offenheit den Prozessen des Unbewussten gegenüber noch erhalten ist. Die Spontaneität des Unbewussten ebenso wie die Rezeptivität des Bewusstseins ist hier größer als bei der Beziehung des für die abendländische Entwicklung typischen relativ losgelösten Bewussteins zum Unbewussten. Das matriarchale Bewusstsein dominiert meistens bei der Frau, ist üblicherweise beim Mann rückentwickelt, aber beim schöpferischen Menschen, der auf die Spontaneität des Unbewussten eingestellt ist, ebenfall stark wirksam." (Neumann 1974, S. 86)

b. Verlauf Rainer

Rainer hatte mit Mitte zwanzig gerade eine akute paranoid-halluzinatorische Psychose durchgemacht, die mit starken Zwangshandlungen einherging. Dies geschieht relativ häufig, dass psychotisch Kranke durch Zwangshandlungen von teils rituellem Charakter ihre wahnhaften Erlebnisse zu bannen versuchen. Zwangssymptomatik bzw. Zwangsstruktur dienen so dem Ich als letztes Bollwerk gegen die auflösenden Kräfte einer Psychose. Rainer hatte während meiner Abwesenheit schon zweimal an der Gestaltungstherapie teilgenommen, als ich ihm das erste Mal begegnete, war seine akute psychotische Symptomatik weitgehend abgeklungen. Es trat die für zwanghafte Menschen charakteristische Schwierigkeit auf, dass er sich bei der Gestaltung eines Märchens lange nicht für eine bestimmte Szene entscheiden und sein Bild (38) nicht vollenden konnte. Da er bei der Gestaltungstherapeutin in den beiden Gruppen davor dieses Problem nicht hatte, lag es nahe, die Gründe dafür in einer negativen Übertragungskonstellation zu suchen. Die Konfrontation mit mir als ärztlicher Autorität und männlichem Therapeuten könnte seine zwanghafte Hemmung aktiviert und sich negativ auf seine Kreativität ausgewirkt haben. Rainer nahm fünf Monate kontinuierlich an der Gestaltungstherapie teil, und es war interessant zu beobachten, wie durch seine gestalterischen Aktivitäten Bewegung in seine Zwangsstrukturen kam. Da diese dem Ich auch Halt geben, darf eine solche therapeutische Flexibilisierung nicht zu weit gehen, um nicht der Psychose Vorschub zu leisten. Rainers Verlauf veranschaulicht sehr schön, wie er auf dieser Gratwanderung seinen Weg findet, deren zentrale Herausforderung in der therapeutischen Beziehung lag, und wie die Gestaltungstherapie sein Ich auf eine nicht rigide Art und Weise „bildet."

Sein erstes Bild (Bild 36) zum Thema: „Ein Ort, an dem ich mich wohl fühle“, exponiert Rainers Problematik als grellen Farbkontrast zwischen dem gelben Himmel und den schweren dunkelbraunen Bergen, über denen eine blutrote Sonne steht. Von der Idee, von seiner inneren Vorstellung her, soll das Bild eigentlich eine harmonische Landschaft mit Wasser, grün bewachsenem Boden, Bergen und mit einer Sonne am Himmel wiedergeben, ein archetypisches Naturmotiv mit den vier Elementen, welches gleichermaßen den positiven Elementar- wie auch Wandlungscharakter repräsentiert. Durch den schroffen Farbkontrast wirkt dieses aber weniger harmonisch. Dies liegt natürlich auch daran, dass Rainer beim ersten Mal in der Gestaltungstherapie mit den Maltechniken noch wenig vertraut war. „In solchen Fällen hat es dann das Unbewusste leicht, seine hinter dem Bewusstsein liegenden Bilder in das Gemälde sozusagen hineinzuschmuggeln.“ (Jung GW 9,1, S. 312)

Gelb symbolisiert „Macht, Einsicht, Intelligenz, Verstand. Es ist die lichterfüllte Farbe. Sobald es jedoch getrübt wird, steht es für Falschheit, Misstrauen, Verrat, Zweifel, ja sogar Irresein.“ (Jacobi 1969, S. 90). Es ist eine Farbe, die dem Geist und oft auch dem Männlichen zugeordnet wird, gerade in Zusammenhang mit der Sonne. In Rainers Bild gibt das übersteigerte grellgelbe Sonnenlicht, das auch nicht zu der tiefroten Farbe der niedrig stehenden Sonne passt, der archetypischen Landschaft etwas Unnatürliches. Dies weist auf den negativen Elementarcharakter hin. Dazu kommt, dass Gelb oft mit Wahnsinn in Verbindung gebracht wird und damit auch dem negativen Wandlungscharakter zugeordnet werden kann. Riedel (1983, S. 91 ff.) hat van Gogh und dem in seinen Bildern dominierenden Gelb einen längeren Exkurs gewidmet. Nach ihrer Auffassung neigt Gelb „besonders zur Ambivalenz [...]. Einem strahlenden Gelb mit positivem Ausdruckswert stehen gebrochene, stechende oder grelle Gelbtöne gegenüber, die sich häufig mit negativen Ausdruckswerten verbinden.“ (ebd. S. 71) In Zusammenhang mit dem männlich-väterlichen Bedeutungsspektrum von Gelb bringt Rainers Bild auch seine Ambivalenz dem Väterlichen gegenüber zum Ausdruck, ein Konflikt, der sich später in seiner Übertragungsbeziehung zu mir entfalten wird.

Auf die symbolische Bedeutung der Farbe Braun wurde bei Ruths Bilderserie schon ausführlich eingegangen. Braun steht einmal für ein mütterlich-festhaltenden Element, muss bei Rainer aber mit seiner Zwangsproblematik in Verbindung gebracht werden. „Braun ist auch die Farbe des Kots" und „spielt bei Zwangsneurotikern eine besonders wichtige Rolle." (Jacobi 1969, S. 92) Das dunkle Braun der Berge in Rainers Bild kann durchaus in Zusammenhang mit dieser analen Thematik und einem negativen Vaterkomplex gesehen werden. Die Berge als ein wuchtiges Hindernis repräsentieren hier, ähnlich wie bei Ruth, den negativen Elementarcharakter, indem „Bergketten aus schwerem Braun den Horizont verstellen" (Riedel 1983, S. 149).

In der nächsten Gruppe (Bild 37) malt Rainer zu meditativer Musik ein abstrakt wirkendes Gebilde, welches eigentlich zuerst ein Fisch werden sollte, wie er dazu äußert. Der Fisch wird als Symbol für Fruchtbarkeit und Leben oft mit dem Weiblichen in Verbindung gebracht. Eine Fischform lässt sich im Bild durchaus nachvollziehen, in ihr ist zudem eine weitere abstrakte Konfiguration enthalten, die in ihrer halbrunden Form an eine weibliche Brust erinnert (auch das ganze Gebilde könnte als weibliche Brust gesehen werden). Damit wird ein weiterer Bezug zum Weiblichen hergestellt, der sich in der Eiform des grau-beigen Gebildes innerhalb der halbrunden Form fortsetzt. Die enorme Verdichtung der weiblichen Symbolik in Rainers abstraktem figuralem Gebilde, in dem ein weibliches Symbol aus dem anderen hervorgeht, ist Ausdruck der schöpferischen Kraft des Großen Weiblichen in seinem positiven Elementar- wie Wandlungscharakter. Dem Fisch, der die schöpferischen Inhalte des Unbewussten symbolisiert, lässt sich zudem das Element Wasser zuordnen, das klassische Symbol für das Unbewusste. Die reichhaltige Symbolik des Fisches kann in den einschlägigen Symbollexika wie z. B. von Herder oder Knaurs nachgelesen werden, wichtig ist auch Jungs alchemistische Amplifikation in Aion GW 9/2. Wahrscheinlich hat Rainer dieses schöpferische Potenzial des Unbewussten in der Gestaltungstherapiesitzung ganz real erfahren. Der kreativ-gestalterische Prozess zu ruhiger, meditativer Musik in der mütterlich haltenden Atmosphäre von Gruppe und Gestaltungstherapeutin hat bei ihm zu einer erstaunlichen Erzeugung von weiblichen Symbolen wie Fisch, Wasser, Brust und Ei geführt, die gleichermaßen den positiven Elementar- und Wandlungscharakter umfassen.

Das Gelb wirkt in diesem Bild neutraler, es steht jetzt in farblichem Kontrast zu Schwarz, wobei die kräftig aufgetragenen schwarzen Linien den abstrakten Figuren deutliche Konturen geben. Damit grenzen sie die gelbe Fläche ein, vielleicht um dem nahezu grenzenlos strahlenden Gelb des ersten Bildes etwas entgegenzusetzen. Der Gegensatz von Gelb und Schwarz wird oft mit der Scheidung von Licht und Finsternis in Verbindung gebracht (siehe dazu Riedel 1983, S. 86 ff.). In Rainers Bild scheint sich diese Bedeutung umzukehren, indem die kräftig betonten schwarzen Konturen den Gegenpol zur Grenzenlosigkeit von Gelb bilden. Letzteres spiegelt die in der Psychose erfahrene Grenzenlosigkeit wider, und die schwarzen Konturen verkörpern dann ein sinnvoll strukturierendes, Orientierung gebendes Element. Damit kann sich das gelbe Licht der Sonne als Symbol für das Ich-Bewusstsein wieder in seinem natürlichen Rahmen entfalten und die männliche Entsprechung zur reichhaltigen weiblichen Symbolik bilden. Rainers Bild macht deutlich, dass Bewegung in die Rigidität seiner Zwangsstrukturen gekommen ist und die Gestaltungstherapie, verstärkt durch die meditative Musik, etwas ins Fließen gebracht hat. Dabei ist es ihm gelungen, die Balance zu halten, denn die Auflösung von Strukturen und Orientierung kann auch schnell Ängste auslösen.

Im nächsten Bild zum Märchen „Das Mädchen ohne Hände“ (Bild 38) manifestiert sich Rainers Zwangsthematik deutlich als Folge der ersten Begegnung mit mir und einer aufkommenden negativen Übertragung. Es gelingt ihm nicht, sich rechtzeitig für eine Märchenszene zu entscheiden, so dass sein Bild unvollendet bleibt. Oben rechts „thront“ das in Dunkelbraun gehaltene Schloss, das wie eine burgartige Festung mit zwei Türmen wirkt, die nach Außen hin durch ein mächtiges dunkelbraunes Tor verschlossen ist. Dieses Schloss steht für das Abgesperrtsein und Rückzugstendenzen, die in der Psychose bis zum Autismus führen können. Dazu passt auch das Hochformat, welches die Macht des Weg und Landschaft dominierenden Schlosses eindrucksvoll unterstreicht. Es befindet sich, dem Schema der Raumsymbolik folgend, im rechten oberen Quadranten, welchen Riedel (1992, S. 32) als die traditionelle „Vaterecke“ bezeichnet. Der durch die

Übertragung aktivierte Vaterkonflikt und ein entsprechend rigides Über-Ich haben Rainers Entscheidungsunfähigkeit sicherlich Vorschub geleistet, so dass die erstmalige Begegnung mit mir als männlichem Gruppenleiter zu einem Rückzug in dieses burgartige, hermetisch verschlossene Schloss geführt hat. Hier endet der nach rechts oben führende Weg, der eigentlich in Richtung bewusste Entwicklung und Außenwirklichkeit führen müsste.

Dabei hat sich Rainer mit dem Baum und der grünen Fläche auf die Märchenszene bezogen, in der das Mädchen ohne Hände vom Engel in den Schlossgarten geführt wird, um von den Früchten des Baumes zu kosten. Dort begegnet sie auch dem König, der sie später zur Frau nimmt. Mit dem Märchen kann Rainer durchaus ein positives inneres Bild verbinden, welches dem positiven Elementar- wie Wandlungscharakter zuzuordnen ist, doch ähnlich wie im ersten Bild gelingt es ihm nicht, dies gestalterisch umzusetzen. Der negative Aspekt des archetypisch Männlichen stellt sich ihm, wie auch dem Betrachter, im Bildmotiv des (verschlossenen) Schlosses in den Weg. Aus der Perspektive des Mutterarchetypus betrachtet, repräsentiert das Schloss auch dessen festhaltende Seiten im Sinne des negativen Elementarcharakters. Im Verhalten wirkte Rainer auf mich wie jemand, der sich selbst im Wege steht. Er war angespannt und verbissen und stand unter einem erheblichen Leistungsdruck.

Ganz anders sieht Rainers Weg im nächsten Bild 39 aus, welches in Kapitel V. 4. schon ausführlich in Zusammenhang mit dem Gefäßcharakter der Gruppe interpretiert wurde. In einer typischen italienischen Landschaft kreiert er eine Gegenwelt, einen kompensatorischen Gegenentwurf zu seinen Zwängen und Gehemmtheiten. Der Weg ist jetzt vollständig und führt von links nach rechts quer durch das ganze Bild in Richtung Bewusstheit und Außen bzw. Du. Er wird von Bäumen gesäumt, welche nicht nur die Gefäßsymbolik repräsentieren, sondern auch die anderen Gruppenteilnehmer, die Rainer auf seinem Weg begleiten. Der Weg zeigt so das transformierende Potenzial des Sich-Be-Wegens und der Flexibilität. Damit kann Rainer wieder an die positive Erfahrung des Weiblichen in der Gruppe anknüpfen. Die Doppelsymbolik der Bäume weist zudem auf einen männlichen Entwicklungsprozess hin, der äußerlich in der selbstbewussteren Vorstellung seines Bildes in Erscheinung tritt. Rainers Ich-Stärke hat bildnerisch-symbolisch wie auch in seinem gelösteren Verhalten deutlich zugenommen.

In der darauf folgenden Gruppe (Bild 40) findet Rainer einen guten Zugang zum schwierigen Thema „Porträtmalen." Sein Bild soll einen Clown mit gelblich-rötlichem Gesicht und braunem Körper darstellen. Er akzeptiert den Eindruck eines anderen Teilnehmers, dass der Clown wie in einem Käfig eingesperrt wirkt. In der Tat ähnelt dessen Körper einem Käfig, wobei die dunkelbraunen Striche den Körper zerbrechlich wirken lassen. Hier manifestiert sich der negative Elementarcharakter, der durch das Dunkelbraun nochmals unterstrichen wird.

In gestalterischem Kontrast dazu steht der Kopf, in dem sich die Farben Braun und Gelb zu Orange mischen. Die roten Konturen von Mund, Nase und Augen machen das Gesicht eigentlich lebendig, stehen aber im Gegensatz zu den schwarzen Augen, die traurig, ja leblos wirken. Durch die Fragilität des käfigartigen Rumpfs fehlt dem Kopf die tragende Basis. Trotz dieser Zwiespältigkeiten wurde Rainers Bild in der Gruppe gut aufgenommen. Es entstand ein intensives Gespräch darüber, dass bei einem Clown die gegensätzlichen Aspekte von Heiterkeit und Traurigkeit doch sehr nahe beieinander lägen. Hier deutet sich im Clown ein gegensatzvereinigendes Symbol an. Rainer selbst wirkt in seinem Verhalten wiederum entspannter, kann sich differenziert ausdrücken und gut Kontakt zu den anderen aufnehmen.

Für einen solch zwanghaften Menschen wie Rainer repräsentiert der Clown auch ein positives inneres Bild, nämlich die Bereitschaft, unkonventionell zu sein, Grenzen zu überschreiten und für das Unerwartete offen zu sein. Zudem wurzelt der Clown auch in der archetypischen Figur des Tricksters, auf die in Kapitel VI. ausführlich eingegangen wird. Der Trickster repräsentiert eine frühe Stufe der Ich-Entwicklung und hat besondere Bedeutung in der Phänomenologie manisch Kranker. Für Rainer steht der Clown auch für das spielerische Element in der Gestaltungstherapie, welches ihm ermöglicht, innere Einstellungen und äußere Verhaltensweisen gestalterisch-spielerisch zu erproben, aber auch schnell wieder zurückzunehmen oder zu revidieren. In Rainers Bild prallen die Grenzenlosigkeit eines Clowns und das Einengende eines dunkelbraunen Käfigs aufeinander, ein Konflikt, der sich schon im ersten Bild dieser Verlaufsserie in der grellen

Sonne und der dunkelbraunen Bergkette andeutete. Hier manifestiert sich die grundlegende Spaltung des psychotisch Kranken zwischen grenzüberschreitender Fusion und autistischem Rückzug.

Eine Woche später entfaltet sich Rainer Zwangsproblematik nochmals sehr stark, als zu einer Barockmusik, der Orchestersuite h-Moll von J. S. Bach, gemalt wurde (Bild 42). Er selbst äußert dazu, dass diese Musik ihm ein unangenehmes Gefühl bereitet habe im Gegensatz zur meditativen Musik einen Monat vorher (Bild 37). Rainer fängt wieder sehr spät mit dem Malen an und schafft es nicht, sein Vorhaben zu realisieren, nämlich einen Konzertsaal darzustellen. Im unvollendet gebliebenen Bild trennt eine wuchtige gelbbraune Wand die schwarz und unförmig gemalten Zuhörer von der Musik bzw. Bühne. Ein schwarzer Vorhang engt den akustischen Zugang der Zuhörer zur Musik noch weiter ein. Ähnlich wird es Rainer gegangen sein, wenn er zur lichterfüllten Musik Bachs keinen emotionalen Zugang finden kann. Sein Bild erweckt den Eindruck, als hätte sich hier ein unüberbrückbarer Konflikt zwischen der vollendeten Struktur der Bach'schen Musik und Rainers ambivalentem Erleben von Struktur aufgetan, welches ihn in seinen Zwängen immer wieder paralysiert. Dieser Konflikt manifestiert sich auch im Farbkontrast von Gelb und Schwarz. Hell und Dunkel, Licht und Finsternis stehen unversöhnlich gegenüber. Rainers zwiespältige Übertragung könnte sich vom Therapeuten auf die ihn repräsentierende Musik verschoben haben, ja vielleicht sogar auf die ganze Gruppe, da im Bild die Zuhörer zu einer gleichförmigen schwarzen Masse werden.

Im nächsten Bild zum Thema „Ich gestalte meine Welt“ kommen die farblichen Gegensätze der früheren Bilder zu einem stimmungsvollen Ausgleich (Bild 41). Rainer gestaltet einen Sonnenuntergang am Meer, den die ganze Gruppe als harmonisch und Ruhe ausstrahlend erlebt. Jemand vergleicht die Perspektive des Bildes mit dem Blick aus einem Flugzeug über den Wolken. Der frühere Kontrast zwischen Gelb und Schwarz hat sich zu einem spielerischen Durchdringen von Gelb und Blau gewandelt. Mit Blau kommt ein ganz neues Farbelement in Rainers Bilder. Man kann sich seinem Bild am besten annähern, wenn man sich zuerst die verschiedenen Ausdrucksqualitäten von Blau vergegenwärtigt. Blau wird mit Himmel und

Wasser assoziiert, seine Wirkung „beruht psychologisch auf der Erfahrbarkeit des Blau angesichts des Himmels in seiner lichtvollen Transparenz und des Wassers in seiner Weite und Tiefe.“ (Riedel 1983, S. 58)

Riedel unterscheidet dabei eine geistige Komponente von Blau aufgrund seiner Beziehung zum Himmel, und eine seelischen Komponente, die mit der Symbolik des Meeres oder Wassers verbunden ist. Meer bzw. Wasser stehen dabei wiederum für das Unbewusste. In Rainers Bild umfasst das Blau in seiner Auffächerung als Himmel und Meer gleichermaßen (männlichen) Geist wie (weibliche) Seele bzw. Gefühl und wird damit zum vereinigenden Symbol. Ein solcher symbolischer Integrationsprozess, auch wenn er überwiegend unbewusst stattfindet, hat bei einer zwanghaften Persönlichkeit wie Rainer, bei der Verstand und Gefühl oft in unüberbrückbarem Gegensatz zueinander stehen, eine enorme Bedeutung. Sein Bild bringt auch die transzendente Bedeutung von Blau zur Entfaltung, Grenzen und Zwänge zu überschreiten und den (symbolischen) Schritt ins Unendliche zu wagen. Das Hochformat des Bildes verstärkt dieses transzendierende Moment, indem es das Ausgespanntsein zwischen der Höhe des Himmels und der Tiefe des Meeres zusätzlich akzentuiert.

Auf die Bedeutung von Gelb bei Rainer wurde weiter oben schon näher eingegangen. In diesem Bild handelt es sich um ein warmes Gelb mit leichter Beimischung von Braun. Das Motiv der untergehenden Sonne rückt die Lichtsymbolik und damit den männlich-solaren Aspekt der Geistigkeit als komplementäre Ergänzung zur weiblich akzentuierten Geistigkeit der Farbe Blau in den Vordergrund. Farblich bildet das Stück Strand links unten im Bild eine Entsprechung zur Sonne, da beide im gleichen Gelb gehalten sind. Raumsymbolisch wird der linke untere Quadrant mit der Hinwendung zum Unbewussten und zu den inneren Bildern in Verbindung gebracht. Hier hat Rainer jetzt sicheren Boden unter den Füßen, ist mehr geerdet und hat damit ein Gegengewicht, ja einen Ausgleich zur Grenzenlosigkeit der grell strahlenden Sonne im ersten Bild seiner Verlaufsserie geschaffen.

Die Sonne ist im Bild fast schon zur Hälfte in das Meer eingetaucht, sie kann jetzt auch im übertragenen Sinn untergehen, männliche Sonne und weibliches Meer sind in Begriff, sich in einer alchemistischen coniunctio miteinander zu verbinden. Mit dem Eintauchen der Sonne in das Meer beginnt die Nachtmeerfahrt, wie sie für die Erfahrung des Männlichen am Weiblichen so elementar ist. So ist dieses Bild ein eindrucksvolles symbolisches Zeugnis für die Integration elementarer Gegensätze und repräsentiert den positiven Elementar- und Wandlungscharakter. Das solare, männliche Ich kann in das weibliche Meer eintauchen, ohne von Auflösung bedroht zu sein, und öffnet sich gleichzeitig nach oben in Richtung Geistigkeit und grenzüberschreitender Transzendenz. Das Eintauchen der Sonne in das Wasser ist ein Wandlungssymbol in der Alchemie (siehe Schwartz-Salant 1998, S. 201 ff.)

Grenzüberschreitung bedeutet für Rainer zuallererst, über die Grenzen seiner eigenen Zwänge hinauszugehen. Dieser Konflikt lässt sich im Bild auch auf einer formal-gestalterischen Ebene auffinden, nämlich als Gegensatzspannung zwischen Rund und Eckig. In der Darstellung der untergehenden Sonne hat Rainer deren an sich runde Form treppen- oder stufenartig dargestellt, wobei das gleichförmig sich wiederholende Rechteckmuster, das sich auch in der horizontalen, streifenartigen Linienführung im Bild umsetzt, zunächst eher ein negativ zwanghaftes Element zum Ausdruck bringt. Der (männliche) Bezug zur weiblichen runden Form ist hier im buchstäblichen Sinn noch gebrochen. Doch das schematisch-zwanghafte Element wird zu einem kreativ gestalterischen Mittel, indem das Zerfließen der rechteckigen Formen, wie es für Aquarellfarben charakteristisch ist, die schroffen Kanten vor allem auf der rechten Bildseite fließender macht und einen harmonischeren Übergang zum Blau schafft. Damit wird das harte, männliche, kantenförmige rechtwinklige Element mit dem weiblich Runden etwas zum Ausgleich gebracht, ähnlich wie männliches Gelb und weibliches Blau sich an den Berührungsgrenzen miteinander vermischen.

Die inhaltlich schon beschriebene alchemistische coniunctio manifestiert sich damit auch formal-gestalterisch. Ein an sich zwanghaftes Ordnungselement transformiert sich in ein kreatives, ästhetisierendes Gestaltungselement, welches heute an eine Pixelstruktur erinnert. Mittlerweile wurde der Kunstmarkt mit „pixeloiden" Gestaltungsmerkmalen fast schon überschwemmt. Die durch den Strand im Vordergrund und die Horizontlinie des Meeres angedeutete Dreidimensionalität des Bildes unterstreicht Rainers erweiterte gestalterische Ausdruckmöglichkeiten.

Erneut manifestiert sich Rainers zugenommene Ich-Stärke auch in verbesserten kommunikativen Fähigkeiten und einem selbstbewussteren Verhalten in der Gruppe. Er erntete viel Lob von seinen Mitpatienten für sein Bild, jeder äußerte sich anerkennend dazu, für ihn war damit in der Gestaltungstherapie sozusagen der Knoten geplatzt. Es war das schönste Bild in der Gruppe und wurde von allen gebührend bestaunt und gelobt, so dass Rainer in der Nachbesprechung bzw. gemeinsamen Bildbetrachtung gruppendynamisch die Alpha-Position (siehe R. Schinder 1971 S. 24 ff.) einnahm. Ein solches Bild bekommt dann die Funktion eines Gruppentotems, was in Kapitel VIII. näher erläutert wird. Der in diesem Bild vollzogene emotionale Durchbruch führt im weiteren Verlauf der Gestaltungstherapie bei Rainer zu einer unmittelbareren Auseinandersetzung mit seinen Konflikten.

Dies verdeutlicht ein Bild aus einer Gruppensitzung einen Monat später, wo die Gefühle „Freude-Wut" (Bild 43) das Thema waren. Die Mauer mit Stacheldraht auf der linken Bildhälfte bedeutet Wut, der von einem Kreis umgebene Vater mit kniendem Kind rechts Freude. In der Nachbesprechung spricht Rainer über Grenzen, die für ihn fast etwas Übernatürliches haben, und dass für das Aufrichten von Mauern und Grenzen immer reale Anlässe vorhanden sein müssten. Die Gruppe erlebt die Gebärde des Vaters dem Kind gegenüber als herrschaftlich, was Rainer abwehrt, indem er betont, dass er kein Abhängigkeitsverhältnis darstellen wollte. Er hebt dagegen die Schutzfunktion des Vaters hervor, um den er eine Art magischen Abwehrkreis gezogen hat. Damit könnte Rainer Vater und Kind bzw. die Vater-Sohn-Beziehung vor der links dargestellten „Wut" schützen, falls diese einmal aus ihrem „Gefängnis" ausbrechen sollte.

In der Auseinandersetzung mit den Gruppeneinfällen bleibt Rainer in seinem Standpunkt relativ sicher, obwohl diese ja sehr sensibles Konfliktmaterial aktivieren, indem sie die Vaterproblematik ans Tageslicht bringen, eine von dominanter Autorität, Abhängigkeit, aber auch Hingabe geprägte Vater-Sohn-Beziehung. Zu dieser kontrastiert das symbolische Motiv der stacheldrahtbewehrten Mauer mit den kreuzförmigen Sperren davor, hinter denen die Wut sozusagen in Sicherheitsverwahrung verborgen liegt. Natürlich legen solche Motive eine tiefenpsychologische Deutung des Vaterkomplexes nahe, im Setting der Gestaltungstherapie geht es aber mehr um ein Akzeptieren und Stützen der von Rainer gesetzten Grenzen.

Entscheidend war für mich, dass er sich gestalterisch mit der Vater-Sohn-Beziehung und dem Vaterarchetyp auseinandersetzt, auch wenn er sich auf der verbalen, bewussten Ebene davor noch verschließen muss. Patienten, die gerade eine akute Psychose durchgemacht haben, müssen ihr Ich vor dem Überwältigtwerden durch die im Unbewussten aktivierten Konflikte schützen, da ihre Abwehrmechanismen erst allmählich wieder zu funktionieren beginnen. Im therapeutischen Umgang mit Rainer ging es mir deshalb mehr um das Halten (holding) der im Bild enthaltenen Emotionen, d. h. der Freude und der Wut. So betone ich die Intensität des Ausdrucks in der Darstellung der Vater-Sohn-Beziehung, ohne eine Wertung auszusprechen, und die Undurchdringlichkeit der stacheldrahtbewehrten Mauer.

Die für Rainer charakteristischen Farben (Dunkel-)Braun und Gelb(-Braun) tauchen wieder auf und verdeutlichen genauer den psychodynamischen Kontext des Bildes. Das Dunkelbraun repräsentiert in Zusammenhang mit der stacheldrahtbewehrten Mauer eindrucksvoll die Zwangsstrukturen, während das Gelb, welches für das männlich-väterliche, solare Element steht, hier seinen Glanz verloren hat, als wäre es durch das Dunkelbraun beschmutzt worden. Schon das Überwiegen der linken Bildseite macht deutlich, wie groß die Wut sein muss, und welch großen Schutzwall Rainer aufbauen muss, um diese in Schach zu halten. Die schwarzen, rechteckigen Umrandungen der Mauersteine, der Stacheldraht und auch die Dreidimensionalität der Mauer, an welche die schwarzen kreuzförmigen Sperren jegliche Annäherung verunmöglichen, machen aus der dunkelbraunen Mauer ein Bollwerk, in das sich Rainer in seiner Wut zurückgezogen hat. Es ist nach dem verschlossenen, festungsartigen Schloss von Bild 38 ein weiterer bildhafter Ausdruck für Rainers Zwangshaltungen, die ihm einen vermeintlichen Schutz vor der Psychose geben, ihn in Wirklichkeit aber einsperren.

Beim ersten Anblick des Bildes 43 gibt es keinen direkten Hinweis auf den Mutterarchetyp, es fällt eher die Abwesenheit des Weiblichen auf. Das Motiv des Eingesperrtseins, des Festgehaltensein oder auch der Gefangenschaft, wie es die Mauer mit Stacheldraht usw. repräsentiert, kann auch ein Hinweis auf den negativen weiblichen Elementarcharakter sein. Dieser könnte sich z. B. lebensgeschichtlich in einer emotionalen Abwesenheit oder Abgesperrtheit der Mutter realisiert haben, die Emotionen beim Kind nicht zulassen konnte. Daraus kann in der Triangulierungsphase oder auch später, da der Vater die Möglichkeit des Ausbrechens aus der mütterlichen Umklammerung personifiziert, ein übermächtiges, idealisierendes Vaterbild entstehen, ja eine bis zur Unterwerfung führende Abhängigkeit vom Vater. Wenn dieser die Erwartungen nicht erfüllt, kann diese Idealisierung schnell in Enttäuschung umschlagen.

Leider liegen mir keine näheren Informationen zu Rainers Biographie vor, welche seine sehr persönliche Darstellung der Vater-Kind-Beziehung erklären könnten. Sein Bild bringt aber erstmals einen grundlegenden psychodynamischen Konflikt unmittelbar zum Ausdruck. Dass Rainer sich mit seinem konfliktbesetzten Vaterkomplex gestalterisch und, indirekt jedenfalls, auch sprachlich- kommunikativ in der Gruppe auseinandersetzen kann, beweist seine zunehmende Ich-Stärke. Zudem dieses Bild nochmals deutlich, welch großer Herausforderung Rainer in der Übertragungsbeziehung zu mir gegenübersteht.

Das Thema männliche Destruktivität taucht zwei Wochen später erneut in Rainers Bild 44 zum Märchen „König Drosselbart“ (Märchen der Brüder Grimm 1937, S. 321 ff.) auf. Er wählt die Szene aus, wo König Drosselbart als wilder Reiter verkleidet das Geschirr und die Töpfe der Prinzessin zerstört, welche diese aufgrund ihrer Hochmütigkeit auf dem Markt verkaufen muss. Im Märchen spielt ja die hochnäsige Prinzessin, der kein Mann gut genug ist, dem König Drosselbart übel mit und lehnt ihn nicht nur wegen seines krumm gewachsenen Kinns ab, sondern verspottet ihn dazu noch als Drosselbart. Dieser erteilt der Prinzessin zwar eine gehörige Lektion, kann ihr aber auch verzeihen und eine Brücke bauen, damit sie ihr hochmütiges Verhalten erkennen und sich verändern kann. König Drosselbart verkörpert damit eine konstruktive Form männlicher Aggression, die einen sinnvollen Wandel des Weiblichen provoziert.

Das braune Pferd symbolisiert die instinktiv-triebhafte Seite des Männlichen und deren Beherrschung durch den Reiter. Mit den Farben Grün und Rot kommen aber neue bildnerische Elemente hinzu, die für die belebende und erneuernde Wirkung dieser sinnvollen Aggression stehen. König

Drosselbart gebietet dem Hochmut der Prinzessin Einhalt und schafft so die Voraussetzung für eine Erneuerung in ihrer Beziehung zueinander. Aggressive Abgrenzung wird damit zum sinnvollen Setzen von Grenzen und ermöglicht eine neue Begegnung zwischen Mann und Frau. Das Rot weist bei der Prinzessin auf eine lebendige Gefühlsseite hin, die Farbe Grün des Königs auf seelisches Wachstum.

Das Bild selbst hinterlässt auch gar keinen wirklich aggressiven Eindruck, denn im Gegensatz zum Märchen sind Geschirr und Töpfe – klassische Muttersymbole, wie Kapitel V. 3. und 4. ausgeführt – „dank" ihrer erneut in kräftigen Schwarz gehaltenen Umrandungen heil geblieben. Hier könnte Rainer aufgrund seines abgewehrten destruktiven Vaterbilds, wie es die Vorgruppe deutlich machte, die zerstörerische Wirkung von (männlicher) Aggression im Märchen ausblenden. Bei mir hinterlässt das Bild aber eher den Eindruck, dass die Prinzessin den Reiter mit offenen Armen empfängt und sich beide einander die Hände (bzw. Vorderhufe) reichen.

Bei einer Interpretation des Märchens auf der Subjektstufe macht dies durchaus Sinn. Es geht dann um die männliche Integration der weiblichen Animaseite durch König Drosselbart. Um zu einer differenzierten, bewussten Beziehung zur Anima und deren Integration zu kommen, bedarf es für einen (jugendlichen) Helden zunächst eines „Zerschlagens" der regressiven Bindungen an die Mutter, wie sie Töpfe und Krüge verkörpern können. Zur Betonung der Begegnung zwischen Mann und Frau im Märchen passt auch, dass Rainer den Reiter mit einem blauen Hut gezeichnet hat, denn Blau hatte bei ihm schon in Bild 42 einen weiblichen Bedeutungskontext. Rainer identifiziert sich mit König Drosselbart, der zu seinen Schwächen steht, nicht die Kontrolle über seine Aggressionen verliert und dadurch imstande ist, seine weibliche Seite zu integrieren, ohne dass das mütterliche Gefäß, welches natürlich auch die Gruppe ist, zu Bruch gehen muss.

Im nächsten Bild 45 setzt sich dieser Integrationsprozess des Weiblichen, der bisher auf der inneren, symbolischen Ebene stattfand, auch nach außen hin um. In dieser drei Wochen später stattfindenden Gruppe mit dem Thema „Gegenseitige Vorstellung" soll jeder Patient jeweils ein Bild von einem Mitpatienten und von sich selbst gestalten. Rainer tut sich mit einer gleichaltrigen jungen Frau zusammen. In seinen Kommentaren meint er zum Bild, dass er die

Frau mit Absicht „sphinxhaft“ darstellen wollte. Er nehme andere Menschen oft nur schemenhaft wahr und könne deshalb nur schwer abschätzen, ob sein Eindruck mit der Wirklichkeit der anderen übereinstimme. Dies wollte er durch das Übermalen des Bildes mit Blau ausdrücken. Auffallenderweise hat Rainer das Gesicht dieser Frau aber nicht übermalt, als wolle er ihre Identität nicht durch seine Unsicherheit und Projektionen in Mitleidenschaft ziehen.

Farblich besteht dieses Bild, genau wie Bild 41, aus Blau und Gelbbraun mit teilweisem Übergang in Braun. Der Glanz von Gelb geht damit aber nicht verloren, wie dies in der Darstellung des Vaters mit Sohn in Bild 43 der Fall war. Damit deutet sich auf symbolischer Ebene erneut eine Synthese (coniunctio) von Männlich (Gelb) und Weiblich (Blau) wie in Bild 41 an, in der auch das Braun miteinbezogen wird, welches in Rainers ersten Bildern dem negativen Mutter- wie Vaterarchetyp zugeordnet wurde. Der negative Mutterkomplex kann also potenziell integriert werden, was die Voraussetzung für die Integration der Anima und damit auch für eine gleichwertige Begegnung von Männlich und Weiblich ist. Auf den Zusammenhang von männlicher Individuation und Integration des negativen Mutterarchetypus macht auch die Symbolik der Sphinx aufmerksam.

Das Sphinxhafte steht als umgangssprachliche Redewendung zunächst für die Rätselhaftigkeit und Undurchschaubarkeit des „weiblichen Wesens“ und den damit verbundenen Gefahren für den Mann. Diese Bedeutung wurde auch von Rainer intendiert, wobei er dieses Klischee hinterfragt und seine eigenen Anteile sieht, dass er etwas auf das Weibliche, auf die Frau projizieren könne. Doch die Bedeutung dieses Urbildes der Sphinx für den männlichen Individuationsweg geht weit über dieses Klischee hinaus, wie das schon Hegels Charakterisierung der Sphinx als „Symbol des Symbols“ (zitiert nach Remmler 1988, S. 15) unterstreicht. Bekanntlich war Ödipus der Sohn des thebanischen Königs Laios und seiner Frau Iokaste. Aufgrund eines Fluches prophezeite das delphische Orakel, dass Ödipus seinen Vater töten und seine Mutter zur Frau nehmen würde. Obwohl Ödipus als Säugling ausgesetzt wurde, erfüllte sich diese Prophezeiung. Ödipus tötete unwissentlich seinen Vater Laios, den König von Theben, und löste dann das Rätsel der thebanischen Sphinx. Zur Belohnung bekam er seine eigene Mutter Iokaste, die ihm unbekannt war, zur Frau und zeugte Kinder mit ihr. Nach der Aufdeckung dieses Frevels durch den Seher Teiresias, brachte sich Iokaste um und Ödipus blendete sich.

Leider haben Freud und seine Nachfolger in ihrer Fixierung auf das Inzestuöse im Ödipusmythos die Bedeutsamkeit der Sphinx verdeckt. Von Seiten der Analytischen Psychologie gibt es dazu zwei Studien (Rasche 1986, Remmler 1988), welche dem von Ödipus gelösten Rätsel der Sphinx eine zentrale Bedeutung beimessen. Bei diesem geht es um den Menschen, der als Kind, am Morgen seines Lebens vierfüßig, am Mittag zweifüßig und am Lebensabend dreifüßig ist. Ödipus übersah aber das Rätsel, das die Sphinx selber darstellte. „Infolge der Überschätzung seines Verstandes tappte er in echt männlicher Weise hinein und beginnt, ohne es zu wissen, den frevelhaften Inzest. Das Rätsel der Sphinx war sie selber, nämlich das furchtbare Mutterbild, vor dem Ödipus sich nicht warnen ließ.“ (Jung GW 5, S. 229) Ödipus blendete die negative Seite des Mutterarchetyps aus, den die Sphinx darstellt, und stellte sich nicht der Herausforderung einer bewussten Auseinandersetzung mit ihrer Nachtseite. Diese kommt in einem anderen von ihr überlieferten Rätsel ans Tageslicht, nämlich wer die beiden Schwestern sind, die sich stets gegenseitig erzeugen. Es sind dies der Tag und die Nacht, die in der griechischen Mythologie beide weibliche Figuren und genealogisch die Schwestern der Sphinx sind.

Rasche (1986, S. 115) bemerkt dazu, dass der Zyklus des ersten Rätsels vom Menschen am Morgen, Mittag und Abend nur die Tagseite repräsentiert, was durch die Nacht ergänzt und vollständig gemacht werden muss. Das Eintauchen des männlichen Bewusstseins, wie es der Tag symbolisiert, in die Nacht, in das Große Weibliche, führt erneut zum Archetypus der Nachtmeerfahrt und dessen Bedeutung für die männliche Individuation. Ödipus übergeht diesen Wachstumsprozess und regrediert wieder auf die Ebene des Sohngeliebten. In tragischer Konsequenz vollzieht er die „obere“ geistige Kastration, d. h. die Blendung an sich selbst (siehe dazu ausführlich bei Remmler 1988, S. 65 ff., welcher auch auf die entsprechenden Stellen bei Neumann rekurriert).

Die Sphinx verkörpert aber nicht nur das furchtbare Mutterbild. Neumann (1974) sieht in ihr die Einheit von Elementar- und Wandlungscharakter als Großes Rundes und auch einen neuen Aspekt, „der das Wesen des Weiblichen als Erde, Nacht und Unbewusstes übersteigt, nämlich der Geist-Wandlungscharakter der Sophia." (ebd. S. 207) Die Sphinx wird dann zu einem vereinigenden Symbol, welches Männlich und Weiblich, Geist und Körper, Menschlich und Tierisch miteinander verbindet. Diese umfassende Bedeutung der Sphinx wird auch mit der Inschrift „Erkenne dich selbst" am Eingang des Apollotempels in Delphi in Verbindung gebracht, wo sich die Sphinxsäule befindet.

Auf dem Hintergrund dieser Amplifikationen der Sphinx erschließt sich Rainers Transformationsprozess in der Gruppe aus einer tiefer gehenden Perspektive. Er ist jetzt nicht nur auf der symbolischen Ebene in der Lage, der Nachtseite des Weiblichen zu begegnen, sondern auch auf der realen (Gruppen-)Ebene in der „Gegenseitigen Vorstellung" mit seiner Mitpatientin. Er erliegt nicht dem Schleier seiner Projektionen, sondern reflektiert diese und nimmt das Weibliche weniger verzerrt wahr. Wie sehr hier eine wirkliche Begegnung zwischen Rainer und seiner Mitpatientin stattgefunden hat, machte auch der sensible Umgang der beiden miteinander deutlich. Er kann mit ihr direkt in Interaktion und Kommunikation treten und ihr Gesicht, welches ihre weibliche Identität repräsentiert, unverschleiert auf sich wirken lassen, wie sich dies bildernisch-metaphorisch umsetzt. Die Sphinx ist für Rainer in ihrem weiblichen Geistwandlungscharakter zum vereinigenden Symbol geworden.

Dieser Integrationsprozess manifestiert sich auch in Rainers Selbstwahrnehmung, wie dies sein zweites Bild (Bild 46) aus der gleichen Gruppe aufzeigt. Er stellt seine Entwicklung der letzten Zeit in einem kreisförmigen Zyklus, d. h. in vier im Uhrzeigersinn aufeinander folgenden Szenarien dar. Der Zyklus beginnt rechts oben, wo er am Boden liegt und sich ausruht. In der zweiten Szene darunter sitzt er auf einem Stuhl und liest, in der dritten läuft er vor seinen Schwierigkeiten weg und in der vierten Szene spielt er mit einem Ball. Diese Szenarien beinhalten für Rainer jeweils eine positive und negative Seite, und jeweils einen Wechsel von Ruhe und Aktivität, wie er dies kommentiert. Beim Lesen entfalte sich eine positive Ruhe, im passiven Ausruhen dagegen eine negative. Das Ballspielen beinhalte eine positive Aktivität, das Weglaufen von seinen Schwierigkeiten dagegen eine negative.

Im unbeschwerten Ballspielen schließe sich für ihn der Kreis(-lauf) dieser Bewegung.

Zunächst fällt im Bild auf, dass Rainer für seine Selbstdarstellung das gleiche Farbspektrum zwischen Gelb und Braun (Abbildung weicht etwas davon ab) gewählt hat wie für das Gesicht seiner Mitpatientin. Es liegt nahe, darin eine unbewusste Sehnsucht nach Verschmelzung mit ihr zu sehen. Ein weiterer Bezug zum Weiblichen besteht in der zyklusartigen Anordnung der vier Szenen, was auf das Symbol des Großen Runden hinweist. Die vierteilige Anordnung, eine Quaternio zweier symmetrisch zueinander stehender Gegensatzpaare, deutet die Mandalasymbolik an. Es fehlt aber der Mittelpunkt, in den sich im Bild der am Boden liegende und sich ausruhende Rainer drängt. Ich-strukturierende Ordnungstendenzen kommen auch darin zum Ausdruck, dass die vier Szenarien im Ballspiel zu einer zielgerichteten Auflösung gebracht werden, werden, indem sie einen kreisförmigen Zyklus durchlaufen. Dieser beinhaltet auch ein rituelles Element.

Dem Schema der Raumsymbolik entsprechend liegen die beiden für Rainer problematischen Szenarien, das Weglaufen vor den Problemen und das passive Sich-Ausruhen, auf der von links unten nach rechts oben verlaufenden Achse, die sich zwischen den beiden Polen Regression und Progression, Zuwendung zu den inneren Bildern und zur Außenwirklichkeit, und Unbewusstes und Bewusstsein erstreckt. Natürlich hat sich Rainers psychodynamische Entwicklung, wie sie aus der bildnerischen Symbolik, dem Gruppenverhalten und der therapeutischen Beziehung abgeleitet werden kann, noch längst nicht dauerhaft konstituiert, sie steht erst am Anfang einer Umsetzung nach Außen. Rainer hat noch Defizite im Umgang mit dem Unbewussten bzw. der Ausrichtung seines Bewusstseins, wenn er eine schwere paranoid-halluzinatorische Psychose durchgemacht hat, und kann seine regressiven Tendenzen noch längst nicht im Griff haben. Immerhin reflektiert er dies jetzt bewusst, wie es seine Kommentare zum Bild aufzeigen. Die Umsetzung seines in den Bildern sich manifestierenden (Selbstheilungs-)Potenzials nach Außen kann in der Gestaltungstherapiegruppe auch nur ansatzweise erfolgen. Für eine tiefergehende, strukturelle Veränderung sind ein langer Prozess der inneren Erfahrung und deren Umsetzung ins Leben notwendig, wie ihn

z. B. eine mehrjährige ambulante analytische Psychotherapie ermöglichen kann.

Auf der anderen Achse des Bildes, die von rechts unten nach links oben verläuft und sich zwischen dem mütterlichen und dem väterlichen Pol aufspannt, hat Rainer sozusagen Fuß gefasst. Dies korrespondiert mit seinen vielfältigen Beziehungserfahrungen in der Gruppe, in den Begegnungen mit weiblicher Therapeutin und männlichem Therapeuten wie auch mit den weiblichen und männlichen Gruppenteilnehmer(inne)n. Dabei stellt die Gestaltungstherapie ihre spezifischen Vorteile unter Beweis, Beziehungserfahrungen in der Gruppe durch das Medium der bildnerisch-symbolischen Gestaltung weiter anzureichern und zu vertiefen. Die Positionierung des unbeschwerten Ballspielens in der linken oberen Ecke, welche für väterliche Ausrichtung und Transzendenz steht, verdeutlicht Rainers gewandelte Einstellung zum Väterlich-Männlichen, wie er dies in der therapeutischen Beziehung auch konkret erfahren konnte.

Rainer Verlaufsserie kommt in einer Mandaladarstellung zum „krönenden" Abschluss, (Bild 47 wurde oben in Kapitel V. 4. schon ausführlich vorgestellt), indem er die Gruppe um einen runden Tisch sitzend gestaltet. Hier manifestiert sich das Große Runde. Auf die Mandalastruktur weist die Verbindung von kreisförmigen Tisch und dessen viereckigem Stützgerüst, vor allem aber die Zahl Zwölf, wenn man den imaginären Betrachter zu den Gruppenteilnehmern dazuzählt. Den imaginären Mittelpunkt des Mandalas repräsentiert, auch wenn er gestalterisch nicht zur Darstellung kommt, dasjenige Bild, auf das in der Nachbesprechung die Aufmerksamkeit der Gruppe fokussiert, und das meistens auch konkret in den Mittelpunkt rückt, indem es in die Mitte des von den Gruppenteilnehmern gebildeten Kreises gelegt wird. Hier wird die Mandalafunktion der Gestaltungstherapiegruppe sichtbar mit jeweils einem Bild im Zentrum und der Gruppe als umgebenden Kreis. In dieser rotierenden Form der gemeinsamen Bildbetrachtung setzen sich rituelle Elemente um, und das im Mittelpunkt stehende Bild kann auf der tiefsten Ebene der Kollektivpsyche bzw. Gruppendynamik die Funktion eines Gruppentotems bekommen (zur Mandalafunktion der Gruppe und zum Bild als Gruppentotem siehe Kapitel VIII).

In seinen Kommentaren setzt sich Rainer mit der Uhr als begrenzendem Element auseinander. Dabei ist er sich nicht ganz sicher, wie er dies einordnen soll. Die Uhr ist einmal ein Symbol für die Begrenzung durch Zeit, wie sie in der Gruppe erlebt und von Gruppenleiter auch repräsentiert wird. Bildnerisch korrespondiert sie mit dem Mandala der Gruppe im Sinne einer Selbstähnlichkeit, nicht nur durch die runde Form, sondern auch durch die Unterteilung in zwölf Stunden. Auch in der Uhr kommt ein wesentliches rituelles Element im Gruppenablauf zum symbolischen Ausdruck. Rainer konnte wahrscheinlich die Uhr in der Gruppe weniger als zwanghafte Einengung, sondern als sinnvolle Begrenzung erleben, nämlich dass für das Gestalten eines Bildes nur ein begrenzter Zeitraum zur Verfügung steht und er seinen Zwängen nicht allzu viel Raum geben darf. Diese Herausforderung führte bei ihm zur Überwindung seiner zwanghaften Entscheidungsproblematik. Die Mandalaform in seinem Bild steht dann für ein sinnvolles Ordnungs- und Organisationsprinzip der Gruppe, welches in der Gefäß- und Geistwandlungssymbolik des Mutterarchetypus einen symbolischen Ausdruck findet und sich in der Mandalafunktion der Gruppe mit ihren rituellen Elementen in der Bildbetrachtung auch konkret umsetzt. Die Gruppe wird so zur Matrix von Rainers Ich-Restitution und Neubildung der Ich-Selbst-Achse.

Das folgende Schema von Rainers Verlaufsserie fasst nochmals seine Entwicklung zusammen. Es beginnt mit dem negativen Elementarcharakter als grellgelbe Landschaft mit dunkelbraunen Bergen (Bild 36) und dem negativen Wandlungscharakter von Gelb als Farbe der Psychose. Schon im nächsten Bild (Bild 37) konstelliert sich das Gegenteil, in der Figur des Fisches verdichtet sich eine Vielfalt an weiblicher Symbolik, die den positiven Elementar- wie Wandlungscharakter repräsentiert. Die Bäume und die italienische Landschaft von Bild 39 verweisen auf den Gefäßcharakter der Gruppe, die phallisch-männliche Symbolik der Bäume wird zum Ausgangspunkt für Rainers männlichen Individuationsweg. Die nächsten Bilder (40, 42, 43) sind mehr durch eine Auseinandersetzung mit dem männlich-begrenzenden Element geprägt. In Bild 41 bringt Rainer Gegensätze vollständig zum Ausgleich, es konstelliert sich der positive Wandlungscharakter.

Verlaufsdarstellung Rainer

Bilder	Negativer Mutterarchetyp	Positiver Mutterarchetyp	Gruppe Ü-GÜ Vaterarchetyp
Bild 36: Ort, an dem ich mich wohl fühle	Versengendes Gelb (E, W), Dunkelbraune Berge (E)	Archetypisches Naturmotiv als inneres Bild (E, W)	Grellgelber Himmel (V)
Bild 37: Malen zu meditativer Musik		Fisch, Brust, Wasser, Ei (alle E und W)	Schwarze Konturen als strukturierendes Element (V)
Bild 38: „Das Mädchen ohne Hände“	Schloss (E)	Auswahl der Märchenszene (E, W)	Leistungsdruck (Ü),
Bild 39: Wünsche/Erwartungen an Gruppe		Italienische Landschaft (G), Bäume (G), Weg (W)	Gruppe (G), Bäume (V)
Bild 40: Portraitmalen	Dunkelbrauner käfigartiger Körper (E), Clown (W)	Clown (W, VS)	Clown als Trickster (V)
Bild 42: Musik von Bach	Spaltung Musik – Zuhörer, Hell – Dunkel (E, W)		Übertragungskonflikt
Bild 41: „Ich gestalte meine Welt“		Nachtmeerfahrt Sonne (W), coniunctio Gelb-Blau, Männlich-Weiblich (GW), Blau (VS), Rund-Eckig (VS)	Sonne, Himmel (V), Bild als Gruppentotem
Bild 43: Freude - Wut	Mauer/Stacheldraht (E) Dunkelbraun (E)		Vaterkonflikt, zunehmende Ich-Stärke in Gruppe
Bild 44: „König Drosselbart“		Töpfe/Krüge (G), blauer Hut (VS, W), Grün (W)	Braunes Pferd mit Reiter (V)
Bild 45: Gegenseitige Vorstellung (Mitpatientin)	Sphinx (E, W)	Braun (E), Gelb-Blau (VS), Sphinx (GW)	
Bild 46: Gegenseitige Vorstellung (Rainer)	Regressive Tendenzen in Raumsymbolik (E, W)	Braun (E), Quaternio/ Achsenkreuz (GW),	Ballspiel (V)
Bild 47: Erleben in der Gestaltungstherapie		Großes Rundes (G), Mandalasymbolik (GW), Synthese Blau-Gelbbraun (VS)	Gruppentotem

Abk.: E = Elementarcharakter, W = Wandlungscharakter, G = Gefäßsymbolik, GW = Geistwandlung, K = Kommentare von Patient, Gruppe, Therapeut. Ü – GÜ = Übertragung – Gegenübertragung, ÜS = Übergangssubjekt, V = Vater, VS = vereinigendes Symbol.

Das Bild 44 zum Märchen „König Drosselbart“ zeigt die Erstarkung des Männlichen und die Belebung der Anima. „Das im Anima-Charakter Gestalt gewordene Weibliche hat sich von der uroborischen Gestaltlosigkeit und Unmenschlichkeit, der Frühmanifestation des Großen Weiblichen, am weitesten entfernt. Es ist die dem Bewusstsein und dem Ich nächste Figur, die das Weibliche in der männlichen Psyche annehmen kann.“ (ebd. S. 48/49) Die beginnende Eigenständigkeit der Anima korrespondiert zur Dominanz des positiven Wandlungscharakters. Diese Tendenz wird in der sphinxhaften Darstellung einer Mitpatientin (Bild 45) weitergeführt. Die Sphinx beinhaltet als Großes Rundes Elementar- und Wandlungscharakter gleichzeitig, geht aber über die „uroborische Geschlossenheit der psychischen Anfangssituation“ (ebd. S. 207) hinaus. Der Geistwandlungscharakter manifestiert sich vor allem in der Mandala-Darstellung der Gruppe als Großes Rundes (Bild 47), angedeutet ist er schon in der zyklusartigen Selbstdarstellung im Bild 46 davor. Rainers zunehmende Überwindung seiner zwanghaften Hemmung geht mit der Auflösung der negativen Übertragung auf mich als dem männlichen Gruppenleiter einher, die in der Zwangssymptomatik aufgestaute Libido kann sich im kreativen Prozess immer freier entfalten. Dies führt zu einer zunehmenden Ich-Stärke, welche sich auch in verbesserten gestalterischen Fertigkeiten umsetzt und ihn in der Gruppe in die Alpha-Position bringt. Rainers Verlaufsserie ist auch ein Beispiel dafür, wie innere Bilder seelische Transformation schon antizipieren, bevor sie gestalterisch umgesetzt werden können.

c. Verlauf Wolfgang

Wolfgangs bildnerischer Auseinandersetzung mit dem Unbewussten beginnt mit den negativen Aspekten des Mutterarchetypus. Im Märchen „Das tapfere Schneiderlein“ (Bild 48 und 49, siehe auch Kapitel IV. 2.) greift er die für einen männlichen Helden unpassende, ja unhaltbare Situation der Abhängigkeit von der Mutter auf. Dabei überträgt er, das Märchen etwas uminterpretierend, seine eigene familiäre Situation auf den Protagonisten. Denn das Märchen enthält keine Aussage über die Mutter oder das Zuhause des tapferen Schneiderleins, hebt aber die Enge der Schneiderei hervor, aus der sich das Schneiderlein in die große, weite Welt mit ihren zunächst „riesig“ erscheinenden Dimensionen aufmacht. Diese beklemmende Enge holt das Schneiderlein am Ende des Märchens im Traum wieder ein, denn die Königstochter, die er nach vielerlei Abenteuern endlich geheiratet hat, hört ihn im Schlaf sprechen: „Junge, mach mir das Wams und flick mir die Hosen, oder ich will dir die Elle über die Ohren schlagen.“ Damit verrät sich das tapfere Schneiderlein in seiner ärmlichen, eines Helden nicht standesgemäßen Herkunft und muss ein letztes (verbales) Beispiel seiner Fähigkeiten geben, mit List und Tücke scheinbar unlösbare Probleme zu lösen.

Wolfgang schreibt nun diesen Spruch „Junge usw.“ der im Märchen nicht erwähnten Mutter des Schneiderleins zu und projiziert seine eigene familiäre Situation auf dieses, das Fehlen seines Vaters aufgrund dessen lebensgeschichtlich frühen Todes und damit eines männlichen Gegengewichts zu den verschlingenden, besitzergreifenden mütterlichen Haltungen. Bild 48 gibt die Mutter dementsprechend dämonisch wieder, von der sich das Schneiderlein nach links blickend abwendet. Diese Linksgerichtetheit korrespondiert hier zur Verleugnung und Abspaltung des negativen Mutterbildes durch Wolfgang. Seine Interpretation des tapferen Schneiderleins als einen jungen Mann, der einer dominierenden, festhaltenden und jede Eigenständigkeit verhindernden Mutter ausgeliefert ist, veranschaulicht den negativen Elementarcharakter.

Wolfgang hat aber noch ein zweites Bild (Bild 49) gemalt, und in diesem vollzieht sich ein bemerkenswerter Wandel. Den Platz der Mutter im ersten Bild nimmt jetzt eine schwarz schraffierte Fläche ein. Es ist, als hätte Wolfgang mit diesen dick aufgetragenen schwarzen Strichen die Existenz der Mutter im Rücken des tapferen Schneiderleins übermalen, ja im wahrsten Sinne des Wortes aus- oder durchstreichen wollen. Aus dem passiven, unbewussten Ausblenden der Mutter und dem Verleugnen ihres dämonischen Einflusses, wie es sich in Wolfgangs Erleben bisher umsetzte, wird im zweiten Bild ein aktiver gestalterischer Akt, bei dem er die Mutter von der Bildfläche verschwinden lässt und diese durch eine schwarz schraffierte, relativ konturlose Fläche ersetzt. Die schwarze Farbe versinnbildlicht zunächst diejenigen „psychischen Prozesse, die sich für den Menschen ‚in‘ ihm und ‚im Dunkeln‘ abspielen, das – wie die Nacht – ein typisches Symbol für das Unbewusste ist." (Neumann 1974, S. 52). Doch diese Dunkelheit und Unbewusstheit, auf die auch die Linksgerichtetheit des Schneiderleins hinweist, bekommt in dieser schwarz schraffierten Fläche eine konkrete erste Gestalt. Wolfgang setzt eine ähnliche schwarze Fläche auch links vor das Schneiderlein, das dieser damit ins Auge sehen muss, während es im ersten Bild dieser Gruppe noch in das gestaltlose Nichts blickt.

Dieses Bildmotiv einer schwarz schraffierten Fläche beinhaltet auch die alchemistische Symbolik der nigredo (Schwärzung) und der prima materia (Ursprungsmaterie). Für die Alchemisten war der Stoff oder die Materie beseelt, die im Großen Werk, dem opus magnum durch die verschiedenen alchemistischen Operationen in Gold verwandelt werden sollte. Die Adepten der Alchemie versuchten sich, besonders in ihrer philosophischen Ausrichtung, imaginativ-meditativ in die Verwandlungsprozesse (Transmutation) der Materie einzufühlen. Die damit verbundenen emotionalen Erfahrungen wie Leiden, Tod und Auferstehung sahen sie als Eigenschaften der Materie an. Die alchemistische Bilder- und Symbolwelt zeigt daher Analogien zur Symbolik des Individuationsprozesses, wie Jung dies in seiner Studie „Psychologie und Alchemie" (Jung, GW 12) anhand einer umfangreichen Traumserie nachgewiesen hat. Für ihn ist die Alchemie deshalb ein „wahres Schatzhaus der Symbolik" (Jung, GW 14/1, S. XVII) und eine Vorläuferin der Analytischen Psychologie.

Für die Transmutation der Materie in Gold muss diese zuerst auf ihren Urzustand zurückgeführt werden, der Ursprungsmaterie oder prima materia, einer schwarzen, formlosen Masse (massa informis, auch Chaos oder massa confusa genannt). Edinger (1990) deutet diese tiefenpsychologisch wie folgt: „Die Form, die die gegenwärtige Persönlichkeit verwirklicht, wird aufgelöst und in die erste Materie, den formlosen Zustand reiner Möglichkeit zurückgeführt, damit eine neue Form oder Wirklichkeit entstehen kann." (ebd. S. 24) Die der prima materia zugrunde liegende Einheit liegt oft im Schatten verborgen. Die Rückführung der Materie auf ihren Ursprung, der prima materia, geschieht in der alchemistischen Operation der nigredo, die Ausdruck des Sterbens der Materie ist. Psychologisch bedeutet dies Depression, Rücknahme der Projektionen, Dissoziation, Tod, Zerstückelung usw.. Nigredo wie prima materia sind als regressus ad uterum zentrale Symbole des psychotherapeutischen Prozesses, die zu einer symbolischen Wiedergeburt bzw. Neustrukturierung des Ich-Bewusstseins führen. (Siehe dazu die von mir verfassten Stichworte Alchemie, Alchemie, Phasen des Werkes und Chaos in: Müller/ Müller 2003 und unter www.symbolonline.de.)

Auf dem Hintergrund dieser Symbolik bekommt Wolfgangs Ablösungskonflikt von der Mutter eine neue Perspektive, es deutet sich sogar eine Lösung an. Innerhalb der ca. 45 Minuten dauernden Gestaltungsphase muss bei Wolfgang eine tiefgreifende Veränderung stattgefunden haben, wie dies der Vergleich der beiden Bilder erkennen lässt. Denn auf der gestalterischen Ebene ist Wolfgang jetzt in der Lage, sich seinem unbewussten archetypischen Transformationspotenzial zu öffnen, das für ihn im Sinne eines „Stirb und Werde“ zum Ausgangspunkt wird für den Versuch einer persönlichen Neufindung und Selbstwerdung nach der Katastrophe der Psychose. Im zweiten Bild dieser Gruppensitzung überwindet Wolfgang den Abwehrmechanismus der Verleugnung und Abspaltung des dämonischen Mutterbildes und ersetzt dieses gestalterisch durch die schwarze, konturlose Fläche, welche symbolisch Abschied, Trauer, Depression usw. zum Ausdruck bringt, aber auch die Möglichkeit einer symbolischen Wiedergeburt seiner Persönlichkeit in sich birgt. Auf der gestalterischen Ebene konfrontiert sich Wolfgang jetzt mit seinem Mutterkomplex und dreht dem notwendigen Ablösungsprozess von der Mutter nicht mehr den Rücken zu. Ähnlich wie das tapfere Schneiderlein versucht er sich aus der häuslichen Enge zu befreien. Das Märchen gibt Wolfgang dabei Kraft und Mut, wie man auf dem Weg zu sich selbst mit List und Tücke auch übermächtige (Riesen-)Kräfte besiegen kann.

Wolfgangs beginnender Transformationsprozess findet bildkompositorisch auch in der Öffnung des Raumes durch die beiden an der Wand aufgehängten Bilder eine Entsprechung. Diese verschaffen dem Betrachter einen Ausblick und vermitteln damit eine angenehmere häusliche Atmosphäre, so dass das zweite Bild insgesamt übersichtlicher und stimmiger wirkt. Eine gewisse ausgleichende Wirkung ruft auch der violett-rosa gemalte Hintergrund hervor, wobei diese Farbensymbolik im weiteren Verlauf eine tiefere Bedeutung bekommt. Von Bedeutung ist das Hochformat der beiden Bilder, welches vor allem im ersten Bild das Schneiderlein in den Vordergrund rückt und die Mutter an den Rand bzw. in den Hintergrund drängt. „Das Hochformat wird häufig dann gewählt, wenn ein Einbruch von oben in die Welt […] der horizontalen Spannungen sichtbar gemacht werden soll." (Riedel 1988, S. 60)

Wolfgangs Mutterkonflikt entspricht diesen horizontalen Spannungen, und das Hochformat öffnet das Bild nach oben. Die durch das Märchen angestoßene Erkenntnis lautet ja, sich aus der häuslichen Enge und vom Einfluss der Mutter befreien zu müssen. Dieser Ablösungsprozess steht symbolisch unter männlichen Vorzeichen, dessen Ziel bei Wolfgang die Entfaltung einer männlichen Identität sein soll. Die Öffnung nach oben deutet so auf die männlich-väterliche, geistige Welt hin, die in dieser ersten Gruppensitzung auch in der therapeutischen Beziehung zu mir als männlichem Gruppenleiter eine konkrete Gestalt bekam.

Zusammenfassend betrachtet manifestiert sich im ersten dieser beiden Bilder der negative weibliche Elementarcharakter in der festhaltenden, übermächtigen Mutter. Im zweiten Bild dagegen deutet die Öffnung des Raumes auf den positiven Elementarcharakter, und die Symbolik der nigredo und prima materia auf den positiven Wandlungscharakter des Weiblichen hin. Diese Dynamik in der Konstellation des Mutterarchetypus schafft die Voraussetzung für die Öffnung nach oben zum Männlich-Geistigen, wobei letzteres im tapferen Schneiderlein eine zunächst etwas überschießende, tricksterhaft-„primitive" Repräsentanz bekommt.

Im nächsten Bild (Bild 50) von Wolfgangs Verlaufserie ist erneut ein Märchen das Thema, nämlich „Schneewittchen", jetzt aber mit einer weiblichen Protagonistin. Wolfgang gibt wenig ergänzende Kommentare zum Bild ab. Er stellt eine imaginäre Szene aus dem Märchen dar, wo die Zwerge mit ihren Essgeschirren bei Schneewittchen Essen „fassen." Bekanntlich durfte Schneewittchen bei den sieben Zwergen unter der Auflage bleiben, für deren Haushalt zu sorgen und Essen zu kochen, was sie „von Herzen gern" (Märchen der Brüder Grimm 1937, S. 125) tat.

Schneewittchen – in Wolfgangs Bild die dominierende Figur – verkörpert von daher den positiven Elementarcharakter des Weiblichen, indem sie die Zwerge mit offenen Armen empfängt und nährt. Wolfgang identifiziert sich hier mit den Zwergen, vor allem mit dem kleinsten, der sich im Bild außerhalb der Gruppe auf der anderen Seite von Schneewittchen befindet und dort eine Art Sonderstellung einnimmt. Hier könnte sich eine Übertragung manifestieren, dass auch Wolfgang in der Gruppe eine Sonderstellung einnehmen möchte, und dass Schneewittchen mit ihren weit ausgebreiteten Armen die offene, einladende Gruppenatmosphäre und Haltung von der Gestaltungstherapeutin und mir verkörpert.

Von Schneewittchen aus betrachtet, befindet sich der kleine Zwerg auf deren rechter Seite, was eine Relativierung der Linksgerichtetheit andeutet. Indem er von unten zu ihr aufschaut, manifestiert sich erneut die Spannung zwischen Oben und Unten, wie sie die beiden vorhergehenden Bilder im Hochformat zum Ausdruck brachten. Bei Wolfgang spielt in diesem ungleichen Verhältnis zwischen Männlich und Weiblich sicherlich auch der Wunsch eine Rolle, von einer weiblichen Figur wie Schneewittchen genährt zu werden. Dazu passt die Farbe Blau von Schneewittchens Kleid, welche nicht nur deren Weiblichkeit unterstreicht, sondern nach Riedel (1983, S. 51) auch Ausdruck zärtlicher Hingabe sein kann. Eine erotische Komponente kommt durch die Farbe Rot hinzu, welche nicht nur Schneewittchens Stiefel und Gürtel, sondern die Zipfelmütze des kleinen Zwerges und auffallenderweise auch der Baumstamm haben. Im blauen Himmel und den beiden blauen Wolken greift Wolfgang ein Motiv aus den beiden aufgehängten Bildern in Bild 49 auf, was auch hier den Raum öffnet, indem sich grüne Wiesen bis zum Horizont erstrecken und Himmel und Wolken sichtbar werden.

In dieser Bildsymbolik setzt sich Wolfgangs innere Öffnung weiter fort, wobei der positive Elementarcharakter des Weiblichen in der Figur von Schneewittchen und im Baum eine Personifikation bzw. Repräsentation bekommt. Der Baum bildet zudem ein Gegengewicht zur Linksorientierung der sechs Zwerge und damit zu regressiven unbewussten Tendenzen. Die schwarze Baumkrone hat eine gewisse Entsprechung in der schwarzen, schraffierten Fläche von Bild 49, wirkt aber durch die kreisenden Malbewegungen aufgelockerter, so dass in die nigredo und gestaltlose prima materia Bewegung und Struktur gekommen ist. Diese gestalterische Hervorhebung der Baumkrone unterstreicht die weibliche Symbolik des Baumes. Die Konstellation des positiven Mutterarchetypus repräsentieren neben

Schneewittchen auch die sieben Nadelbäume, die sich in der rechten oberen Bildhälfte befinden. Das Märchen erwähnt nur einen Wald, in dem sich Schneewittchen auf der Flucht vor der bösen Stiefmutter verirrt hat und dort das Häuschen der sieben Zwerge findet. Diese bergende und rettende Funktion des Waldes macht seinen positiven Elementarcharakter deutlich. Die Zuordnung jeweils eines Baumes zu den sieben Zwergen weist auch auf die Wachstumssymbolik (Lebensbaum) und damit auf den Wandlungscharakter des Weiblichen hin. Die üppige Verwendung der Farbe Grün unterstreicht zudem den Wachstumsaspekt

Das nächste Bild (Bild 51) bringt den Übertragungsaspekt voll zur Entfaltung. Wolfgang greift hier meine Gegenübertragung und-identifikation auf, aus der das Gruppenthema mit Musik von W. A. Mozart hervorging. Über die Musik kann er aus seiner zunächst ambivalenten Übertragung heraus eine Identifikation mit mir entwickeln. Dieses Bild wurde in Zusammengang mit diesen Übertragungs- und Gegenübertragungsprozessen schon ausführlich interpretiert (siehe Kapitel V. 2. a.). In den ersten beiden Gruppen erlebte ich Wolfgang ja eher abweisend und misstrauisch, da er einerseits Blickkontakt mit mir suchte, sich aber schnell wieder in sich zurückzog. Trotzdem war für mich deutlich spürbar, wie sehr er über seine Bilder eine Beziehung zu mir herstellen wollte. Aufgrund ihrer interessanten psychodynamischen und symbolischen Inhalte übten seine Bilder eine zunehmende Faszination auf mich aus, die Wolfgang auf einer unbewussten Ebene sicherlich wahrgenommen hat.

Die intensive Gegensatzspannung zwischen dem Leid der Gruppenteilnehmer und ihrer gestalterischen Aktivität in der Aktionsphase, die ich in mir mit der Hilfe von Mozarts Musik zum Ausgleich bringen konnte, erlebte ich nicht zuletzt auch in Wolfgang. Dieser übernimmt unbewusst meine mit der Musik verbundene Intention und verleiht ihr im Klavierspieler mit seinem großen, bauchig wirkenden Instrument Ausdruck. Hier manifestiert sich ein Übergangssubjekt im Sinne von Benedetti. Das bauchige Klavier macht auch den Gefäßcharakter der Gruppe offensichtlich und bildet zusammen mit dem (männlichen) Klavierspieler respektive Therapeuten ein Gegengewicht zur Linksgerichtetheit und dem negativen Elementarcharakter in den Bildern davor. Hier werden Männlich und Weiblich zu einer ersten Synthese (coniunctio) gebracht, wie auch in der Musik insgesamt, die, aus einer symbolischen Perspektive betrachtet, gleichermaßen ein weibliches Gefäß zum Auffangen von Gefühlen wie auch ein männlich-aktives Ausdrucksmedium für Gefühle darstellt.

Das aktive Musizieren erfährt in Wolfgangs Bild in den vielen Musikern mit ihren teils nach oben gerichteten Instrumenten einen beeindruckenden Ausdruck. Die bunte Notenschrift rechts oben verbindet (weibliches) Gefühl in der Musik und (männlichen) Geist als das Signifikantensystem der Musik. Es ist schon auffallend, dass Wolfgang, der meines Wissens nichts Näheres mit der Musik zu tun hatte, gerade eine Notenschrift als Bildmotiv auswählt und diese dann raumsymbolisch genau an dem Ort platziert, der eine zielgerichtete bewusste Entwicklung repräsentiert. Männlich und Weiblich bzw. Rot und Blau bringt auch die Farbe Violett zum Ausgleich, zudem überwindet sie die farbliche Polarität von Rot und Schwarz, die schon im Schneewittchenbild angedeutet ist.

Wolfgangs innere, bildnerisch-symbolische Entwicklung geht auch mit einer Öffnung in der Gruppe einher. Er kann sich wesentlich gelöster mitteilen und äußert den Wunsch, ein Konzert zu besuchen, d. h. die in der Musik erfahrene Gefühlswelt mit anderen teilen zu wollen. Wolfgangs Bild stand gerade durch seine gemeinschaftsbildende Funktion im Mittelpunkt der Gruppenaufmerksamkeit, miteinander zu musizieren wie auch gemeinsam Musik zuzuhören, und kann daher mit einem Gruppentotem verglichen werden.

Ein gewisser Rückfall in die Linksgerichtetheit und die damit verbundenen regressiven Tendenzen ereignet sich aufgrund meiner Abwesenheit in der nächsten Gruppe (Bild 52, siehe dazu auch Kapitel V. 2. b.) Doch Wolfgangs Kontakt zu seinen Integrationsprozessen, wie sie das Bild davor aufzeigt, ist nicht ganz abgerissen. So erinnert die Bank an das Klavier in der Mozartgruppe, von der aus man den reißenden, von rechts oben noch links unten mehr stürzenden als fließenden Gebirgsfluss betrachten kann. Mit der Bank als Symbolisierung des Gefäßcharakters der Gruppe hat Wolfgang einen ruhenden Standpunkt außerhalb des noch ins Unbewusste gerichtete psychischen Energiegefälles gefunden, welches die Linksuntengerichtetheit des Gebirgsflusses wiedergibt. Diese Richtung beinhaltet auch eine „Wendung zur Tiefe des kollektiven Unbewussten mit seinen archetypischen Symbolen“ (Riedel 1988, S. 39) und zum Ort „der Regression, des Todes beziehungsweise der Wiedergeburt“ (ebd.), wie dies das Schema zur Raumsymbolik verdeutlicht (siehe S. 118). Eine solche positive Interpretationsmöglichkeit kann man auch mit den Nadelbäumen verbinden, welche auf das Schneewittchenbild verweisen und den positiven Wandlungscharakter mit seiner vegetativen Wachstumssymbolik wiedergeben. Doch stehen grüne Landschaft mit den Bäumen und der Bank im Bild unten, und die spitzen, unzugänglich und aggressiv wirkenden Berge oben, von denen der Fluss letztlich seinen Ausgang nimmt, noch gegensätzlich und unverbunden nebeneinander.

Im nächsten Bild (Bild 53) bringt Wolfgang im Perkussionisten, der zwei Instrumente gleichzeitig spielen kann, die Gegensatzthematik wieder zum Ausgleich und kann so meine Abwesenheit kompensieren. Er knüpft damit auch an das aktive männliche Element des Musizierens im Bild der Mozartgruppe an. Die Symbolik des Weiblichen äußert sich hier im Blau, das als spezifisch weibliche Farbe gilt und dem Gefühl zugeordnet wird. Der blaue Hintergrund dieses Bildes ist nach unten zunehmend mit schwarzen Strichen durchsetzt und erinnert in seiner Strichführung an die schwarz schraffierte Fläche des zweiten Bildes. Hier hat die gestaltlose prima materia als Symbol des mütterlichen Ursprungs eine weibliche emotionale „Tönung“ erfahren, die natürlich auch mit der Wirkung der Musik in Zusammenhang steht.

Die Farbe Blau manifestiert sich in Wolfgangs Verlaufserie zuerst in den beiden aufgehängten Bildern in Bild 49 als wolkenartige Gebilde, was schon eine gewisse Öffnung des Raumes andeutet., Dies setzt sich im blauen Himmel und den blauen Wolken des Schneewittchenbildes (Bild 50) fort. Helles Blau „drückt Ferne und Weite aus, es deutet Unendlichkeit an.“ (Jacobi 1981, S. 88) Die weibliche Konnotation der Farbe Blau realisiert sich am stärksten in Schneewittchens Kleid, welches durch die roten Stiefeln eine weitere erotische Komponente bekommt. Hier werden bei Wolfgang erste Ansätze einer emotionalen Öffnung zum Weiblichen hin sichtbar. Der Klavierspieler im Bild zur Musik Mozarts, der auch die Übertragung auf mich wiedergibt, bringt das tönende Gefäß des Klaviers zum Erklingen und leitet damit einen ersten Ausgleich zwischen Männlich und Weiblich ein. Dies setzt sich im männlichen Perkussionisten auf (weiblich) blauen Hintergrund fort, den Wolfgang zu dieser ruhigen, meditativen, „weiblichen" Musik malt, und dessen farbige Darstellung etwas an die Farben der Notenschrift in der Mozart-Gruppe erinnert.

Nach dieser emotionalen Öffnung, die natürlich auch seine eigene weibliche Anima-Seite umfasst, ist Wolfgang jetzt in der Lage, sich mit den destruktiven Seiten des Weiblichen auseinanderzusetzen. Dies zeigt sein Bild 54 zum Märchen „Das Mädchen ohne Hände", in dem der Teufel die Schlüsselfigur ist. Nach Neumann (1974) repräsentiert der Teufel auch die destruktiven Seiten des Großen Weiblichen, da die Höhle als frühestes Beispiel der weiblichen Gefäßsymbolik in der Hölle eine negative Entsprechung hat. „Zu der Hölle als fressendem Maul der Erde gehört im christlichen Mythos der Teufel" (ebd. S. 167), der in sohnhafter Abhängigkeit zu seiner Großmutter steht. So verbindet sich im Teufel das Verschlingend-Weibliche mit dem Zerstörend-Männlichen. In Wolfgangs Imagination kann sich der erwachsene Schmerzenreich mit dem Destruktiv-Weiblichen auseinandersetzen, und das Bild bringt in dessen hingebungsvoller Körperhaltung und weichen Gesichtszügen die beginnende Integration der weiblich-emotionalen Seite zum Ausdruck.

In Kapitel V. 2. b wurde schon auf die tricksterhafte Darstellung des Teufels in Wolfgangs Bild hingewiesen. Für den jetzigen Zusammenhang ist die Nähe des Trickster zum Mercurius der Alchemie von Bedeutung (siehe dazu auch Kapitel VI. 1.). „Der flüchtige, sich jeglichem Zugriff entziehende Mercurius ist ein wahrer Trickster" (Jung, GW 13, S 223). Wolfgang verwendet für die Gestaltung dieser merkurialen Flüchtigkeit, des Volatilen in der Figur des Teufels, strichförmige Zeichenbewegungen, die an die schwarz schraffierte Fläche von Bild 49 erinnern. Jetzt sind diese Zeichenbewegungen aber zielgerichteter und stellen weniger eine schraffierte Fläche, sondern eine zickzackförmige Drehbewegung des Teufels dar. Die schraffierte Fläche von Bild 49 wurde oben als prima materia, die alchemistische Ursprungsmaterie gedeutet.

Auch in der Alchemie wird Mercurius, vor allem in seiner rohen Form, mit der prima materia gleichgesetzt (siehe dazu Jung GW 14,1, S. 15 und

14,2, S. 275). Es ist bemerkenswert, dass die gestalterische Umsetzung des Teufels auf die symbolische Eigenschaft der prima materia hinweist. Durch die Hervorhebung des mercurialen, tricksterhaften Aspekts im Teufel unterstreicht Wolfgang dessen Wandlungsfähigkeit, ein weiterer Hinweis auf sein eigenes Transformationspotenzial, wie es besonders dieses Bild manifestiert. Der Mercurius ist die Wandlungssubstanz par excellence, indem er nicht nur die prima materia bildet, „das Ausgangsmaterial des Prozesses, sondern auch das Resultat desselben, nämlich den lapis Philosophorum [sic].“ (Jung 14,2 S. 276)

Psychodynamisch realisiert sich Wolfgangs Transformationspotenzial in diesem Bild als die Integration des negativen Vater- wie Mutterkomplexes, wie sie in der Figur des Teufels im Märchen zusammenfinden, der auch die Schattenseite des Königs repräsentiert. Wolfgang kann sich damit das Wandlungspotenzial des Märchens zunutze machen. Zudem bringt er auch gestalterisch die tricksterhaften Seiten des Teufels bravourös zur Darstellung, was zu anerkennenden Reaktionen in der Gruppe führte. Wolfgangs Bild zog aber nicht nur aufgrund der gelungenen ästhetischen Umsetzung des Märchens die Aufmerksamkeit aller als schönstes Bild in der Gruppe auf sich. Er brachte die archetypische Schattenthematik des Märchens in der Figur des erwachsenen Schmerzenreich zu einer eigenständigen Lösung, mit der sich alle Teilnehmer identifizieren konnten. Durch meine Anwesenheit nach vierwöchigem Urlaub und intensive Zuwendung zum jetzigen Bild durch die ganze Gruppe wurde er auch für die gelungene Integration seiner Übertragungskonflikte „belohnt.“ Erneut hatte sein Bild die Funktion eines Gruppentotems, an dem alle Teilnehmer durch ihre Einfälle und emotionale Ergriffenheit partizipierten.

Wolfgangs Transformationsprozess setzt sich im nächsten Bild (Bild 55) weiter fort, welches in Zusammenhang mit der Gefäßsymbolik der Gruppe (Kapitel V. 4.) schon ausführlich kommentiert wurde. Sein Bild bringt die Polarität Weiblich und Männlich in mehrfacher Hinsicht zur Vereinigung (coniunctio): Die männlich-aktive handwerkliche Tätigkeit auf der linken Bildhälfte wird dem weiblich Verbindenden, der Begegnung gegenübergestellt, und beide werden auch formal entsprechend unterschiedlich umgesetzt. Die Bank als dem Ort der Begegnung hat Gefäßcharakter und Ähnlichkeit mit dem Klavier aus der Mozartgruppe (Bild 51).

Ziel der handwerklichen Tätigkeit links ist die Herstellung von Gefäßen durch Töpfern oder Korbflechten, d. h. von zentralen weiblichen Symbolen. Das Symbol der Töpferscheibe führt zum Ursprung der Welt, zum Weltenei oder Urei, das die Gegensätze von Himmel und Erde und Männlich und Weiblich in sich enthält. Wolfgangs vielschichtige Auseinandersetzung mit der Polarität von Männlich und Weiblich steht in Zusammenhang mit der Gruppe als Geistwandlungsgefäß und setzt sich auch in der abschließenden Gruppensitzung fort.

Das schwierige Thema „Porträtmalen" schlug Wolfgang selbst vor (Bilder 56-58). Mit seinen beiden Porträtdarstellungen war er unzufrieden und malte als Gegengewicht dazu noch zwei Landschaftsbilder (Bild 58), um sich so ein Erfolgserlebnis zu verschaffen. Damit gelingt es ihm, die Enttäuschung über die Grenzen seiner gestalterischen Ausdrucksfähigkeiten zu kompensieren, und erlebt diese als Ansporn, sich mehr mit dem Porträtmalen zu beschäftigen, wie er dazu äußert. Seine fortgeschrittene Ich-Stabilisierung wird auch in seinem Verhalten offensichtlich. Die aktiv-gestalterische Auseinandersetzung mit sich selbst im Porträtmalen und die Konfrontation mit seinen Grenzen hat symbolisch einen männlichen Bedeutungshintergrund, das mit Wasserfarben dargestellte Landschaftsbild aufgrund seiner eher weichen und ausgleichenden Wirkung dagegen einen weiblichen.

Wolfgang ist jetzt in der Lage, auf symbolischer Ebene in das kollektive Unbewusste der Gruppe und deren mütterliche Matrix einzutauchen und als Gewandelter daraus hervorzugehen, wie dies die archetypische Figur des Großen Einzelnen verkörpert. (siehe dazu Kapitel VIII. 2.) Psychologisch entspricht dies der Fähigkeit des Ichbewusstseins, sich dem Unbewussten gegenüber zu öffnen, wie es für das matriarchale Bewusstsein und besonders für den schöpferischen Menschen charakteristisch ist. Wolfgangs Verlaufsdarstellung verdeutlicht einen solchen Entwicklungsprozess. „Die weibliche Gottheit als Großes Rundes [wird] zum Garanten der Steigerung und Wiedergeburt des Lebens" (Neumann 1974, S. 275) und führt das Lebendige „über das irdisch Dunkel aufsteigend zur Erhöhung seines Wesens im Aufbrechen der Tiefenkräfte, die [...] dem Menschlichen die Erreichung einer neuen Geist- und Lichtdimension ermöglichen." (ebd.) Die Erfahrung der „Geistseite des weiblichen Wandlungscharakters ist aber an die Bedingung gebunden, dass das zu Wandelnde in seiner Ganzheit in das Große Weibliche eingeht, das heißt in der Rückkehr in das Muttergefäß stirbt [...]. In jedem Fall ist die Rückkehr zur Erneuerung nur nach dem Tod der alten Persönlichkeit möglich." (ebd. S. 276)

Hier wird die Gestaltungstherapiegruppe zum Geistwandlungsgefäß, indem die kreativ-gestalterische Erfahrung in der Gruppe und der achtsame therapeutische Umgang mit den gestalteten inneren Bildern und Symbolen eine symbolische „Stirb und Werde"-Erfahrung des Ich beim Eingehen in die Gruppe als mütterlichem Gefäß ermöglichen. Die dabei aufbrechenden seelischen Tiefenkräfte, von denen Neumann spricht, können eine heilende Wirkung gerade im Restitutionsprozess des Ich bei psychotisch Kranken entfalten. Bildnerisch-symbolisches Gestalten in der Gruppe und die Kommunikation und Interaktion darüber ermöglichen eine vorsichtige (symbolische) Annäherung an die psychotischen Zuständen, in denen viele Patienten den Tod ihrer Persönlichkeit durch Ich-Fragmentierung und Weltuntergangserlebnisse bereits am eigenen Leib erlebt haben. Retrospektive Aufarbeitung psychotischer Auflösungszustände im haltgebenden Rahmen der Gruppe führt in Zusammenhang mit der symbolisch-gestalterischen Bewältigung der verschlingenden, bedrohlichen Tendenzen des in der Gruppe sich manifestierenden Mutterarchetypus zu einer Erneuerung des Ich und einer Wiedergeburt der Persönlichkeit.

Die letzten Bilder machen deutlich, dass Wolfgang jetzt nicht mehr dem übermächtig Weiblich-Mütterlichen ausgeliefert ist, sondern ihm innerlich wie auch äußerlich im persönlichen Umgang mit den Gruppenteilnehmerinnen und der Gruppe als männlich gleichwertig begegnen kann. Die Gleichwertigkeit des archetypisch Weiblichen und Männlichen ist ein wesentliches Charakteristikum des Geistwandlungsgefäßes. Neumann (1974, S. 305 ff.) macht in diesem Zusammenhang auf einen wichtigen Unterschied zwischen christlichem Taufgefäß als Gefäß der Wandlung und dem alchemistischen Gefäß bzw. vas hermeticum aufmerksam. Ersteres steht „als Unteres-Empfangendes einem Oberen gegenüber, das als Heiliger Geist, als Taube und oberes Wasser befruchtend auf dieses Untere herabströmt. Im

Gegensatz dazu finden wir später in der Alchemie ein Wiederaufleben der ursprünglich matriarchalen Symbolik des ganzheitsenthaltenden Gefäßes." (ebd. S. 307)

Im Unterschied zur christlichen Symbolik werden in der Alchemie das männliche und weibliche Prinzip nicht mit Wertungen wie Oben-Unten behaftet, sondern stehen sich gleichwertig gegenüber und werden in ihrer Gegensatzspannung zum Ausgleich (coniunctio) gebracht. Für Neumann ist dies die Voraussetzung für die Integration des Mutterarchetypus auf der höchsten Ebene der Geistwandlung.

Symbolisch erfährt die Gleichwertigkeit von Männlich und Weiblich auch im Bruder-Schwester-Inzest einen Ausdruck. Jung ist auf dessen psychologischer Bedeutung in seiner Interpretation der Arisleus-Vision (Einzelheiten dazu siehe GW 12, S. 383 ff., S. 397 ff. und S. 471 ff.) näher eingegangen. In dieser schlagen die Philosophen dem König den Bruder-Schwester-Inzest vor, da sein „Land unfruchtbar [ist], weil sich nur Gleiches mit Gleichem paart, anstatt dass Gegensätze vereinigt werden." (ebd. S. 471) Durch die Vereinigung von Sohn und Tochter des Königs soll das Land wieder fruchtbar werden. „Diese endogame Begattung ist nichts anderes als eine Variante der Idee des Ouroboros, der mit sich selber den Kreis schließt, da er hermaphroditischer Natur ist." (ebd.) Im Unterschied zum Mutter-Sohn-Inzest handelt es sich beim Bruder-Schwester-Inzest um „ein psychisches Gegensatzpaar, welches aus sich selber schöpferisch zu werden vermag." (ebd. S. 472)

Dieser Unterschied scheint mir sehr wesentlich zu sein und bedeutet, dass das Eintauchen in die Gestaltungstherapiegruppe nicht nur unter dem symbolischen Vorzeichen des Mutter-Sohn-Inzestes gesehen werden darf. Dem passiven Eingehen in das mütterliche Gefäß der Gruppe steht die Erfahrung einer aktiven Männlichkeit in der gestalterischen Tätigkeit gleichwertig gegenüber, Empfängnis und Zeugung verbinden sich zu einer Einheit, was symbolisch dem Bruder-Schwester-Inzest entspricht. Das Erleben des Ausgleichs bzw. der coniunctio der Polarität Männlich-Weiblich, wie ihn die Gestaltungstherapiegruppe in ihrer Komplementarität von männlich-aktiven kreativen und weiblich-verbindenden kommunikativen Prozessen ermöglicht, wird dann zur Grundlage für selbstschöpferische Prozesse und für die Aktivierung von Selbstheilungskräften. Wolfgangs Bild 55 setzt die Gleichwertigkeit zwischen Männlich und Weiblich in den sich ergänzenden beiden Bildhälften wie in der Bank als dem Ort der Begegnung um. Im Symbol der Töpferscheibe kommt die Fähigkeit zum Ausdruck, aus sich selbst heraus schöpferisch zu werden (zum symbolischen Motiv der Selbstzeugung siehe auch Kapitel VIII. 2.).

Ausgleichende Tendenzen bezüglich der Polarität Männlich-Weiblich zeigt auch Wolfgangs letztes Bild 58. Die Fülle der Baumkrone hebt die weibliche Symbolik des Baumes hervor, die verzweigten Äste des Baumes rechts dagegen die männlich-phallische Symbolik. Zudem realisiert sich in diesem Bild die Symbolik von Drei (Berge) und Zwei (Bäume). Die Drei ist eine männliche, die Zwei eine weibliche Zahl, so dass auch hier die Coniunctio angedeutet wird. „Die Dreiheit erscheint als männliche, d. h. aktive Erschließung und Tat [...]. Die Zweiheit verhält sich dazu weiblich, d. h. als konzipierendes, aufnehmendes patiens, oder als zu formender Stoff (alchemisch ‚informatio', Formgebung und ‚impraegnatio' Schwängerung)." (Jung GW 16, S. 220)

Wolfgangs Verlaufsdarstellung zeigt auf, wie die Auseinandersetzung mit den negativen Aspekten des Archetyps der Großen Mutter zu einer Stärkung des Ich führt. Dabei lässt sich sehr deutlich die Entwicklung vom negativen Elementarcharakter zum positiven Wandlungscharakter hin nachvollziehen. Die Ich-Stärkung vollzieht sich symbolisch auch unter männlichen Vorzeichen, indem aktive gestalterische Elemente und handwerkliche Aktivitäten betont werden und formal-gestalterisch eine Ausdifferenzierung und Verfeinerung von Wolfgangs technischen Möglichkeiten sichtbar wird. In der Übertragung setzt er sich gestalterisch mit seiner anfänglich ambivalenten Beziehung zum Therapeuten auseinander. Das seinen Bildern entgegengebrachte Interesse fördert den Aufbau einer stabileren Identifikation mit dem Therapeuten und führt auf gestalterischer Ebene wie auch im Gruppenverhalten zu immer mehr Autonomie. Gruppendynamisch bringt dies Wolfgang in die Alpha-Position und er wird Großer Einzelner im Sinne des „Augenblickführers." Einige seiner Bilder beeinflussen die Gruppenbildung maßgeblich und bekommen damit die kollektive Funktion eines Gruppentotems (siehe dazu Kapitel VIII.)

Verlaufsdarstellung Wolfgang

Bilder	Negativer Mutterarchetyp	Positiver Mutterarchetyp	Gruppe Ü-GÜ Vaterarchetyp
Bild 48: „Das tapfere Schneiderlein“	Linksgerichtetheit (E, W), Abhängigkeit von dominierender Mutter (E, W), Schwarz (E, W),	Grüner Untergrund (E, W)	Hochformat (V)
Bild 49: „Das tapfere Schneiderlein“	Schwarz	Schwarz-schraffierte Fläche als prima materia (W), Öffnung des Raumes (E, W)	Hochformat (V),
Bild 50: „Schneewittchen“	Schwarze Figuren	Dominierendes Schneewittchen (E), Linksgerichtetheit relativiert, Blau (E, W), Bäume (E), Baumkrone als prima materia (W), Grün/Wachstum (E, W)	Öffnung nach außen, Wahrnehmung der Gruppe
Bild 51: Musik Mozart		Bauchiges Klavier (G) als Gegenbewegung zur Linksgerichtetheit, coniunctio männlich-weiblich (VS), Musik (VS), Violett (VS)	Pianist (V), Instrument (ÜS) Notenschrift rechts oben (V), aktive Musiker (V), Öffnung zur Gruppe, Gruppentotem
Bild 52: Ort, an dem ich mich wohl fühle	Linksgerichtetheit	Eingrenzung Flussbett(E,G) Bank (E,G), Wachstumssymbolik (grüne Landschaft, Bäume)	Spitzförmige, unzugängliche Berge (V)
Bild 53: Meditative Musik		Temenos (G), Perkussionist auf blauem Hintergrund (VS), Violett (GVS), farbige Instrumente (G), prima materia (W)	Männlicher Perkussionist (V), Abgrenzung der Gruppe gegenüber
Bild 54: „Das Mädchen ohne Hände“	Sohnhafte Abhängigkeit des Teufels (E)	Tricksterhafter Teufel (prima materia, Mercurius W), Dialektik Drei/Vier (W),	Erwachsener Schmerzenreich, König/Teufel (V), Gruppentotem
Bild 55: Wünsche/Erwartungen an die Gruppe		Topf, Korb (G), Coniunctio Männlich-Weiblich (VS), Bank (G), Bäume (G), Blume (W), Weltenei (G)	Handwerkliche Aktivität, Schöpfergottheiten, klare Linien- und Strichführung li. Gruppentotem
Bilder 56, 57: Porträts			Ich-Stärke in der Konfrontation mit sich selbst
Bild 58: Landschaftsbild		Baumkrone (G), Zwei (G). coniunctio (W) in Zahlensymbolik	

Abk.: E = Elementarcharakter, W = Wandlungscharakter, G = Gefäßsymbolik, GW = Geistwandlung, K = Kommentare von Patient, Gruppe, Therapeut. Ü – GÜ = Übertragung – Gegenübertragung, ÜS = Übergangssubjekt, V = Vater, VS = vereinigendes Symbol.

VI.
Die Gestaltungstherapie bei bipolaren affektiven Psychosen

1. Exkurs zur archetypischen Figur des Tricksters und ihrer Bedeutung für die bildnerischen Gestaltungen akut manisch Kranker

In den Bildern akut manisch Kranker lassen sich Trickster-Motive in einem speziellen Zusammenhang auffinden: Sie stellen eine besondere Form der Auseinandersetzung des Ich mit dem in der manischen Psychose inflationierenden, übermächtigen Unbewussten dar. Man kann deshalb psychodynamisch von einer Trickster-Struktur sprechen, die im akut manischen Zustand die Ich-Struktur weitgehend prägt und diese manchmal fast vollständig ersetzt. Die Trickster-Struktur ermöglicht nicht nur dem Ich ein (archaisches) Umgehen mit der Überflutung durch unbewusste Inhalte, wie sie in der Manie aktiviert werden, sie prägt auch die handelnde Auseinandersetzung des manisch Kranken mit seiner Umwelt. Beim Erstarken des Ich nach der akuten Manie, wenn sich das Ich unbewussten Inhalten gegenüber wieder besser abgrenzen kann, wird die Trickster-Struktur in den Hintergrund gedrängt. Das vorzustellende Bildmaterial zeigt die Emergierung von Trickster-Motiven vor allem in der beginnende Restitution und Stabilisierung des Ich, wenn die für den Gestaltungsakt notwendige Struktur bzw. Kontinuität allmählich wieder vorhanden ist.

Für Henderson (1968) ist „die wesentliche Funktion des Heldenmythos die Entwicklung der individuellen Ich-Bewusstheit [...]. Das heißt, das Bild des Helden entwickelt sich in einer Weise, die jede Stufe der menschlichen Persönlichkeitsentwicklung widerspiegelt.“ (ebd. S. 112) Henderson verweist auf den von Radin veröffentlichten Mythos der Winnebago-Indianer Nordamerikas, der „das entschiedene Fortschreiten vom primitivsten zum verfeinertsten Begriff des Helden“ (ebd.) sichtbar macht. „Die Trickster-Periode entspricht dem frühesten und am wenigsten entwickelten Lebensabschnitt. Der Trickster ist eine Figur, deren körperliche Begierden für sein Verhalten bestimmend sind; er hat die Mentalität eines Kindes. Er ist grausam, zynisch und gefühllos […] Diese Figur, die anfangs die Gestalt eines Tieres hat, vollführt eine mutwillige Tat nach der anderen. Aber während sie dies tut, verändert sie sich allmählich. Am Ende seines wüsten Treibens beginnt der Trickster das physische Äußere eines erwachsenen Mannes anzunehmen." (ebd. S. 113) Der manische „Held", der ja oft genug eine tragische Figur abgibt, würde so nach dem Radin'schen Schema des Heldenzyklus dessen archaischster Stufe entsprechen.

Um in die Charaktermerkmale des Tricksters näher einzuführen, möchte ich zunächst die wichtigsten Aussagen zum Trickster aus dem Buch „Der göttliche Schelm" (Jung/ Kerényi/ Radin 1954) zusammenfassen. In dieser Untersuchung sind mit gewissen Einschränkungen die Begriffe Schelm und Trickster synonym (siehe dazu Anm. 1 in: Jung GW 9/1, S. 271).

„Der Schelmenmythos besteht in klar erkennbarer Form sowohl bei den einfachsten Urvölkerschaften als bei den entwickelteren Völkern. Wir finden ihn bei den alten Griechen, den Chinesen, den Japanern und der semitischen Welt. Viele von den Schelmen-Zügen wiederholen sich in der Gestalt des mittelalterlichen Gauklers und leben weiter bis in den heutigen Tag im Hanswurst des Kasperle-Theaters und im Clown" (Jung/ Kerenyi/ Radin 1954, S. 7). Für Radin ist der Trickster „in ein und derselben Zeit Schöpfer und Zerstörer; spendend und verweigernd ist er der Betrüger, der selbst immer betrogen wird. Und doch strebt er nie bewusst nach irgendetwas. Jederzeit ist er durch Impulse, die er nicht zu beherrschen mag, gezwungen, sich so zu benehmen, wie er es tut. Er kennt weder Gut noch Böse, ist jedoch für beides verantwortlich. Er kennt weder moralische noch soziale Werte, ist seiner Lust und Leidenschaft ausgeliefert und doch werden alle Werte durch seine Taten ins Leben gerufen" (ebd.). Radin vergleicht die Figur des Tricksters mit einem „Spekulum imaginationis, in dem der Kampf des Menschen mit sich selbst und der Welt widergespiegelt wird, eine Welt, wohin er ohne sein Wollen oder seine Zustimmung versetzt wurde." (ebd. S. 8)

Auch Kerényi sieht eine Analogie zwischen der minderwertigen Seite des Helden und dem Trickster. Er leitet dies anhand einer griechischen Vasenmalerei ab, wo in einer Phyllakenszene mit Apollo und Herakles letzterer als Trickster dargestellt wird. Es „ist fast, als begegne man einem leicht zu übertölpelnden, weibergierigen und fresslustigen Herakles und nicht einem Doppelgänger des göttlichen Schelms der griechischen Mythologie, Hermes.“ (ebd. S. 162) Der Trickster ist „ein einziges zwitterhaftes schlau-dummes Urwesen“ (ebd. S. 167), welches in der griechischen Mythologie dualistisch aufgelöst ist. „Prometheus ist der Vordenkende, Epimetheus der zu spät Nachdenkende.“ (ebd.)

Die diebische Seite von Hermes führt Kerényi auf dessen Schelmentum zurück, hebt aber auch dessen Wandlungspotenzial hervor. Im indianischen Trickster vereinige sich Hermes, vor allem dessen Unheldenhaftigkeit, mit Herakles in seiner Verhaftung an das instinktive Leben. Kerényi siedelt deshalb die Trickster-Figur zwischen der Spinne als Bild der Natur (eine indianische Darstellung) und Hermes als Schelm unter den Göttern an. Beiden gemeinsam ist die Unordnung, „deren Geist der Archi-Trickster ist“ (ebd. S. 170). Auch Hermes bewege sich außerhalb der festgesetzten Grenzen von Sitte und Gesetz in einem „Niemandsland oder hermetischen Zwischenreich“ (ebd.). Hermes als Seelengeleiter geht aber für Kerényi über den Trickster hinaus. Auch wenn Hermes keine Grenzen kennt, ist er dennoch „kein Geist der Unordnung“ (ebd. S. 179). Walter F. Ottos Worten folgend, bezeichnet er ihn als „Geist einer Daseinsgestaltung“ (ebd.) und sieht darin eine „Seinsform, die mit ihren Fragwürdigkeiten zu den Grundgestalten der lebendigen Wirklichkeit gehört“ (ebd.). Auch wenn Kerényi hier den indianischen Trickster von der Figur des Seelengeleiters abgrenzt, umfasst die Dynamik des Tricksters einen Läuterungs- und Wandlungsprozess, wie ihn Henderson oben beschrieben hat, und den auch Jung hervorhebt.

„Eine merkwürdige Vereinigung typischer Trickster-Motive findet sich in der alchemistischen Figur des Mercurius, nämlich seine Tendenz zu listigen, teils amüsanten, teils bösartigen (Gift!) Streichen, seine Verwandlungsfähigkeit, seine tierisch-göttliche Doppelnatur, sein Ausgeliefertsein an Torturen aller Art und – last not least – seine Annäherung an die Gestalt eines Heilbringers. Vermöge dieser Eigenschaften erscheint der Mercurius wie ein wiedererwachtes Dämonium aus der Urzeit, über den griechischen Hermes sogar zurückgreifend. Die Trickster-Züge des Mercurius sind nicht ohne Beziehung zu gewissen folkloristischen Figuren, deren Vorkommen im

Märchen allbekannt ist: Es sind jene Gestalten des ‚Dummlings', ‚Dummhans' und ‚Hanswurst', der durchwegs ein negativer Held ist und durch seine Dummheit das erlangt, was ein anderer durch seine beste Leistung zu erreichen verfehlt" (Jung GW 9/1, S. 273).

Jung sieht im Trickster ein „kosmisches Urwesen göttlich-tierischer Natur, dem Menschen einerseits überlegen vermöge seiner übermenschlichen Eigenschaften, andererseits unterlegen vermöge seiner Unvernunft und Unbewusstheit. Auch dem Tiere ist er nicht gewachsen, wegen seiner bemerkenswerten Instinktlosigkeit und Ungeschicktheit." (ebd. S. 282) Weitere wichtige Wesenszüge sind seine Unvoraussagbarkeit, sinnlose Zerstörungssucht und das selbst verursachte Leiden. Wenn er aber als Leidender das Leid selbst behebt, weist dies auf Wandlung des Tricksters zum Heilbringer hin.

Die Trickster-Figur ist für Jung eine „archetypische psychische Struktur höchsten Alters. Ist sie doch in ihren deutlichsten Ausprägungen ein getreues *Abbild eines noch in jeder Hinsicht undifferenzierten menschlichen Bewusstseins*, welches einer der tierischen Ebene noch kaum entwachsenen Psyche entspricht." (ebd. S. 278, kursiv von Jung) Diese primitive Figur werde aber allmählich assimiliert, wobei dieser Zivilisationsprozess schon im Trickster-Zyklus angelegt ist. Die negativen Seiten des Tricksters werden ins Unbewusste verdrängt, können sich dann aber als Projektionen entfalten und ein gefährliches Potenzial entwickeln. Hier wird der Trickster zur Schattenfigur. Die Aktualität des Tricksters erklärt Jung mit dem Interesse, welche das heutige Bewusstsein ihm entgegenbringe. Der Mythos des Tricksters ermögliche einen Rückblick, in dem der Mensch seinen früheren Bewusstseinsstand vorgehalten bekomme. Damit entfalte der Mythos eine psychotherapeutische Wirkung, wobei „zwei gegensätzliche Tendenzen am Werk sind, nämlich einerseits aus dem früheren Zustand herauszukommen und andererseits diesen nicht zu vergessen." (ebd. S. 286)

Der Mythos gleiche die Gegensatzspannung der beiden Bewusstseinlagen aus. „So tritt uns die lebendige Wirkung des Mythos dort entgegen, wo sich ein höheres Bewusstsein, das sich seiner Freiheit und Unabhängigkeit erfreut, mit der Autonomie einer mythologischen Figur konfrontiert wird und sich deren Faszination nicht kurzerhand entziehen kann, sondern dem überwältigenden Eindruck seinen Tribut entrichten muss." (ebd. S. 288) Im Trickster-Mythos ist wie beim individuellen Schatten eine Wendung zum Sinnvollen angelegt. „Es ist, als ob er unter einer minderwertigen Hülle bedeutsame Inhalte versteckte" (ebd. S. 289), nämlich numinose Figuren wie der Animus bzw. die Anima und der alte Weise. Damit wird der Trickster im Mythos zum Heilbringer, ja zum Lichtbringer, indem er das Bewusstsein aus der Gefangenschaft im Schatten und in der Unbewusstheit befreit.

Die für die bildnerischen Gestaltungen und das Verhalten manisch Kranker wichtigsten Trickster-Motive lassen sich wie folgt zusammenfassen: Zentrales Element ist die schöpferische Kreativität, die aber schnell ins Destruktive umschlagen kann. In den Bildern verdeutlichen dies z. B. ironisierende Gestaltungen, die sich gegen den Patienten wenden können. Die ursprüngliche Schöpfernatur des Tricksters steht mit seiner Verwandlungsfähigkeit in Zusammenhang. Sie beinhaltet etwas Sprunghaftes, Koboldartiges, außerhalb der gängigen Ordnung Stehendes, tritt plötzlich und unvorhersehbar auf und geht mit einer Neigung zum Drastischen und zur Übertreibung einher. Sie arbeitet mit Elementen der List und hat häufig etwas Verhüllendes. Die enorme Verwandlungsfähigkeit des Tricksters manifestiert sich auch in seiner göttlich-tierischen Doppelnatur.

Die vermeintliche Minderwertigkeit des Schattens äußert sich beim Trickster in seinem gering ausgeprägten Intellekt, in starker Sinnlichkeit, welche andererseits auch Grundlage des Schöpferischen ist, und in einer Undifferenziertheit der Triebe, besonders der Sexualität. Der Trickster übernimmt keine Verantwortung für sein Handeln, kennt keine moralischen Bewertungen von Gut und Böse und kann abscheuliche Taten begehen.

Der Trickster hat etwas Raumeinnehmendes und breitet seine Identität überall aus, was besonders für die Gruppendynamik bedeutsam ist. Sein zwitterhaftes Wesen – die linke Hand weiß nicht, was die rechte tut – kann man mit psychischen Spaltungsphänomenen in Verbindung bringen.

2. Anthropologische Kategorien in der Manie und der Tricksterfigur

Ludwig Binswanger (1980) beschreibt in seiner 1933 erschienenen Studie „Über Ideenflucht“ existenzielle Strukturen, wie sie sich in der Manie bzw. Ideenflucht manifestieren, und die der Phänomenologie des Trickster-Archetyps sehr ähnlich sind. Diese Entsprechungen zwischen anthropologisch-existentiellen Strukturen in der manischen Verstiegenheit und der Trickster-Figur liefert eine weitere Erklärung für das gehäufte Auftreten von Trickster-Motiven in Gestaltungen manisch Kranker. Diesen Zusammenhang möchte ich im Folgenden anhand von Binswangers Untersuchung näher aufzeigen. Sein daseinsanalytischer Ansatz veranschaulicht zudem sehr schön die existentiellen Kategorien, wie sie dem Erleben manischer Patienten zugrunde liegen.

Eine grundlegende Kategorie der manischen Existenzform ist die „präsentische Bewegung“ (ebd. S. 29) im Raum. Diese verkörpert am besten der Tanz. „Er ist nicht gerichtete, nicht begrenzte Bewegung. Insofern ist er polar entgegengesetzt dem theoretischen Erkennen, dem praktischen Begreifen, dem zweckmäßig planenden und berechnenden Handeln, dem technischen Beherrschen der Dinge.“ (ebd.) Es kommt zu einer „Handlung des Raumerlebens überhaupt (Erweiterung des Leibraumes in den Umraum, allseitige Erfüllung des Raumes).“ (ebd.) Ein ähnliches Raumerleben und Raumausfüllen zeigt sich beim Trickster, der in seiner Schöpfernatur aus seinem Körper heraus die Welt erschafft und so den Weltenraum bildet.

Der manisch Kranke befindet sich „in der Seinsform des vorwiegend im präsentischen Erleben aufgehenden tänzelnden Taumelns und Springens.“ (ebd. S. 47) Der anthropologische Wesensgrund der Ideenflucht liegt darin, dass der Kranke zwar die Problematik des Lebens von sich aus sieht, „andererseits aber den ‚Lastcharakter des Daseins‘, die Schwere der Problematik der Realität nicht ernst oder voll genug nimmt.“ (ebd. S. 45) Binswanger spricht vom „lebensgeschichtlichen Sprungcharakter des manischen Befreiungsversuches und dem Wiederaufgeben der durch ihn erworbenen lebensgeschichtlichen Position.“ (ebd. S. 47) Die Ideenflucht zeigt zwar immer noch ein gewisses gerichtetes, Zweck setzendes Verhalten, ist aber eine

„an der Schwere der Realität sich verhebende Auseinandersetzung mit der Welt.“ (ebd.)

Dieser Tendenz des manisch Kranken, dem Druck der Realität zu entgehen, dienen der Stimmungsoptimismus und die Volatilität. „Wir haben nun für eine Welt, in der als potenziell möglich, d. h. wirklich ausführbar oder realisierbar beurteilt wird, was in anderen Welten für unmöglich, aussichtslos, hoffnungslos, ja unter Umständen für verrückt gehalten wird, einen jedermann geläufigen Ausdruck, wir bezeichnen sie als Optimismus [...]. Die Welt des Optimisten ist nicht eng, sondern weit, deswegen stoßen sich die Sachen hier nicht hart, sondern sie berühren sich weich und glatt, auch stößt man sich hier nicht an ihnen als an etwas Hartem, vielmehr weichen sie vor einem zurück und geben sie Raum, sodass man fast unberührt, jedenfalls unverletzt durch sie hindurch geht. Diese Verwandlungsfähigkeit, Wandelbarkeit, Zerfließbarkeit und Flüchtigkeit der Welt des Optimisten, mit einem Wort ihre Volatilität, ist der Wesensgrund davon, dass sie nicht auf ihm lastet, ihn nicht zu Boden drückt.“ (ebd. S. 48) Volatilität charakterisiert auch den alchemistischen Mercurius und sein evasives Trickster-Verhalten (siehe Jung „Der Geist Mercurius“ GW 13, S. 213-269), der aufgrund seiner Flüchtigkeit – Volatilität – im alchemistischen Gefäß hermetisch verschlossen bleiben sollte.

Auch das Denken manisch Kranker hat den Charakter der Flüchtigkeit resp. Volatilität, das „Bedeutungsrelief der Denkgegenstände“ (ebd.) verliert an Schärfe, logische Abstufungen sind nicht mehr so genau zu erkennen. „Wo alles in ständiger Veränderung und Bewegung (volatil) ist, ist auch die Grenze nicht definiert, sondern fließend und daher nur schwer bestimmbar.“ (ebd. S. 62) Damit verwischen sich „die Grenzen der Individuation, der durchgängigen Andersheit und damit Angreifbarkeit jedes individuellen Standpunktes.“ (ebd.) Dieses Ineinanderfließen von Grenzen kennzeichnet auch den Tricksters und die ihm nahe stehenden mythologischen Figuren wie Mercurius bzw. Hermes.

Die Denkstimmung im manischen Zustand beinhaltet auch etwas Positives, da sie den „Reichtum des Entdeckbaren“ (ebd.) offenbaren kann. „Der wolkenlosen Helligkeit, Gelichtetheit, Leichtheit, Unendlichkeit und unerschöpfliche Wirksamkeit dieser Welt entspricht es, dass der in ihr existierende Mensch auf ‚Flügeln des Gedankens' durch den Denkraum fliegt, während der Mensch einer anderen Welt etwa mit schweren langsamen Denkschritten mühsam wie auf erdigem Boden vorwärts stapft. Die Volatilität auch der Denkgegenstände, insbesondere der Wandlungs- und Gestaltungsfähigkeit, im Verein mit der Gelichtetheit des Denkraums überhaupt, hat zur Konsequenz, dass man hier nie vor einem unüberwindlichen Denkhindernis steht, immer einen Ausblick und Ausweg findet, dass sich hier immer (Denk-)Fäden nach allen Seiten spinnen und sich immer wieder neue Gedanken bilden." (ebd. S. 63) In einem solchen kreativen Ideenreichtum liegt auch das schöpferische Potenzial des Tricksters.

Um Anregungen für Forschungen zu finden, setzen Wissenschaftler die Volatilität des Denkens gezielt ein, indem sie hypnagoge Zustände erzeugen. Dabei kann ideenflüchtiges und kreatives Denken nicht mehr eindeutig voneinander getrennt werden. In der ideenflüchtigen Verwirrtheit werden die „geltenden Regeln oder Methoden der gedanklich-grammatikalischen Gliederung, mit einem Wort der Themenbildung, noch befolgt [werden], aber in laxer, flüchtiger oder nachlässiger Weise [...]. An Stelle der Sprache als eines Werkzeugs des Denkens tritt dann der Wort- oder richtiger Lautschwall als ein Spielzeug der Daseinsfreude." (ebd. S. 111/112) Dieses Spiel ist aber nicht völlig ungeordnet. So sind zum Beispiel „paarig-symmetrische Wortklanggestalten Ausdruck eines spielerischen Hantierens mit Wortklanggegenständen." (ebd.)

Spielerische Betätigung durchzieht die ganze Struktur des Menschseins und bildet auch ein wesentliches Element des Trickster-Archetyps. Spielerische Elemente lassen sich in vielen bildnerischen Gestaltungen manisch Kranker beobachten, die „Ekstatik der Spielhaftigkeit, Unverantwortlichkeit, Unproblematik und dabei doch der Sicherheit des Kontaktes, der inneren Gelöstheit" (ebd. S. 122), d. h. eine „Gehaltenheit im Dasein" (ebd.), die nach Binswanger einer Geborgenheit im Religiösen gleichkommt. Diese Nähe von Ekstatik, Spielhaftigkeit und religiöser Geborgenheit verdeutlicht besonders die erste Bilderserie von Stefanie.

Das Gegenteil zur Religiosität ist die „großmäulige Existenzform" (ebd. S. 165). Großmäuligkeit, ebenfalls ein Element der Trickster-Figur, bezieht sich auf die Kundgabe der (manischen) Größe. „Beide [Religiosität und großmäulige Existenzform MK] bilden aber eine einzige, antinomische Sinngestalt" (ebd.). Das Zwiespältige im Weltentwurf des manisch Kranken, der vom Prinzip des existentiellen Gegensatzes und nicht der Einheit geprägt ist, hat seine Parallele in der Trickster-Figur und führt immer wieder zu gescheiterten lebensgeschichtlichen Sprüngen. Die Entwicklung des Tricksters zum Helden führt aber gerade zur Überwindung dieser Antinomie.

Am Ende seiner Studie hebt Binswanger nochmals die Tendenz zur Umgestaltung der Welt beim manisch Kranken hervor, die mit Stimmungsoptimismus und Volatilität einhergeht, aber den Unterschied zwischen Phantasie und Realität verwischt. In der Manie ist „ein Wünschen immer schon ein Handeln, wenn auch ein Handeln an und mit sich." (ebd. S. 166) „Ich habe als Wünschender schon eine andere Welt als der Nichtwünschende, und je zäher ich wünsche, umso andersartiger, umgestalteter wird meine Welt." (ebd. S. 176) Für den manisch Kranken sind nur großspurige lebensgeschichtliche Sprünge möglich, „die, sobald das Selbst sich wieder zurückgewinnt, d.h., sobald wir aus den Träumen oder Phantasien erwachen, wieder aufgegeben werden müssen." (ebd.) Auch diese Dynamik ist für die Trickster-Figur charakteristisch, der aber in der Gestalt des Mercurius die Tendenz zur Auflösung dieser existentiellen Gegensätzlichkeit innehat. Hier wandelt sich der Trickster zum Heilsbringer.

Ähnlich wie Jung im Trickster ein „ursprüngliches Dämonium" (Jung GW 9/1, S. 284) sieht, dem „sogar eine gewisse Autonomie, d. h. Besessenheit auslösende Fähigkeit zukommt" (ebd.), spricht auch Binswanger von einer „dämonischen Existenz, von der dämonischen Hochspannung der Kampfbereitschaft unserer Kranken um alles oder nichts. […] Von jeher hat die Menschheit sich gegraut und graut sich der naive Mensch noch heute vor der ‚abgründlichen Dämonie' dieser Existenzform, die von unserer Kultur so leichthin unter dem Namen der Psychose ‚entdämonisiert' wird, selbst dann, wenn es sich um die ‚heroische' Form der Dämonie handelt. (Binswanger 1980, S. 183)

„In der Spannung zwischen Formschöpfung und Formzerstörung" (ebd. S. 184) sieht Binswanger das Wesen des Dämonischen. In ihr manifestiert sich eine „übergreifende Form, die ein gestaltendes und gestaltzerstörendes Element in sich vereinigt, und damit ein Gegen-Positives, eine positive, d. h. formschaffende Formwidrigkeit. Eine solche positive, formschaffende Formwidrigkeit stellt die die tiefe gegensätzliche Spannung, in der unser Kranker steht, überwindende Gestalt der ‚Kampfbereitschaft auf Leben und Tod' dar, die aber ein gestaltzerstörendes Element enthält, insofern die Gesamtstruktur der Existenz an ihr, wie wir im Einzelnen nachgewiesen haben, ‚zerbricht'" (ebd.). Auch im Trickster, der gleichermaßen Schöpfer und Zerstörer ist, manifestiert sich diese übergreifende Form. Sein schöpferisches Potenzial können sich manisch Kranke bei entsprechender therapeutischer Unterstützung für die Bewältigung ihrer Krankheit zunutze machen.

3. Darstellung individueller Verläufe

a. Vorbemerkungen

Unter 51 an der Gestaltungstherapie teilnehmenden Patienten mit akuter Psychose befanden sich 10 mit der Diagnose einer manisch-depressiven bzw. bipolaren affektiven Psychose. Sieben von diesen kamen in einem akut manischen Zustand zur stationären Aufnahme, die anderen drei in einer depressiven Episode. In diesem Kapitel wird das Bildmaterial von vier akut manischen Patienten vorgestellt. Diese relativ kurzen Verläufe zeigen die Möglichkeiten auf, wie sich die Gestaltungstherapie in das gesamte therapeutische Setting einer psychiatrischen Klinik integrieren lässt, und wie sich psychodynamische Betrachtungsweise und ärztliches Handeln bei manisch-depressiven Patienten miteinander verbinden lassen. Ergänzt wird dies durch die Bilderserie eines Patienten, der sich nach einer depressiven Episode im Intervall befand und sich in bildlich-symbolischen Darstellungen mit seiner manisch-depressiven Erkrankung und seinem Gruppenerleben auseinandersetzte.

Die formale wie inhaltlich-symbolische Analyse des Bildmaterials und der Einfälle der Patienten dazu fokussiert einmal auf das Aufsuchen von Trickster-Motiven, um die oben aufgestellte Hypothese zu verdeutlichen, dass das manisch inflationierte Ich im Umgang mit den aktivierten unbewussten Inhalten und im Gruppenverhalten auf Strukturen oder Verhaltensmuster zurückgreift, die zum Archetyp des Tricksters korrespondieren. Die Bildanalyse untersucht auch die psychodynamischen Hintergründe eines manischen Zustands, wie z. B. aktuelle Konflikte, psychotische Spaltung oder zur manischen Dekompensation führende Identitätskrisen, und welche Lösungsansätze dafür in den Bildern verborgen sind. In der inhaltlich-symbolischen Analyse der Bilder wird wieder auf Neumanns (1974) Systematik der Großen Mutter zurückgegriffen.

In der Literatur wie z. B. Tölle (1980) oder Schwarz/ Maier (2001) wird immer wieder auf die Möglichkeit einer psychoreaktiven Auslösung der manischen Episode hingewiesen. Die hier vorgestellten Bilderserien zeigen psychodynamische bzw. familiäre Konfliktkonstellationen auf, die auslösenden Charakter für eine manische oder depressive Episode hatten. Zudem bestätigen sie teilweise die häufig vorgetragene Hypothese, die Manie als eine Flucht vor der Melancholie bzw. als eine Abwehr der Trauer zu erklären. Tölle sieht einen engen Zusammenhang zwischen der Persönlichkeitsentwicklung und einer manisch-depressiver Erkrankung und bemängelt, dass bei dieser Krankheit bisher die Lebensgeschichte viel weniger untersucht worden ist als bei Schizophrenen. Er sieht eine Schwierigkeit darin, „dass wesentliche biografische Zusammenhänge nur im Rahmen einer Psychotherapie zu gewinnen sind, zu der aber der melancholische oder manische Patient in der akuten Phase nicht fähig und nachher nicht motiviert ist“ (ebd. S. 493). Hier könnte die Gestaltungstherapie viel zur Schließung dieser Lücke beitragen.

Da alle in diesem Kapitel vorgestellten Patienten auf der von mir geleiteten Aufnahmestation behandelt wurden, kenne ich den klinischen Hintergrund sehr genau und habe teils auch intensivere Gespräche mit ihnen über ihre Erfahrungen in der Gestaltungstherapie führen können. Dadurch lässt sich der Zusammenhang von bildnerisch-symbolischem Ausdruck mit der Phänomenologie und Psychodynamik einer affektiven Psychose oft anschaulich zur Darstellung bringen. Den Gruppenverlauf dieser Fallbeispiele kenne ich aber nur aus der Supervision, so dass mir die direkte Anschauung dieser Patienten in Gruppe aus der Übertragungs- und Gegenübertragungsperspektive fehlt.

Zur Psychodynamik der affektiven Psychosen sei auf das gleichnamige Kapitel in Schwarz/ Maier (2001, S. 169-199) und vor allem auf Mentzos Beitrag „Psychodynamische Psychotherapie“ (ebd. S. 212-223) hingewiesen. Letzterer ergänzt die geläufige „psychodynamische Hypothese [...], dass es sich bei der Manie lediglich um einen antidepressiven Abwehrmechanismus handele, um eine Verleugnung der Depression“ (ebd. S. 218) oder um eine Flucht nach vorne. Manie wie Depression gehen vom gleichen Ausgangspunkt aus. Die Manie „stellt sozusagen eine ‚Alternativlösung‘ zum Problem, zum Konflikt und zum Dilemma dar (welches auch zur Depression führt). Depression und Manie können als gleichsam pathologische Notlösungen desselben Problems betrachtet werden“ (ebd.). Nach Mentzos gilt es, in der Manie auch etwas Positives zu sehen und ihr mit einer positivierenden therapeutischen Haltung entgegenzutreten. Hier ist die Kenntnis ihres archetypischen Hintergrundes, wie er sich in der Figur des Tricksters verdichtet, und der für die Manie typischen existentiellen Kategorien sehr hilfreich, um diese positivierende therapeutische Haltung kontinuierlich umsetzen zu können. So kann sich schon im Erkennen der Tricksterzüge im Bild durch die Patienten wie Therapeuten die von Jung oben beschriebene ausgleichende, therapeutische Wirkung des Mythos zu entfalten beginnen.

Die folgenden bildnerischen Gestaltungen sollen dieses Wandlungspotenzial des Tricksters veranschaulichen, vor allem wie sich das in der Manie überhöhte Energie- und Antriebspotenzial in gestalterische Kreativität umsetzt. Elia betont in seinem Aufsatz „Der psychodynamische Zugang zu manischen Patienten“ (in Benedetti 1983a), dass „im Magma der Manie auch kreative Fähigkeiten und die Möglichkeit zur Schaffung neuer vitaler Identifikation unterstrichen werden müssen.“ (ebd. S. 275) Bei nicht allzu schweren manischen Phasen könne eine kreative Begabung zu beachtlichen Resultaten führen. Ähnlich wie Mentzos sieht Elia in der Manie auch etwas Positives, da sich in ihr neue Möglichkeiten der Selbstverwirklichung Ausdruck zu verschaffen versuchen. Bei den hier vorgestellten manischen Patienten wird das enorme kreative Potenzial z. B. dadurch deutlich, wenn in nur einer Gruppensitzung drei oder gar vier Bildern entstehen.

Der positiven Besetzung der Kreativität in der Manie steht das problematische Verhalten (noch) akut manischer Patienten entgegen, was ihre Integration in Gruppenaktivitäten ungemein erschweren kann. Das Trickster-Verhalten setzt sich in besitz- und raumergreifendes Verhalten um, welches den anderen Gruppenteilnehmer kaum mehr Raum lässt und zu Konflikten führen muss. Oft fehlt die Einfühlung in andere gänzlich, was zu provozierenden und distanzlosen Verhalten führt und Abwehr bei den anderen erzeugt. Im Kapitel VII. 2. über Soziodynamik werden mehrere Gruppensitzungen vorgestellt, die von einem solchen Verhalten manischer Patienten geprägt waren, die aber auch die erstaunlichen Integrationsversuche der Gruppe aufzeigen.

Zu Verdeutlichung für das Einfließen von Trickster-Elementen in das gestalterische Produkt möchte ich ein Beispiel geben. Bei einer 31-jährigen Frau klang das Bild einer akuten gereizten Manie unter medikamentöser Behandlung schnell ab und ging in eine depressive Nachschwankung über. Ihr Verhalten zu diesem Zeitpunkt war eher depressiv-gehemmt, es waren also keine manischen (Trickster-)Elemente mehr festzustellen. Diese kommen aber in den formalen Gestaltungstendenzen ihres Bildes zum Vorschein, das sie zum Thema „Gegenseitige Vorstellung“ (Bild 24) gemalt hat. Sie schreibt ihren Vornamen einmal in korrekter Druckschrift in blauvioletter Farbe und ein zweites Mal etwas manieristisch ausgestaltet in Grün mit blauvioletter Umrandung. Der blau-violette Namenszug steht dabei im Vordergrund, da er die Kontinuität des grünen Namens unterbricht. In der gegensätzlichen Gestaltung des Namens deutet sich die klinisch offensichtliche Identitätsstörung dieser Patientin an. Der korrekte geschriebene blauviolette Name steht für ihre nach außen hin angepasste Normalität, die Züge eines falsches Selbst hat, der manieristisch wirkende Namenszug dagegen für ihre kindlich-spielerischen, tricksterhaften Persönlichkeitsbereiche.

Die grüne Farbe symbolisiert das Lebendige dieser spielerischen Komponente, die sich in ihrem Leben leider zu wenig entfalten konnte, wobei die violetten Umrandungen die grünen Buchstaben sozusagen in ihren Grenzen halten. Man könnte darin einen Ansatz zur Überbrückung der Polarität sehen, wie sie sich in ihrer Krankheit im unüberbrückbar erscheinenden Gegensatz von Depression und Manie entfaltet. Ein spielerisches Element verkörpern die Wellenbewegungen, tricksterhafte Züge zeigen sich in den grünen Buchstaben e und n, welche ein Gesicht mit dem violetten n als

Nase und dem grünen und blauen Punkt als Augen bilden. Bildnerisch wird hier ein latenter Ansatz zur Integration der in Manie resp. Depression voneinander abgespaltenen Persönlichkeitsbereiche sichtbar.

b. Verlauf Stefanie

Ein Beispiel eruptiver Kreativität in der Manie ist die 27-jährige Stefanie, die seit vier Jahren an einer manisch-depressiven Psychose leidet und jetzt zum dritten Male stationär aufgenommen wurde. Wie in früheren Phasen wurde die Manie durch eine kurze Verliebtheit in einen etwa gleichaltrigen Mann ausgelöst. Zwei Wochen nach der Aufnahme kam Stefanie mit abklingender manischer Symptomatik in die Gestaltungstherapie. Sie nahm viermal daran teil und wurde nach insgesamt sechs Wochen stationärer Behandlung in gut gebessertem Zustand entlassen. Die Bilderserie veranschaulicht sehr schön den Verlauf ihrer Manie mit Abklingen der akuten Symptomatik, depressiver Nachschwankung bzw. Erschöpfungszustand und mit dem Versuch einer Verarbeitung und Integration der psychotischen Erfahrungen. Kurz vor ihrer Entlassung aus der Klinik konnte ich in einem längeren Gespräch mit Stefanie ausführlich ihre Kommentare zur Bilderserie zusammentragen, die ihre Auseinandersetzung mit der Krankheit eindrucksvoll wiedergibt.

In der ersten Sitzung malt Stefanie zum Thema Selbstdarstellung gleich vier Bilder (59-62), die sie wie folgt beschreibt: Das erste Bild 59 gibt eine Kindheitserinnerung mit fünf Jahren am Nikolausabend wieder. Ihre Eltern waren in der Kirche, sie selbst war mit ihrem älteren Bruder allein zu Hause und bekam einen Angstanfall. In panischer Angst lief sie barfuß im Nachthemd in den Schnee hinaus und wollte zu ihrer Großmutter gehen. Als sie Licht in der Kirche gesehen hatte, vermutete sie dort ihre Eltern und war erleichtert. Sie betrat die Kirche und wurde dann von ihren Eltern wieder nach Hause gebracht. Ihr Vater, Bürgermeister eines kleinen Dorfes, fühlte sich durch ihr Auftreten blamiert. In den flüchtig dahin geworfenen schwarzen Sternen sieht Stefanie rückblickend Zeichen ihrer beginnenden depressiven Erschöpfung. Sie habe einfach keine Kraft mehr gehabt, diese Szene weiter auszugestalten.

Das zweite Bild 60 stellt ihren Vater dar. Die Ohren habe sie so groß gemalt, damit er das Wort Gottes nicht nur zur Hälfte höre. Das gelbe Papier bedeute Licht, die schwarzen Bleistiftstriche das Dunkle bzw. das Böse. Das Licht solle aber dominieren. Ihr Vater sei ein gläubiger Mensch, habe aber Fehler, die nicht zum Christentum passen. Er werde von etwas Bösem bedrängt, nämlich von seinen eigenen Stolz. Der Zylinder sei eine Kindheitserinnerung an die Fronleichnamsprozession, bei der sie stolz einen Kranz tragend mit ihrem Vater zusammen an der Spitze der Männer unter dem Himmelsbaldachin ging. Sie habe ihm eine Kette aufs Herz gemalt, damit er ihren Namen (wurde geändert) im Herzen trage. Dieser gebe dem Schwarzen bzw. Bösen eine positive Bedeutung. Sein Gesichtsausdruck zeige, dass er sich trotz allem noch freuen könne. Der Dirigentenstab bedeute, dass Vater früher Leiter des Gesangsvereins war. Er würde aber auch sonst gerne den Ton angeben. Er wurde von seinem Amt abgewählt, als sie 14 Jahre alt war, was ihn negativ verändert habe. Dies konnte sie damals überhaupt nicht verstehen und versuchte, ihm beizustehen.

Im dritten Bild 61 malt Stefanie ein schwarzes Kreuz mit blauem Opal auf rotem Deckblatt. Rot ist für sie die Farbe der Liebe und des Blutes, Schwarz die Farbe des Leidens und des Bösen. Diese habe Christus ans Kreuz genagelt. Durch den blauen Opal könne das Kreuzesopfer überwunden werden. Das Kreuz habe sie wie bei einer Prozession auf einen Untersatz gestellt. In ihrer Manie werde sie immer von religiösen Ideen überwältigt, sie sehe deshalb ihre Krankheit als „Morbus Sacer", wie sich einmal ein Arzt ihr gegenüber äußerte (üblicherweise versteht man darunter eine Epilepsie). Sie erlebe diese nicht als Leiden, sondern wolle im Gegenteil alle Menschen missionieren in der Meinung, das Heil gefunden zu haben.

Auch das vierte Bild 62 zeigt deutlich, wie Stefanies Erleben der Krankheit mit religiösen Motiven verflochten ist. Das Blau der Madonna bedeute Treue und Reinheit, Grün Hoffnung durch die Geburt des Erlösers. Das Licht oben sei der alles überstrahlende Stern von Bethlehem.

Im ersten Bild manifestiert sich in der Kindheitserinnerung der negative Elementarcharakter des Mutterarchetyps als Gefühl von Verlassenheit und mangelnder Geborgenheit. Das nächste Bild fokussiert auf den tief greifenden Vaterkonflikt, der sich jedes Mal vor Ausbruch einer akuten manischen

Phase auch auf der äußeren Ebene aktualisierte. Die aktuelle stationäre Einweisung wurde vom Vater selbst veranlasst. Stefanies Kindheitserinnerungen führen diesen Vaterkonflikt auf seine psychodynamische Wurzel zurück, in denen sie ihren Vater aufgrund seines Stolzes sehr ambivalent erlebt. Im vom Unbewussten inflationierten manischen Zustand wird ihr dies verstärkt bewusst und baut sich zu einem Gegensatz zwischen Hell und Dunkel bzw. Gut und Böse aufbaut. Damit bekommt die Ambivalenz in der Psychose eine existenzielle, archetypische Dimension, in der sich ihr aber auch Möglichkeiten der Überbrückung auf einer religiösen Ebene eröffnen. Der Gegensatz Hell-Dunkel und seine Überwindung ist ja ein dominierendes Thema vieler Religionen und auch der Alchemie.

Familiendynamisch lässt sich hier das typische Beispiel einer Delegation aufzeigen. Die narzisstische Problematik des Vaters wird auf das Kind übertragen, welches diese als Ambivalenz und Spaltung verinnerlicht. Im zweiten Bild, wo Stefanie durch ihren Namen das Böse ins Gute umwandeln möchte, zeigen sich Ansätze zur Überwindung des gespaltenen inneren Objekts. Der Vater soll sie am Herzen tragen und damit seine eigene Widersprüchlichkeit überwinden. Das Gefühl, dem Vater in der Bewältigung seiner Probleme helfen zu müssen, wurde in der Kindheit zu einem Identitätsmuster für sie. Dieser zunächst unlösbare innere Konflikt aktualisiert sich in der Psychose, in der aber Lösungsansätze sichtbar werden, die Spaltung des internalisierten väterlichen Objektes zu überwinden.

Trickster-Elemente finden sich schon im Verhalten des 5-jährigen Kindes, das durch sein Auftreten in der Kirche die Eltern blamiert und straft, und in der Flüchtigkeit der Darstellung in den ersten beiden Bildern. Ein weiteres Trickster-Element besteht in der liebevollen Ironisierung des Vaters, die ihr hilft, mit der Aktualisierung des gespaltenen Vaterbildes und dem Einbruch des Unbewussten in der Psychose besser umzugehen. Im dritten und vierten Bild erfolgt Stefanies Auseinandersetzung mit dem Unbewussten nicht mehr mittels der Trickster-Struktur, sondern auf einer religiösen Ebene.

Farblich werden Spaltung und Ambivalenz in Bild 61 im Gegensatz von Rot und Schwarz ausgetragen, in dem sich die archetypische Polarität von Liebe und Leid manifestiert. Im Kreuz und Kreuzesopfer hat Stefanie ein vereinigendes Symbol gefunden, welches den Gegensatz überbrücken und das Leid überwinden soll. Der blaue Opal an der Schnittstelle bzw. im Mittelpunkt der beiden Achsen verstärkt diese (Selbstheilungs-)Tendenz. Zunächst kann man nach Riedel (1985, S. 44) im gleichschenkligen Kreuz eine Mandalagestalt wie auch ein weibliches Symbol aufgrund seiner Quadratstruktur sehen. Diese Selbstsymbolik manifestiert sich dazu noch im „Edelsteincharakter" des Opals, aber auch in der Betonung des Mittelpunkts der Mandalastruktur des Kreuzes. Die Farbe Blau bekräftigt dabei das Transzendente wie das Weibliche. Auf metaphysischer Ebene kann Stefanie das Opfer ihrer Liebe und das damit verbundene Leiden akzeptieren.

Die Symbolik von Blau in seiner weiblichen, transzendenten Dimension setzt sich im nächsten Bild 62, der blauen Madonna mit dem Stern auf grünen Hintergrund, weiter fort. Die erstaunlich sorgfältig ausgeführten, lang geschwungenen Linien des Gewandes der Madonna zeigen eine tiefe Identifikation mit dem Bild. Gestalterisch lässt sich der blauen Madonna durch das Gewand zunächst der Gefäßcharakter des Weiblichen im Sinne von Schutz und Geborgenheit zuordnen. Die Madonnenfigur und die Farbe Blau bringen aber vor allem geistig-transzendente Aspekte und damit den Geistwandlungscharakter zur Entfaltung. Es liegt nahe, den Gefäßcharakter in diesem Bild als symbolischen Hinweis auf die Gruppe als bergendes und schützendes Gefäß zu sehen, gerade weil sich bei Stefanie in ihren vier Bildern, die alle in ihrer ersten Gruppensitzung entstanden, ein eindrucksvoller Transformationsprozess umsetzt. Bildnerisch-symbolisch vollzieht sich dabei ein Wandel vom negativen Elementarcharakter zum positiven (Geist-)Wandlungscharakter. Das grüne Deckblatt unterstreicht die Möglichkeit einer lebendigen Erneuerung.

Inhaltlich manifestiert sich in diesen vier Bildern eine Vertiefung des symbolischen Ausdrucks, formal eine zunehmend differenziertere Verwendung der gestalterischen Mittel. Die ersten beiden Zeichnungen sind schnell und flüchtig mit Bleistift hingeworfen und Ausdruck eines tricksterhaften Umgehens mit dem eruptiven schöpferischen Potenzial in der Manie. Die damit verbundene Bewusstmachung grundlegender Konflikte ermöglicht Stefanie aber eine Distanzierung, die in den nächsten beiden Bildern zu einer tiefer gehenden symbolischen Auseinandersetzung mit den unbewussten Inhalten führt. Hier zeigt sich der in der Tricksterfigur selbst schon angelegte Wandlungsprozess, wie ihn Jung anhand des alchemistischen Mercurius beschrieben hat (siehe oben). Dieser repräsentiert den „Prozess der Wandlung des Unteren, Physischen in das Obere, Geistige, und vice versa.“ (Jung GW 13, S. 254.) Auf dieser oberen, religiösen Ebene manifestieren sich bei Stefanie symbolische Ansätze für eine Überwindung der psychotischen Spaltung, was sich auf personaler Ebene in der Bereitschaft umsetzt, ihre nicht realisierbare Verliebtheit aufzugeben und in diesem Opfer einen Sinn zu sehen.

Klinisch kündigt sich in der Thematik Liebe-Leiden-Opfer die beginnende depressive Nachschwankung an, welche in den nächsten Tagen auch eintrat. Diese führte nicht wie früher zu einer länger andauernden depressiven Phase, sondern nur zu einem vorübergehenden Erschöpfungszustand. Es fragt sich, inwieweit die gestalterische Auseinandersetzung mit den psychodynamischen Inhalten der Psychose eine schwerere Depression verhindert haben könnte, weil dadurch fundamentale Themen einer Depression wie z. B. Leid und Opfer antizipiert und bewusster durchlebt werden konnten.

In der nächsten Gruppensitzung kann Stefanie aufgrund dieser depressiven Nachschwankung nur wenig gestalten. Sie schreibt in entsprechender Farbensymbolik religiöse Sprüche wie z. B. „Das Helle besiegt das Dunkle“, welche die in den ersten Bildern sichtbare Tendenz zur Überwindung von Polarität und Spaltung aufgreifen. Beim nächsten Mal wählt sie zum Gruppenthema „Gegenseitige Vorstellung“ eine sehr lebendige und aktive Mitpatientin aus. Sie fühlt sich durch deren Aktivitäten aber eher provoziert und legt sie auf dem Bild „Wie erlebe ich den anderen“ (Bild 63) ins Bett, um Ruhe vor ihr zu haben. Hier handelt es sich um eine tricksterhafte symbolische Wunscherfüllung. Sich selbst stellt sie als Kirchenchormitglied singend dar (Bild 64). Auf selbstironisierende, wiederum tricksterhafte Art und Weise distanziert sie sich damit von ihrer Identifikation mit dem Vater, der Chorleiter war. Stefanie kann jetzt Trickster-Elemente bewusster und gezielter einsetzen und sich selbst ironisierend in Frage stellen.

In der abschließenden Gruppe werden die symbolischen Themen und die Auseinandersetzung mit der Krankheit weiter fortgeführt. Stefanie schreibt das Gedicht von Novalis „Quelle der Liebe“ in verschiedenen Farben nieder. Sie bezog dies zuerst auf den jungen Mann, in den sie sich verliebt hatte, merkte dann, dass sie damit eigentlich Christus meine, da ihr in jedem Mann auch Christus begegne. Dies habe sie zu einem Christus-Bild (Bild 65) inspiriert. Das Gedicht dazu (Bild 66) soll in seiner Farbensymbolik wiedergegeben werden.

Wenn alle untreu werden	*braun*
so bleibe ich dir doch treu,	*schwarz*
dass Dankbarkeit auf Erden	*rot*
nicht ausgestorben sei	*grün*
vergingst für mich im Leiden	*orange*
vergingst für mich im Schmerz	*violett*
drum geb ich dir mit Freuden	*blau*
auf ewig dieses Herz	*grün*
einst schauen meine Brüder	*gelb*
auch wieder himmelwärts	*blau*
und sinken liebend nieder	*rot*
und fallen dir ans Herz	*grün*

Der Farbe Grün gibt Stefanie die größte Bedeutung. Es ist für sie Immergrün, was heißt, dass die Liebe nie vergeht. Sie muss ihre Gefühle nicht völlig opfern, sondern kann diese auf einer transzendenten Ebene sublimieren. Im Unendlichkeitszeichen – „ewig" und „dieses Herz" hat Stefanie deshalb durch zwei Kreise miteinander verbunden – findet man noch ein subtiles Trickster-Element. Mit Christus verbindet sie Leiden und sieht in ihm eine Parallele zu ihrer eigenen Situation. Sie habe das Gesicht rot gemalt, weil Christus Blut geschwitzt habe, Rot bedeute aber auch Liebe. Blau sei der Himmel, auf seinem Kopf befinde sich die Sonne. Im Christus-Motiv hat die Patientin ein vereinigendes Selbst-Symbol gefunden, welches ihr in der Bewältigung ihrer Konflikte hilft. Stefanies Erleben ihrer archetypischen (inneren) Bilder geht zudem nicht mehr mit manischen Inflationierung oder Ich-Fragmentierung einher.

Die Phänomenologie und Psychodynamik dieser Manie sind ein klassisches Beispiel dafür, wie sich eine kurze Verliebtheit auf dem Hintergrund einer affektiven Psychose verselbständigt und zu einer tiefen Regression führt, die sich nach Neumann als Einbruch des patriarchialen Uroboros beschreiben lässt (siehe dazu auch den Verlauf Ruth in Kapitel V. 5. a.). Für diesen ist charakteristisch, dass sich das Gefühl der Verliebtheit von der konkreten Person loslöst und sich immer mehr zu einer transpersonalen numinosen Dimension verselbständigt

„So gehört zur Stufe des patriarchalen Uroboros die überwältigende Macht nicht nur des Anonymen, Numinosen, sondern auch die der Numina und des Numen der Gottheit als männlicher Figur. […] Der Einbruch des patriarchalen Uroboros entspricht einem rauschhaft Überwältigtwerden des Weiblichen, einem Ergriffen- und Erfasstwerden von einem ‚gewaltsam Eindringenden', das nicht personhaft auf einen konkreten Mann bezogen und auf ihn projiziert wird, sondern als anonym-transpersonales Numen erfahren wird. […] Mit dem patriarchalen Uroboros brechen in den Persönlichkeitsbereich unbewusste innere Kräfte und transpersonale Inhalte ein, deren energetische Ladung die Ladung des weiblichen Bewusstseins ungemein übersteigt. Die Macht des Unbewussten wird, weil sie eindringt und überwältigt, als Männliches erfahren, von dem das Weibliche hingerissen, erfasst, durchdrungen, fortgerissen wird und außer sich gerät" (Neumann 1975, S. 19f).

Stefanie kann ihre Erfahrung des manischen Überwältigtwerdens durch die numinose männlich-väterliche Macht und des damit einhergehenden orgiastisch-ekstatischen Zustand, wie er in der Manie zum Durchbruch kam, gestalterisch zum Ausdruck bringen und sie auf Selbstsymbole wie das Kreuz bzw. Mandala, die Madonna und zuletzt auf Christus beziehen. Damit wird die psychotische Erfahrung sozusagen „hermetisch" verschlossen. Ihre religiös-spirituelle Einstellung, dass ihr in jedem Mann Christus begegne, hilft ihr auch, die aktuelle Enttäuschung auf der personalen Ebene wie auch die lebensgeschichtliche Enttäuschung durch den Vater in der Kindheit anzunehmen. Stefanie gelingt es, sich von manisch übersteigerten religiösen Ideen zu befreien und sich wieder zu erden, ohne ihre Gefühle abwerten oder gar zerstören zu müssen, wie sich dies oft ereignet, wenn der manische Zustand in einen depressiven umschlägt. Im Christusbild und Novalisgedicht manifestiert sich der patriarchale Uroboros nicht mehr als pathologischer Einbruch des Unbewussten in die Persönlichkeit, sondern in seiner positiven Seite, indem er „gleichzeitig die Offenbarung einer höheren Geist-Ordnung und eines höheren Sinn-Zusammenhanges [enthält], der sich gegen den Widerstand und die Angst des Weiblichen durchsetzt." (Neumann 1980a, S. 111)

Benedetti (1984) bezieht sich auf Stefanies Bilderserie wie folgt: „Wie in einem Kinderbuch der Symbole hängt jedes Bild mit dem anderen zusammen; man braucht nur nach dem Lexikon der Assoziationen des Patienten zu greifen, um alles rational zu verstehen. Man hat dann den berechtigten Eindruck, der der Ort der Symbolbildung sei das Vorbewusste des Patienten; der Zugang des Bewusstseins zum gemalten Sinn ist offen." (ebd. S. 53) Dies verdeutlicht, wie bewusstseinsnah in der Manie die überbordende Kreativität ist, und wie wichtig es ist, ihr eine strukturierende Form, ein Gefäß anzubieten, wie es die Gestaltungstherapiegruppe darstellt. Stefanies Bilderserie veranschaulicht ihre zunehmende Ich-Stärke, wie sie sich in der symbolisch-gestalterischen Auseinandersetzung mit den überwältigenden unbewussten Inhalten entfaltet. Dabei wandeln sich die Tricksterelemente von einer primitiveren zu einer höheren geistigen Ebene hin, auf der sie bildnerisch-symbolische Lösungsansätze für die Überwindung ihres Vaterkonflikt und ihrer Spaltung entwirft. Transpersonale und personale Ebene durchdringen sich gegenseitig in dieser Bilderserie.

c. Verlauf Ulla

Auch die 18-jährige Ulla entwickelte während ihres etwa 6-wöchigen Aufenthaltes ein enormes kreatives Potenzial. Malen war für sie ein Lebenselixier, in der Gestaltungs- bzw. Beschäftigungstherapie gleichermaßen wie auf der Station, womit sie ihre Krankheit allmählich in den Griff bekommen konnte. Ullas Aufnahme erfolgte auf Grund eines akut manischen Zustands, der später in manisch-depressive Mischzustände überging. Sie zeigte anfänglich ein ausgeprägtes Beziehungsdenken, in dem sich die ganze Welt in ihren Bedeutungen bedrohlich veränderte. Später interpretierte sie dies als Ausdruck ihrer inneren, ängstigenden Veränderungen. Sie hatte seit der Trennung ihrer Eltern von Kind auf Suizidgedanken und bekam etwa mit

15 Jahren eine schwere Depression. Die jetzige Erstmanifestation einer manischen Episode ereignete sich, nachdem Ulla einige Monate in England als Au-pair-Mädchen in einer Familie lebte, in der die Scheidung der Eheleute bevorstand. Dies aktualisierte Ullas traumatische Erfahrung der Scheidung ihrer Eltern in der frühen Kindheit. Zur ihrer Mutter, bei der sie aufwuchs, hatte sie eine enge, symbiotische Beziehung. Doch auch zum Vater empfand sie viel Nähe, so dass sie sich zwischen ihren Eltern hin- und hergerissen fühlte. Diese hielten über ihre Tochter eine engere, aber ambivalente emotionale Verbindung zueinander weiter aufrecht. Durch Ullas Weggehen änderte sich das familiäre Gleichgewicht, da die Eltern sie nur schwer loslassen konnten. Es kam bei allen zu einer Ablösungskrise und bei Ulla aufgrund der aktivierten traumatischen Erfahrungen zur manischen Psychose.

Die Gestaltungstherapie ermöglichte es ihr, sich zunächst indirekt-symbolisch mit diesem psychodynamischen Hintergrund auseinanderzusetzen. Thema der ersten Gruppe war eine Selbstdarstellung (Bild 67). Auf der linken Hälfte des Bildes will Ulla sich so darstellen, wie sie ist, rechts so, wie sie gern sein möchte. Die linke Seite zeige ihre bisherige Entwicklung als Frau, die durch das (nach oben gerichtete) Feminismuszeichen unterstrichen werden soll. Dieser Entwicklungsweg führe nach oben, was der Pfeil oben wiedergeben soll, symbolisch gesehen also zum Väterlich-Geistigen. Dieser Weg erinnert aber eher an einen zerfledderten, in düsterem Beige gehaltenen Baum als Symbol für das Gebrochene, Fragmentierte in Ullas seelischem, emotionalem Wachstum. Bildnerisch manifestiert sich hier der negative Elementarcharakter des Mutterarchetypus als zerbrochenes weibliches Gefäß. Die Fragezeichen unterstreichen Ullas Unsicherheit auf der Suche nach ihrem weiblichen Weg.

Diese bildnerische Darstellung ihrer bisherigen Entwicklung korrespondiert zu ihrer schweren ich-strukturellen Störung, ihrer gestörten weiblichen Identität und den aktuellen Konflikten mit ihrer festhaltenden Mutter. Auf der rechten Bildhälfte will Ulla ihre Erfahrungen mit ihren Freunden, deren Namen sie unter den Baum schreibt, vor allem mit den männlichen wiedergeben. Hier sieht sie neue Entwicklungsmöglichkeiten.

Symbolisch könnte dies durch die drei Herzen und die männlichen und weiblichen Zeichen in der Baumkrone angedeutet sein, die etwas Vitales hat und Weiblich und Männlich zu einer Einheit bringt. Der Baum wirkt kohärenter, doch fehlen ihm die Wurzeln und der Boden, auf dem er wachsen kann. Seine Farben haben etwas Unnatürliches. Insgesamt wirkt die rechte, „männliche" Seite deutlich intakter als die linke, „weibliche" Bildhälfte.

Wenn man mit den beiden Bildhälften Mutter und Vater verbindet, würde die Trennungslinie dazwischen Ulla darstellen. Die schnörkelartige Figur in der Mitte des Bildes nimmt auch eine gewisse vermittelnde Position ein und erinnert an eine Pflanze als ein Symbol von Wachstum und Entwicklung, was ihre rötlich-braune Farbe noch verstärkt. Hier könnte Ulla ihren eigenen Weg gehen, wenn es ihr gelingt, sich aus der Vermittlerposition zwischen den Eltern zu befreien. Ihr Weggehen von zuhause nach England war ein Schritt in Richtung Autonomie. Zunächst wurde aber die ganze Gespaltenheit ihres inneren Objekts aktiviert, wie sie aus ihrer ambivalenten Position zwischen den Eltern hervorging. In ihren manchmal abrupt wechselnden manischen bzw. depressiven Zuständen inszenierte sich Ullas Enttäuschung an ihren Eltern, deren Intensität in der Klinik gut zu beobachten war. Neben den Ablösungskonflikten mit der Mutter musste sie auch ihr vordergründig idealisiertes Vaterbild aufgeben, und hier wechselte Ullas Verhalten zwischen einem Festklammern am hilflosen Vater und einem aggressiven Ausagieren ihrer Enttäuschung ihm gegenüber.

Die nächste Gruppe hatte die „Darstellung der eigenen Situation in der Klinik" zum Thema (Bild 68). Die Collage mit Kreis und Kreuz soll ihren Blick von der Klinik nach draußen wiedergeben. Die schwarze Umrandung von Kreis und Kreuz bedeute die schmerzhafte Trennung von ihrer Familie, die sie immer wieder in Unruhe versetze. Im Mittelpunkt der Collage befinde sie sich selbst als Igel. Auf die horizontale Achse klebte Ulla einen Zirkel, einen Spitzer und eine Streichholzschachtel mit abgeschnittenen Haaren, wobei die Haare ihre in der Krankheit durchgemachte Wandlung symbolisieren sollen. Der Zirkel würde auf ihren Freund hinweisen, der Prospekt rechts oben stamme aus England, wo ihre manische Episode zum Ausbruch kam.

Im Aufbau dieser Collage lassen sich inhaltlich wie auch formal Trickster-Elemente finden, zunächst als ein kreatives, zufällig erscheinendes Spiel mit heterogenen anmutenden emotionalen Inhalten, die aber eine tiefere

Bedeutung bekommen. Die Wahl einer Collage kommt dem entgegen. Der viergeteilte Kreis bzw. Kreis mit gleichschenkligem Kreuz bringt die heterogenen Elemente des Bildes in eine elementare Ordnung und repräsentiert das Mandala als Grundform einer psychischen Orientierung, wie sie Ulla in der Klinik allmählich wieder möglich wurde. Das tricksterhafte Umgehen mit ihren Konflikten und dem Unbewussten ermöglicht es ihr jetzt, sich abzugrenzen und im Wort „Scheiße" auch Protest zu artikulieren.

Auf der horizontalen Achse liegen Motive wie die Beziehung zu ihrem Freund, der Igel, mit dem Ulla die Notwendigkeit verbindet, Stacheln zu entwickeln, und die mit der Krankheit verbundenen Veränderung in ihrem Leben. Die psychotischen Erfahrungen in England kommen im Prospekt rechts oben zur Darstellung, welcher die Kontinuität des Kreises durchbricht und damit noch nicht in die Orientierungsfunktion von Kreis und Kreuz integriert ist. Mit dem englischen Text kann man einen Hilferuf verbinden. Entscheidend ist der Igel im Mittelpunkt des Mandalas bzw. Bildes, der die Notwendigkeit der Abgrenzung nach Außen, aber auch nach Innen den überflutenden negativen Gefühlen gegenüber, verkörpert. In diesem Bild zeigt Ulla eine ausgeprägte kreative Fähigkeit, über die gestalterische Umsetzung von symbolisch-metaphorischen Inhalten intuitiven Zugang zu ihren Gefühlen und Konflikten herzustellen.

In der nächsten Gruppe soll eine Szene aus dem Märchen „Der Teufel mit den drei goldenen Haaren" dargestellt werden (Bild 69).Ulla wählt die Szene mit dem Brunnen, den eine unter einem Stein sitzende Kröte (links im Bild) zum Versiegen gebracht hat. Zu ihrem auf schwarzem Deckblatt gemalten ausdrucksvollen Bild äußert Ulla, dass das Auge rechts unten etwas mit ihr zu tun habe. Angestoßen durch die symbolreiche Märchenhandlung, auf die hier nicht näher eingegangen werden kann (siehe dazu Kast 2008), setzt sich Ullas Auseinandersetzung mit der Mutterproblematik auf symbolischer Ebene weiter fort. Das ausgewählte Märchenmotiv mit dem Brunnen und der Kröte auf seinem Grund fällt dem Betrachter auf der linken Seite sofort ins Auge, weil es sich durch ein aufgeklebtes, längliches, sechseckiges weißes Blatt Papier vom schwarzen Deckblatt abhebt. Auf der rechten Seite findet sich eine höhlenartige runde Ausbuchtung mit einem Auge darin. Auf diese zeigt von oben herab ein weißer Pfeil in Form von aufgeklebten Wollfäden, die Ulla mit den drei ausgerissenen Haaren in Verbindung bringt. Das schwarze Deckblatt und das Überwiegen von blau-violetten und lila Farbtönungen erzeugen eine geheimnisvolle Atmosphäre, zur der das sechseckige weiße Blatt Papier mit dem Brunnen und der Kröte in starkem Kontrast steht.

Die Reichhaltigkeit der Symbolik in diesem Bild kann hier interpretativ nur annähernd erfasst werden. Der Brunnen und die höhlenartige Ausbuchtung sind Symbole des weiblichen Gefäßcharakters. Die Kröte am Grunde des Brunnens repräsentiert dagegen die Ambivalenz des Weiblichen, „die auch den Archetyp der Hexe auszeichnet. Einerseits ist sie ein Symbol der Fruchtbarkeit und wird auch mit dem Uterus in Verbindung gebracht, andererseits verkörpert sie mit ihren Giftwarzen und dem alles verschlingenden Maul das Tödliche. Die Kröte gilt deshalb als ein Tier der Erdmutter, ist aber auch ein Orakeltier.“ (siehe http://www.maerchensw.com/symbimmaerchen.htm)

Ulla identifiziert sich also mit einem existentiellen Mangelzustand, wie ihn das Versiegen des Brunnens im Märchen symbolisch zum Ausdruck bringt, und der zunächst den negativen weiblichen Elementarcharakter verkörpert. Hier drängen sich natürlich Spekulationen über Ullas biographischen Hintergrund auf, inwieweit sie sich unbewusst dahingehend erlebt hat, dass sie als Kind oder vielleicht schon in der Schwangerschaft, metaphorisch gesprochen, die lebendig sprudelnde Quelle in der Beziehung ihrer Eltern zum Versiegen brachte, weil sie Anlass oder Auslöser für deren Konflikte war. Ihre Hilflosigkeit wird jedenfalls in der Darstellung der Kröte deutlich, die eher einem hilflosen Kind in fötaler Haltung gleicht.

Subjektstufig lässt sich dies als Tendenz zur malignen Regression deuten, wie sie für einen manisch(-depressiven) Zustand charakteristisch ist. Damit für Ulla das Wasser des Lebens wieder sprudeln kann, müsste sie sich aus dieser emotional fötalen Haltung befreien. In diese Richtung könnte die sechseckige Form des weißen Blattes weisen, in dem sich männliches, nach oben gerichtetes Dreieck und weibliches, nach unten gerichtetes Dreieck zu einem Ganzheitssymbol verbinden. Beim Ausschneiden der Sechseckform gab sich Ulla allerdings nicht viel Mühe, so dass die Harmonie dieser symbolischen Form eine Entstellung erfährt.

Die den Brunnen zum Versiegen bringende Kröte hat auch eine positive Bedeutung, weil ihre magische Kraft nicht nur verhexen, sondern den Zauber auch wieder aufheben kann. In der Alchemie steht sie daher für die prima materia (Ursprungsmaterie) mit ihrem Wandlungspotenzial (siehe Kapitel V. 5. c.) Im Märchen ist es des Teufels Großmutter, die diesen positiven mütterlichen Part übernimmt. Zudem steht sie auch für das weiblich Mediale (siehe dazu Wolff 1981, S. 278 ff.), wenn sie dem träumenden Teufel „Informationen" entlockt, die dem Glückskind nicht nur zu den drei goldenen Haaren verhelfen, sondern auf seinem Weg von der Hölle zurück die Übel in der Welt beseitigen und notleidenden Menschen Glück bringen.

Auf der rechten Seite manifestiert sich im Symbol des Auges ein Ansatz zur Bewusstmachung des Mutterkonflikts. "Vermöge seiner sonnenhaften Natur ist das Auge ein Symbol des Bewusstseins" (Jung 14/1, S. 226). In Ullas Bild liegt das Auge, ähnlich wie die Kröte, am Grund einer höhlenartigen Ausbuchtung, das Bewusstsein ist in der Dunkelheit der Höhle gefangen. Es ist dies das archetypische Bild der Nachtmeerfahrt bzw. der alchemistischen nigredo, der Schwärzung, die im schwarzen Deckblatt das ganze Bild dominiert.

Hier korrespondieren auf symbolischer Ebene die linke und die rechte Bildhälfte miteinander, zudem werden in der Alchemie die nigredo wie die Kröte der prima materia zugeordnet. Von daher verbirgt sich mit dem Auge in der dunklen Höhle auch ein positiver Aspekt: „Wenn die Sonne als Symbol des Bewusstseinslichtes im Verschwinden ist, wachen in der Tiefe der Seele die ‚inneren Augen' auf und beleuchten die kommende Nacht." (Jacobi 1981, S. 232) In der Dunkelheit ihrer Psychose und emotionalen Verlassenheit muss Ulla die Fähigkeit entwickeln, mit dem inneren Auge zu sehen, um überleben zu können. Ulla könnte damit zum Sitz ihrer Seele finden, wofür das Auge in der ägyptischen Mythologie steht. (siehe Jung 14/1, S. 66) Ihre intuitive Fähigkeit, nach Innen zu sehen, setzt sich im symbolischen Reichtum dieses Bildes eindrücklich um. Andererseits verkörpert sie durch ihre psychotische Disposition auch die Gefahren dieser weiblich-medialen Seite.

Der positive Aspekt des Auges setzt sich in den gelbblauen Strahlen weiter fort, die es umgeben. Sie geben ihm etwas Strahlendes und heben die sonnenhafte Natur des Auges hervor. Da die Strahlen aber nur in eine Richtung, nach rechts ausgerichtet sind, wirken sie auch wie kiemenartige Fortsätze, so dass das Auge einem Fisch ähnelt. „Das Fischauge ist stets offen, wie das Auge Gottes“ (Jung GW 14/1, S. 65). Das archetypische Symbol des Fisches ist daher eng mit der Symbolik des Auges und des Bewusstseins verbunden. In Ullas Bild muss auch die apotropäische Bedeutung des Auges erwähnt werden, die durch die Kröte hervorgerufene Verhexung zu bannen. Auffallend ist in diesem Zusammenhang auch der aus Wollfäden bestehende Pfeil, der ein nach unten gerichtetes, weibliches Dreieck darstellt, welches auf dem geistigen männlichen sonnenhaften Prinzip des Auges lastet und dieses sozusagen in die mütterliche Höhle (Hölle im Märchen) hineindrückt.

Farbensymbolisch beinhaltet das Schwarz des Deckblatts, wie schon angedeutet, Trauer und Tod, aber auch die Möglichkeit der Wiedergeburt. Letztere entfaltet das sechseckige weiße, „lichte“ Papier, das Ulla zur Darstellung des Brunnens auf das schwarze Deckblatt geklebt hat. Lila steht für die Symbolik des Androgynen (siehe dazu Riedel 1983, S. 131 ff.), es weist auf die Möglichkeit der Integrierung des Gegensatzes Männlich-Weiblich hin. In diesem Bild verwendet Ulla noch subtile Trickster-Elemente, indem sie ein wichtiges Trickster-Motiv des Märchens aufgreift, nämlich die Überlistung des Teufels beim Ausreißen der drei goldenen Haare durch seine Großmutter. In den Wollfäden bringt Ulla dies auch tricksterhaft zur Darstellung. Dieses Collageelement hebt nochmals die Bedeutung dieser Märchenszenen hervor.

Ullas Bilder lernte ich zunächst durch die Supervision kennen. Mit ihr habe ich aber immer wieder, ihrem sprunghaften manischen Zustand entsprechend, auf der Station sporadische Gespräche geführt und mir ihre Bilder erklären lassen, nicht nur die hier vorgestellten. Ulla hatte in den wenigen Wochen ihres stationären Aufenthaltes eine Fülle von Bildern mit teils reichhaltiger Symbolik gemalt. Sie spürte natürlich mein Interesse für ihre Bilder und hielt gerne ein „Schwätzchen“ mit mir. Für die psychiatrische Behandlung war ein anderer Kollege auf der Station zuständig. Sie wurde nach etwa sechs Wochen in gut gebessertem Zustand entlassen, wobei in der Therapie neben den üblichen Psychopharmaka die Klärung der familiären Situation und der Abstand von der Familie eine wesentliche Rolle spielten. Ullas drei Bilder geben ihre Fortschritte in der Auseinandersetzung mit sich selbst und ihrer Krankheit wieder. Sie veranschaulicht bildernisch-symbolisch die Gebrochenheit ihrer emotionalen Entwicklung, wie sie aus der familiären Konfliktkonstellation hervorging. Im Umgehen damit greift sie auf die Trickster-Struktur zurück. Im letzten Bild zeigt sie Ansätze zu deren Überwindung, indem sie das Wandlungspotenzial der Trickster-Figur im Märchen ans Licht bringt. Parallel dazu vertieft sich ihre Auseinandersetzung mit dem negativen Mutterkomplex als Ausdruck ihrer Ich-Erstarkung. Ähnlich wie Stefanie zeigt auch Ulla eine ausgesprochene Nähe zu den symbolischen Prozessen des Unbewussten.

d. Verlauf Sigrid

Bei der 31-jährigen Sigrid, eine biologisch-technische Assistentin, wurde vor sechs Jahren erstmals eine manisch-depressive Psychose manifest. Ihr jetziger akut manischer Zustand entwickelte sich auf dem Hintergrund eines aktuellen Partnerkonflikts. Berufsbedingt musste ihr Lebensgefährte schnell den Wohnort wechseln, so dass Sigrid den eigentlichen Umzug allein organisieren musste. Sie fühlte sich dadurch überfordert und von ihrem Partner im Stich gelassen. Es traten immer stärker werdende Angstzustände auf, die schließlich in eine Manie umschlugen. Beim Beginn der Gestaltungstherapie war diese durch die medikamentöse Behandlung schon deutlich zurückgegangen, Sigrid war noch etwas agitiert und antriebsgesteigert, der formale Gedankengang leicht beschleunigt und die Stimmung wechselnd. Da ich auch Sigrids behandelnder Arzt war, konnte ich ihre Bilder gezielt in die ein- bis zweimal wöchentlich stattfinden Einzelgespräche einbeziehen. Auch diese Verlaufsserie zeigt grundlegende psychodynamische Muster und wird durch die Informationen aus der Einzeltherapie ergänzt.

Thema der ersten Gruppe war „Ich-Du-Wir." Im Bild 70 „Ich" versucht Sigrid sich auf ihre momentane Situation einzustellen, indem sie gute Miene zum bösen Spiel macht (keep smiling). Sie ist sich ihrer existenziellen Verunsicherung durch die Krankheit und äußeren Probleme teils bewusst, braucht aber noch eine submanische Euphorie, um dies abzuwehren. Das spielerische Umgehen mit Halo = Haldol, keep smiling und das lächelnde, etwas clownesk wirkende Gesicht sind Ausdruck einer Selbstironisierung und ein typisches Tricksterelement, welches Sigrid vordergründig hilft, besser mit ihren Ängsten fertig zu werden.

Besonders die Spannung zwischen Halo als mögliche freundliche Begrüßung und Haldol, ein stark dämpfendes antipsychotisches Medikament, bringt für den Betrachter die offene, freundliche Atmosphäre zum Erstarren, die das das lächelnde Gesicht und keep smiling zunächst vermitteln. Zum Haldol ist Sigrid ambivalent eingestellt, es hilft ihr bei der Bewältigung ihrer Ängste, hat aber erhebliche Nebenwirkungen, durch die sie sich in ihrer körperlichen Identität bedroht fühlt. Von daher lässt sich vielleicht die dunkle Schattierung der grünen Schriftzüge erklären, die den Aspekt des Neuen, Lebendigen etwas bricht, wie er sich farbensymbolisch mit Grün verbindet. Der lächelnde Mund ist im gleichen Rotviolett wie „Du" und „Wir" gemalt, das „Ich" wird aber nicht ausgeschrieben. Dies könnte in Zusammenhang mit der aufgesetzt freundlich wirkenden Atmosphäre des Bildes auf das gestörte Selbstwertgefühl bei Sigrid hindeuten. Ihr falsches Selbst und die daraus resultierende Abhängigkeit von ihrem Partner waren auch wichtige Themen der Einzelgespräche.

Mit dem in Rotviolett geschriebenen „Du" (Bild 71) verbindet Sigrid einen Regenbogen, in dem sie ein Symbol für ihre Beziehung sieht. Sie erzählt mir, dass sie ihrem Freund einmal eine große, selbst gemachte Batik mit Regenbogenmotiv geschenkt habe, um damit ihrem Gefühl Ausdruck zu verschaffen: „Es muss erst regnen, damit ein Regenbogen entstehen kann." Für sie würden Freud und Leid in einer Beziehung eng zusammengehören. Im Regenbogen sehe sie aber auch den sinnvollen Kreislauf des Wassers in der Natur, der sie schon in der Kindheit faszinierte. Sigrids Naturverbundenheit hatte spirituelle Züge und beeinflusste auch ihre Berufswahl zur biologisch-technischen Assistentin. Als sie in der Laborroutine ihre Idealisierung dieses Berufes nicht mehr aufrechterhalten konnte, geriet sie in eine tiefe Krise. In ihrem positiven Bezug zur Natur konstelliert sich der positive

Elementar- wie Wandlungscharakter des Mutterarchetyps, während auf der personalen Ebene Sigrids Mutterbild negativ konstelliert war. Sigrids Einfälle zum Regenbogen korrespondieren zu dessen kollektiver Bedeutung als Symbol von Frieden und Versöhnung, welches Gott nach der Sintflut als Zeichen des Bundes mit den Menschen setzte, und als Symbol für Spiritualität (Lichtbogen) und Naturverbundenheit.

Zu den drei Blumen auf dem Bild „Wir" (Bild 72) äußerte sich Sigrid kaum. Sie wirken etwas verloren und haben keinen Boden. Dies weist auf das Volatile, Flüchtige in den zwischenmenschlichen Beziehungen hin und auf die Dominanz des negativen Mutterkomplexes. Es fehlen die Menschen in diesem Bild. Sigrid gestörtes Wir-Erleben wird anamnestisch dadurch dokumentiert, dass sich ihre Psychose erstmals während einer Encounter-Gruppe manifestierte.

Das Thema der nächsten Gruppe lautete: „Wie sehe ich mich selbst" (Bild 73). Sigrid gestaltet wiederum das Regenbogenmotiv, jetzt aber als nicht endende Welle. Sie kommentiert dies damit, dass sie nicht der Gefahr einer Erstarrung unterliege. Hier wird die negative Bedeutung des Regenbogens sichtbar, der auch für Abgehobenheit stehen kann, da auf ihm nur die Götter gehen dürfen, der Mensch muss unten durch (siehe dazu Jung GW 12, S. 76). Die unendliche Wellenbewegung des Regenbogens und seine Grenzenlosigkeit ist auch Ausdruck ihrer außer Kontrolle geratenen, wellenförmigen manisch-depressiven Zustände, was Sigrid aber ausblendet. Die permanente, grenzenlose Wandlung ist ein zentrales Tricksterelement, ebenso das Ausblenden der damit verbundenen Gefahren. Die Überschrift „Meister Klecksel" bringt diese Tendenz in einem weiteren Tricksterelement zur Darstellung, der Selbstironisierung.

Das nächste Bild soll wiedergeben, wie einen die anderen Gruppenteilnehmer erleben (Bild 74). Sigrid überschreibt es mit: „Der 1. Frühlingsvorbote = Schneeglöckchen." Das gemalte Schneeglöckchen ist nach links hin ausgerichtet und hat weder Boden noch Wurzeln, ein erneuter Hinweis auf den negativen, mütterlichen Elementarcharakter. Zum Gruppenthema lässt sich kein direkter Bezug herstellen, hier ist Sigrid deutlich abgehoben von den anderen. Der Titel bringt ihre aufkeimenden positiven Gefühle zum Ausdruck, die sie mit dem Frühlingsanfang verbindet, und die sich auch in der therapeutischen Beziehung zu mir manifestieren. In den parallel dazu laufenden Einzelgesprächen setzt sich Sigrid mit den sadistischen Verhalten ihrer Eltern auseinander und erlebt intensiv die Brüche in ihrer Vergangenheit. Sie musste immer in Abwehr zu ihren Eltern leben und verließ deshalb mit 17 Jahren das Elternhaus. In ihrer Schwierigkeit, eine eigene Identität oder Persönlichkeit aufzubauen, sieht sie eine wichtige Ursache ihrer Krankheit.

Sigrid schenkt mir dann ein Bild (Bild 75), das ich zur Veranschaulichung der gesamten Bilderserie vorstellen möchte, auch wenn es nicht in der Gestaltungstherapie entstanden ist. Dabei dreht sie den Bildtitel „Frühlingserwachen“ ironisch um in „spät rechts einschlafen“ (Gegensatz jeweils von früh-links-erwachen). Hier sei an das oben angeführte Beispiel von Binswanger erinnert, dass „paarig-symmetrische Wortklanggestalten Ausdruck eines spielerischen Hantierens mit Wortklanggegenständen“ sind und die manisch-ideenflüchtige Gestimmtheit zum Ausdruck bringen. Sigrid „Hantieren“ mit dem Wort „Frühlingserwachen“ führt in „antinomischer“ Umdrehung der Wortklänge bzw. Wortbedeutungen zu dessen „konnotativen“ Gegenpol „spät rechts einschlafen.“

Das Frühlingserwachen bringt Sigrids Gefühle mir gegenüber zu einem metaphorischen Ausdruck, aus den ersten Vorboten sind richtige Gefühle erwacht. Das tricksterhafte Umgehen damit und die damit einhergehende Selbstironisierung helfen ihr aber, die Gefahr eines manischen Ausuferns ihrer Gefühlswelt zu bannen und die Unmöglichkeit ihrer Realisierung zu akzeptieren, ohne in Depression zu verfallen. Auf eine solche Möglichkeit deutet die überwiegend schwarz schraffierte Grundfläche hin, in die links drei Blumen eingraviert sind. Rechts befindet sich eine Doppelspirale, die unten nicht ganz zusammenläuft. Die Doppelspirale ist ein Symbol dafür, „wie Leben und Tod im Zeichen der Großen Mutter in einem einzigen großen Wandlungsrhythmus zusammengehörten.“ (Riedel 1983, S. 134) Das Nicht-Zusammenfinden der beiden Spiralen veranschaulicht den Bruch des Mutterbildes als negativen Wandlungscharakter, was der teils schwarz schraffierte Untergrund des Bildes noch verstärkt.

Die letzte Gruppensitzung hatte das Märchen „Der Teufel mit den drei goldenen Haaren“ zum Thema (Bild 76). Sigrid wählt die Schlussszene aus, in der der Fährmann den König über den Fluss bringt und der König für immer dort bleiben muss. Damit drückt sie gestalterisch ein Stück Abgrenzung zum Vater bzw. Vaterbild aus. In der Endphase der Behandlung erlebte sie verstärkt archaische Aggressionen ihm gegenüber. Um sich symbolisch von ihm zu befreien, muss sie ihn über den Fluss schicken, aber auch einen Teil ihrer eigenen Aggressionen opfern. Ähnliches hat sich auch auf der Übertragungsebene konstelliert haben. Sigrid konnte aber gut mit der Unerfülltheit ihrer Gefühle mir gegenüber umgehen. Für sie hatte es auch etwas Positives, überhaupt solche Gefühle wieder spüren und mit gegenüber zum Ausdruck bringen zu können.

Zusammenfassend konnte Sigrid mit Hilfe der Gestaltungstherapie und der Einzelgespräche ein Stück Trauer und ohnmächtige Wut bewältigen. Ihr wurde deutlich, wie sehr ihre Identitätsprobleme von einer noch nicht vollzogenen inneren Ablösung vom Elternhaus geprägt waren, und dass sie in ihrer Beziehung zum Lebensgefährten einen Identitätsersatz suchte. Seine Abwesenheit musste daher eine schwere Krise auslösen. Psychodynamisch hat ihre Manie die Funktion, die damit einhergehende existenzielle Bedrohung zu kompensieren. In ihren Bildern greift Sigrid im Umgehen mit Gefühlen immer wieder auf die Trickster-Struktur zurück, besonders in ihren symbiotischen und erotischen Übertragungsgefühlen. Dabei entfalten sich auch ihre kreativen Seiten. Mit fortschreitender Erstarkung des Ich entwickelt sie von der Klinik aus neue Ansätze und organisiert schließlich den Umzug. Im Gegensatz zu früher war ihre depressive Nachschwankung auffallend gering ausgeprägt, Sigrid konnte Enttäuschung und Depression nach dem manischen Durchbrechen ihrer Gefühle viel besser integrieren. Die Gestaltungstherapie und deren Aufarbeitung in tiefenpsychologisch orientierten Einzelgesprächen haben dafür einen wichtigen Beitrag geleistet.

e. Verlauf Edith

Die 43-jährige Edith leidet seit etwa 10 Jahren an einer bipolaren affektiven Psychose, wobei differenzialdiagnostisch auch eine schizoaffektive Psychose in Erwägung gezogen wurde. Seit dem Ausbruch ihrer Erkrankung lebte sie relativ isoliert, da sie sich aufgrund von Familienkonflikten verbittert zurückzog. In den letzten beiden Jahren traten manische Episoden nahezu halbjährlich auf. In diesen hatte sie stets die Idee, eine geniale Künstlerin zu sein und direkt mit Gott als Quelle der Inspiration in Verbindung zu stehen. Niemand würde aber ihre Begabung erkennen, und Edith erlebte sich als verkanntes Genie. Sie verfügte über ein sehr gutes kreatives Potenzial, malte viel in den Remissionsphasen und hatte Jahre zuvor einen Gedichtband veröffentlicht. Für die Gestaltungstherapie war ihre Kreativität anfänglich ein Hindernis, da sie es ablehnte, unter ihrem Niveau zu arbeiten, wie sie dies ausdrückte. Sie nahm zwar an den Gruppensitzungen teil, weigerte sich aber, etwas zu gestalten. Doch in den letzten beiden Sitzungen fand bei ihr eine eindrucksvolle kreative „Eruption" statt, die ich im Folgenden vorstellen möchte.

Thema der ersten Gruppe war die Darstellung der eigenen Situation in der Klinik, zu der Edith drei Bilder (Bild 77-79) malte. Auf dem ersten Bild (Bild 77) will sie experimentieren, indem sie erst die eine Hälfte des Bildes bemalt und von dieser dann spiegelbildlich einen Abdruck auf der anderen Bildhälfte macht. Darüber legt sie ineinander geschachtelt zweimal den Anfangsbuchstaben E ihres Künstlernamens Eve. Diese bringen wie ein Gitternetz eine gewisse Orientierung in die sonst eher zusammenhanglos wirkenden Farbflächen. Mit diesen tricksterhaften spielerischen Elementen präsentiert sich Edith in ihrer künstlerischen Identität, was ihr hilft, die Auseinandersetzung mit sich selbst und die Situation in der Gruppe besser aushalten zu können.

Im nächsten Bild 78 öffnet sie sich mehr und stellt auf eindrucksvolle Weise ihre Kommunikationsproblematik dar. Der Mann im Hintergrund ist der Psychiater, vor dem Edith im Sessel sitzt, sich aber von ihm abwendet. Eve fehlt, ist ihr Kommentar dazu, sie ist in der Kommunikation nicht da oder fühlt sich nicht wahrgenommen. Ihre Hilflosigkeit und das Gefühl des Ausgeliefertseins an den Psychiater werden durch dessen Darstellung als roh wirkende, undifferenzierte männliche Figur mit Hut noch verstärkt, dessen runder Mund etwas Verschlingendes hat. Eingerahmt wird diese bedrohliche Konstellation von schraffierten gelben Flächen, die das Gefühl von Ohnmacht und Ausgeliefertheit noch verstärken, es gibt kein Entrinnen, keinen Ausweg aus dieser Situation. Im Farbgegensatz zwischen Gelb und Schwarz könnte die manisch-depressive Dynamik angedeutet sein. Das nächste Bild 79 setzt diese Thematik fort und spricht für sich selbst. Erneut stellt sich Eve bzw. Edith als klein und hilflos dar und droht, von der Welt überrollt zu werden. Farblich fällt auf, dass Schwarz den Kern von Eve wie auch die Umrandung der Welt bildet. Darin können eine mangelnde Abgrenzung des Ich gegenüber der Außenwelt und eine Tendenz zur Fusion zum Ausdruck kommen. Es handelt sich um das „Übergewicht des allen Wandel in sich einschließenden ‚Großen Runden', mag dieser Archetyp nun außen als Welt oder innen als Welt des Schicksal und des Unbewussten erfahren werden." (Neumann 1974, S. 43) Beide Bilder repräsentieren zunächst den negativen Elementarcharakter, wie er in Neumanns Schema III (siehe Kapitel V. 3.) auf der negativen M-Achse als Festhalten, Verringern, Fressen bzw. Verschlingen, Tod und Auslöschung charakterisiert wird. Der grüne Kern der Welt deutet aber auf etwas Lebendiges, auf verborgene Möglichkeiten in der Welt bzw. im Großen Runden der Gruppe hin.

Bei der nächsten Gruppe geht es um das Thema „Wie gestalte ich Möglichkeiten einer Kontaktaufnahme" (Bilder 80-82). Auch hier malt Edith wieder drei Bilder. Die ersten beiden Bilder bringen eher ihre eigenen Hindernisse für eine Kontaktaufnahme zum Ausdruck und sind mit „Karussell" (Bild 80) und „Tretmühle" (Bild 81) überschrieben. Mit diesen beiden Metaphern beschrieb Edith ihre manischen Zustände, in denen sich, ähnlich wie bei einer Tretmühle, alles in steter Monotonie wiederhole. Sie erlebe sich in einem Labyrinth gefangen, aus dem es kein Entrinnen gebe. Beide Metaphern veranschaulichen die Ausweglosigkeit und Orientierungslosigkeit in Ediths psychotischem Erleben. In Bild 81 wirken die verschlungenen Linien wie ein Labyrinth, in dem sich aber einige grüne Flächen finden lassen als symbolischer Hinweis auf Wachstum und Erneuerung.

Bild 80 hat ebenfalls labyrinthartige Züge, welche die Orientierung im Bild schwer machen. Es erinnert aber auch an ein abstraktes Gemälde, in dem Edith spielerisch mit den Farben umgeht. Hier setzt sich zunächst die spielerische Komponente des Karusselfahrens um, die auch ein Trickster-Element enthält. Doch wird das lustvolle Karussellfahren übertrieben, wird es zum Sinnbild der Manie und der damit verbundenen regressiven Tendenzen, nämlich die extreme Selbstbezogenheit im manischen Zustand, wo sich alles nur um sich selbst dreht und das inflationierte Ich sich als Mittelpunkt des Universums fühlt. Dies kann ein ekstatischer Zustand sein, aber auch die stete Monotonie des Um-sich-selbst-Kreisens ähnlich wie die Metapher der Tretmühle zum Ausdruck bringen. In beiden Bildern manifestiert sich der negative Wandlungscharakter A- des Weiblichen im Sinne von rauschhafter Ekstase und Wahnsinn, aber auch Ohnmacht und Betäubung.

Doch jetzt ereignet sich das Umschlagsphänomen des Archetyps, dass auf dem dritten Kreis von Schema III (siehe Kapitel V. 3.) „das Umschlagen des einen Phänomens in seinen Gegensatz" (Neumann 1974, S. 83) stattfinden kann. Ekstase ist sowohl dem negativen Wandlungscharakter A- wie dem positiven Wandlungscharakter A+ zugeordnet. Kreative ekstatische Inspiration und eine verzerrte manische Form der Ekstase können daher sehr nahe beieinander liegen, wie dies Ediths Bilderserie aus dieser einen Gruppensitzung deutlich macht. „Ohnmacht, Schmerz, Betäubung, Krankheit, Not, Einsamkeit, Bloßheit, Leere und Wahnsinn können also auch Voraussetzungen für das Auftreten der Inspiration und der Schau sein [...]. Gerade die Ekstase, deren bewusstseinsauflösende Wirkung die positive wie die negative Entwicklung der psychischen Situation offenläßt, ist typisch für das Umschlagsphänomen." (ebd. S. 83/84) Für Neumann ist daher „der Wahnsinn mythologisch nicht einfach Bewusstseins-Verlust und Ent-Geistigung, sondern Geistesverwirrung. Dabei kann der Wahnsinn sogar als heilig gelten und positiv als inspiratorische Weihe verstanden werden." (ebd. S. 85)

In Ediths drittem Bild (Bild 82) manifestiert sich dieses Umschlagsphänomen dahingehend, dass es ihr gelingt, in einen tiefen emotionalen Austausch mit einer depressiv wirkenden männlichen Figur zu treten. Diese verkörpert erneut den Psychiater, wie Edith bemerkt, der jetzt aber nicht bedrohlich wirkt wie in Bild 78, sondern in dessen Gefühlswelt sie blickt, wie sie sich in seinem leidenden und traurigen Gesichtsausdruck widerspiegelt. Dieses einfühlende Anschauen lässt den negativen Wandlungspol A- in den positiven A+ umschlagen. Edith kann jetzt in einem menschlichen Gegenüber ihre eigenen depressiven Gefühle wahrnehmen, die sie in der Manie abgespalten hat. Man könnte darin zunächst eine projektive Identifizierung sehen, dass sie auf den Psychiater ihre depressiven Gefühle projiziert, um sie damit zu kontrollieren. Sie erlebt den Psychiater aber auch als offen für ihre Gefühle, der damit gleichzeitig Container für diese wird, um sie zu transformieren. Hier kündigt sich die depressive Position an, um diesen Begriff von M. Klein zu gebrauchen, Edith muss sich nicht mehr von ihrem Gegenüber abwenden wie in Bild 78 und kann über den Psychiater ihren eigenen Gefühle von Trauer, Depression usw. gestalterischen Ausdruck verleihen. Dieser intensive emotionale Austausch verleiht dem Bild seine Ausstrahlungskraft. Dazu kommt der Bildtitel „Kaffee-Pause", eine der seltenen „Oasen" für psychotisch Kranke in der Klinik. Auch in der Gestaltungstherapie wurde nach dem Ende der Gruppensitzung regelmäßig Kaffee getrunken. Edith geht gestalterisch den Schwierigkeiten einer Kontaktaufnahme in der Gruppe nicht mehr aus dem Weg und muss auch nicht mehr auf Trickster-Elemente zurückgreifen. Beide Bilderserien verdeutlichen einmal mehr, wie sehr sich innerhalb einer Gruppensitzung das Blatt wenden kann und gestalterische Aktivitäten tief verwurzelte psychotische Abwehrhaltungen aufbrechen können.

f. Verlauf Bertold

Im Mittelpunkt der Bilderserie des 35-jährigen Bertold steht die Auseinandersetzung mit seinem durch die Krankheit erheblich beeinträchtigten Selbstwerterleben. Er leidet seit über 15 Jahren an einer schweren bipolaren affektiven Störung, die zu über 20 stationären, meist kurzfristigen Aufenthalten führte. Häufig waren akute manische Phasen dafür Anlass, dazwischen lagen lange Phasen depressiver Verstimmung. Bei der jetzigen Aufnahme zeigte er eine ausgeprägte Depression und äußerte erhebliche Schuldgefühle über sein auffälliges Verhalten in der Manie. Manchmal überwältigte ihn dabei eine mit tiefen Ängsten verbundene Katastrophenstimmung, dass eine atomare Katastrophe sich unmittelbar ereignen müsse. Um einen Neuanfang in seinem Leben zu finden, entschloss er sich zu einem längeren stationären Aufenthalt, in dem er auf eine therapeutische Wohngemeinschaft und berufliche Umschulung vorbereitet wurde. Die Bilderserie setzt nach etwa vier Monaten stationären Aufenthalts ein, als das depressive Syndrom weitgehend abgeklungen war. Zunächst benötigt

Bertold Trickster-Elemente für seine Auseinandersetzung mit sich und in seinem Verhalten der Gruppe gegenüber, wodurch er zu den anderen einen spielerischen, weniger bedrohlichen Kontakt herstellen und sich damit vor Verletzungen seines Selbstwertgefühls schützen konnte.

Das Thema der ersten Gruppensitzung beinhaltet ein Stimmungsbild von sich selbst (Bild 83). Bertold wollte experimentieren, wie er sich dazu äußert, indem er ganz zufällige Linien aufs Papier bringt. Dies erinnere ihn an den Mathematik-Unterricht, wo er sich mit Kritzeleien ablenkte. Er malt die in Bleistift vorgezogenen Linien in Farbe nach und assoziiert dazu eine Blume oder zwei Kugeln. Gegenständliche Malerei hätte bei ihm die Angst hervorgerufen, sich zu sehr vor der Gruppe zu entblößen, wie er dazu anmerkt. Die positive Reaktion der Gruppe auf sein Bild war für ihn eine große Erleichterung. Die tricksterhafte, spielerische Verschleierung des Bildinhaltes ist Ausdruck einer Ich-Leistung, welche Bertold eine kontrollierte Auseinandersetzung mit der Gruppe ermöglicht. So wählt er in der Nachbesprechung die ihm genehmen Einfälle der Gruppe aus und kann unter Bezugnahme auf das (verschleierte) Bild unangenehme Einfälle leicht verwerfen, ohne stärker mit den anderen in Konflikt zu kommen.

Inhaltlich-symbolisch können die beiden miteinander in Verbindung tretenden Kugeln eine Öffnung zweier erstarrter Formen bzw. Zentren der Persönlichkeit zueinander bedeuten. Es erinnert etwas an Rüdigers Bild 108, das weiter unten vorgestellt wird, und könnte ähnlich eine Kontaktaufnahme nach Innen wie nach Außen andeuten, ein Aufbrechen erstarrter Persönlichkeitsstrukturen wie auch eine Offenheit den anderen gegenüber in der Gruppe. Bertolds eigener Einfall einer Blume zu seinem Bild unterstreicht die Möglichkeit einer solchen Erneuerung.

Auch in der nächsten Gruppe kann Bertold mit Hilfe der Trickster-Struktur ein ich-syntones, spielerisch-kreatives Moment entfalten und dadurch beim gemeinsamen Malen zu seinem Mitpatienten näheren Kontakt herstellen. Sie betiteln ihr Bild 84 als „Denkfabrik“ und bringen dies mit ihren psychotischen Erlebnissen in Verbindung (der andere Patient hatte ein schweres Borderline-Syndrom mit psychotischen Episoden). Durch die Hervorhebung des Künstlich-Gemachten in der Metapher Denkfabrik können beide ihr Erleben des psychotischen Zustands relativieren und ironisieren, so dass man darin ein Trickster-Element sehen kann. Ein solches setzt sich auch in der formalen Gestaltung um, da erneut zufällig gezogene Linien der Ausgangspunkt des (diesmal gemeinsamen) Malens sind, aus denen schließlich der Kopf entstand. Die Räder bzw. Zahnräder sind Bertolds Beitrag zur Denkfabrik. Beide Patienten können über eine tricksterhafte Abgrenzung zu ihrer Krankheit eine gegenseitige Identifizierung miteinander herstellen und dieser im gesichtsähnlichen Ausdruck der Bildfigur auch eine gemeinsame Gestalt geben.

Das Thema zwei Wochen später war „Wie gestalte ich meine eigene Welt“ (Bild 85). Zum ersten Mal kann Bertold sich direkt der Bedrohung durch seine Krankheit stellen, ohne auf Trickster-Elemente zurückgreifen zu müssen. Er möchte sein „Explodieren in der Manie“, wie er dies in Worte zu fassen versucht, und die damit einhergehenden Schuldgefühle gestalterisch umsetzen. In der Manie fühle er sich wie einem Sturmwind existenziell ausgeliefert, etwas würde in ihm wie bei einem Vulkan zum Ausbruch kommen. An sich stelle der farbig gehaltene Kern rechts unten im Berg etwas Wertvolles dar, wenn dieser aber in seiner Krankheit mit aller Macht nach oben dränge, könne er den Ausbruch nicht mehr verhindern. Damit verliere der Kern seinen positiven Charakter, weshalb er ihn oben auf dem Berg schwarz dargestellt habe.

Die Farben des Kernes tief unten im Berg entsprechen der äußeren rötlichen Schicht des Berges und dem gelborangen Himmel, die Grenzen zwischen Innen und Außen sind auch hier etwas fließend. In der Manie drängt etwas emotional sehr Wertvolles nach außen, dessen elementare Macht aber alles wie in einem Sturmwind mit sich reißt, wie dies der zersauste Baum eindringlich darstellt. In der Depression wird alles wieder unter einer schwarzen Schicht begraben und tief im Berg versteckt. Hier ist von Bedeutung, dass sich bei Bertold in jedem manischen Zustand die Gefühle einer vor Jahren gescheiterten Liebesbeziehung auf eine wahnhafte Weise aktualisierten, was danach zu depressiven Schuldgefühlen führte. Es geraten also sehr sensible und tief im Verborgenen liegende Gefühle bei ihm außer Kontrolle. Interessant ist die Verwendung des archetypischen Motivs des Aufstiegs für diese Dynamik, welches im ekstatischen Erleben des Schamanen eine wichtige Rolle spielt und die Verbindung zu höheren Mächten herstellt. In der schamanistischen Ekstase wird aber dieser ekstatische Aufstieg im Unterschied zur Manie bewusst induziert und gesteuert (siehe dazu Stichwort „Auffahrt“ und „Aufstieg“ in: Eliade 1975).

Zum Thema „Ich-Du-Wir“ der nächsten Sitzung verwendet Bertold erstmals Wasserfarben. Damit möchte er eine tieferliegende, einheitliche Sichtweise von „Ich-Du-Wir“ zum Ausdruck bringen. Dem „Ich“ entspreche der schwarze Punkt (Bild 86), beim „Du“ würde etwas zerbersten (Bild 87), und mit „Wir“ verbindet er die Arche Noah (Bild 88). Ähnlich wie in Bild 85 ist das „Ich“ als kleiner schwarzer Punkt unter verschiedenen Schichten begraben und hat keine Konturen. Beim „Du“ setzt sich im zerborstenen, rotlilanen äußeren Ring die in Bild 85 begonnene gestalterische Darstellung seines manischen Erleben weiter fort. Symbolisch kommt die Gebrochenheit des Weiblichen als Großes Rundes und der Verbindung von Innen nach Außen zur Darstellung. Es steht natürlich auch für Bertolds Scheitern auf der zwischenmenschlichen Ebene. In jeder akuten manischen Episode stand er unter dem Zwang, seine Ex-Freundin wieder aufsuchen zu müssen, als wolle er damit etwas wiedergutmachen oder ungeschehen machen.

Das Bild „Wir“ wurde weiter oben (Kapitel V. 4., S. 161) in Zusammenhang mit der Gefäßsymbolik der Gruppe schon ausführlich besprochen. Das in ruhiger See segelnde Boot hat etwas Tragendes und ist im gleichen Rotlila wie der zerborstene äußere Ring im „Du“ gezeichnet, der damit sozusagen wieder zusammengewachsen ist. Bertolds Einfall einer „Arche Noah“ macht die Gefahr der Überflutung im manischen Zustand deutlich, betont aber auch den positiven Elementarcharakter und die rettende Gefäßfunktion des Bootes bzw. der Gruppe.

Die Aufhebung des Bruchs auf der Ich-Du-Ebene im Bild „Wir“ führt bei allen Gruppenteilnehmern zu einer tiefen Identifizierung, ja sogar zu einer gewissen Erleichterung, welche in dem Ruhe ausstrahlendem Schiff oder Boot auch gestalterisch-atmosphärisch zum Ausdruck kommt. Sein Bild hat damit die Funktion eines Gruppentotems für die Darstellung der Ich-Du-Wir-Thematik. Bertold fühlt sich von der Gruppe vollständig angenommen und muss nicht mehr auf Trickster-Elemente zurückgreifen.

Die nächsten Bilder sollen noch kurz seine weiteren Entwicklungstendenzen aufzeigen. Es sind vor allem symbolische Bilder des Weiblichen als Großes Rundes und Natur, welche die Gruppe als das Gefäß für Bertolds Transformationsprozess repräsentieren. Auf Trickster-Elemente braucht er nicht mehr zurückgreifen. Bild 89 soll einen Traum darstellen, den er nicht ausführlich erzählen wollte, wo aber aus einer Röhre von tief innen Licht scheinen würde. Es liegt nahe, den Tunnel mit seinem Licht am Ende als (spirituelles) Symbol für die gelungene Nachtmeerfahrt zu interpretieren. Zum Thema „Meine Lieblingsfarbe" (Bild 90) malt er einen Regenbogen, dessen Symbolik weiter oben im Verlauf Sigrid näher dargestellt wurde. Er würde jetzt das ganze Farbenspektrum bevorzugen, früher seien Rot und Blau seine Lieblingsfarben gewesen. Diese Erweiterung seines Spektrums lässt sich auf seine gereifte Persönlichkeit übertragen. Der Regenbogen wirkt nicht abgehoben, sondern ist eng mit der Erde verbunden.

In der nächsten Gruppe zum Thema „Stimmungsbild" (Bild 91) kann sich Bertold darüber freuen, dass andere in seinem Bild eine große Blume oder einen Baum sahen. Es ähnelt einer seitlich angeschnittenen Lotusblüte, aus der das Große Runde „geboren" wird. Hier hat Bertold ein sehr originelles Mandalasymbol geschaffen, in dem auch der Geistwandlungscharakter der Gruppe deutlich in Erscheinung tritt. Das letzte Bild von Bertolds Verlaufsserie hat das Thema „Freude-Wut" (Bild 92) zum Inhalt. Die linke halbmondförmige Figur mit dem Schwarz links stehe für Wut bzw. Trauer, die runde Figur rechts für Freude. Eine Mitpatientin sah darin zwei Samenkörner, von denen eines aufgehen würde, das andere nicht. Bertold zeigt sich darüber betroffen, muss dies aber nicht abwehren. Er kann jetzt die Spaltung überwinden und die emotionale Polarität von Freude und Wut bzw. Trauer voll auf sich wirken lassen, wobei die „gute" rechte Seite überwiegt. Erneut emergieren bei ihm grundlegende Symbole des Mutterarchetyps als vielschichtige mehrfarbige Darstellung des Großen Runden rechts.

VII.
Soziodynamik in der Gestaltungstherapiegruppe

1. Vorbemerkungen zur Alpha- und Omega-Position

In den Gestaltungstherapiegruppen erstaunte mich immer wieder die Beobachtung, wie sich die Gruppe bemühte, Außenseiterpositionen nicht dauerhaft entstehen zu lassen. Es stellte sich mir daher die Frage, wie die von R. Schindler (1971) als soziodynamische Grundformel zusammengefassten Alpha-, Beta-, Gamma- und Omega-Positionen sich unter den spezifischen Bedingungen der Gestaltungstherapiegruppe manifestieren. Es würde den Rahmen dieser Arbeit sprengen, diese Fragestellung detailliert abzuhandeln. Zudem wurden nur relativ wenige gemeinsame Gruppenarbeiten durchgeführt, da solche, wie oben ausgeführt, bei psychotisch Kranken zu sehr die verschlingenden mütterlichen Seiten der Gruppe konstellieren. Immerhin lassen sich aus dem vorhandenen Material Tendenzen hinsichtlich der Konstellierung von Alpha- und Omega-Position aufzeigen, die ich im Folgenden näher betrachten möchte.

Etwas vereinfacht zusammengefasst, kommt in Schindlers soziodynamischer Grundformel der Alpha-Position in der Gruppe die Führungsfunktion zu. Die meisten Gruppenmitglieder identifizieren sich mit dem diese Position einnehmenden Gruppenmitglied, durch das „die Gruppe ihr maximales Selbstgefühl" (ebd. S. 28) erreicht. Die Omega-Position beinhaltet den Außenseiter, der in Opposition zu Gruppe und Gruppenführer steht. Die Gamma-Position dagegen verkörpert den Mainstream der Gruppe, der sich mit der Alpha-Position identifiziert und deren individuelle Persönlichkeiten eher im Kollektiv aufgehen. Unter der Beta-Position versteht man die sogenannten Spezialisten. In der Gestaltungstherapie bekommen diese Positionen eine etwas unterschiedliche Akzentuierung. Wenn individuelle Gestaltungen und keine Gruppenarbeiten durchgeführt werden, ist jeder bei der Gestaltung seines Bildes sozusagen sein eigener Spezialist und kann daher auch weniger in der Gruppe aufgehen.

Die Alpha-Position verbindet sich häufig mit dem Bild in der Gruppe, dass am meisten Aufmerksamkeit bekommt, das am besten die Gefühle aller oder vieler Gruppenmitglieder zum Ausdruck bringt und/oder durch seine ästhetische Qualität besticht. Manchmal könnte man es als das schönste Bild in der Gruppe bezeichnen, an dem alle intensiv Anteil nehmen. Hier zeigt sich das Machtpotenzial, das ein Bild in der Gruppe bekommen kann, seine Magie oder auch sein Mana. Es sei kurz an Auffassungen der Bildwissenschaft erinnert (Mitchell, Warburg, siehe Kap. II. 2.), welche die lebendige Wirkung eines Bildes gerade in seinem archaisch-magischen Wesen sehen. Man könnte in Anklang an Walter Benjamin auch von der „Aura" eines Bildes sprechen, wenn es das Gruppengeschehen maßgeblich gestaltet. Gerade ichfragmentierte psychotische Patienten sind für diese Einflüsse eines Bildes sehr empfänglich, indem sie im Sinne einer participation mystique daran partizipieren und sich weniger damit identifizieren, was einen enormen Einfluss auf die Neubildung des Ich und der Identität ausüben kann. Ein Bild mit entsprechender magischer Ausstrahlungskraft kann auch für seinen Bildgestalter eine große Wirkung bekommen, wenn er allein durch die emotionale Intensität seines gestalterischen Ausdrucks schnell von der Omega- in die Alphaposition wechseln kann.

Diese magische Funktion von Bildern in der Gruppe hebt auch die englische jungianische Psychoanalytikerin und Kunsttherapeutin Joy Schaverien (1992) hervor. „Ein bestimmtes Bild kann auch zu einem Schlüsselbild werden, in dem [...] sehr viel hineinverlegt wird durch die ganze Gemeinschaft. Im Verlauf der Gruppe kann dieses Bild zum Referenzpunkt werden, nicht nur für den Künstler, sondern auch für die anderen Mitglieder. Dieses Bild wird erinnert oder es wird darauf Bezug genommen, weil es der passendste Ausdruck der Gruppenkonstellation zum jeweiligen Zeitpunkt ist." (ebd. S. 151) Für Schaverien haben gerade die Bilder von psychotisch Kranken die Funktion eines Fetisch und/oder eines Talisman, die mit magischer Kraft ausgestattet sind. Bilder in der Psychose vermitteln sich auf zweierlei Art, „als ein Fetisch und als ein Talisman, beides sind mit Magie ausgestattete Übergangsobjekte." (Schaverien 1997, S. 13, Übersetzung MK)

Wenn ein Bild in einer Gruppe mit psychotisch Kranken zum Schlüsselbild wird und die Alpha-Funktion repräsentiert, ist es nach meiner Meinung aber sinnvoller, von einem Gruppentotem zu sprechen. Das Totem ist, ähnlich wie Talisman und Fetisch, mit einer magischen Energie aufgeladen, ist aber darüber hinaus, wenn man Neumanns Beschreibung von phylogenetischen Gruppenprozessen folgt (siehe Kapitel VIII.), ein erster Repräsentant der Gruppenganzheit bzw. des Gruppenselbst. Neumann bezieht sich hier auch auf Durkheim, dass bildhafte Vorstellungen von einer sozialen Ganzheit in das Totem hineinverlegt werden. Auch Mitchell führt Durkheim in seiner Auffassung von einer gemeinschaftlichen Beteiligung am Totem an. Es steht außerdem am Übergang von der mütterlichen zur väterlichen archetypischen Welt.

Wenn die Gruppenteilnehmer auf der tiefsten unbewussten Ebene an einem Bild partizipieren, bekommt dieses aufgrund seines strukturierenden und prägenden Einfluss auf die Gruppe eine magische Ausstrahlung, ein Mana, welches analog zu dem eines Totems ist. Ein solches Bild trägt entscheidend für die Entstehung und Ausformung eines Gruppenselbst in der Gestaltungstherapiegruppe bei. Der Bildgestalter kann damit als Augenblicksführer eine ähnliche Bedeutung bekommen, wie sie Neumann dem „Großen Einzelnen" zuschreibt, da er partiell die Funktion des Gruppenleiters übernimmt, ohne allerdings mit diesem in Konkurrenz treten zu müssen. Die vermittelnde Aufgabe des Gruppenleiters besteht vor allem darin, dass alle Gruppenteilnehmer in der gemeinsamen Bildbetrachtung bzw. Animation des Bildes an dessen magisch-therapeutischer Kraft teilnehmen können, und zwar in Synergie, nicht in Konkurrenz mit dem Bildgestalter.

Diese zunächst nur schlagwortartig wiedergegebenen gruppendynamischen Konzeptualisierungen, die vor allem auf Neumanns theoretischen Entwürfen vom Gruppenselbst bzw. von der Gruppenganzheit, vom Großen Einzelnen und von der Bedeutung des Totems für die Gruppenbildung basieren, werden im abschließenden Kapitel VIII detailliert ausgeführt. Damit kann die therapeutische Wirkung des Bildes in der Gestaltungstherapiegruppe präziser gefasst und vor allem die im Vergleich zur analytischen Gruppentherapie unterschiedliche Funktion des Gruppenleiters herausgearbeitet werden. Dabei wird der Versuch unternommen, aus der Sicht der

Analytischen Psychologie eine Theorie der Gruppendynamik für die Gestaltungstherapie zu formulieren.

In diesem Kapitel VII geht es um die Polarität von Führungs- und Außenseiterposition bzw. Alpha- und Omega-Position. Ich möchte deshalb in dieser Einleitung noch einige Bemerkungen zur Außenseiterposition in Gruppen mit psychotischen Patienten machen. Beinhaltet die Führungsposition aufgrund der identitätsbildenden Ausstrahlung des gestalteten Bildes eine ausgesprochen positive Wirkung, so konstelliert sich in der Außenseiterposition das genaue Gegenteil. Es sind besonders Patienten mit einer paranoiden Allmacht, die schnell in die Rolle des Außenseiters kommen können. Benedetti hat eindrücklich beschrieben, wie diese Patienten versuchen, sozusagen mit allen Mitteln die Welt und damit auch die Gruppe in ihrem Sinne „magisch" zu beeinflussen. Der Verlust der Ich-Grenzen in der Psychose führt dazu, dass einzelne Eigenschaften des Ich in die Objekte hineinverlegt werden und diese „zu einem integralen Bestandteil des Ich-Bewusstseins werden. Der Patient geht dann mit Personen und Dingen der Außenwelt so um, als ob sie seinem Selbst angehörten. Nosologische Begriffe wie Transitivismus, projektive Identifizierung und andere mehr versuchen dieser Situation Rechnung zu tragen." (Benedetti 1983c, S. 68)

„Parallel zur Fragmentierung schreitet die projektive Identifizierung voran, die die Grenzen zwischen objektiver und subjektiver Realität, zwischen Ich und Nicht-Ich auflöst. Das Ich ist demnach nicht mehr in der Lage, ein Nicht-Ich als objektiven Wirkungsbereich seiner Aktivitäten zu erkennen, sondern erfährt sich als über das Universum zerstreut. Der Patient wird nun diesem Phänomen entweder mit Omnipotenz begegnen oder ohnmächtig erliegen." (ebd. S. 111) Das Auftreten der paranoiden Allmacht lässt sich damit erklären, „dass das grandiose Selbst des Kranken weit widerstandsfähiger ist als die dem Real-Ich inhärenten kommunikativen Strukturen. Je rascher das Real-Ich der Auflösung anheim fällt, desto unverhüllter treten die archaisch-infantilen Züge des Größenselbst, der narzisstischen Neurose zu Tage, die Nährboden vieler schizophrener Erkrankungen ist. Die paranoide Allmacht lässt sich auch als Abwehr eines latenten Nichtigkeitsgefühls verstehen, das sich ab und zu in den Träumen zu erkennen gibt und nun umgekehrt eine Art ‚Superexistenz' wird." (ebd. S. 110/111)

Für Benedetti sind die mit Ich-Auflösung einhergehende Allmacht oder Ohnmacht nur scheinbar Gegensätze, „tatsächlich stellen sie zwei verschiedene Aspekte desselben Phänomens dar: Vorder- und Rückseite eines Erlebens, alternierend zwar in der zeitlichen Abfolge und dennoch miteinander verquickt, sodass die Selbstwahrnehmung des Kranken ständig in Widersprüchlichkeit und Verwirrung verstrickt wird.“ (ebd. S. 111) Allmachtsgefühle können sich einstellen „in dem Umfange, als der Kosmos, in dem sich der Kranke bewegt, ihm unzählige Abbilder seiner selbst widerspiegelt, die aus der Zertrümmerung des Ich resultieren“ (ebd.). Auch die Gruppe kann diesen Kosmos repräsentieren, wobei dann für einen Patienten mit paranoider Allmacht die Gruppenmitglieder nur noch ein Abbild seiner selbst sind. In einer Gruppe mit psychotisch Kranken, die ihre eigenen Ängste vor Fragmentierung und Ich-Verlust oft nur durch projektive Identifizierung bannen können, muss dies zu Konflikten führen. Dies macht es verständlich, dass Patienten mit einer paranoiden Allmacht in der Gruppe schnell in eine Außenseiterposition kommen.

Ein bildnerisches Beispiel dafür ist Stefan (Bild 16), der sich nicht auf das Märchen „Das Mädchen ohne Hände“ konzentrieren möchte, wie er dazu äußert, sondern eine schöne Landschaft wie z. B. bei Schloss Neuschwanstein malt. Er selbst wäre gerne ein Wächter auf dem Turm nahe dem Hügel, wie romantische Dichter dies häufig beschreiben, um dort oben ungestört lesen zu können. Stefan will sich so aus dem Gruppengeschehen heraushalten und sich auch nicht mit dem Märchen und seinen bedrohlichen Aspekten auseinandersetzen. Er zieht sich in eine schöne Landschaft zurück, stellt sich über die Gruppe, hebt von der Gruppe ab, wie dies der hohe Turm im Bild veranschaulicht, und zeigt auch in seinem Verhalten eine gewisse Überheblichkeit. Bei den Türmen lässt sich eine Tendenz zur Physiognomisierung feststellen, der kleinere Turm wirkt wie ein Gesicht mit Augen, Nase und Mund, die drei Türme mit den Zinnen ähneln einer Gestalt mit erhobenen Händen. Nach Navratil sind „alle Merkmale schizophrener Bildnerei auf drei schizophrene Gestaltungstendenzen, die Tendenz zur Physiognomisierung, zur Formalisierung und zur Symbolisierung“ (in Bader/ Navratil 1976, S. 99), rückführbar. Stefans Bild bekommt durch die Physiognomisierung etwas Bedrohliches. Hier kündigt sich eine wenige

Tage später zum Ausbruch kommende psychotische Krise an, die aber nicht mit dem Gruppengeschehen in Zusammenhang steht.

Die Bemühungen der Gruppe, Außenseiterpositionen nicht dauerhaft entstehen zu lassen, manifestieren sich auch im Verhalten untereinander, indem die Patienten oft eine auffallende Toleranz zeigen und die Tendenz haben, aggressiv getönte Auseinandersetzungen zu vermeiden. Das gemeinsame Schicksal der psychotischen Erkrankung scheint diese Menschen auf einer sehr tiefen, existenziellen Ebene in der Gruppe miteinander zu verbinden. Dies hat auch eine soziokulturelle Dimension, da sich diese Patienten in Gesellschaft und Familie als Außenstehende erleben und deshalb gut in Außenseiterposition einfühlen können. So kann in der Gruppe die paradoxe Situation entstehen, dass die Entstehung einer Außenseiterposition verstärkt eine positive Identifikationsbereitschaft bei den anderen Gruppenteilnehmern anregt und entsprechende Integrationsversuche zur Folge hat.

Dieses Kapitel über die Soziodynamik möchte ich mit einer kurzen Fallvignette fortsetzen, welche in einer gemeinsamen Arbeit die Entstehung eines Bildes aufzeigt, das für die Gruppe identitätsstiftend wird und damit die Alpha-Position repräsentiert. Danach werden in zwei Verlaufsstudien die Dynamik der Außenseiterposition und die Bemühungen der Gruppe um deren Integration betrachtet. Im ersten Verlauf wird bildnerisch-symbolisch trotz intensiver Integrationsversuche von Seiten der Gruppe keine grundlegende Änderung sichtbar. Im zweiten Verlauf gelingt es dem Patienten allmählich, sich in die Gruppe zu integrieren. Mit einem Bild beeindruckt er die ganze Gruppe besonders und nimmt die Alpha-Position ein. Die bildnerische Symbolik dieses Transformationsprozesses veranschaulicht auch die Veränderungen auf der Ich-Selbst-Achse, die in Zusammenhang mit der Verinnerlichung des positiven Mutterarchetyps wie auch des Gruppenselbst diskutiert werden.

2. Beispiel für das schönste Bild als Gruppentotem und die Alpha-Position

Rückblickend sind anhand der Gruppenübertragungen (Kapitel V. 4.) und in den drei Verlaufsdarstellungen (Kapitel V. 5.) schon einige Bilder vorgestellt worden, welche die Funktion eines Gruppentotems innehatten und damit den Kriterien für die gruppendynamische Funktion des schönsten Bildes und dessen Korrespondenz zur Alpha-Position entsprechen. Beim schönsten Bild fallen nicht nur ästhetische Gesichtspunkte ins Gewicht, sondern die Aura oder das Mana des Bildes, d. h. die Intensität seines emotionalen Ausdrucks und seine Wirkung auf die Gruppe sind entscheidend. Bild 51 im Verlauf Wolfgang z. B. besticht weniger durch seinen ästhetischen Ausdruck, setzt aber das Gruppengefühl, das gemeinsame Zuhören der Musik von Mozart gestalterisch intensiv um. Bild 54 hat durchaus ästhetischen Qualitäten, es ist auch das einzige mit Tusche gemalte Bild in diesem Buch, hinterlässt aber durch die Hingabe des erwachsenen Schmerzenreich bei der Gruppe einen starken emotionalen Eindruck. In Bild 55 wird sehr gut die männlich-weibliche Polarität zwischen gestalterischer Aktivität und Begegnung in der Gestaltungstherapie eingefangen. An der Harmonie des Sonnenuntergangs in Bild 41 (Verlauf Rainer) erfreuen sich alle Teilnehmer gleichermaßen und genießen die Ruhe, die es ausstrahlt.

Bild 47 stellt die Gruppe bei der gemeinsamen Bildbetrachtung in Form eines Mandalas dar. Ruths Bild 30 muss sich die Funktion des schönsten Bildes mit Bild 55 in der gleichen Gruppe teilen, ohne dass dies zu ersichtlichen Rivalitäten geführt hat. Bild 108 in Rüdigers Verlaufsdarstellung (Kapitel VII, 4) erregt Aufsehen in der Gruppe, da es die Öffnung, das Aufeinander-Zugehen in der Gruppe fast schon ideogrammatisch auf den Punkt bringt. Im Kapitel V. 4. über Gruppenübertragungen sind es die Bilder 23 und 88, welche aufgrund der Darstellung der Transformationsprozesse (Bild 23) und des Gefäßcharakters der Gruppe als Boot mit Segel (Bild 88) zum Gruppentotem wurden.

Im Folgenden soll die gruppendynamische Funktion des schönsten Bildes anhand einer Gruppenarbeit zum Thema „Gemeinsamer Ausflug auf eine Insel“ vorgestellt werden (Bild 25, es existiert leider nur noch eine schlechte Kopie eines Fotos davon). Fast alle Beteiligten nahmen schon mehr als zwei Monate an der Gestaltungstherapie teil, sodass die Gruppe eine gewisse Homogenität erreicht hatte. Gleich zu Beginn der Gruppe stellt sich die Unsicherheit ein, ob man gemeinsam eine Insel gestalten soll, oder ob jeder seine eigene Insel kreiert. Die meisten Teilnehmer entscheiden sich für für die letztere Möglichkeit, nur Rainer (siehe auch Verlaufsdarstellung in Kapitel V. 5. b.) schließt sich mit einem Mitpatienten zusammen. Von ihnen stammen die Palme und andere tropische Pflanzen im Bild rechts unten. Der Versuch, jeweils eigene Inseln zu gestalten, führt in der Gruppe zu Platzproblemen, was die gestalterischen Aktivitäten hemmt. Diese Gelegenheit nützt eine bisher sehr zurückhaltend wirkende junge Frau aus und bringt sich mit ihrem fast ins Zentrum ragenden Baum und seinen bunten Blättern dominierend in die Gruppe ein. In den vorhergehenden Gruppen malte sie formal sehr einfach gehaltene Bilder, was auffallend war, da sie einige Jahre an einer Kunstakademie studierte. Jetzt kann sie sich in ihren gestalterischen Fähigkeiten besser entfalten und nimmt im Gruppengeschehen durch ihr Bild wie ihr aktives Auftreten die Alpha-Position ein. Bildnerisch sind allerdings die Äste ihres Baumes im Vergleich zum kräftigen Stamm etwas dünn geraten, was noch auf eine gewisse Gehemmtheit verweist, den Baum mit seiner Krone voll zur Entfaltung zu bringen.

Auch in der Nachbesprechung tritt sie recht selbstbewusst auf und geht differenziert auf die anderen Gruppenmitglieder ein. Diese äußern sich anerkennend zu ihrem Baum mit seinen kräftigen bunten Blättern und betonen seine Schönheit. In diesem Moment der Nachbesprechung ist kaum mehr die Rivalität zu spüren, die zu Beginn die Gruppensitzung bestimmte, als um die Platzeinteilung gerungen wurde. Alle partizipieren am schönsten Bild(motiv) in der Gruppe und an der ihm gegebenen Zuwendung. Damit wird es in der Nachbesprechung möglich, den gruppendynamischen Ablauf aufzuarbeiten. Fast alle hatten anfänglich das Gefühl einer Beengung, jeder musste erst einmal seinen Platz auf dem Papier in Besitz nehmen, um für sich seine eigene Insel zu gestalten. Es sind aber deutliche indirekte Kontaktversuche sichtbar, indem bestimmte Bildmotive immer wieder vorkommen und so unter den Teilnehmern ausgetauscht und in das eigene Bild integriert werden. Die Bildmotive der drei Patienten oben z. B. sind ähnlich aufgebaut. Sie bestehen jeweils aus blauem Meer, einer grünen Insel mit Pflanzen und Bäumen und dem Himmel. Diese drei Gruppenteilnehmer artikulieren auch ihre Enttäuschung, dass während der Gestaltung kaum Kontakte zustande kamen. Eine von ihnen bringt dies in Zusammenhang mit einem zwischenmenschlichen Verlust, den sie gerade erlittenen habe, und den drei rote Punkte etwas oberhalb der Bildmitte wiedergeben sollen. Eine andere Patientin rechts oben hat Anregungen übernommen, indem sie die Sonne in der gleichen Farbe wie die Pflanzen rechts unten gezeichnet hat.

Von meiner Seite aus versuche ich den Eindruck abzuschwächen, dass die Kontaktaufnahme untereinander misslungen sei und betone die Gemeinsamkeiten im Aufbau dieser drei (Teil-)Bilder, dass also Ideen, innere Bilder untereinander ausgetauscht wurden. Dies führt zu einer gewissen Entspannung in der Gruppe und regt sie dazu an, nach weiteren Gemeinsamkeiten und Ansätzen von Kontaktaufnahme Ausschau zu halten. Sehr eindrucksvoll schildert ein junger Mann Mitte zwanzig seinen Versuch, zu den anderen eine Beziehung herzustellen. Als einziger malt er seine Insel als Aufsicht von oben (im Bild links von der Mitte). Sie soll reliefartig wie eine Landschaft aussehen mit Bergen, einem See und einem gelben Strand. Durch den roten Farbklecks möchte er die Schönheit der Insel betonen. Das die Insel umgebende Meer empfinde er aber zu dunkel, was ihn unzufrieden mache. Nach einem anfänglichen Gefühl von Isolation kann er sein Bedürfnis nach Kontaktaufnahme über das blaue Wasser oder Meer mit einem Mitpatienten seiner Station im Bild links oben realisieren. Dieser bestätigt in der gemeinsamen Besprechung, sich darüber gefreut und ebenfalls Kontakt gewünscht zu haben. Die Aufsicht von oben auf die Insel symbolisiert bei diesem Patienten, der eine schwere Borderline-Psychose mit Suizidversuch hinter sich hatte, seine narzisstische Abgehobenheit wie auch seine soziale Isolation. Seine Insel ähnelt etwas einer Baumkrone, deren Baumstamm im Boden verankert ist, so dass er sich hier motivisch in die Gruppe integriert. Nachdem er zunächst nonverbal-gestalterisch eine Verbindung zu den anderen hergestellt, kann er dies in der Nachbesprechung auch kommunizieren.

Ein anderer junger Mann war mit der Platzverteilung am unzufriedensten. Er malt den kleinen Baum ganz links unten, verwendet dabei aber ein recht lebendiges Grün. Sein Versuch einer Kontaktaufnahme über Strand und Meer nach rechts zur Patientin in der Mitte gelingt ihm nicht so recht, da diese sehr auf ihre eigene Gestaltung konzentriert ist. Die mit einer doppelten Linie umgebene Baumkrone macht sein Abgrenzungsbedürfnis den anderen gegenüber deutlich. Auch wenn dieser Patient raummäßig zu kurz gekommen ist, kann man hier nicht wirklich von einer Omega-Position sprechen. Die Alpha-Position durch die Gestaltung des schönsten Bildes muss nicht unbedingt eine solche konstellieren, wie dies der Verlauf dieser Gruppe aufzeigt. Die Identifikation mit der Gruppe über das gemeinsame Gestalten, vor allem wenn das schönste Bild in der Gruppe ein Identifikations- bzw. Partizipationsangebot für alle darstellt, scheint eine wirksame Barriere gegen destruktive Gruppenprozesse zu bilden.

Mit meiner Intervention in der Nachbesprechung kann die anfänglich entstandene Isolierung und Frustration aufgefangen werden, indem ich die auf der gestalterischen Ebene, teils unbewusst stattfindenden Kontakte hervorhebe. Hier beruht das therapeutische Vorgehen wiederum auf einer dialogischen Positivierung, was die Gruppe anregte, Berührungspunkte untereinander zu suchen, und Phantasien zuzulassen, wie die Gruppe anders hätte verlaufen können. Eine Gemeinsamkeit tritt auch in der Symbolik zu Tage, da alle eine reiche Vegetation gestalten, sogar die Insel auf der linken Bildseite hat die Form eines Baumes, so dass sich hier in der Wachstumssymbolik erneut der Gefäßcharakter des Mutterarchetyps in der Gruppe manifestiert.

3. Verlauf Peter: Außenseiterposition und Integrationsversuche in der Gestaltungstherapiegruppe

Der 31-jährige Peter leidet seit über 10 Jahren an einer schizophrenen Psychose mit ausgeprägter affektiver Symptomatik, weshalb differenzialdiagnostisch auch eine schizo-affektive Psychose in Erwägung gezogen wurde. Er hatte schon sieben stationäre Aufenthalte von meist recht kurzer Dauer hinter sich. Bei der jetzigen Aufnahme zeigte er eine maniforme Symptomatik mit Antriebssteigerung, stark schwankender, gereizter Stimmungslage, inkohärenten, teils beschleunigten Gedankengang und Größenideen paranoiden Charakters, die sich um seine außergewöhnliche künstlerische Begabung drehten. Zudem waren koenästhetische Halluzinationen vorhanden. Die Gestaltungstherapie beginnt nach zwei Monaten stationärer Behandlung, als diese Symptome schon weitgehend abgeklungen waren. Peter hatte zuvor in der Beschäftigungstherapie viele Bilder gemalt, meistens Abendstimmungen mit Sonnenuntergängen, welche die Räume von Station wie Beschäftigungstherapie unübersehbar dekorierten. Diese Bilder ließen durchaus ein kreatives Potenzial erkennen, was er als Bestätigung seiner Größenvorstellung auslegte, ein verkannter Künstler zu sein. Damit geriet er in Konflikt mit seiner Umgebung. Peters stationäre Behandlung führte zu keiner eindeutigen klinischen Besserung, was auch die Konstellation des Mutterarchetyps bildnerisch deutlich macht. Ich kenne Peters Verlauf durch die Supervision der Gestaltungstherapeutin, er veranschaulicht auch gruppendynamische Vorgänge sehr schön, besonders die Bemühungen der Gruppe, ihn als Außenseiter zu integrieren.

Das Thema der ersten Gruppe ist das Märchen „Hänsel und Gretel." Peter malt die Hexe mit einem blauen Vogel und einer Fledermaus. Bei der Betrachtung seines Bildes steigen panikartige Ängste in ihm auf, so dass er das Bild auf Vorschlag eines Mitpatienten übermalt. In der Nachbesprechung gibt er als Grund dafür eine Mitpatientin von seiner Station an, deren Anwesenheit ihn belaste, da beide eine flüchtige Liebesbeziehung miteinander hatten. Peter kann mit dem Märchen nur eine instabile, ambivalente Identifikation herstellen, wie dies die Vernichtung seines Bildes aufzeigt. Die Angst machende Hexe lässt sich nach Neumanns Schema III (siehe Kapitel V. 3.) dem unteren negativen Pol des Mutterarchetyps zuordnen. Sie repräsentiert als alte Hexe den negativen Elementarcharakter, als junge Hexe dagegen den negativen Wandlungscharakter. Für Peter hat das Bild der alten Hexe durch das Märchen, das der jungen Hexe wahrscheinlich durch die missglückte Beziehung zur Mitpatientin eine Aktualisierung erfahren.

Eine Woche später gestaltet Peter zum Thema „Fantasielandschaft" (Bild 93) eine weihnachtliche Stimmung mit dem Weihnachtsbaum in der Mitte, rechts einen Apfel und links zwei weitere Bäume. Seine anfängliche Unruhe in dieser Gruppe will er im Himmel zum Ausdruck bringen, den er als stürmisch erlebt. Im Laufe der Gestaltungsphase wird er zunehmend ruhiger und wirkt nach Beendigung des Bildes relativ ausgeglichen. In der Nachbesprechung äußert er seine Freude über Weihnachten, das er immer bei seiner Mutter feiern würde. In diesem schon zwei Monate vor Weihnachten entstandenen Bild und in der verfrühten subeuphorischen Weihnachtsstimmung, die von der Gruppe überhaupt nicht geteilt wurde, wirkt das Bild aufgesetzt. Peter versucht das innere Bild der guten Mutter heraufzubeschwören, geht damit aber seiner Ambivalenz der realen Mutter gegenüber aus dem Weg. Immerhin gelingt es ihm, durch die Gestaltung dieses ästhetisch durchaus ansprechenden Bildes die Gruppe ohne größere Ängste durchzustehen.

Thema der nächsten Gruppensitzung ist „Ich-Du-Wir." „Ich" (Bild 94) besteht aus einem Weihnachtsbaum rechts, einen blühenden Baum in der Mitte und Peter selbst auf der linken Seite. Erneut spricht er von Weihnachten bei seiner Mutter, verbindet jetzt aber mit dem blühenden Baum den Wunsch, Weihnachten im Süden zu verbringen. Beim „Du" (Bild 95) übermalt er immer wieder seine Versuche, eine menschliche Figur zu zeichnen. Dabei erlebt er Trauer über das Scheitern seiner Beziehung zur Mitpatientin. Sehr aufschlussreich ist das Bild „Wir" (Bild 96), das eine Vogelschar darstellt, die in den Süden zieht. Hier bringt Peter sein Gefühl als Außenseiter in der Gruppe deutlich zum Ausdruck. Er identifiziert sich mit dem Vogel im Bild rechts unten, der als einziger nicht fliegen, d. h. sich nicht vom Boden erheben kann. Boden bzw. die Erde symbolisieren in diesem Kontext den negativen, festhaltenden Elementarcharakter des Weiblichen, der Peter seine Ablösungsversuche von der Mutter unmöglich macht.

Das Motiv des Aufstieges bzw. Aufsteigens von der Erde in die Luft repräsentiert auch das väterlich-geistige Prinzip und kann sich hier nicht entfalten. Der instinktive Zug der Vögel im Herbst in den Süden symbolisiert das (Ur-)Bild einer Gruppe oder sozialen Gemeinschaft, in dem männliche, Autonomie fördernde wie weibliche, schützende Elemente gleichermaßen vorhanden sind, und welches den negativen Mutterarchetyp kompensieren soll. Peter fühlt sich aber davon ausgeschlossen, er ist, metaphorisch gesprochen, nicht in der Lage, mit der Vogelschar gemeinsam in den Süden zu ziehen, um weit weg von seiner Mutter Weihnachten zu feiern.

Die Vorstellung, sich nicht vom Boden erheben zu können, ist die polare Entsprechung zu Peters maniformer Abgehobenheit und Verstiegenheit. Das gleiche symbolische Motiv hat sich auch bei Ruth in Bild 32 manifestiert (siehe Kapitel V. 5. a.). Der mütterliche Boden, die Erde hat allerdings nicht nur negativen, festhaltenden Charakter, sondern beinhaltet auch eine Erdung, die coagulatio, die auch Peter dringend notwendig hat, um nach der Abgehobenheit in einer psychotischen Phantasiewelt wieder festen Boden unter die Füße zu bekommen. Lebensgeschichtlich enthält diese durchaus ein Selbstheilungspotenzial, sich vom negativen, mütterlich-festhaltenden Boden bzw. Elementarcharakter zu befreien. Da sich aber Peters Phantasiewelten verselbständigen, ist es ihm unmöglich, sich in eine Gruppe bzw. Gemeinschaft zu integrieren. Er provoziert dann bei der Gruppe ablehnende Reaktionen, und sein negatives Mutterbild inszeniert sich erneut.

Die nächsten beiden Gruppensitzungen zum Thema „Wir gestalten gemeinsam ein Dorf aus Ton" machen die Schwierigkeiten mit manischen Patienten in der Gruppe anschaulich wie auch die Bemühungen der Gruppe im Umgehen mit Außenseiterpositionen. Die erste Sitzung (Bild 97) ist vom dominierenden und miteinander konkurrierenden Verhalten zweier junger manischer Frauen geprägt. Die eine überflutet sofort ihre Mitpatienten mit einem gesteigerten Redefluss, gestalterisch realisiert sie links von der Bildmitte einen Park mit Bäumen und orchideenartigen Blüten.

Die andere junge Frau trägt stellvertretend für die Gruppe den Konflikt mit ihrer Mitpatientin aus und stellt unter deren Parkanlage eine Burg (im Bild links unten), mit der sie Urlaubserinnerungen an Dubrovnik verbindet. Schon bei der Platzverteilung kommt es zwischen beiden zu Spannungen, die sich weiter zuspitzen, als die eine Patientin in ihrer Burg einen Baum aufstellt, der Ähnlichkeit mit den Bäumen ihrer Mitpatientin hat und ihr von dieser den Vorwurf des Plagiats einhandelt.

Die übrigen Gruppenteilnehmer halten sich aus diesem Konflikt heraus und vermeiden den Kontakt zu den beiden manischen Frauen, wie dies der leere Platz in der Bildmitte und rechts unten deutlich macht. Jeder gestaltet mehr oder weniger vom anderen isoliert für sich selbst ein einzelnes Motiv. Die zuerst vorgestellte Patientin sucht dann den Kontakt auf eine eher provokante und distanzlose Art, indem sie eine stillende Frau zu den Figuren der anderen Teilnehmer setzt (im Bild zwischen den beiden Bäumen unterhalb von Kirche und Haus). Unbewusst kommt damit aber ein zentrales psychodynamisches Problem ihrer Erkrankung zum Ausdruck, da der Ausbruch ihrer Psychose nach einem Schwangerschaftsabbruch erfolgte.

Peter fühlt sich von diesem Konflikt am meisten beeinträchtigt, was nicht wundert, da die beiden Frauen durch ihr besitzergreifendes, verschlingendes Verhalten sein negatives Mutterbild aktivieren. Zu seinen missglückten Gestaltungsversuchen meint er resigniert, dass nur ein Haufen Trümmer übrig geblieben sei (im Bild links oben). Andere Gruppenmitglieder machen aber daraus eine Müllkippe und assoziieren dazu eine Recyclinganlage, womit der Müll dem Dorf wieder nützlich gemacht werde. Durch diesen kreativen symbolischen Akt, Peters Trümmer durch eine Recyclinganlage der Gemeinschaft zuzuführen, wird dieser wieder in die Gruppe integriert.

In der nächsten Sitzung wurde auf Wunsch der Gruppe das gleiche Thema fortgesetzt (Bild 98). Dieses Mal können die beiden manischen Patientinnen ihre Vorstellungen miteinander koordinieren und sich besser in die Gruppe einbringen. Sie machen den Vorschlag, eine Eisenbahn zu bauen, um damit Verbindungen untereinander herzustellen. Dies erlebt die Gruppe jetzt als sinnvolle Aktivität, die leeren Räume des ersten Gruppenbildes füllen sich und es entsteht ein einheitlich wirkendes, organisch gewachsenes Dorf. Das manisch-expansive grenzüberschreitende Verhalten erfährt so im Kontext der Gruppe eine Strukturierung und wird in eine gruppensyntone Tätigkeit transformiert. Auch Peter kann sich in dieser entspannten Gruppenatmosphäre besser einbringen und beteiligt sich am Bau einer Mauer, die um das Dorf herum angelegt wird. Für diese finden seine Trümmer Verwendung, die auf diesem zweiten Gruppenbild nicht mehr vorhanden sind.

Peters Integrationsprozess hält aber nicht lange an. Schon in der nächsten Gruppensitzung zum Thema „Wir gestalten eine Insel“ wird er wegen seines gereizten Verhaltens von der Insel verbannt. Die Geduld der Gruppe war an eine Grenze gekommen. Seine Aggressionen darüber bringt Peter im rot gemalten Meer vor der Insel zum Ausdruck, wozu er Feuer assoziiert. Auch in der folgenden Gruppe mit dem Thema „Jeder wählt eine bestimmte Farbe“ (Bild 99) verhält sich Peter zunächst aggressiv und knüpft durch die Auswahl der Farbe Rot im negativen Sinn an die letzte Gruppe an. Er verteilt anfänglich wahllos rote Striche auf dem leeren Papier und engt den gestalterischen Raum für die anderen erheblich ein. Die Mitpatientin mit manischer Erkrankung übermalt diese mit Blau, aus dem später der Himmel entsteht. Auch dieser nimmt auf dem Bild sehr viel Platz ein. Hier wird erneut die Problematik einer zu großen Dominanz von manischen Patienten in Gruppen deutlich. Denn auch die andere manische Patientin, die Grün gewählt hat, versucht durch ihr expansives gestalterisches Verhalten von unten her den Raum für die anderen Gruppenmitglieder zu beschneiden. Nur die Patientin mit der Farbe Braun kann sich dagegen abgrenzen und zieht sich in einen Berg mit einem höhlenartigen Eisenbahntunnel zurück (rechts unten im Bild). Dabei gibt ihr die Eisenbahn die Möglichkeit, sich imaginativ aus diesem konfliktbeladenen Szenario zu entfernen. Allmählich gelingt es der Gruppe doch noch, mit Hilfe der Blumen und der Sonne ein relativ einheitliches, die Gruppenganzheit repräsentierendes Bild entstehen zu lassen. Auch Peter bringt sich dann konstruktiv in die Gruppe ein und steuert die roten Blüten bei. Erneut integriert er sich aus der Außenseiterposition in die Gruppe.

Eine Woche später macht Peter bei der Gestaltung des Märchens „Schneewittchen“ (Bild 100) einen relativ ruhigen und gelösten Eindruck. Er malt den Apfel mit der guten und der bösen (giftigen)Seite, wobei er den Trennungsstrich zwischen Gut und Böse etwas nach rechts verschiebt, um damit das Überwiegen der guten Seite zu unterstreichen. Diese malt er in den Farben eines Sonnenuntergangs, wie er dazu bemerkt. Der Apfel als zunächst typisches weibliches Symbol im positiven Sinn verkörpert hier im Märchen durch seine vergiftete Seite das ambivalente Mutterbild, welches in der Stiefmutter, der sich Schneewittchen nicht entziehen kann, zusätzlich akzentuiert wird. Peter will diesem durch sein Lieblingsmotiv, einen Sonnenuntergang, etwas entgegensetzen. Diesmal gelingt es ihm, zum Märchen eine stabile Identifikation aufzubauen.

In der abschließenden Gruppe soll jeder seine eigene Person auf einem großen Papier darstellen, auf dem zuvor Mitpatienten die Körperumrisse aufzeichneten. Peters Selbstdarstellung wirkt auf die Gruppe wiederum aggressiv, dabei kommt auch zur Sprache, dass einige ihn in seinem ganzen Verhalten als destruktiv erlebt haben. Peter versucht dies zu verharmlosen, kann aber zugestehen, dass es auch auf der Station die gleichen Probleme gegeben habe. Andere empfinden seinen Gesichtsausdruck im Bild traurig und niedergeschlagen. Dieses Gefühl kann er mehr an sich heranlassen als die Konfrontation mit seiner Aggressivität.

Einige Wochen später wurde Peter auf eigenen Wunsch entlassen. Erneut konnten dringend notwendige soziale und berufliche Wiedereingliederungsmaßnahmen nicht durchgeführt werden. In der Gestaltungstherapie zeigte er Ansätze, sein Verhalten in der Gruppe und seine Wirkung auf andere in Frage zu stellen. Zuletzt konnte er in der Abschlussgruppe Kritik deutlich besser aushalten. Gemeinsame Gruppenaktivitäten verunsicherten ihn, während er bei individuellen Gestaltungen meist ruhiger und konzentrierter arbeitete.

In Peters Bilderserie lässt sich keine eindeutige Verschiebung in der Symbolik des Mutterarchetyps zum positiven Wandlungscharakter hin feststellen. Der positive Mutterarchetyp wird im Überwiegen der guten Seite des Apfels nur angedeutet, es fehlen Symbole eines tiefer gehenden Wandlungsprozesses oder des Selbst, z. B. Mandalafiguren. Peter kann seiner Größenvorstellung, ein begabter Künstler zu sein, keine realistische Form geben. Er löst sich immer wieder uroborisch in der vermeintlich positiven Seite des Mutterbildes auf, indem er in einer Art Wiederholungszwang Bilder mit stimmungsvollen Abendlandschaften malt, die den positiven weiblichen Elementarcharakter heraufbeschwören. Indem er versucht, darauf seine künstlerische Wunschidentität aufzubauen, löst er sich nicht von der Mutter ab, sondern verschmilzt mit ihr im Sinne des uroborischen Inzests. Dadurch werden Inflation und Größenideen weiter genährt und Konflikte mit der Umwelt heraufbeschworen. Trotz der erstaunlichen Bemühungen der Gruppe, ihn als Außenseiter zu integrieren, emergiert kein positives Urbild von der Gruppe wie in anderen Verläufen. So verdeutlicht die Bilderserie aus ihrer symbolischen, psycho- und gruppendynamischen Sichtweise, warum sich bei Peter keine wesentliche klinisch Veränderung einstellen konnte.

4. Verlauf Rüdiger: Die Integration eines Außenseiters

Ich möchte nun den bildnerischen Verlauf des 26-jährigen Rüdiger vorstellen, den ich durch die Supervision kennenlernte. Rüdiger litt an einer paranoid-halluzinatorischen Schizophrenie, welche sich erstmals mit 19 Jahren in Form von Depersonalisationserlebnissen und Aggressionen der Mutter gegenüber manifestierte. Es erfolgten mehrere, teils längere stationäre Behandlungen, wobei sich Rüdiger, der ein begabter Klavierspieler ist, beim vorletzten Aufenthalt auf die Aufnahmeprüfung für das Musikstudium vorbereitete. Als er diese nicht schaffte, dekompensierte er und musste erneut stationär aufgenommen werden.

Die Bilderserie aus der Gestaltungstherapie setzt etwa ein halbes Jahr danach ein. Rüdiger galt damals auf seiner Station als äußerst schwierig, da er das Scheitern seiner künstlerischen Ambitionen nicht annehmen konnte und sich weiter in der Vorstellung gefiel, ein hochbegabter Künstler zu sein. Dadurch geriet er immer mehr in Konflikt mit seiner Umgebung, was den psychotischen Rückzug und das verzweifelte Festhalten an der Größenvorstellung einer künstlerischen Superexistenz verstärkte. Die Gestaltungstherapie, an der Rüdiger fast 10 Monate teilnahm, war ein letzter Behandlungsversuch, ihn aus seiner psychotischen Abwehrhaltung herauszulocken.

Das erste Bild 101 gestaltet Rüdiger zum Thema „Selbstdarstellung." Die bizarren, durcheinander gehenden, rätselhaften Zeichen sollen nach seinen Äußerungen chinesische Schriftzeichen sein. Rüdiger gibt sich der Gruppe gegenüber als Musikstudent aus Hongkong aus, ist in seinem Verhalten aggressiv, gespannt und wenig kommunikativ, und zeigt kaum Ansätze einer Kontaktaufnahme. Im Bild sind zwei Zeichen in einem auffallend großzügigen Gestus gezeichnet, während den kleineren Zeichen aus einer laienhaften Perspektive eine gewisse Ähnlichkeit mit chinesischen Ideogrammen nicht ganz abzusprechen ist. Der aufgesetzt wirkende, großzügige darstellerische Gestus steht in starken Kontrast zu der Fragmentiertheit des Bildes und seinen Auflösungstendenzen.

Fast das ganze Bild ist in Schwarz gehalten und repräsentiert die alchemistische nigredo und solutio, Prozesse von Auflösung und seelischem Tod, wie dies Rüdiger nach dem Scheitern seiner künstlerischen Ambitionen auch real erlebt haben wird. Das Bild ist so Ausdruck des negativen weiblichen Elementarcharakters wie auch seiner gespaltenen Identität, seine psychotische Superexistenz als exotischer Künstler aus Hongkong steht in schroffen Kontrast zum Scheitern bei der Aufnahmeprüfung für das Musikstudium. Am unteren Bildrand fallen Wortbildungen wie „Sinematic", ein Neologismus, oder „Harm"(onie?) auf. Schon in der Verwendung der abendländischen Schrift könnte man eine gewisse unbewusste Ordnungstendenz sehen, sich wieder auf den eigenen vertrauten Kulturbereich zu beziehen. Die Wortneuschöpfung Sinematic wäre in diesem Sinne eine Verdichtung von Sinologie und z. B. Mathematik und würde eine weitere ordnende Tendenz erkennen lassen, ebenso die Andeutung des Wortes Harmonie. Unbewusst enthält Rüdigers Bild damit auch eine sinngebende Tendenz, dass in diese fragmentierten Zeichen nach systematischen Gesichtspunkten Ordnung und Harmonie gebracht werden müssten. In seiner psychotischen Superexistenz verleugnet er aber sein Scheitern und seine Krankheit, wird deshalb in der Gruppe nicht richtig ernst genommen, kommt in die Außenseiterposition und erlebt so die Gruppe als auflösend.

Zweieinhalb Monate später sollen die Gruppenteilnehmer ihre Stimmung in der Gruppe wiedergeben (Bild 102, dieses Bild wurde in Zusammenhang mit dem Gefäßcharakter der Gruppe in Kapitel V. 4. schon ausführlich besprochen). Rüdiger zeichnet sich auf einem Floß sitzend, wobei er betont, dass er dies selbst steuern könne. Er assoziiert dazu den Kriegsfilm „Das Boot“, womit er die in den früheren Gruppen aufgetretenen Spannungen andeuten will. In der schwarzen Überschrift des Bildes „Lohn der Angst“ ist bezeichnenderweise gerade das Wort Angst abgeschnitten. Man könnte darin eine gewisse Tendenz zur randvollen Überladung durch die Schrift feststellen. Entscheidend ist jetzt aber, dass sich die bizarren „Schriftzeichen“ von Bild 101 zu kommunizierbaren Buchstaben bzw. Worten strukturiert haben und das Bild insgesamt, formal wie inhaltlich, eine ordnende Tendenz erkennen lässt. Rüdiger ist jetzt auch besser in die Gruppe integriert. Die Darstellung seiner eigenen Person wirkt noch etwas deformiert und weist Geometrisierungstendenzen auf.

Solche formalen Kriterien wie randvolle Überladung, Deformierung und Geometrisierung entsprechen nach Rennert (1966) den Merkmalen schizophrener Malerei. Rüdiger sitzt mit angezogenen Beinen wie in Embryostellung auf dem Boot, die Gesichtszüge wie auch der Rumpf fehlen. Diese kopffüßlerartige Selbstdarstellung ist ein weiterer Hinweis auf eine psychotische Fragmentierung. Das Wasser hat mütterliche Bedeutung im Sinne von Auflösung wie von Schutz, was oben bereits genauer ausgeführt wurde. In Rüdigers zeichnerischer Darstellung des Wassers lässt sich ebenfalls eine gewisse Ordnungstendenz erkennen. Auffallend sind dabei die grünen, schlangenartig wirkenden Wellenlinien, welche die eher gleichförmig gezeichnete blaue Wasseroberfläche überlagern. Grün kann man hier als Farbe der Belebung und Erneuerung auffassen, das Schlangenförmige dieser Wellen weist auch auf die Gefahr hin, wie sie schon die Assoziation des Kriegsfilms aufzeigt. Hier kommt Rüdigers Ambivalenz der Gruppe gegenüber symbolisch zum Ausdruck, die er gleichzeitig belebend und gefährlich erfährt. Im Floß hat er sich einen vorerst sicheren Bezugspunkt geschaffen, welches das Untergehen des Ich in den Strudeln der Gruppendynamik verhindert, ihn aber zu Ohnmacht und Passivität zwingt. Die Ohnmacht repräsentiert hier die Kehrseite der psychotischen Superexistenz und wird von Rüdiger ausgeblendet, wenn er betont, dass er das Floß steuern könne, obwohl bildnerisch dafür keinerlei Anhaltspunkt z. B. in Form eines Ruders oder Steuers zu finden ist. Unbewusst sieht er aber einen Sinn darin, auf dem Floß auszuharren und sich diesen Gefahren in der Gruppe auszusetzen, sich von ihrem Strom sozusagen tragen zu lassen, wie dies die Überschrift seines Bildes „Lohn der Angst" bestätigt.

Zwei Wochen später zeichnet Rüdiger zum Thema „Gegenseitige Vorstellung" ein sehr negatives Bild von seinem Mitpatienten (Bild 103), auf dem er dessen zwanghafte Wesenszüge hervorhebt. Ähnlich wie in seiner Selbstdarstellung auf dem Floß verwendet er leicht geometrisierende und deformierende Ausdrucksformen. Damit projiziert er eine abgespaltene Seite von sich selbst, seine eigene Hilflosigkeit auf den anderen, um sich dann darüber lustig machen zu können. Hier liegt zunächst der typische Fall einer projektiven Identifizierung vor. Im Verlauf der Gruppe entsteht aber zwischen Rüdiger und seinem Mitpatienten eine tiefere mitmenschliche Verbindung. Denn der andere Gruppenteilnehmer reagiert erstaunlicherweise recht positiv auf Rüdigers abwertendes Bild, was letzteren wiederum so überrascht, dass er ihm am Ende der Gruppe sein Bild schenkt. Über die Wiedergabe seiner eigenen Person (nicht abgebildet) ist Rüdiger entsetzt. Er erlebt sich wie ein Häftling, freut sich aber, dass seine Kreativität durch einen Tempel und Musikinstrumente zum Ausdruck gebracht wird. Rüdiger sieht sich hier in seinen positiven wie negativen, gerade auch aggressiven Seiten auf eine Art gespiegelt und angenommen, die ihm hilft, sich damit selbst auseinanderzusetzen. Damit gelingt es ihm, einen Zugang zum anderen herzustellen und pathologische Abwehrmechanismen zu überwinden.

Das Thema einer Gemeinschaftsarbeit etwa einen Monat später lautet „Wir alle auf einer Insel“ (Bild 104). Rüdiger befindet sich in seinem Boot weit weg von der Insel („Island“ im Bild) und damit von der Gruppe. Seine Freiheit unterstreicht er durch die Aufschrift „Free“ auf der Fahne des Bootes. Er betont aber, dass er ein Fernglas besitze, um Insel und Gruppe zu betrachten. Dieses platziert er im Bild einer Mitpatientin (im Bild nicht sichtbar), für die er Interesse empfindet. Seine erotischen Gefühle symbolisiert er durch einen Apfel und eine Banane, die farblich wie inhaltlich-symbolisch die männlich-weibliche Polarität wiedergeben. Rüdiger bestimmt der Gruppe gegenüber Abstand und Annäherung selbst, will unabhängig sein und sich frei bewegen können, nimmt aber aus der Entfernung heraus zaghaft Kontakte auf und äußert seine Gefühle symbolisch.

Im Vergleich zum Floß auf Bild 102 und dessen symbolisch-metaphorische Bedeutung für Rüdigers Erleben des Gruppengeschehens hat sich jetzt gestalterisch ein Wandel vollzogen. Das Boot repräsentiert aufgrund seiner runden Form und der Betonung der Holzmaserung sehr viel mehr den Gefäßcharakter der Gruppe als das Floß. Die Kanten des Bootes sind mit grüner Farbe nachgezeichnet, womit erneut der belebende Aspekt der Gruppe hervorgehoben wird. Auf die früher mit der Gruppe verbundenen Ängste und Gefahren sind in diesem Bild keine Hinweise mehr zu finden. Rüdiger hat jetzt das Gefäß der Gruppe, wie es das Boot symbolisiert, weitgehend verinnerlicht und fühlt sich in der Gruppe sicherer. Mit dem Ruder kann er das Boot navigieren, was mit dem Floß nicht möglich war, und sich in der Gruppe aktiv bewegen, um damit Nähe bzw. Distanz zu den anderen selbst zu bestimmen. Dieses Gefühl von Freiheit und Unabhängigkeit unterstreicht auch die Aufschrift „Free.“ Auf die Insel, wie sie das Gruppenthema impliziert, auf der sich eigentlich alle Gruppenteilnehmer befinden sollten, und die auch z. B. Rüdigers Boot als Anlegestelle dienen könnte, wird aber nur „schriftlich“, nicht bildlich hingewiesen.

In den folgenden vier Bildern (105 bis 108), die in den nächsten beiden Monaten entstanden, steht weiterhin Rüdigers Erleben der Gruppe im Mittelpunkt. In Bild 105, das zu ruhiger Pop-Musik gemalt wurde, stellt er sich selbst als eine Kreisfigur mit grünem Kreuz im Zentrum dar, das von einem violetten inneren und schwarz(-rot)en äußeren Ring umgeben ist. Rüdiger bemerkt weiter, dass die Eindellung rechts oben das Gefühl der Bedrängnis durch seine Nachbarn wiedergebe, die den schwarzen Ring auflockernde rote Farbe links dagegen seine Öffnung nach außen. Interessant ist hier die bildnerisch-symbolische Darstellung des Kontakts zu den anderen, der auf der gestalterischen Ebene nicht direkt stattfindet, in der Eindellung und der Farbe Rot aber angedeutet ist. Eine grüne, mit etwas Schwarz vermischte Farbfläche erzeugt sozusagen Druck auf Rüdigers runde Figur und verbiegt diese etwas. Er erlebt dies negativ als Bedrängnis durch seinen Mitpatienten, nimmt aber dessen Farbe Grün zur Darstellung des Kreuzes in seinem eigenen Zentrum. Unbewusst findet hier gestalterisch durchaus ein positiver Austausch mit dem anderen statt, vor allem wenn man sich die wichtige Bedeutung der Farbe Grün in Rüdigers vorgehenden Bildern vergegenwärtigt. Damit ist die Eindellung auch ein Zeichen von Biegsamkeit bzw. Flexibilität, sich mit anderen abstimmen zu können.

An sich imponiert die kräftige schwarze Umrandung eher als ein Schutz gebender kräftiger Ring bzw. Schutzwall anderen gegenüber und bildet auch den positiven Gegenpol zu Rüdigers Auflösungstendenzen, wie sie chaotischen schwarzen Schriftzeichen in Bild 101 wiedergeben. Die Gefahr eines auflösenden Sogs wird noch in der Symbolik der Farbe Schwarz (nigredo) sichtbar, aber eher im Sinne eines „Stirb und Werde." Dazu passt die Farbe Rot mit ihrer erotischen Komponente, da es als naheliegend erscheint, dass sich Rüdigers Öffnung auf jene Mitpatientin bezieht, für die er schon in der Gruppe davor Interesse entwickelt hat. Die damit einhergehenden Ängste werden durch das grüne Kreuz im Zentrum der Kreisfigur kompensiert, welches von der Eindellung nicht tangiert ist. Interessant ist auch die Symbolik der violetten Farbe des inneren Rings. Im Violett mischen sich Blau und Rot. „Es versucht gleichsam den Gegensatz zwischen Rot als Ausdruck impulsiven Eroberns und Blau als Ausdruck zärtlicher Hingabe zu verschmelzen: So ist Violett Ausdruck für Identifikation, für Einfühlung ja Eins-Fühlung im Sinne einer participation mystique." (Riedel 1983, S. 135). Rüdigers Orientierungs- und Strukturierungsprozesse gehen mit der Emergierung eines klassisches Mandala- bzw. Selbstsymbols einher, wie es sich in Kreis mit Kreuz manifestiert, welches die zunehmende Verinnerlichung seiner in der Gruppe gemachten Beziehungserfahrungen und die Neustrukturierung seiner Persönlichkeit repräsentiert. Dieser Prozess einer von der Erfahrung des Selbst in Gruppe ausgehenden Ich-Strukturierung setzt sich in den Bilder 106 bis 108 weiter fort, wobei das Symbol des Selbst zur archetypischen Erfahrung der Gruppe als Urbild des Mütterlichen korrespondiert, wie sich dies schon in Bild 105 manifestierte. Hier stellt sich die Frage, wie die positive Erfahrung des Mütterlichen in der Gestaltungstherapiegruppe die Ich-Selbst-Achse neu konstituieren kann, indem das Selbst des psychotisch Kranken in der Gruppe eine Exteriorisierung und damit eine neue positive Konfiguration erfährt. Das mütterliche Urbild würde dann auch das Gruppenselbst repräsentieren. In einem Exkurs soll zunächst auf Erich Neumanns Konzeption einer Ich-Selbst-Achse näher eingegangen werden.

Exkurs zur Veränderung der Ich-Selbst-Achse (Neumann) in der Gruppe und zum Gruppenselbst

„In der Dual-Union der Urbeziehung, in welcher noch keine innerpsychische Gegensatzspannung zwischen Ich und Selbst vorhanden ist, wird die Entwicklung der späteren Ich-Selbst-Achse der Psyche und ihr Mit- und Gegeneinander von Ich und Selbst durch die Beziehung zwischen der Mutter als Selbst und dem Kind als Ich vorbereitet. Dabei steht die Zusammengeschlossenheit von Mutter und Kind, Selbst und Ich unter der Konstellation des Aufeinanderbezogen- und Angewiesenseins, d. h. unter der Herrschaft des Eros.“ (Neumann 1980a, S. 18).

Neumann unterscheidet in der Urbeziehung zwei Manifestationsbereiche des Selbst, das Körperselbst und das in der Mutter exteriorisierte Bezogenheitsselbst. Mit fortschreitender Entwicklung des Kindes wandert das Bezogenheitsselbst wieder in das Kind zurück und schließt sich mit dem Körperselbst zum Ganzheitsselbst zusammen. Dies geht mit einer partiellen Auflösung der participation mystique einher, das Kind erlebt sich allmählich als von der Außenwelt getrennt, entwickelt aber gleichzeitig die Fähigkeit, zu dieser eine Beziehung aufzunehmen. „Das Kind ist jetzt nicht nur wieder

‚es selbst', sondern dieses ‚es selbst' manifestiert sich gleichzeitig als ein Ich-Du nach innen ebenso wie nach außen. Von jetzt an erscheint als ‚inneres' Grundphänomen der Psyche die Ich-Selbst-Achse, die Beziehung des Ich zum Selbst, während nach außen die Ich-Du-, Subjekt-Objekt-Trennung ebenso als Beziehung zum Du wie als Beziehung zur Welt als einem Gegenüber sichtbar wird." (ebd. S. 20) Mit der Bildung des Ganzheitsselbst bekommen Ich und Bewusstsein eine gewisse Kontinuität. Damit kann sich am Ende der Urbeziehung die Ich-Selbst-Achse als Funktion der Zentroversion entfalten, indem sich das Ganzheitsselbst im Ich filialisiert, welches die Interessen des Selbst nach Innen wie nach Außen vertritt. Voraussetzung für diesen fundamentalen seelischen Entwicklungsprozess des Kleinkindes ist eine nicht gestörte Urbeziehung.

„Die normale, durch die Sicherheitssituation der Urbeziehung garantierte Entwicklung des Kindes gipfelt in der Bildung des integralen Ich. Dieses ist in der Identitätsbeziehung zur guten Mutter entstanden und mit der Fähigkeit ausgestattet, die negativen Erfahrungen relativ zu verarbeiten oder abzureagieren und wird allmählich zum Ich-Pol der Ich-Selbst-Achse, in der das Selbst den tragenden Wurzelgrund der eigenen Psyche darstellt." (ebd. S. 61/62)

Eine gestörte Urbeziehung, bei der das Ich nicht richtig im Selbst verankert ist und deshalb den destruktiven Seiten des Unbewussten zu wenig entgegensetzen kann, führt zur Bildung eines Not-Ich und ist nach Neumann eine wesentliche Voraussetzung für eine schizophrene Psychose. Diese führt zu einer Auflösung des einheitlichen Weltzusammenhangs, was oft als Weltuntergang gedeutet wird, und zu einer „Regression zur Welt der furchtbaren Mutter […]. Diese Desintegration der Welt und der Persönlichkeit durch die Umkehrung des Eros-Prinzips steht im Gegensatz zur natürlichen Entwicklung der kindlichen Persönlichkeit, in welcher das Eros-Prinzip als Übergewicht der ‚guten' über die furchtbare Mutter, als Integration aller der Zusammenhänge erscheint, die zwischen dem Kind als Ich und dem Du als Körper, Selbst, Mitmensch und Welt spielen." (ebd.)

In der psychotischen Regression wird die participation mystique der Urbeziehung wieder lebendig. Diese „partielle Verbundenheit zwischen dem Kind und den Eltern, besonders aber der Mutter […] äußert sich zum Beispiel darin, dass ein Angstzustand der Mutter sich dem Kinde mitteilt, ohne dass eine direkte oder indirekte Verbindung zwischen beiden stattfindet." (ebd. S. 24) Dies erklärt eine „Anzahl sonst unverständlicher Phänomene, die von an Schizophrenie erkrankten Patienten berichtet worden sind. Wenn es sich [...] bei bestimmten Formen der Schizophrenie um eine Regression in die Phase der Urbeziehung handelt, dann erklärt sich so auch, dass Schizophrene in Erregungszuständen an den inneren Konflikten der Umwelt teilnehmen, dass sie, wie allgemein berichtet wird, eine besondere Wahrnehmung des Unbewussten des Therapeuten haben, und dass sie oft besser als Normale im Stande sind, bei ihren Mitkranken das Unbewusste und seine Symbolik zu verstehen. Das vereinzelte Auftreten echter parapsychologischer Erscheinungen sei nur erwähnt." (ebd. S. 25)

Wie sehr Schizophrene an den Konflikten der Umwelt teilnehmen, haben familiendynamische Untersuchungen eindrucksvoll aufgezeigt. Benedetti spricht hier von innerfamiliären Todeslandschaften, die vom Patienten introjiziert und internalisiert werden. Sie breiten sich dann „nicht mehr zwischen den einzelnen Familienmitgliedern aus, die sie begrenzen, sondern im innersten, vitalsten psychischen Zentrum des einen psychotisch gewordenen Individuums und stehen hier für die versiegte Quelle seiner psychischen Abwehr. [...] Die von seinen Todeszonen auf uns übergreifende Wirkung erschüttert unser Unbewusstes zutiefst, so dass ein Zustand wechselseitiger Verinnerlichung und Identifikation eintritt." (Benedetti 1983c, S. 51/52)

Auf diese wechselseitigen Verinnerlichungsprozesse, die mit der besonderen Wahrnehmung des Unbewussten des Therapeuten durch den Schizophrenen in wesentlichem Zusammenhang stehen, basiert Benedettis therapeutischer Ansatz. In der psychotherapeutischen Regression entstehen die Übergangssubjekte bzw. ein „kollektives Unbewusstes [...]. In ihm finden dann gleichzeitig jene Vorgänge statt, die beim Patienten eine ‚Übertragungspsychose' darstellen und sich beim Therapeuten als deren Spiegelung in eine auf duale Fortentwicklung gerichtete Weise gestalten. Die Wahrnehmung der Spiegelbeziehung durch den Patienten führt zu kreativen Symbolen [...]. Die Erfahrung dieses kollektiven therapeutischen Unbewussten strukturiert die unabhängig von einander funktionierenden Ich-Kerne des

Patienten nach einer einheitlichen Matrix." (ebd. S. 307) Diese einheitliche Matrix entspricht dem Neumannschen Bezogenheitsselbst, welches der Patient in der individuellen therapeutischen Beziehung neu bzw. positiv erfährt und allmählich verinnerlicht. Damit kann das Fehlen der archetypischen Erfahrung der guten Mutter nacherlebt und teilweise kompensiert werden, wie dies nach Neumann (1980a, S. 88) schon in der Kindheit z. B. in der Natur möglich ist.

Das vielfältige Beziehungsgeflecht in der Gestaltungstherapiegruppe verkörpert ebenfalls diese einheitliche Matrix und ermöglicht eine die gestörte Urbeziehung kompensierende Erfahrung der archetypisch guten Mutter. Die Matrix-Funktion konstelliert sich in der individuellen Beziehung zu den Therapeuten und den Mitpatienten, hier sicherlich weniger ausgeprägt als in der individuellen Psychotherapie, wie auch im Erleben der Gruppe als Gesamtheit. Patienten mit psychotischer Ich-Fragmentierung exteriorisieren das Bezogenheitsselbst auch in der Gruppe neu und verinnerlichen es als neue, positive Erfahrung. Zusammen mit dem Körperselbst bildet es dann ein neues Ganzheitsselbst als Voraussetzung für die Neu-Konstituierung der Ich-Selbst-Achse. Dass die mit bildnerischer Gestaltung verbundenen intensiven physischen Erfahrungen von Farbe, Formen, Materialien usw. auch ganz direkt das Erleben des Körperselbst beeinflussen, sei nur am Rande bemerkt.

Die bildnerische Gestaltung verstärkt das Verbundenheitsgefühl in der Gruppe untereinander, besonders bei psychotisch Kranken. In der Matrixfunktion manifestiert sich auch das Gruppenselbst, in dem Neumann (1980a) die phylogenetische Entsprechung zur Rolle der Mutter in der Urbeziehung sieht. „Während ontogenetisch in der Entwöhnung des Kindes die Mutter der Urbeziehung zunächst die Rolle des Selbst als eines Außen- und Beziehungs-Selbst übernimmt, auf die gestützt sich das kindliche Ich entfaltet, übernimmt in der Phylogenese die Gruppe dem Individuum gegenüber als Gruppenganzheit und Gruppen-Selbst diese Rolle." (ebd. S. 190)

In der Gestaltungstherapiegruppe inszeniert sich die Neubildung der Ich-Selbst-Achse in ihrer phylogenetischen wie ontogenetischen Dimension, d. h. als eine neue Erfahrung des Gruppenselbst wie auch des Beziehungsselbst. Zu dieser dialektische Beziehung zwischen dem individuellen Selbst und dem Gruppenselbst siehe auch Kapitel VIII. 3..

Rüdigers Bilder 106 bis 108 veranschaulichen diesen Prozess der Neubildung der Ich-Selbst-Achse sehr schön, wie sich bei ihm das Bezogenheitsselbst zunächst in der Gruppe exteriorisiert, um dann zum Zentrum seiner neuen Persönlichkeit zu werden, in der die zuvor fragmentierten Persönlichkeitsanteile eine einheitliche Gestalt und damit eine Integration erfahren. Bild 106 zeigt Rüdigers Weg von seiner Station rechts oben nach unten in die im Kellergeschoß stattfindende Beschäftigungs- und Gestaltungstherapie, d. h. einen Abstieg in das Mütterliche, welches sich in der rechten unteren Hälfte eines Bildes häufig manifestiert und im Großen Runden rechts unten eine entsprechende symbolische Repräsentation bekommt. Das archetypische Motiv des Abstiegs (Katabasis) wird durch die schwarzen Treppen zusätzlich akzentuiert. In der Kreisfigur in der Mitte sieht Rüdiger sich selbst.

Farblich spricht aus diesem Bild eine erstaunliche innere Logik, denn die vier Schichten von Rüdigers neuer Persönlichkeit in der Mitte setzen sich aus den gleichen Farben wie die rechte Bildhälfte zusammen. Die innere rote Farbschicht des Großen Runden im Gestaltungstherapieraum wird zum Zentrum von Rüdigers neuer Persönlichkeit. Deren von innen aus gesehen zweiter Kreis entspricht dem Schwarz der Umrandungen von Station und Gestaltungstherapieraum und der diese Bereiche verbindenden Treppe. Das Gelb des Großen Runden verwendet Rüdiger für die dritte Schicht, das Blau für die äußere Schicht seiner neuen Persönlichkeit. Hier wird ein weiterer Integrationsprozess sichtbar. Rüdigers äußere Situation war, wie erwähnt, lange Zeit von den Konflikten auf der Station geprägt. Diese werden durch die ungeordneten, diffus wirkenden blauen Striche innerhalb des viereckigen Stationsareals wiedergegeben, welche an die bizarren zeichenhaften Elemente in Bild 101 erinnern. Die diffusen Striche ordnen sich jetzt zur Außenschicht der neuen Persönlichkeit an. Bildnerisch ist Rüdiger damit in der Lage, sein fragmentiertes, ablehnendes psychotisches Verhalten zu integrieren. Dabei hilft ihm die positiv mütterliche Welt der kreativen Gestaltung, in die er sozusagen kontrolliert auf der schwarzen Treppe hinabsteigen kann. Schwarz hat hier eine eingrenzende, strukturierende Funktion, indem es die räumliche Umfassung von Station und Gestaltungstherapie bildet und in der schwarzen Treppe diese beiden abgespaltenen Bereiche von „Böse und Gut“ miteinander verbindet.

Rüdiger erfährt jetzt konkret den „Lohn der Angst“, die als bedrohlich und auflösend erfahrenen Gruppenprozesse ausgehalten zu haben und damit im Sinne des „Stirb und Werde“ einen Transformationsprozess eingegangen zu sein. Inhaltlich-symbolisch und formal haben sich seine fragmentierten Persönlichkeitsteile zu einem neuen Ganzen zusammengesetzt. Seine neue Persönlichkeit gründet sich auf die Erfahrung des Eingehens in das Große Runde, dessen Innenschicht den Kern der Kreisfigur in der Mitte bildet. Diese Kreisfigur besteht aus vier Schichten und hat ein Zentrum, sie ist daher ein Selbstsymbol, wobei die Zahl Vier den Ganzheitsaspekt unterstreicht. Das Selbst bildet damit die Matrix der neuen Persönlichkeit, wie es als Bezogenheitsselbst in der Gruppe, repräsentiert durch das Große Runde rechts unten, neu erfahren wurde, um sich dann als Ganzheitsselbst neu zu konfigurieren. Hier manifestiert sich in der bildnerischen Symbolik die Neukonstituierung der Ich-Selbst-Achse. Die beiden aufeinander zulaufenden roten Pfeile bringen das Verbindend-Integrierte des Ganzheitsselbst zum Ausdruck, die Kerne der beiden runden Figuren, das Große Runde und Rüdigers neue Persönlichkeit, sind jeweils in Rot gehalten. Diese Farbe veranschaulicht zudem die Intensität dieser emotionalen Erfahrung, die Lebendigkeit der „Matrix.“

Diese Thematik setzt sich in der nächsten Gruppensitzung (Bild 107) weiter fort. Zum Thema „Selbstdarstellung“ verwendet Rüdiger erneut das symbolische Motiv des Großen Runden, welches formal und farblich weitgehend identisch mit dem Großen Runden in Bild 106 rechts unten ist. Rüdiger hat in dieser Gruppe noch ein zweites Bild (Bild 108) gemalt, welches seine Öffnung nach außen und seine Kontaktaufnahme zu anderen wiedergeben soll. Er selbst war erstaunt, wie dieses Bild zustande kam, und dass er erstmals in der Gruppe einen solch harmonischen Kontakt zu den anderen herstellen konnte. Auch hier wird die Neukonstituierung der Ich-Selbst-Achse sichtbar, wie sie bereits Bild 106 aufgezeigt, die jetzt aber auch die Veränderung der Beziehung zum Du gestalterisch miteinbezieht. Diese Öffnung zum Du geben die äußeren Umfassungslinien der beiden Kreisfiguren des Bildes wieder. Auch hier bildet das Motiv des Großen Runden das Zentrum, das Selbst jeweils von Ich und Du, zwischen denen auch eine direkte, gestrichelte Verbindung angedeutet ist. Auf der horizontalen Ebene ist das Bild weitgehend symmetrisch konfiguriert, was die Spiegelbeziehung der Gruppenteilnehmer untereinander symbolisch zum Ausdruck bringen könnte. Kern und äußere Schicht sind links farblich identisch, auf der rechten Seite kann man dies nur mit Einschränkungen sagen, da das Braun außen einen deutlichen Rotanteil enthält. Diese symmetrische Farbentsprechung lässt sozusagen in der Beziehung zum Du das Innere nach Außen treten. Diese symmetrischen Konfigurationen im Bild weisen auf Strukturierungsprozesse des Selbst hin, die Gruppe ist jetzt zum Wandlungsgefäß geworden, welches neue innere Einstellungen wie auch die Öffnung nach außen ermöglicht.

Nach Remmler (1984) lässt sich „die Beziehung zwischen Ich und Selbst […] annäherungsweise im Bilde einer Parabel anschaulich machen" (ebd. S. 117), deren endlicher Brennpunkt das Ich und unendlicher Brennpunkt das Selbst darstellt. Eine Parabel reflektiert die vom unendlichen Brennpunkt kommenden Strahlen im endlichen Brennpunkt und die vom endlichen Brennpunkt kommenden Strahlen im unendlichen Brennpunkt. Psychologisch veranschaulicht dies die Verschränktheit der beiden Systeme Ich und Selbst, d. h. die Dynamik der Ich-Selbst-Achse, indem die dem Ich zugeordneten Prozesse auf der höheren, unendlichen Ebene des Selbst reflektiert werden und umgekehrt die „unendliche", transpersonale Dyna-

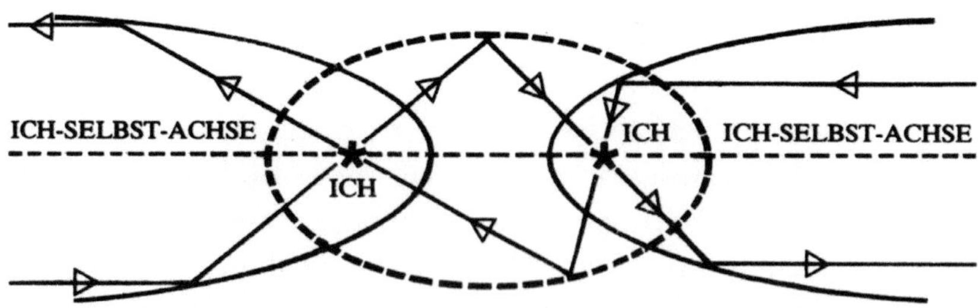

Figur 6: Schema Remmler 1984, S. 120

mik des Selbst im endlichen Brennpunkt, in der Endlichkeit des Ich eine Spiegelung erfährt und sich das Selbst so im Ich inkarnieren kann.

Für die zwischenmenschliche Beziehung sieht Remmler in der Ellipse eine Modellvorstellung. „Das Bild einer Ellipse lässt sich als Ausdruck für die Beziehung zwischen dem Ich eines Menschen zu dem seines Partners betrachten. Für die Ellipse mit ihren zwei endlichen Brennpunkten gilt auch die Regel, dass Brennstrahlen von dem einem Brennpunkt in den anderen reflektiert werden." (ebd. S. 119) Remmler verbindet nun beide Modellvorstellungen miteinander (siehe Schema), um aufzuzeigen, wie „die Beziehung der beiden Beteiligten von deren Selbst gesteuert" (ebd. S. 121) wird. Rüdigers Bild 108 hatte eine außerordentliche Wirkung auf mich und animierte meine Vorstellungskraft dahingehend, wie Remmlers Modellvorstellungen von Ich und Selbst bzw. Ich und Du zu seinem Bild korrespondieren. In Rüdigers Bild öffnen sich die äußeren Umfassungslinien der beiden kreisförmigen Zentren allmählich zueinander hin, so dass sie, wenn man die im Bild angedeutete Öffnungsbewegung imaginativ weiter fortführt, irgendwann eine Ellipse miteinander bilden können. Damit eröffnet sich ein interaktives Feld, die Beziehung bekommt eine gemeinsame Gestalt. Das Bild bringt die tastende Bewegung dieses Sich-In-Beziehung-Setzens anschaulich zum Ausdruck.

In Remmlers Modellvorstellung von Ellipse und Parabel verschwindet aber das jeweilige Selbst von Ich und Du irgendwo im Unendlichen. Die Möglichkeit eines direkten Zusammenwirkens zwischen den beiden Selbst, ihr unmittelbarer Austausch ohne Einschaltung des Ich, die Möglichkeit einer unbewussten Kommunikation auf dieser Ebene, ist dann nicht mehr fassbar. Solche unbewussten Austauschprozesse sind aber gerade bei psychotisch Kranken bedeutsam, wo der Patient sein eigenes Selbst via Projizierung oder Exteriorisierung an der Person und damit am Selbst des Therapeuten neu erfahren kann. Auch Neumanns Bezogenheitsselbst, das sich in der Urbeziehung mit der Mutter verbindet, weist in diese Richtung, wie auch die jungianische Auffassung der Beziehungsquaternio insgesamt. Geht man von einem Gruppenselbst aus, dann verbindet sich das jeweilige Selbst der einzelnen Gruppenteilnehmer zu einer Ganzheit, zu einer gemeinsamen Gestalt.

In den nächsten Gruppensitzungen setzt sich Rüdigers Tendenz zur Öffnung nach außen weiter fort. Zum Märchen „Schneewittchen“ gestaltet er die Schlussszene (Bild 109), in der sich Schneewittchens Stiefmutter in rotglühenden Schuhen zu Tode tanzen muss. Im geschützten Rahmen der Gruppe kann er seine Aggressionen der Mutter gegenüber gestalterisch austragen. Mit dem Märchen kann er eine stabile Identifikation herstellen, es gibt ihm die Möglichkeit einer Abgrenzung vom negativen Mutterkomplex, den Rüdiger anfänglich auch mit der Gruppe verband und entsprechend Aggressionen bei ihm provozierte. Bildnerisch entfaltet sich die Integration des negativen Elementar- und Wandlungscharakters weiter.

In einer gemeinsamen Gruppenarbeit macht Rüdiger seine Bedürfnisse den anderen gegenüber jetzt direkt deutlich. Auf seinem Bild (ohne Abbildung) mit der Aufschrift: „Mehr Kontakt“ gestaltet er sich seine eigene Insel, auf der er gern leben möchte, hat aber als Kontaktmedium zu den anderen ein Flugzeug und ein Funkgerät. Seine Größenideen bekommen jetzt mehr spielerischen Charakter, was die Gruppe auch akzeptieren kann. Seine zunehmenden Möglichkeiten der Kontaktaufnahme verdeutlicht auch die nächste Gruppenarbeit „Wir bauen ein Dorf aus Ton“ (Bild 110).

Rüdiger baut den Brunnen und ein Gasthaus mit dem Namen „Wilder Mann.“ Er nimmt Kontakt zu einer in der Gruppe isolierten Mitpatientin auf, die sich sehr schlecht fühlt und kaum etwas gestalten kann. Er funktioniert ihr unförmiges Haus in eine Eisengießerei um und baut eine Ableitung, die das glühende Eisen auffangen soll. In dieser Frau spiegelt sich seine eigene frühere Abwehrhaltung und Außenseitererfahrung in der Gruppe. Rüdiger fühlt sich jetzt als „wilder Mann“ in der Gruppe akzeptiert und kann sich ihr gegenüber öffnen. In seiner Phantasie, Eisen zum Schmelzen zu bringen, schmilzt er damit auch seine eigenen „eisernen“ Abwehrhaltungen ein.

Die nächsten beiden Bilder deuten eine neue Phase an. Rüdiger hat jetzt zu einem etwa gleichaltrigen Mitpatienten näheren Kontakt aufgenommen und setzt sich immer neben ihm. In einer gegenseitigen Vorstellung kann er viel adäquater auf dessen Selbstdarstellung eingehen und auch seine Enttäuschung äußern, von ihm nicht richtig wiedergegeben worden zu sein. Er muss solche Frustrationen nicht mehr mit Rückzug oder Größenideen kompensieren. In Bild 111 kann er seine Bedrängnis durch den großen Dämon seines Mitpatienten artikulieren und bildnerisch seiner Aggression Luft verschaffen. Er würde im Weltall schweben, es würde eine Explosion stattfinden, Rot sei Feuer. Die verbal geäußerten Aggressionen kommen im Bild nicht zum Ausdruck, es manifestiert sich wieder das integrative Symbol des Großen Runden, dem allerdings das für die Mandalastruktur charakteristische Kreuz wie z. B. in Bild 105 fehlt.

Auch im folgenden Bild zu dem Thema „Gemeinsame Bootsfahrt“ (Bild 112) muss Rüdiger sich von seinem Mitpatienten abgrenzen, dessen erdrückend wirkendes Schiff rechts noch sichtbar ist. Er möchte auf seinem Schiff ein Fest veranstalten, zu dem Gitarre und Akkordeon gespielt und er unten im Boot Würstchen machen würde. Im Kasten links unten sollen Austern gefangen werden. Er assoziiert dazu, dass er einmal mit einem Freund auf dem Bodensee gekentert sei, beide dies aber gut überstanden hätten. Das gemeinsame Kentern im Sturmwind kann auch als metaphorisches Bild für den Konflikt mit seinem Mitpatienten und dessen positiven Ausgang gesehen werden. Der Sturmwind ist dann Ausdruck seiner Aggressionen, die aber nicht zur Katastrophe führen, da die beiden das Kentern des Bootes gut überstanden haben und eine solche Erfahrung die Freundschaft der beiden sogar vertieft haben könnte. Rüdiger setzt jetzt seiner Verunsicherung durch die expansiven Tendenzen des anderen sehr viel mehr Ich-Stärke entgegen, kann seine Aggressionen kontrollierter austragen und in dem Fest eine kompensierende symbolische Wunscherfüllung ausleben. Er erlebt die durch die Gruppe angestoßene Auseinandersetzung unbewusst als fruchtbar, was der schwarze Kasten mit seiner Gefäßsymbolik und den „Meeresfrüchten“ Austern andeutet. Einige Wochen später setzt sich durch das Märchen „Die 12 Brüder“ (Bild 113) wieder der Mutterkomplex in Szene. Rüdiger stellt die Mutter mit dem jüngsten Sohn vor den bereitgestellten Särgen der Brüder dar, die der Vater im Märchen töten will, falls eine Tochter geboren wird. Um dies zu verhindern, schickt die Mutter die Söhne fort. Rüdiger fühlt sich vor allem davon geschockt und weniger von der Brutalität des Vaters. Er habe erwartet, dass im Märchen die Mutter die Söhne dem Vater gegenüber verteidigen würde. Hier manifestiert sich deutlich seine Enttäuschung an der Mutter.

Im abschließenden Bild (Bild 114) zeigt Rüdiger, dass er seine bildnerischen, kosmischen Phantasielandschaften nicht mehr nur zur Abgrenzung der Gruppe gegenüber benötigt, sondern dass er diese in einen kommunikativen Rahmen stellen kann. Er malt einen schwarzen Planeten mit einem Ring, wie man ihn vom Saturn her kennt, der über einer kosmischen Landschaft schwebt. Die beiden nahezu senkrecht zueinander stehenden Kreise geben diesem Bild ein dreidimensionales Element, das die bunte Bemalung des Rings weiter hervorhebt. Kreis bzw. Kugel sind erneut Symbole des Selbst, das Einbeziehen der dritten Dimension könnte auf Rüdigers neue zwischenmenschliche Erfahrungen hinweisen, wie er sie in der Gestaltungstherapiegruppe machen konnte. Die beiden zweidimensionalen Ringe oder Kreise, die sich auf Bild 108 nebeneinander und allmählich zueinander öffnen, verschmelzen im jetzigen Bild zu einer dreidimensionalen Kugel. Damit setzt sich bildnerisch-symbolisch die Integration des Du weiter fort, Rüdiger kann sich in andere mehr hineinversetzen.

Zu dieser Verlaufsserie schreibt Benedetti folgenden Kommentar: „In anderen Fällen hat man den Eindruck, dass die Bildnereien die Beziehung des Patienten mit seiner Gruppe direkt widerspiegeln, dass sie davon gestaltet werden und diese Beziehung ihrerseits gestalten. Gestaltung und Soziodynamik gehen also in eins. Die Bilder dieses Patienten zeigen so in eindrücklicher Weise eine narzisstische Problematik auf, wo Isoliertheit, grandioses Selbst, Selbstdarstellungen einerseits mit beginnenden Versuchen einer Kontaktaufnahme kontrastieren. Das Malen in der Gruppe förderte die gemeinschaftliche Selbstbildung des Patienten. [...] Dieser Patient leidet unter einer Spannung zwischen einem eingeengten Ich-Bewußtsein und einem explosiven Unbewussten. Er fühlt sich in der Gruppe verunsichert. [...] Im Gegensatz zu all dem eine explosive Macht im Unbewussten. Die Gestaltungstherapie gestattet ihm, sowohl den unbewussten Spannungen im Bild Ausdruck zu verleihen, wie sich auch in der Gruppe mitmenschlich durchzusetzen." (Persönliche Mitteilung von Prof. G. Benedetti). Rüdiger ist es mit Hilfe der Gruppe gelungen ist, diese explosive Macht im Unbewussten zu zähmen. Über eine Neubildung der Ich-Selbst-Achse, wie es die Symbole des Großen Runden und des Mandalas veranschaulichen, strukturieren sich seine Beziehungen zum Unbewussten neu.

VIII.
Die Mandalafunktion der Gestaltungstherapiegruppe: Das Ritual der Bildbetrachtung und das Bild als Gruppentotem

1. Erich Neumanns Konzeption der Gruppe und der Kollektivpsyche

Zur abschließenden Betrachtung der seelischen Transformationsprozesse, wie sie die Verlaufsdarstellungen sichtbar gemacht haben, soll die therapeutische Wirkung des Bildes in der Gruppe weiter spezifiziert und die Gestaltungstherapiegruppe mit der analytischen Gruppentherapie verglichen werden. Hier sind Neumanns phylogenetisch abgeleitete Konzeptualisierungen des Kollektivs bzw. der Gruppe sehr hilfreich. In der Kollektivpsyche, wo die Einzelnen durch die participation mystique auf tief unbewusster Ebene eng miteinander verbunden sind, entfaltet sich die archetypische Wirkung der Gruppenganzheit am stärksten. In diesem uroborischen Anfangsstadium der Ich- und Bewusstseinsentwicklung blitzen erste individuelle Bewusstwerdungsprozesse eines schöpferischen Großen Einzelnen auf, wie Neumann die archetypische Führerfigur der Gruppe bezeichnet, die im Totem eine anschauliche Repräsentation bekommen. Das Totem und der Große Einzelne formen daher Gruppenbildung und Gruppenidentität im Kollektiv maßgeblich und verkörpern die Gruppenganzheit und das Gruppenselbst.

In der Gestaltungstherapie kann das Bild, das in der Nachbesprechung bzw. in der gemeinsamen Bildbetrachtung jeweils im Mittelpunkt der Gruppe steht, vorübergehend die Funktion eines Totems einnehmen. Abhängig vom Grad der Identifikationsbildung in der Gruppe mit ihm hat dieses Bild eine ähnlich gruppenbildende Macht wie das Totem und repräsentiert die Gruppenganzheit bzw. das Gruppenselbst. Gefördert wird dies durch die ritualisierten Elemente des Gruppensettings mit der kreisförmigen Rotation des jeweils im Fokus der Bildbetrachtung stehenden Bildes, womit die Gruppe ein lebendig bewegtes, rotierendes Mandala mit dem Bild als Gruppentotem im Zentrum und den Teilnehmern als den das Bild umgebenden Kreis darstellt. In dieser ritualisierten Bildbetrachtung wird der im Mittelpunkt stehende Patient zum „Augenblicksführer" (Neumann 2004, S. 435) in der Gruppe und übernimmt vorübergehend die Funktion des Großen Einzelnen als Protagonist in den Bewusstwerdungs- und Ich-Bildungsprozessen eines Kollektivs. Er gibt seinen Erfahrungen beim Eintauchen in die Kollektivpsyche einen bewussten, gestalterischen Ausdruck und macht sie damit kommunikationsfähig. In dieser Vermittlerrolle des Großen Einzelnen gegenüber dem Kollektiv bilden Patient und Gruppenleiter eine Synergie, indem letzterer den kommunikativen Austausch in der Gruppe über die Bilder moderierend lenkt.

Diese zunächst nur thesenhaft zusammengefassten gruppendynamischen Prozesse der Identitäts- und Ich-Bildung in der Gestaltungstherapiegruppe und ihr Zusammenhang mit der therapeutischen Wirkung des Bildes werden im Weiteren ausführlich erörtert. Für die Übertragung von Neumanns archetypischen Stadien der Ich- bzw. Bewusstseinsentwicklung auf die Gruppentherapie kann auf eine umfangreiche Studie von Slater (1970) zur Gruppendynamik zurückgegriffen werden. Auch dieser sieht in der Rolle des analytischen Gruppenleiters eine Entsprechung zum Großen Einzelnen. Im gegensätzlichen Rollenverständnis des Gruppenleiters liegt aber nach meiner Auffassung ein wesentlicher Unterschied zwischen dem analytischen Gruppensetting und der Gestaltungstherapiegruppe. Die therapeutische Wirkung des Bildes beruht auf seiner magisch-suggestiven Kraft, wie sie besonders Jung und Benedetti beschrieben haben (siehe Kapitel II), und erfährt im ritualisierten Umgang mit dem Bild in der Gruppe eine wesentliche Verstärkung. Hier lassen sich die Erkenntnisse der Bildwissenschaft hinsichtlich der gemeinschafts- und identitätsstiftenden Funktion des Bildes im Rahmen einer ritualisierten kultischen Bildverehrung gut auf die Gruppendynamik in der Gestaltungstherapie übertragen.

In Neumanns grundlegend positiver Einstellung zur Gruppe bzw. zum Kollektiv klingt Jungs skeptische Haltung überhaupt nicht an. Er hebt aber deutlich das Wesen der Gruppe von dem der Masse ab, während Jung Gruppe und Masse sozusagen in einen Topf wirft. Neumann definiert die Gruppe wie folgt:

„Die Gruppe ist […] eine psychologische Einheit, sei es eine natürliche, sei es eine gestiftete, die Dauercharakter hat, beides im Gegensatz zu den Verbindungen der Masse. Die Gruppe […] repräsentiert eine natürliche Ganzheit, welche ihre Teile integriert hat, wie es am deutlichsten in der uroborischen Anfangssituation ist. Die Überlegenheit dieser Gruppenganzheit über den Einzel-Teil führt dazu, dass die Gruppenganzheit mit allen Merkmalen eines Archetyps auftritt. Sie ist machtvoll und überlegen, sie besitzt Führungs- und Geistcharakter, sie ist ‚numinos' und stets das ‚Ganz Andere' […] Am deutlichsten wird dies Phänomen der Projektion einer Gruppenganzheit im Totemismus." (Neumann 2004, S. 431)

Neumann geht dabei nicht vom individuellen Ich, sondern von der Kollektivpsyche der Gruppe aus. Diese ist „die Tiefenschicht des Unbewussten, der Wurzelgrund und Wurzelstrom […], aus dem alles einzelne Ichhafte und Bewusste stammt." (ebd. S. 275) In der Kollektivpsyche bildet „die Emotionalität […] eine verbindende unbewusste Schicht, die im Übrigen meist ein viel stärkeres energetisches Potenzial besitzt als das ‚individualisierte' Bewusstsein des Einzelnen. Die emotionale Verbundenheit der Glieder des Kollektivs miteinander hat nichts zu tun mit der bewussten Gefühlsbeziehung oder Liebe. […] Soziale, religiöse, ästhetische oder sonst wie tingierte Kollektiverlebnisse beleben – von gemeinsamer Kopfjagd bis zum modernen Massenmeeting – das unbewusste emotionale Fundament der Gruppenpsyche. Der Einzelne ist noch nicht herausgelöst aus dem emotionalen Grundstrom, und jede Erregung eines Gruppenteils kann die Gruppe ergreifen […]. Die emotionale Verbundenheit schwemmt dann die an sich noch schwach entwickelten Unterschiede zwischen den Individuen und ihrer Bewusstseinstruktur hinweg und stellt in der Ergriffenheit die ursprüngliche Gruppeneinheit immer von neuem her." (S. 276/277)

Neumanns Hinweis, dass diese auf Partizipation untereinander beruhende Gruppeneinheit auch noch beim heutigen Menschen vorhanden ist, macht den entwicklungsgeschichtlichen Aspekt seiner Konzeption der Gruppe deutlich: „In der ontogenetischen Entwicklung hat das Ich-

Bewusstsein des Einzelnen die gleichen archetypischen Stadien zu durchschreiten, welche innerhalb der Menschheit die Entwicklung des Bewusstseins bestimmt haben." (ebd. S. 4) Das früheste Stadium, die uroborische oder auch pleromatische Anfangs- oder Ursprungssituation, entspricht daher ontogenetisch dem frühesten Kindheitsstadium, einem Vor-Ich-Stadium, in dem nur Ich-Keime vorhanden sind, und phylogenetisch „in der Menschheitsvorgeschichte dem psychologischen Stadium, in dem Einzelner und Gruppe, Ich und Unbewusstes, Mensch und Welt noch so unauflösbar miteinander verbunden waren, dass zwischen ihnen das Gesetz der ‚participation mystique' herrscht, das Gesetz unbewusster Identität." (ebd. S. 271/272) Dabei geht die Persönlichkeit aber nicht völlig in der Gruppe auf. Neumann (ebd. S. 475, Anm. 11) bezieht sich hier auf Malinowskis umfangreiche ethnographische Studien, der einer individuellen Entwicklung schon im menschheitsgeschichtlichen Frühstadium durchaus eine Bedeutung zuschreibt.

Zwischen dem Einzelnen und der Gruppe besteht eine lebendige dialektische Beziehung. Das Individuum läuft nicht nur Gefahr, sich in der Gruppe oder besonders Masse aufzulösen, wie dies Jung immer wieder anmahnt, sondern bringt als Großer Einzelner die für das Kollektiv notwendigen Kulturwerte hervor. Einzelne aus dem Kollektiv herausragende Personen werden sich allmählich dieser kollektiven schöpferischen seelischen Tiefenschicht bewusst, was sie in die Lage versetzt, ihren in der Kollektivpsyche gewonnenen Erfahrungen und Inspirationen eine anschauliche Repräsentation z. B. in einem Totem zu geben und der Gruppe zu vermitteln. Neumanns Ansatz beruht also auf einem wechselseitigen schöpferischen Austausches zwischen Gruppe und Einzelnem mit dem kollektiven Unbewussten als Bindeglied.

„Da aber die vom Einzelnen hervorgebrachten Werte in der Schicht des kollektiven Unbewussten wurzeln, dessen Träger die ganzen Gruppe, nicht der Einzelne ist, so empfängt das Individuum vom Kollektiv wie dieses von ihm." (Neumann 1953, S. VI).

Damit schließt sich der Kreis zwischen Gruppe und Individuum: Der Große Einzelne taucht in das kollektive Unbewusste ein, dessen Träger auch die Gruppe bzw. das Kollektiv ist, und gibt seine daraus geschöpften Inspirationen jetzt als bewusstseinsfähige Inhalte wieder an das Kollektiv weiter.

So bildet sich allmählich ein Kollektivbewusstsein, welches sich schließlich zum Kulturkanon ausformt. Erstarrt dieser zum Dogma, ist es wieder der Große Einzelne, der, auf seine innere Stimme hörend, sich zum Wertkanon des Kollektivs in Gegensatz stellt und ihn durch seine Inspirationen und Offenbarungserlebnisse erneuert.

Hier stellt sich die Frage der Unterscheidung zwischen einem gemeinsamen und einem kollektiven Unbewussten. Foulkes bezieht sich ja in seinem Konzept der primordialen Ebene der Matrix, dem in der Gruppe emergierenden Netzwerk von Kommunikation und Beziehungen, auch auf das kollektive Unbewusste von Jung (siehe Kapitel V. 1.). Einer von Foulkes implizierten Ableitung des kollektiven Unbewussten aus Gruppenprozessen steht aber die traditionelle Auffassung der Analytischen Psychologie gegenüber: „Die Inhalte des persönlichen Unbewussten sind Erwerbungen des individuellen Lebens, die des kollektiven Unbewussten dagegen stets und a priori vorhandene Archetypen.“ (Jung GW 9/2, S. 17)

Andererseits bedarf der an sich unanschauliche Archetyp der Umsetzung in archetypische Bilder, was nicht von historischen, soziokulturellen und damit auch kollektiven Bedingungen abstrahiert werden kann. Neumann spricht, wie z. B. im obigen Zitat, öfter von einem kollektiven Unbewussten, dessen Träger die Gruppe ist, ohne genau zu spezifizieren, wie weit die Gruppe die Inhalte des kollektiven Unbewussten entsprechend prägt, konstelliert und beeinflusst, oder ob sich die Gruppenmitglieder die Inhalte des kollektiven Unbewussten einfach nur miteinander teilen im Sinne eines gemeinsamen Unbewussten. Auf der Ursprungsebene der Gruppe ist die tiefste seelische Schicht, das kollektive Unbewusste, ohnehin nicht mehr eindeutig zwischen den Einzelnen abgrenzbar. Auf alle Fälle entsteht durch Gruppenprozesse ein gemeinsames Unbewusstes, welches die intensive emotionale Verbindung untereinander verstärkt und sich der archetypischen Bilder und Symbole des kollektiven Unbewussten bedient. Auch Benedetti spricht in der individuellen Psychotherapie von einem gemeinsamen, kollektiven Unbewussten von Patienten und Therapeuten (siehe Kapitel II. 3. und VII. 4.) als Folge der therapeutischen Symbiose.

Für die Darstellung der Gruppenprozesse in der Gestaltungstherapie ist entscheidend, dass bei psychotisch Kranken aufgrund ihrer strukturellen

Ich-Schwäche und ihres durch die Psychose fragmentierten Ich-Bewusstseins diese Tiefenschicht des Unbewussten, die uroborische Ursprungssituation bzw. die participation mystique, besonders aktiviert ist. Man muss in der Gruppendynamik demnach zwei Beziehungsebenen unterscheiden, die tiefste Ebene des uroborischen Ursprungsstadiums, wo die emotionalen Beziehungen auf dem Gefühl einer gemeinsamen Identität beruhen und die bei Foulkes der primordialen Ebene und der Körperebene entspricht, und die Ebene der reiferen Objektbeziehungen, die Individualität und eine gewisse Ich-Stärke bereits voraussetzen. In Foulkes` Schema wäre dies die aktuelle Ebene und die Übertragungsebene, während seine dritte, projektive Ebene den Übergang zum uroborischen Anfangsstadium darstellt.

Das gestalterische Bild steht als nonverbales Ausdrucksmedium dieser Ursprungsebene der Psyche emotional wie kognitiv sehr viel näher. „Die emotionale Bewegtheit der Gruppe wird gerade durch [diese] Inhalte des kollektiven Unbewussten verursacht." (Neumann 2004, S. 278) Bildnerische Gestaltungen erzeugen daher auch aufgrund ihrer reichhaltigen archetypischen Symbolik eine besondere gemeinsame emotionale Ergriffenheit in der Gruppe, die sich zu einer Ganzheitserfahrung verdichtet und die ursprüngliche Gruppeneinheit immer wieder neu herstellt. Diese emotionale Ergriffenheit geht aus einem aktiven, gestalterisch-kreativen Prozess hervor, den man als eine schöpferische „Regression im Dienste des Ich" (Kris) ansehen kann, und nicht aus einem passiven, unbewussten regressiven Prozess, wie er in der analytischen Gruppentherapie zunächst durch das abstinente Verhalten des Gruppenleiters und dem Prinzip der Minimalstrukturierung provoziert wird. Die Bilder als individuell gestaltetes Produkt akzentuieren dabei gleichermaßen die individuelle Persönlichkeit ihres Gestalters wie ihre Herkunft aus gemeinsamen Gruppenprozessen. Hier manifestiert sich die Dialektik zwischen Individuum und der Gruppe auf eine für die Gestaltungstherapie spezifische Art und Weise.

Die in der Gruppe gemachten Erfahrungen der Ganzheit bzw. des Gruppenselbst bringt Neumann mit der individuellen Bewusstseinentwicklung in folgenden Zusammenhang:

„Je unbewusster die Ganzheit der Einzelpersönlichkeit und je keimhafter das Ich des Einzelnen ist, desto stärker tritt die Ganzheitserfahrung auf in der Projektion auf die Gruppe. Ich-Keim und Gruppen-Selbst stehen in direkter Beziehung zueinander [...]. Je unindividualisierter die Einzelnen sind, desto stärker ist die Projektion des Selbst auf die Gruppe und desto stärker sind die zwischenmenschlichen unbewussten Partizipationen ihrer Gruppenteile. Je individualisierter eine Gruppe wird und je mehr die Bedeutung des Ich und des Einzelnen steigt, desto mehr müssen die zwischenmenschlichen Beziehungen bewusst gemacht und unbewusste Partizipationen aufgelöst werden." (ebd. S. 279/80)

Slater (1978) kommentiert dieses Zitat von Neumann wie folgt: „Das ist eine bündige Darlegung des zentralen Problems und Prozesses in der Gruppenentwicklung." (ebd. S. 280) In seinem Schlusskapitel zeigt Slater auf, wie erhellend die Übertragung der archetypischen Stadien der Bewusstseinsentwicklung mit ihrer mythologischen Manifestationen auf die Gruppendynamik sein kann. In der analytischen Gruppentherapie geht es um eine kontinuierliche Zunahme der Individualität und damit der Bewusstmachung der unbewussten Partizipation in der Gruppe. Dies gilt mit Einschränkungen auch für die Gestaltungstherapie, in der aber zusätzlich das schöpferische Eintauchen in die kollektive Ursprungssituation auf eine ritualisierte Art und Weise immer wieder neu vollzogen wird, im gestalterischen Prozess gleichermaßen wie in der gemeinsamen Bildbetrachtung. Dies führt über eine gewisse Entindividualisierung im Sinne des „Stirb und Werde" zu Bewusstseinserneuerung und symbolischer Wiedergeburt des Ich. Paradigma dafür ist der schöpferische Mensch, wie er von Neumann (1980b und 1995) beschrieben wurde.

Für das Verständnis dieser schöpferischen Ursprungssituation in der Gruppe und der daraus hervorgehenden Differenzierung des Einzelnen sind noch Neumanns Begriffe des uroborischen Inzests und der schöpferischen Selbstzeugung von Bedeutung, da die ihnen zugrunde liegende Symbolik phylogenetisch früheste Bewusstwerdungsprozesse zum Ausdruck bringt. „Die Tendenz des Ich, sich ins Unbewusste aufzulösen, nannten wir den uroborischen Inzest. Er entspricht der Tendenz des Ich-Keimes, in das ursprüngliche Stadium des Unbewussten, aus dem es aufgetaucht ist, zurückzukehren." (ebd. S. 281) Diese Rückkehr ist häufig lustvoll und mit Todessehnsucht verbunden. Die Tendenz zum uroborischen Inzest spielt im Leben „des Kranken eine negative und in dem des schöpferischen Menschen eine ebenso entscheidend positive Rolle“ (ebd. S. 282), letzteres aufgrund der schöpferischen Bedeutung des Uroboros. Diesen bringt besonders die Schöpfungsmythologie zum Ausdruck, indem der „mütterliche[r] Uroboros Symbol der Wiedergeburt und der schöpferischen Geburt des Ich und des Bewusstseins als Lichtgeburt sein kann.“ (ebd. S. 283)

Zu den Schöpfungsmythen gehört auch das symbolische Motiv der Selbstzeugung, welches sich in der selbstzeugerischen Natur des Uroboros umsetzt, der sich gleichermaßen selbst zeugt und aus sich selbst heraus gebärt. Als Symbol ordnet ihm Neumann das aus sich rollende Rad zu. Dieses Motiv des rotierenden Runden lässt sich in den Bildern 22 und 23 in Kapitel V. 4. und im Motiv der Töpferscheibe in Bild 55 auffinden. „Die Schöpferischkeit des Neubeginnes, des aus sich rollenden Rades, der ersten Bewegung und der Spirale als der im Kreis aufsteigenden Bewegung und Entwicklung symbolisiert sich im Uroboros.“ (ebd. S. 30) In dieser beginnenden schöpferischen Aktivität manifestieren sich die väterliche Seite des Uroboros und damit erstmals die männliche Geistseite. Diese Urzeugung, das Aus-sich-Heraustreten Gottes wird oft durch das Symbol der schöpferischen Onanie dargestellt, wo Erzeuger und Empfangender eins sind (siehe dazu auch die Bedeutung des Bruder-Schwester-Inzests im Verlauf Wolfgang). Dabei handelt es sich aber „nicht um personale Genitalität. Erst das personalistische Missverstehen macht diese sakralen Inhalte ‚obszön‘. Das Judentum und mit ihm das Christentum haben hier – bis hin zu *Freud* – eine für dieses Missverstehen bedeutsame und unheilvolle Rolle gespielt.“ (ebd. S. 31, kursiv von Neumann)

Das Bild einer sich selbst befruchtenden Urgottheit erfährt eine zunehmende Spiritualisierung, die „identisch [ist] mit der Bemühung, das Wesen des Schöpferischen, das am Anfang steht, zu fassen.“ (ebd. S. 32) Als schöpferischer Hauch und schöpferisches Wort findet dies schließlich „auch in der Lehre vom Logos seinen Ausdruck […], der sich nie ganz vom Urbild der aus sich selbst ‚heraustretenden‘ und sich ‚ausdrückenden Gottheit‘ zu lösen vermochte.“ (ebd. S. 32) Um aus sich heraustreten bzw. sich ausdrücken zu können, muss zunächst die Aufmerksamkeit nach Innen gerichtet werden, d. h. ein introvertierter Zustand erzeugt werden. „Darum ist in Indien ‚tapas', die innere Erhitzung und ‚Brütung', das schöpferische Element, mit dessen Hilfe alle Schöpfung entsteht. Die Selbstbefruchtung der Introversion, die Grunderfahrung des aus sich selbst zeugenden Geistes, wird deutlich in folgendem Text: „ ‚Er, Prajapati, legte sich aufs Beten und Fasten, da er Nachkommenschaft wünschte, und befruchtete sich selbst'." (ebd. S. 33) Eine gute Beschreibung der indischen Schöpfergottheit Prajapati lässt sich unter dem Stichwort Weltenei (Abschnitt Hinduismus) in Wikipedia finden. Zur Symbolik von tapas siehe auch Jung (GW 5, S. 484-486)

2. Großer Einzelner, Gruppentotem und Gruppenselbst

In der phylogenetischen Entwicklung des Kollektivs ist es der Große Einzelne, der sich in einen solchen introvertierten Zustand versetzt, um in den seelischen Tiefenschichten im Sinne des uroborischen Inzests und der schöpferischen Selbstzeugung archetypische Bilder zu schöpfen. Geschöpft wird dabei aus einem „‚tieferen, ‚außerweltlichen' Wissen. Mythologisch wird dieses Erleuchtetsein meistens projiziert auf ein Wissen, das vor der Geburt oder nach dem Tod erworben wird." (ebd. S. 34) Neumann bezieht sich hier auf die Belehrungen des tibetanischen Totenbuchs wie auch auf die Philosophie Platos mit ihrer vorgeburtlichen Ideenschau und Wiedererinnerung – Anamnesis.

„In der Gruppenpsyche, d. h. im Unbewussten der Gruppe, ist nicht nur das Geistphänomen lebendig, sondern diese Geist-Phänomene des kollektiven Unbewussten werden sichtbar in Offenbarungen, die dafür besonders begabte Einzelne ‚aufnehmen', die eben dadurch, dass sie Offenbarungsträger des Transpersonalen werden, sich als ‚Große Einzelne' erweisen. Das kollektive Unbewusste der Gruppe manifestiert sich durch die Ergriffenheit des Einzelnen, dessen Funktion es ist, als Organ der Gruppe ihr die Inhalte des Unbewussten zu vermitteln, dessen Manifestation durch die Situation der Gruppe und die Konstellation des kollektiven Unbewussten bedingt ist." (ebd. S. 433)

Hier wird die Rolle des Großen Einzelnen als Träger transpersonaler Offenbarungen und Vermittler der Gruppe gegenüber transparent. Aus seinen im kollektiven Unbewussten der Gruppe geschöpften Offenbarungserlebnissen gehen erste inselhafte Bewusstseinmomente hervor, die im Totem eine symbolische Repräsentation bekommen und damit der Gruppe sinnlich-anschaulich gemacht werden können. Nach dem Meyerschen Lexikon ist das Totem „bei vielen Naturvölkern ein Tier, seltener eine Pflanze oder Naturerscheinung und deren bildliche oder symbolische Darstellung, mit dem sich ein Mensch oder eine Gruppe seelisch verbunden fühlt. Das Totem gilt als Ahne, Schützer, Helfer oder Gefährte für die Mitglieder der gleichen Totemgruppe, die sich als blutsverwandt betrachten. Daraus und aus dem Glauben an das Totem (Totemismus) entspringen Tabuvorschriften." (www.lexikon.meyers.de/wissen/Totem)

Bei Neumann (2004) hat das Totem etwas Transpersonales, aber „nicht als Einzelwesen, als Person, sondern als Idee, als Spezies. Er ist ein Geistwesen, das Mana hat, tabuiert ist, magische Wirkungen besitzt und mit dem man rituell umgehen muss." (ebd. S. 431) Mit dem Totem fühlen sich alle Gruppenmitglieder unbewusst identisch. Es ist „ein Formungsprinzip des ganzen primitiven Daseins, indem Verhaltensweise und Ordnung, Riten und Feste durch sie bestimmt werden, ebenso wie die soziale Gruppen-Ordnung, die vom Totem gestiftet wird." (ebd. S. 433)

Das Totem hat so eine wesentliche soziale Funktion, was klassische Ethnologen wie Durkheim oder Lévi-Strauss in ihren Untersuchungen immer wieder hervorheben, indem es die Gruppenidentität festigt und ein Gefühl der Gruppenganzheit erzeugt. Aktuell weisen Bildwissenschaftler wie z. B. Mitchell vielen modernen Kunstwerken die Funktion eines Totems zu (siehe Kapitel II. 2.)

Neumann lehnt Freuds personalistische Auffassung vom Totem ab, wonach dieses nur ein Surrogat für den von einer hypostasierten Urhorde getöteten Urvater sein soll. Er sieht dagegen im Totemismus „eine spezifisch geistig-männliche Erscheinung" (ebd. S. 151) und betont das „zeugend Geistige" (ebd. S. 151), d. h. die transpersonale Dimension im Offenbarungsakt eines Totems. „Das Totemtier als ‚Gruppen-Selbst' kann dabei als transpersonale Figur zunächst uroborischen Charakter haben, sowohl mütterlich-enthaltende wie väterlich-zeugende Züge besitzen. Aber schon in der matriarchalen Zeit beginnen sich die stifterisch-väterlichen Züge durchzusetzen." (Neumann 1980a, S. 191)

Dann „treten das Totem als Geist und der Ahn, dem das Totem zuerst erschien, zu der Figur des stifterisch-geistigen Vaters zusammen. Dabei ist ‚stifterisch' durchaus wörtlich gleich ‚geistig-zeugerisch' zu setzen." (Neumann 2004, S. 432/433) Das Totem bildet die Schnittstelle zwischen dem archetypisch Weiblichen und Männlichen. Es repräsentiert eine transpersonale Vaterfigur als Stifter, d. h. als geistigen Erzeuger der von ihm abstammenden Gruppe und damit die Gruppenganzheit bzw. das Gruppenselbst.

Die Herausbildung des Totemismus aus dem individuellen Offenbarungserlebnis eines Großen Einzelnen lässt sich am besten am Phänomen des guardian spirit bei den nordamerikanischen Indianern beobachten, dem Erwerben eines individuellen Totems (Siehe dazu Neumann 2004, S. 432ff und die Beschreibung des Individualtotemismus im Stichwort „Totem" in Wikipedia). Im Aufsuchen eines guardian spirit wird „eine Kollektivforderung an den Einzelnen zur Individualisierung durch die Erfahrung der ‚Stimme', der direkten inneren Offenbarung" (ebd. 433) zum Ausdruck gebracht. Auch hier führt das individuelle Offenbarungserlebnis wieder zur Bildung und Strukturierung der Gruppe, da ein „mit der Schau eines spirit Begabter in einem Einweihungsritus eine Gruppe bildet." (ebd. S. 432)

Bei den Großen Einzelnen gibt es eine unterschiedliche Hierarchie von Offenbarungsträgern, die abhängig ist vom „Grad der Beteiligung des Bewusstseins an den auftretenden Offenbarungsphänomenen" (ebd. S. 433/434) und vom „Umfang der sich manifestierenden Inhalte." (ebd. S. 444) Die unterste Stufe dieser Hierarchie ist „die passive Ergriffenheit von einem Inhalt des kollektiven Unbewussten." (ebd. S. 435) Dies „kann zur Identifizierung mit ihm, zur Inflation, aber auch zu einem symbolischen Leben führen, in welchem der Inhalt ‚repräsentiert' wird […]. Auch der Augenblicksführer einer Gruppe, der nicht als dauernde Führerfigur auf sie bezogen ist, sondern in einer einmaligen Situation etwas Hervorragendes leistet, gewissermaßen nur für diese Zeitspanne ‚Großer Einzelner' ist, ist ein Beispiel für diesen Zusammenhang von unbewusster Ergriffenheit und Bedeutung des Persönlichen für das Kollektiv. […]

Ein Teil der echten ‚großen' Männer unterscheiden sich von den niedrigen Stufen dadurch, dass ihr Bewusstsein an dem Prozess beteiligt ist und zu ihm verantwortlich Stellung nimmt. […] Der ‚Große Einzelne' […] ist charakterisiert durch seine Ergriffenheit vom unbewussten Inhalt und das aktive Ergreifen des Inhalts durch das Bewusstsein. Dabei ist es gleichgültig, ob diese Verarbeitung sich als Gestaltung, Interpretation oder als Tun äußert, allen diesen Aktionen gemeinsam ist das verantwortliche Beteiligtsein des Ich an der Auseinandersetzung mit dem ergreifenden Inhalt, d. h. aber nicht nur seiner Anteilnahme, sondern auch seiner Stellungnahme. Erst jetzt ist der Große Einzelne zum schöpferischen Menschen geworden. Nicht mehr das einbrechende Transpersonale ist aktiv, sondern auch die im Ich-Bewusstsein wirksame Zentroversion, d. h. es handelt sich um eine schöpferische Ganzheitsreaktion, in der die spezifisch menschliche Eigenschaft der Ich- und Bewusstseinsbildung enthalten ist." (ebd. S. 435/436)

Diese Entwicklung des Großen Einzelnen in der Gruppe zum schöpferischen Menschen, wie sie Neumann auf der phylogenetischen Ebene skizziert, bekommt für die Gruppendynamik der Gestaltungstherapiegruppe auf der Ebene der Ursprungssituation – Foulkes primordialer Ebene – eine paradigmatische Bedeutung. Der Einzelne wird von der Gruppe und ihrem kollektiven Unbewussten ergriffen, indem ihm deren Inhalte offenbart werden, und gibt den daraus entstehenden Bewusstwerdungsprozessen im Totem eine sinnliche Anschauung und einen gestalterischen Ausdruck. Damit bildet er die Identität der Gruppe genauso, wie er in seiner Identität durch die Gruppe geformt wird. In der Gestaltungstherapie ist dies die schöpferische Gruppennorm, dass jeder Teilnehmer die Möglichkeit hat, in die Kollektivpsyche der Gruppe einzutauchen, die daraus geschöpften seelischen Inhalte in eine gestalterische Form zu bringen und sie den anderen zu vermitteln. Wenn das jeweilige Bild die Gruppenganzheit bzw. das Gruppenselbst oder einen wichtigen Aspekt davon repräsentiert und alle Gruppenmitglieder an ihm partizipieren bzw. sich mit ihm identifizieren, bekommt es die Funktion eines Gruppentotems.

Die Vermittlerfunktion des Großen Einzelnen hat in der Nachbesprechung bzw. gemeinsamen Bildbetrachtung viel Raum. Jeder Gruppenteilnehmer hat dann die Möglichkeit, zum Augenblicksführer und damit zum Großen Einzelnen oder schöpferischen Menschen zu werden, weil er in seinem gestalterischen Produkt etwas Besonderes für die Gruppe geleistet hat und seine dabei gemachten Erfahrungen den anderen vermittelt. Dieser kommunikative und interaktive Austausch des Einzelnen mit der Gruppe wird durch den Gruppenleiter moderierend gelenkt und verstärkt, wobei er seine leitende Funktion den einzelnen Gruppenmitgliedern und ihren Bildern unterordnet.

Der Gruppenleiter repräsentiert zuerst die archetypische Figur des Großen Einzelnen bzw. schöpferischen Menschen, der gleichermaßen in der Lage ist, wie Neumann dies beschrieben hat, unbewusste Inhalte zu ergreifen wie von ihnen ergriffen zu sein, und in dem sich die transpersonale und personale Dimension zu einer schöpferischen Ganzheit verbinden. Er repräsentiert den kreativ-gestalterischen Prozess und damit die grundlegende Gruppennorm der Gestaltungstherapie, das ist das schöpferischen Eintauchens in die Gruppe und deren kollektives Unbewusste, die gestalterische Umsetzung dieses Prozesses und der ihm dabei offenbarten archetypischen Bilder und Symbole, und deren kommunikative Vermittlung an die Gruppe. Er animiert die Teilnehmer zur rituellen Begehung dieses Weges, der sie zu schöpferische Menschen machen soll. Dafür stellt er den kreativen Rahmen des Gestaltungstherapiesettings zur Verfügung, indem er all die dafür notwendigen Vorbereitungen, wie z. B. die Raumgestaltung, die Bereitstellung der Malutensilien und die Auswahl und Vorstellung eines geeigneten Themas für die Gestaltung trifft. Während des gestalterischen Prozesses kann der Gruppenleiter eine Hilfs-Ich-Funktion einnehmen und dadurch die Entfaltung des schöpferischen Potenzials der Einzelnen teils ganz direkt fördern.

Die rituellen Elemente des Gruppensettings, auf deren Bedeutung weiter unten noch näher eingegangen wird, wirken dabei Ich-stärkend und bewusstseins- wie identitätsbildend. Sie bestehen, neben der bereits erwähnten Mandalafunktion der Gruppe in der Bildbetrachtung, aus der Sitzordnung am gemeinsamen Tisch, der Vorstellung und Erläuterung des zu gestaltenden Themas und aus dem gemeinsamen gestalterischen Prozess. Im einfühlenden, achtsamen Betrachten und Kommunizieren der Bilder in der Nachbesprechung wird der Gruppenleiter zum gelebten Vorbild für das schöpferische Potenzial der Gruppenteilnehmer und dessen kommunikativer Umsetzung. Er bereichert mit seinen Einfällen, Deutungen und Amplifikationen die Bilder der Teilnehmer, so dass diese ihr eigenes schöpferisches

Potenzial auch direkt durch ihn erleben, sozusagen aus seinem Munde erfahren, und nicht nur auf ihn projizieren.

Das nachfolgende Zitat von Neumann (2004) verdeutlicht diese Vorbildfunktion des Gruppenleiters, der die höhere Stufe des Großen Einzelnen repräsentiert, wo er zum schöpferischen Menschen geworden ist, indem er von unbewussten Inhalten ergriffen wie auch in der Lage ist, diese aktiv zu ergreifen, d. h. bewusst zu machen und der Gruppe zu vermitteln. Damit verkörpert er gleichzeitig das unbewusste individuelle schöpferische Selbst eines Gruppenmitgliedes wie das Gruppenselbst.

„Zunächst ist der Große Einzelne für die Gruppenglieder Träger der Projektion. Die unbewusste psychische Ganzheit des Kollektivs wird von ihnen archetypisch am ‚Großen Einzelnen' erfahren, der zugleich Gruppen-Selbst und unbewusstes Selbst des Einzelnen ist. Was in jedem Gruppenteil als unbewusste schöpferische Ganzheit der Psyche, d. h. als Selbst vorhanden ist, wird am Großen Einzelnen sichtbar, oder es wird, auf höherem Stadium, wirklich von ihm gelebt." (ebd. S. 437)

Hier soll kurz auf die Frage nach dem Unterschied von individuellem Selbst und Gruppenselbst eingegangen werden. Für Neumann (1953) ist das Gruppenselbst eine „Analogie zu der im Einzelindividuum wirkenden Instanz, die wir das Selbst nennen" (ebd. S. 6), und welches „dessen [des Einzelindividuums MK] begrenzten Welt-Zeit-Lebensraum überschreitet." (ebd.) Ausgehend vom „Prinzip der Filialisierung der Spezies an das Individuum" (ebd. S. 8) filialisiert „das Gruppenselbst sich im Selbst des Individuums und darüber hinaus das Selbst des Individuums im Ich." (ebd.)

Im Gruppenselbst manifestiert sich ein transpersonales Wissen, welches das Individuum transzendiert, „die Erfahrung der Transpersonalität [ist] ursprünglich an die Wirklichkeit des in der Gruppe erlebten Gruppenselbst gebunden." (ebd. S. 31) Diese transpersonale Dimension ist gerade im Bild als Gruppentotem bzw. Repräsentanten des Gruppenselbst erlebbar. „Das transpersonale Selbst wird oft projiziert erfahren, als Ahnen- oder Gruppen-Selbst, dabei stellt die Verbundenheit des Ich mit der Gruppe in den Riten und Einweihungen die Identität des personalen Individuums mit dem transpersonalen Selbst her." (Neumann 1980a, S. 64) Zu diesen Riten zählt auch das gemeinsame Malen in der Gruppe.

Zur Thematik des Gruppenselbst ist auch Strubels (1981) Artikel von Bedeutung, der von Jung ausgehend (GW 16, S. 248: „[…] die Beziehung zum Selbst ist zugleich die Beziehung zum Mitmenschen“) im individuellen Selbst „auch das Symbol für die Einheit einer Gruppe“ (ebd. S. 142) sieht, aber auch von einer dialektische Beziehung zwischen individueller Ganzheit und Ganzheit der Gruppe ausgeht, „nie sind das individuelle Selbst und das Gruppen-Selbst voll identisch.“ (ebd. S. 145) In Analogie zu den unterschiedlichen Konzeptionen eines individuellen Selbst in Psychoanalyse und Analytischer Psychologie fokussiert auch der jungianische Begriff des Gruppenselbst auf dessen transpersonal-archetypischer Dimension.

Die Vorbildfunktion des Gruppenleiters als Repräsentanten des Großen Einzelnen bzw. schöpferischen Menschen bedeutet aber nicht, dass er aktiv am gestalterischen Prozess teilnehmen soll, weil er dann einfach nur nachgeahmt werden oder auch einen hemmenden Einfluss auf die gestalterische Entfaltung der Patienten ausüben könnte. Der Gruppenleiter versetzt sich aber in der Gestaltungsphase zusammen mit der Gruppe aktiv in den Zustand einer schöpferischen Introversion, tapas (siehe oben), und trägt im Sinne von Binswangers (1957) „Tragung“ das gemeinsame, unbewusste Partizipieren in der Gruppe. Er transzendiert durch seine identifikatorische Haltung mit der Gruppe und schöpferische Innenschau die klassische Gegenübertragungshaltung im Sinne von Benedettis Gegenidentifikation (siehe Kapitel IV. 4.) Dieses wechselseitige Partizipieren im gleichen, nach Innen gerichteten schöpferischen Gefühlszustand – siehe Neumanns Ausführungen zum hohen energetischen Potenzial der verbindenden Emotionalität in der Kollektivpsyche weiter oben – erleichtert ihm sein einfühlendes, intuitives Wahrnehmen der einzelnen Gruppenmitglieder und das Erleben des Gruppenprozesses, wie es umgekehrt bei den Gruppenteilnehmern die Einfühlung in ihn und in das kreative Vorbild fördert, das er für sie repräsentiert. Die schöpferische Introversion des Gruppenleiters wird zur Basis für das wechselseitige einfühlende Verstehen in der Gestaltungstherapie und die Erfahrung der Gruppenganzheit und des Gruppenselbst. Er trägt die emotionale Verbundenheit untereinander, die „in der Ergriffenheit die ursprüngliche Gruppeneinheit immer von neuem her[stellt].“ (Neumann 2004, S. 277)

Dieser Austausch zwischen Leiter und Gruppe erfolgt natürlich auch auf der bewussten Beziehungsebene, im Vordergrund meiner Betrachtungen steht aber die Ebene der unbewussten Partizipation, weil sie für die Gruppendynamik psychotisch Kranker entscheidend ist. Partizipation und Identifikation mit dem Gruppenleiter ergänzen sich gegenseitig, letztere entfaltet sich z. B. bei der Auswahl eines Themas und dessen Erläuterung, oder wenn er sich direkt um die Probleme der Patienten kümmert, und setzt sich vor allem in der Nachbesprechung fort, wenn die Teilnehmer auch eine ganz direkte Reaktion von ihm auf ihr Bild erfahren.

3. Zur Polarität von Gestaltungstherapiegruppe und analytischer Gruppentherapie

Die grundlegenden Unterschiede zwischen Gestaltungstherapie und analytischer Gruppentherapie werden bereits im jeweiligen Rollenverständnis des Gruppenleiters evident. In letzterer herrscht das Prinzip der Minimalstrukturierung, das Eintauchen in den Gruppenprozess geschieht nicht wie in der Gestaltungstherapie als gemeinsame schöpferische Introversion, Kontemplation und Kommunikation von Gruppe und Leiter. In der analytischen Gruppe erzeugt der Gruppenleiter durch seine Passivität und schweigende Abstinenz genau das Gegenteil einer solchen emotionalen Verbundenheit. Die Gruppennorm wird dadurch undurchschaubar, während sie in der Gestaltungstherapie als kreatives Gestalten und die Kommunikation darüber transparent ist. Hier artikuliert der Gruppenleiter seine mit der Gruppennorm verbundenen Wünsche und Erwartungen ganz direkt. Er übt weniger eine Machtposition aus, sondern ordnet sich den Bildern der Gruppenmitglieder unter, indem er das Setting für deren kreativen Prozess bereitstellt, gestalterisch nicht aktiv ist, und darauf achtet, dass alle Teilnehmer am Mana des im Mittelpunkt der Gruppe stehenden Bildes partizipieren. Damit „überträgt" der Gruppenleiter von Anfang an auch seine Macht, sein Mana, auf den gestalterischen Prozess, und in der gemeinsamen Bildbetrachtung auf die Bilder der Gruppenteilnehmer. In dieser wird durch das gemeinsame einfühlende Kontemplieren jedes einzelne Bild „animiert" (Belting, siehe Kapitel II. 2.) und in seiner „magischen" Ausstrahlung, seinem Mana, verstärkt. In der analytischen Gruppe „weigert" sich dagegen der Gruppenleiter durch sein abstinentes Verhalten, sein Mana an die Teilnehmer abzugeben, so dass diese sich es in der Gruppenrevolte erkämpfen müssen.

Slater (1978) veranschaulicht diese Dynamik einer analytischen Gruppentherapie sehr schön in seiner Studie, deren erstes Kapitel er mit „Vergottung als Schutzmittel gegen Entbehrung" (ebd. S. 9 ff.) überschreibt. Eindrucksvoll schildert er, wie der Gruppenleiter durch sein Schweigen und seine Abstinenz menschlich nicht greifbar ist und sich dadurch in den Gruppenphantasien als gottähnliche Figur aufbaut. Dies aktiviert den gesamten Gruppenprozess. „Die passive Rolle, die der Leiter spielt, [wird] als Tod oder Verlust erlebt, und Phantasien der Verehrung werden durch die gleichen Faktoren hervorgerufen: 1. durch den Entzug autoritärer Lenkung, der die Abhängigkeitsbedürfnisse verstärkt; 2. durch die fast völlige Ausschaltung persönlicher Eigenschaften des Leiters als Folge seines Schweigens, das wie physische Abhängigkeit Übertragungsreaktionen begünstigt." (ebd. S. 25) Der Gruppenleiter wird sozusagen wie eine Ikone verehrt, um dann in der Gruppenrevolte vom Sockel gestürzt zu werden. Jetzt erst können oder dürfen sich die Gruppenmitglieder sein Mana einverleiben. Es ist unschwer zu erkennen, dass hier Freuds Theorie der Urhorde und des Vatermords Pate gestanden hat.

In der Gestaltungstherapiegruppe werden Phantasien der Verehrung nicht stimuliert, um dann enttäuscht zu werden, sondern in der gemeinsamen Bildbetrachtung direkt gelebt. Sie sind vom Gruppenleiter abgezogen, indem jeder Einzelne sein Mana in seinem eigenen Bild erfahren kann, wie dies aus dem schöpferischen Prozess in der Gruppe hervorgegangen ist. Der ganze Gruppenablauf und das Verhalten des Leiters sind auf dieses Ziel hin ausgerichtet. Die teils ritualähnliche Strukturierung des kreativgestalterischen Prozesses und die aktive, im Sinne einer Hilfs-Ich-Funktion manchmal auch direktive Rolle des Gruppenleiters stehen dem Prinzip der Minimalstrukturierung und Abstinenz diametral entgegen. Der Leiter einer Gestaltungstherapiegruppe zeigt den einzelnen Teilnehmern einen Weg auf, wie sie das kreative Vorbild, das er für sie repräsentiert, in sich selbst wie auch miteinander entfalten können. Durch seine aktive, klar definierte Rolle bietet er viel weniger Projektionsfläche als der analytische Gruppentherapeut, so dass sich in der Gestaltungstherapie die passive Erwartungshaltung, vom Gruppenleiter dessen Mana zu bekommen, gar nicht richtig aufbauen kann, selbst wenn sie von Teilnehmern anfänglich in die Gruppe hineingebracht wurde. Gestalterische Aktivität ist zudem auch kaum mit passiven Erwartungshaltungen vereinbar.

In der analytischen Gruppentherapie konzentrieren sich dagegen die Erwartungen der Gruppenteilnehmer anfänglich voll auf den Gruppenleiter. Wenn sie dann durch dessen passive, abstinente Haltung und sein Schweigen enttäuscht werden, kann sich eine Verbundenheit in der ganzen Gruppe einschließlich des Leiters nicht so recht aufbauen. Wie sehr die Teilnehmer einer analytischen Gruppentherapie durch das versagende Verhalten des Leiters eine orale Entbehrung erleiden, bringt ein von Roser (1999) vorgestellter Traum anschaulich zum Ausdruck. „Die Patientin erzählte dann einen Traum, wo sie in der Gruppe mit Herrn Roser sitzt, der still ist. Statt der 7 Mitpatienten sind 7 kleine Kätzchen da, die die Patientin mit einem Fläschchen füttern muss, damit sie nicht verhungern." (ebd. S. 103)

Die Gestaltungstherapie geht einen anderen Weg. Der Gruppenleiter versorgt die Teilnehmer über den schöpferisch-gestalterischen Prozess mit echter Nahrung für das Wachstum ihrer Persönlichkeiten, er ist nicht still, sondern stillt sie, und die Gruppenmitglieder müssen nicht, metaphorisch gesprochen, mit künstlichen Fläschchen anstelle der mütterlichen Brust aus der Not eine Tugend machen und sich selbst notdürftig versorgen, wie dies der obige Traum verdeutlicht. Dieses nährende und mütterlich-versorgende Setting der Gestaltungstherapie erklärt auch einen wichtigen Befund meiner Studie, nämlich das gehäufte Auftreten des positiven Mutterarchetyps in den bildnerischen Gestaltungen, als positiven Elementar- und/oder Wandlungscharakter und als wachstumsfördernde Gefäßsymbolik.

Der Leiter einer Gestaltungstherapiegruppe teilt sein Mana mit der Gruppe und baut sich nicht als unzugängliche Ikone auf. Er provoziert keine orale Entbehrungen, sondern kümmert sich um die Bedürfnisse der Gruppenteilnehmer, indem er für eine positive, Kreativität wie gemeinsamen Austausch fördernde Atmosphäre sorgt. Mittels der gestalterischen Aktivitäten erfahren sich die Patienten zudem selbst in einer väterlichzeugenden wie mütterlich gebärenden Haltung und müssen nicht im Niemandsland der Minimalstrukturierung passive Erwartungshaltungen aufbauen, um dann enttäuscht zu werden. In der Gestaltungstherapie ist daher eine Gruppenrevolte, der Prozess, „in dem die Phantasie von der Realität getrennt wird" (Slater 1978, S. 165), überflüssig. Im gestalterischen Prozess stehen Phantasie und Realität nicht unversöhnlich nebeneinander, da durch die Gestaltung und Betrachtung eines Bildes „in die bloße Phantasie eine Moment der Wirklichkeit hinein[kommt]" (Jung GW 16, S. 52).

Die Gruppenteilnehmer können die Möglichkeiten wie Grenzen ihrer Phantasien, d. h. das Mana ihres Bildes, konkret in der Wirklichkeit der Gruppe erleben. Es muss dann nicht mehr „das ‚totemistische Prinzip', das Mana, die Phantasie einer allmächtigen Kraft […] vom Gruppenleiter losgelöst und als Totem oder Messiasphantasie isoliert" (Slater 1978, S. 165) werden, wenn das Mana von Anfang an auf die Bilder übertragen wird. Jedes Gruppenmitglied kann über sein Bild am Mana des Gruppenleiters partizipieren, ohne ihn vom Sockel stürzen zu müssen. Dabei spielt die therapeutische „Kunst" des Gruppenleiters keine unwesentliche Rolle, in der gemeinsamen Bildbetrachtung und Kommunikation darüber jedem Bild Mana zukommen zu lassen. Therapeutische Phantasie (siehe Kapitel II. 3.), Einfühlungsvermögen in die innere wie gestaltete Bilderwelt und Kenntnisse von deren archetypischer Dimension, wie sie die jungianische Amplifikationsmethode ermöglicht, entfalten sich dabei synergistisch.

In der analytischen Gruppentherapie fehlt das gemeinsame, ritualisierte Eintauchen in die inneren Bilderwelten, die Teilnehmer werden dagegen vom Gruppenleiter gezwungen, zunächst Freuds Phantasie der Urhorde und des Vatermords nachzuspielen. In der Gruppenrevolte bildet sich nur eine unvollständige (Teil-)Gruppe ohne den eigentlichen Leiter, obwohl dieser doch eigentlich die Gruppenganzheit repräsentieren soll. Das Gruppenmitglied in der Alpha-Position kann dafür nur einen unvollständigen Ersatz bilden. Hier stoßen zwei Menschen- und Vaterbilder aufeinander, der tyrannische Urpatriarch der Freudschen Urhorde, der seine Macht nicht abgeben will und deshalb von der Urhorde getötet wird, und der schöpferische Mensch in seiner Verbindung zum nährenden, gebenden, mütterlichen wie auch zeugenden, Autonomie fördernden, väterlichen Prinzip, der sich vermittelnd auf die Gruppe bezieht und sein Mana mit den anderen teilt. Immerhin kann man zur versagenden Haltung des Gruppenleiters unter analytischen Gruppentherapeuten auch kritische Stimmen wie z. B. W. Schindler (1985) vernehmen: „Eine absolute Passivität lehne ich im Prinzip ab, da sie zur Frustration und damit zur Aggressivität führt und ohnehin nicht zu einem natürlichen Verhalten in zwischenmenschlichen Beziehungen gehört." (In: Kutter [Hg] 1985, S. 67)

Grundsätzlich stehen die Positionen von Gestaltungstherapie und analytischer Gruppentherapie aber nicht unüberbrückbar gegeneinander, sondern können sich gegenseitig ergänzen, da in beiden Therapieformen das Mana des Gruppenleiters als Großer Einzelner oder schöpferischer Mensch und als Repräsentant von Gruppenganzheit und Gruppenselbst auf die Teilnehmer übertragen werden soll. In unterschiedlicher Weise emergiert dagegen das Gruppentotem als Repräsentanz des Gruppenselbst, welches das Medium dieses Übertragungsprozesses darstellt. In der Gestaltungstherapie gibt das Bild dem Gruppentotem eine anschauliche Repräsentanz und ist aufgrund seiner magisch-suggestiven Kraft auch der ideale Empfänger für das Mana vom Gruppenleiter. In der analytischen Gruppentherapie können innere Bilder zum Gruppentotem werden, wie sie Träume und (Gruppen-) Phantasien zum Ausdruck bringen, die für die Gruppe identitätsstiftend sind und damit ebenfalls das Gruppenselbst verkörpern. Wie in der Bildbetrachtung können sie durch gemeinsames Imaginieren weiter aufgeladen, „animiert" werden.

Hier liegt eine wesentliche Schnittstelle zwischen analytischer Gruppentherapie und Gestaltungstherapiegruppe vor, da auch in letzterer das Bild durch die gemeinsame „Animation" wieder von seinem Trägermedium, dem Bildkörper getrennt und auf sein eigentliches Substrat, die ihm zugrunde liegenden inneren seelischen Bilder zurückgeführt wird. Auf diese Weise entsteht in beiden Therapieformen ein mit Mana aufgeladenes Gruppentotem als gemeinsam erfahrenes inneres Bild. Dieses entäußert sich in der Gestaltungstherapie als sinnlich anschauliches Bild, während in der analytischen Gruppentherapie das Narrativ, die Erzählung eines Traumes oder eines inneren Phantasiebildes und deren Anreicherung durch die Einfälle der Gruppe, ein Surrogat für das äußere Bild darstellen.

Das Partizipieren am Gruppentotem ist in der Gestaltungstherapiegruppe mit ihrer ritualisierten gemeinsamen Bildbetrachtung und strukturierten Kommunikation darüber ungleich größer als in der analytischen Gruppentherapie. Damit wird die integrierende Wirkung des Gruppentotems wesentlich verstärkt. Dies könnte eine Erklärung für meine Beobachtung sein, dass in der Gestaltungstherapie Außenseiterpositionen erstaunlich wenig in Erscheinung treten (siehe Kapitel VII). Das Gruppentotem als gestaltetes Bild hat fast immer eine ausgesprochen positive emotionale Besetzung, wie dies die entsprechenden Bilder meiner Verlaufsdarstellungen aufzeigen. In Kapitel VII. 2. (S. 269) wurden alle Bilder dieser Studie zusammengefasst, die das Gruppentotem repräsentieren. Solche aus gemeinsamen gestalterischen wie kommunikativen Aktivitäten hervorgegangenen Bilder verhelfen dem Archetypus der Gruppe bzw. der Gruppenganzheit zu einem positiven Ausdruck.

Ausgesprochen destruktive Äußerungen zu den Bildern der anderen habe ich eigentlich nie erlebt, nur eigenen Bildern gegenüber. Fast könnte man darin eine dem Gruppentotem zuzuordnende Tabuvorschrift sehen, abwertende Äußerungen zum Bild nicht zuzulassen. In der analytischen Gruppentherapie evoziert der Gruppenleiter dagegen durch sein unnatürliches passives, abstinentes und versagendes Verhalten ein emotional negativ besetztes Bild von sich selbst und baut sich als unzugängliche Ikone auf, womit er eigentlich das jeder Gruppe zugrunde liegende Prinzip der Bezogenheit zueinander ad absurdum führt.

Die dazu kompensatorischen Vergottungsphantasien können sich in der Gestaltungstherapiegruppe nicht mehr so aufbauen, wenn die auf den Gruppenleiter projizierten magischen Kräfte von Anfang an auf das Bild umgelenkt werden und im bildnerischen Gestalten eine Konfrontation mit der Realität erfahren. Jeder Patient macht selbst die Erfahrung, wie er mit Hilfe der Gruppe und des Gruppenleiters seinem Bild eine Ausstrahlung, Mana verleihen kann, und wo seine Grenzen sind. Damit kann sich das Mana des Bildes als heilendes Agens entfalten und repräsentiert nicht nur eine infantile überhöhte Phantasie, die entlarvt werden muss. Heilende magische Kräfte können natürlich auch die in einer analytischen Gruppentherapie emergierenden inneren Bilder haben, wie z. B. der von Roser weiter oben berichtete Traum. Ausgehend von Freuds aufklärerischen Prämissen versucht man hier aber, den nichtrationalen Anteil der Bilder und Symbole möglichst „wegzuanalysieren." Aus der Sicht der Analytischen Psychologie bedeutet dies, dass das Gruppentotem als Repräsentant des Gruppenselbst und der Gruppenganzheit um seine transpersonale Dimension reduziert werden soll. Slater ist ein Beispiel dafür, wenn er von einem Gruppentotem im Sinne eines inneren Bildes spricht, welches den Gruppenleiter ersetzen soll, aber dessen sakralen Anteil „exorzieren" möchte.

„Solange die Leiter-Teilnehmer-Beziehung von der Idee des Heiligen durchdrungen ist, sind Rationalität und Anpassung unmöglich. Durch den Prozess der Revolte wird diese Beziehung säkularisiert. [...] An die Stelle der unfreiwilligen Unterordnung unter einem mächtigen Führer setzte sie [die freudsche Urhorde MK] die freiwillige Unterordnung unter das Totem – eine rein symbolische Repräsentation der Gruppe als Ganzen." (ebd. S. 164) Die Effizienz dieses Vorgangs hängt davon ab, „dass das ‚totemistische Prinzip' zu einer Art Symbol ausgeformt wird, das alle zwischenmenschliche Beziehungen in der Gruppe von Ideen des Heiligen freihält." (ebd.) Hier wird, frei nach der Dialektik der Aufklärung, das mythische Grauen der aufklärerischen freudianischen Psychoanalyse vor dem Mythos bzw. vor dem Sakralen evident. Zwangsläufig muss dies zu einer Profanisierung des Symbolbegriffs führen, die das Symbol auf eine reine Zeichenfunktion reduziert und das Nichtrationale, Transpersonale ausblendet.

Es macht durchaus Sinn, das Mana durch seine Übertragung vom Gruppenleiter auf das Gruppentotem nicht zu sehr zu personifizieren, wie dies in der Gestaltungstherapie von Anfang an geschieht, in der das Mana der Bilder und nicht das des Gruppenleiters im Vordergrund steht. Doch Gruppenleiter und Gruppentotem verkörpern auch das Gruppenselbst, wie dies Neumann für den Großen Einzelnen feststellt. Wenn in der analytischen Gruppentherapie die Beziehung zum Gruppenleiter säkularisiert werden soll, werden auch die archetypischen inneren Bilder von der Gruppe als Ganzheit profanisiert, d. h. die numinose Dimension des Gruppentotems als inneres Bild zerstört. Eine solche bilderstürmerische, ikonoklastische Haltung vernichtet mit der „Zertrümmerung" des inneren Bildes, gerade in seiner numinosen Ausstrahlung, auch dessen heilende Wirkung.

Dass eine solche Profanisierung der Gruppenerfahrung nicht der Weisheit letzter Schluss sein kann, scheint auch Slater zu ahnen. „Wenn irgendein dem Mana verwandter Begriff mit den Fähigkeiten des Leiters verbunden wird, dann ist die Vorstellung durchaus einleuchtend, dass diese Kraft jetzt allen innewohnt oder (da dies kein besonders überzeugendes Bild ist) dass die Gruppe als Ganzes – bzw. im Wege der Ausdehnung irgendein Emblem der Gruppe als Ganzen – mit ihr ausgestattet ist. Als solches ist das Gruppentotem einfach ein Ausdruck des Gruppenstolzes, des Gefühls kollektiver Macht und Leistung." (ebd. S. 167)

Doch eine solche Reduzierung der numinosen Erfahrung, wie sie auf der Kollektivebene bzw. primordialen Ebene in der Gruppe gemacht wird, auf ein triebpsychologisches Nichts-als-Ob-Konstrukt, eine solche personalistisch verengte Sicht des Gruppentotems und des Gruppenselbst passt auch nicht zu den Befunden, wie sie die Protagonisten der analytische Gruppentherapie wie Battegay, Foulkes, Kutter oder Schindler (siehe Kapitel IV. 1. und V. 3.) hinsichtlich der Bedeutung archetypischer Mutterbilder für die Gruppendynamik gemacht haben. Hier kann eine transpersonale, archetypische Sichtweise von Bildern und deren therapeutischem Potenzial einen wertvollen Beitrag zur Gruppendynamik in unterschiedlichsten gruppentherapeutischen Ansätzen leisten. In der Bildwissenschaft hat sich ja bereits eine Sichtweise durchzusetzen begonnen, die in Abgrenzung zu den negativistischen ikonoklastischen Auffassungen vom Bild in der freudschen und lacanschen Schule (siehe Mitchell 2005, S. 69 ff.) die magische und sakral-numinose Dimension von Bildern nicht mehr einfach nur ausblendet. Dies soll im nächsten Kapitel weiter vertieft werden.

4. Bilderfeindlichkeit und Bilderangst (Ikonoklasmus, Ikonophobie) versus Bilderverehrung (Ikonophilie, Idolatrie)

Im Folgenden möchte ich die Polarität von einer ikonoklastischen Einstellung in der analytische Gruppentherapie, d. h. ihrem Bestreben zur Entwertung des Gruppentotems als innerem Bild der Gruppenganzheit und des Gruppenselbst in seiner transpersonalen, archetypischen Dimension, und einer ikonophilen, „bilderverehrenden" Einstellung in der Gestaltungstherapiegruppe noch weiter amplifizieren. Dass es sich bei letzterer um ein bilderfreundliches therapeutisches Verfahren handelt, wo im gestalterischen Prozess und im achtsamen Umgang mit dem Bild sich kulturgeschichtlich rituelle Akte der Bildverehrung umsetzen, bedarf wohl keiner näheren Erläuterung mehr. Unter Kapitel II. 1. und II. 2. wurde aufgezeigt, wie sich die Polarität von Bildersturm bzw. Bilderfeindlichkeit und Bilderverehrung auch in den gegensätzlichen Auffassungen zum inneren seelischen Bild bei Freud und Jung umsetzt. In diesem Disput der beiden tiefenpsychologischen Schulen über das Bild inszeniert sich der Bilderstreit, d. h. eine tendenziell bilderfeindliche Ausrichtung der abendländischen Kultur, die historisch zur Zerstörung von Bildern und Abwertung der Bilderverehrung als Götzendienst führte.

James Hillman hat sich meines Wissens als einziger (Post-)Jungianer genauer mit dem Bilderstreit in seiner Bedeutung für die Analytische Psychologie auseinandergesetzt und dieser Thematik ein eigenes Kapitel „Imagismus und Ikonoklasmus: Der Bilderstreit" (in Hillman 1986, S. 100-107) gewidmet. Allerdings kompliziert Hillman die ohnehin schon schwierige Terminologie zum Bilderstreit, indem er den aus der angloamerikanischen Literaturwissenschaft stammenden Begriff des Imagismus für die Bilderverehrung einführt und Jung in seinem experimentellen Umgang mit inneren Bildern als „Imagisten" (ebd. S. 105) bezeichnet. Es sollen deshalb zunächst die für das Verständnis des Bilderstreits wichtigen Begriffe kurz definiert werden, auf die auch Hillman rekurriert, um zu sehen, wie mit ihnen die tiefenpsychologische Haltung zum inneren wie gestalteten Bild amplifiziert werden kann.

Grundlegend ist die Unterscheidung zwischen Ikone und Idol. Das griechische εικών (eikon) bedeutet Bildnis, Abbild und auch Gleichnis, ihm entspricht das lateinische Wort imago. Das griechische εἴδωλον (eidolon) bedeutet dagegen Trugbild und Götzenbild, lateinisch idolum. Beim Bilderverständnis unterscheidet Wikipedia „zwischen einem unmittelbaren, einem realistischen und einem symbolischen Verständnis der Bilder.

1. *Gleichsetzung.* Im ersten Fall besteht ein *unmittelbarer Zusammenhang* zwischen dem Verehrten und dem Bild, das als *Vera Ikon* teilweise gleichgesetzt wird mit dem Verehrten. Diese Deutung wird zumindest seit dem zweiten Konzil von Nicäa im Christentum abgelehnt, wenn sich auch im Volks-Aberglauben teilweise solche Denkweisen bis heute finden. [...]

2. *Abbild.* Bei dem *realistischen Verständnis* zwischen Verehrtem und Abgebildetem nimmt man ein Abbildverhältnis an; Salbung, Einkleidung oder Opferdarbringung zeigen ein solches Verständnis an.

3. *Symbol.* Davon ist die Verehrung symbolischer Bilder zu unterscheiden, wo eine grundsätzliche Verschiedenheit zwischen beiden gedacht wird; das verehrte Bild steht hier stellvertretend für das, was verehrt wird; es muss also nicht gegenständlich sein oder etwas ‚darstellen'. Die Ansicht der bilderverehrenden christlichen Kirchen bewegt sich dabei zwischen der zweiten und der dritten Variante." (http://de.wikipedia.org/wiki/Idolatrie, Kursiv im Original)

Die Ikonoklasten werfen den Bilderverehrern Idolatrie, Götzendienst vor, dass sie die Bilder mit dem Göttlichen gleichsetzen (Punkt 1) und lehnen deshalb die Bilderverehrung grundsätzlich ab. Historisch hat dies vor allem in Byzanz und in der Reformation zu kriegerischen Aktionen der Bilderzerstörung geführt (siehe dazu Belting 1991, S. 166 ff. und S. 510 ff.), die sich bis heute fortsetzen, so z. B. in der Zerstörung der Buddha-Felsstatuen in Afghanistan durch die Taliban. „Unter Ikonoklasmus (zu altgriechisch εικών (eikon), ‚Bild, Abbild' und κλάστειν (klastein) ‚zerbrechen') versteht man die Zerstörung heiliger Bilder oder Denkmäler der eigenen Religion (Bildersturm), insbesondere im Christentum, im weiteren Sinne die Bilderfeindlichkeit oder Bilderfurcht (Ikonophobie) einer Kultur oder Institution." (wikipedia, http://de.wikipedia.org/wiki/Ikonoklasmus). Nach dem ersten Bildersturm im byzantinischen Reich im 8. Jahrhundert wurde im Konzil von Nicäa die Unterscheidung zwischen Bilderanbetung bzw. Götzendienst (Idolatrie, Punkt 1) und Bilderverehrung eingeführt. Letztere wird auch als Ikonodulie bezeichnet und bewegt sich in obiger Einteilung des Bilderverständnisses zwischen der Abbild- und Symbolversion. Hillman lässt den Vorwurf der Ikonoklasten nicht gelten, dass die Bilderverehrer die Bilder mit dem Göttlichen identifizieren und dann z. B. ein Bildnis Christi mit dem Wesen Christi gleichsetzen würden. „Die Bilderanhänger jedoch begriffen die Beziehung zwischen Bild und Prototyp als Analogie [...]: Das Bild ist in allen Aspekten wie der sichtbare, historische Christus, aber nicht im Wesen identisch." Eine solche Identifizierung gehe nicht vom Objekt der Verehrung aus, dem Bild, sondern „findet allenfalls im Kopf des Verehrers statt." (Hillman 1986, S. 103)

Hier unterstreicht Hillman die Wirkung der inneren Bilder, wie sie durch materielle Bilder angeregt werden. Psychologisch geht es ihm darum, „die analogischen, metaphorischen Muster der Seele zu begreifen" (ebd.), wozu weder Ikonoklasten noch die idolatrischen Bilderanbeter in der Lage seien. Nach Hillman korrespondieren die unterschiedlichen Denkansätze von Freud und Jung zur Unterscheidung zwischen Allegorie und Metapher. (siehe Kapitel II. 1., S. 30) In der Metapher findet eine analogische Umsetzung eines Bildes in ein anderes statt, und genau das Gleiche geschieht in der (ikonodulischen) Bilderverehrung. Das Bild gibt dann die symbolische Präsenz des Göttlichen wieder bzw. ist eine Versinnbildlichung dessen, was zur Emergierung eines inneren Bildes vom Göttlichen führt.

Hillman überträgt dann diese verschiedenen Einstellungen zum Bild in etwas verkürzter Form auf die Tiefenpsychologie. „Diese Unterscheidung zwischen Bild als Präsenz und Bild als Repräsentation, zwischen Symbol und Allegorie, lebt heute in der Psychologie fort." (ebd. S. 105) In seinem Vergleich des freudschen Denkens mit der Allegorie berücksichtigt er aber nicht dessen ikonoklastische Haltung. Bei Freud ist die Sprache das entscheidende Ausdrucksmedium für die Repräsentation seelischer Prozesse und nicht das Bild. Das in visuellen Bildern zum Ausdruck Gebrachte sieht er nur als entstelltes Abbild seelischer Prozesse, welches der Korrektur durch die Sprache bedarf. Infolgedessen kann man nicht von einem echten Abbildverhältnis (Punkt 2 oben) sprechen. Diese ikonoklastische Haltung der Psychoanalyse einschließlich ihrer lacanschen Version hat auch die Aufmerksamkeit der Bildwissenschaftler auf sich gezogen (siehe dazu auch Paglias Ausführungen zu Neumann auf S. 145 f.). Mitchell (2005) z. B. spricht von „ikonoklastischen kritischen Reflexen" (ebd. S. 70), ja sogar von einer „strukturellen Feindseligkeit (structural hostility) der Psychoanalyse in Bezug auf Bilder und visuelle Repräsentationen." (ebd. S. 69)

Für Mitchell ist das Unvermögen der Psychoanalyse, Bildern gerecht zu werden, fast schon grotesk, da sie eigentlich das ideale Instrument für die Analyse des Begehren der Bilder wäre – „What do Pictures Want. The Lives and Loves of Images" lautet schließlich der Titel seines Buches. Doch genau an diesem Punkt versage die Psychoanalyse, weil sie sich „grundsätzlich als linguistic turn konstituierte" (ebd. S. 70, alle Übersetzungen von MK).

Mit dem Bild als Präsenz ist in der Analytischen Psychologie die symbolische und nicht die reale Präsenz der Psyche im (inneren) Bild gemeint, letztere könnte als idolatrische Einstellung (Punkt 1) missverstanden werden. Eine idolatrische Haltung dem Bild gegenüber liegt aber dann vor, „wenn wir unsere Bilder als magische Botschaften aus dem Unbewussten, als göttliche Offenbarungen des Selbst begreifen." (Hillman 1986, S. 104) So in etwa lautet ja ein grundlegender Einwand nicht nur der freudschen Psychoanalyse gegenüber der Analytischen Psychologie, dass sie das Seelische bzw. das Unbewusste mystifiziere. Hier wird deutlich, wie sich in diesen gegensätzlichen Positionen der Bilderstreit in Szene setzt. Der Vorwurf einer idolatrischen Haltung zu den inneren Bildern korrespondiert mit einer ikonoklastischen Einstellung zum Bild.

Die freudsche Psychoanalyse lehnt Bilder als eigenständige, der Sprache gleichwertige seelische Ausdrucksform ab, was mit einer Zerstörung – Ikonoklasmus – der transpersonalen, archetypisch-numinosen Dimension der Bilder einhergeht, und wirft der Analytischen Psychologie eine idolatrische Haltung dem Unbewussten gegenüber vor. Letztere sieht aber dessen Überhöhung durchaus kritisch, nämlich als Inflation aus dem Unbewussten oder Identifikation des Ich mit dem Archetyp. Daraus ist das therapeutische Konzept der Integration der Mana-Persönlichkeit in das Ich hervorgegangen (siehe weiter unten). Der psychologische Begriff des Archetyps ermöglicht ein nicht inflationiertes Verständnis der transpersonalen archetypischen Dimension in der Psyche. Bei der freudschen Psychoanalyse gehen eine positivistisch aufklärerische, das Seelische profanisierende Haltung und eine ikonoklastische bilderstürmende Haltung Hand in Hand, die im Bild dann nur noch ein den sprachlichen Geist zersetzendes Agens sieht. Hier bewegt sich Freud und die Psychoanalyse in einer tief im abendländischen Denken verwurzelten Tradition, die auf das alttestamentarische Bilderverbot und auf Platon zurückgeht und den Bildern gegenüber misstrauisch eingestellt ist, indem sie ihnen Schein und Täuschung unterstellt. Auf die lebendige Wirkung der Bilder auf unser Unbewusstes bzw. seelisches Leben wird dann mit Angst (Ikonophobie) und Abwehr reagiert.

„Man kann nicht ein Bild zerstören, ohne gleichzeitig einen Archetyp zu vernichten." (ebd. S. 102) Der Archetyp kann folglich nicht vom Bild getrennt werden. Zu dieser Einheit von Archetyp und Bild ist noch erwähnenswert, dass sich das Wort Numen eigentlich „auf die belebten Regungen eines Bildes" (ebd. S. 105) bezieht. Das Numinose ist nach Hillman nicht eine abstrakte heilige Energie, wie dies in Folge von Rudolf Ottos Definition des Heiligen in die Analytische Psychologie Eingang gefunden hat, „nicht eine ‚ganz andere' heilige Kraft, sondern vielmehr das religiöse Wesen eines Bildes" (ebd. S. 106, Anm.), animistisch gesehen wäre dies sein Mana, und darf nicht vom Bild losgelöst werden.

In der analytischen Gruppentherapie provoziert der Gruppenleiter durch seine passive, abstinente und versagende Haltung einerseits ein überhöhtes inneres Bild von ihm in der Gruppe, wenn er sich durch sein abweisendes Verhalten zu einer unzugänglichen Ikone macht. Die ikonoklastische Zerstörung dieses numinosen Bildes von sich selbst delegiert er an die Restgruppe in der Gruppenrevolte. Man ist versucht zu sagen, dass sich in dieser ikonischen Verehrung des Gruppenleiters eine „Wiederkehr des Verdrängten" inszeniert, die in der freudschen Psychoanalyse abgewehrte positive Einstellung zum Bild, die aber gleichzeitig durch die ikonophobische, ikonoklastische Haltung bekämpft wird. Darin scheint das Dilemma der analytischen Gruppentherapie zu liegen, dass sie zunächst das fördert, was es in ihrer aufklärerischen Weltanschauung nicht geben darf, nämlich ein numinos aufgeladenes Bild vom Gruppenleiter, um es dann zu zerstören.

Für den analytischen Gruppenleiter als unzugängliche Ikone gibt es noch eine schöne ironische Umschreibung, die nicht unerwähnt bleiben soll, gerade weil sie eine ikonoklastische Konnotation hat. Es ist dies die Metapher des Ölgötzen, „eine umgangssprachliche spöttische oder abwertende Bezeichnung für einen steif und stumm, wie ein Götze wirkenden Mensch." (Wikipedia) Der Ölgötze ist auch „ein mit Öl gesalbtes oder mit Ölfarben angestrichenes Götzenbild" (Deutsches Wörterbuch der Gebrüder Grimm, zitiert nach Wikipedia). In der Reformationszeit wurde dieser Begriff als „Spottbezeichnung für die Heiligenbilder in den katholischen Kirchen verwendet, zum Beispiel von Zwingli. Davon abgeleitet wurde der Begriff dann auch für die Anbeter dieser Bilder benutzt" (ebd.). Die Ölgötzenmetapher wäre so das gruppenanalytische Pendant zur Blechaffenmetapher, wie sie in den 50er und 60er Jahren innerhalb der freudianischen Psychoanalyse aufkam. Aufgrund einer übertriebenen Abstinenzhaltung, Neutralität und Anonymität des Analytikers, wie sie vor allem unter dem Einfluss der Ich-Psychologie ausuferte, wurde damals der freudianische Analytiker mit einem lackierten Blechaffen verglichen.

Nachdem der Gruppenleiter in der Gruppenrevolte als Ikone „gestürmt" und vom Sockel gestürzt, „entzaubert" worden ist, hat er auch seine numinose Kraft verloren. Ein Gruppentotem ohne Numen oder Mana kann aber nicht mehr das Gruppenselbst in seiner archetypischen, numinosen Dimension repräsentieren. Wie soll dann noch Mana auf die Gruppenteilnehmer übertragen werden? Slater hat Recht, wenn er seine Vorstellung für nicht besonders überzeugend hält, dass die Manakraft des Gruppenleiters nach der Revolte allen innewohnt (siehe oben), gleichzeitig aber das Gruppentotem als inneres Bild säkularisiert, d. h. von jeglicher numinosen Dimension befreit worden ist. Ein Stück „Ikonenverehrung" sollte auch in der analytischen Gruppentherapie überleben dürfen. Das Erleben der Gruppenganzheit in seiner transpersonalen, archetypischen Dimension und dessen Verinnerlichung als inneres Bild hat für die Gruppenteilnehmer eine grundsätzliche Bedeutung, auch wenn dies den weltanschaulichen Prämissen der Psychoanalyse widerspricht.

Das aus der Gruppenrevolte, dem Bildersturm hervorgegangene Gefühl von Macht resultiert dagegen aus einer ganz anderen Quelle, nämlich dem

Akt der Zerstörung und Entzauberung der Ikone. Belting (1990) hat auf einen dazu analogen psychologischen Effekt beim Bildersturm in der Reformation hingewiesen, wo es darum ging, „die Ohnmacht der Bilder zu demonstrieren, denen man immer so viel Macht zugeschrieben hatte. [...] Die Verhöhnung der Bilder war zuweilen wichtiger als ihre Entfernung." (ebd. S. 515) Die Rücknahme einer überhöhten Idealisierung des Gruppenleiters als Projektion ist durchaus notwendig, doch müssen seine Person und das Symbol, das er repräsentiert, unterschieden werden. Dem Gruppenleiter wird nicht nur deswegen Macht, Mana zugeschrieben, weil er eine idealisierte Führerfigur darstellt. Er ist auch Repräsentant einer real vorhandenen Gruppenganzheit und des Gruppenselbst, deren transpersonale Dimension im Gruppentotem eine symbolische Repräsentation bekommt. Eine solche ganzheitliche Erfahrung der Gruppe wird beschnitten, wenn Gruppenganzheit und Gruppentotem auf ein triebtheoretisches Nichts-als-Ob-Konstrukt reduziert werden.

Jung hat auf der individuellen Ebene eine Konzeption entworfen, wie die Mana-Persönlichkeit als inflationierende, archetypische Figur, die das individuelle Selbst repräsentiert, in das Ich und Bewusstsein integriert werden kann. Nach seiner Auffassung muss sich das Ich von der Mana-Persönlichkeit abgrenzen, um nicht an der Inflation durch diese zu zerbrechen. Doch dies muss nicht mit der Zerstörung dieses inneren archetypischen Bildes einhergehen. Im Gegenteil, die Auseinandersetzung des Ich mit der Manafigur und ihrer Integration hängt entscheidend vom Erkennen des Numinosen im Archetypus des Selbst ab. Ausgehend vom alchemistischen Bild des Rex (König) und dessen Ablösung resp. Erneuerung durch den Königssohn, wie ihn das rational eingestellte Ich repräsentiert, bemerkt Jung: „Das Verschwinden des Abhängigkeitsgefühls und die gleichzeitige Erstarkung der Kritik wird als Fortschritt, Aufklärung, Befreiung, ja als Erlösung empfunden, obschon ein einseitiges und beschränktes Wesen den Thronsitz eines Königs eingenommen hat." (GW 14/2, S. 126)

Das persönliche, kritische Ich kann nicht vollständig den Platz der archetypischen Figur des Königs übernehmen. Es darf sich weder mit dieser identifizieren noch darf es diese verleugnen. Das Ich muss sich seiner „mythischen Dominante" (ebd.) bewusst werden, d. h. „das Vorhandensein eines tiefen Bedürfnisses nach einer der Ichhaftigkeit übergeordneten geistigen Instanz. Eine solche entsteht nie aus rationaler Überlegung oder momentaner Empfindung, die immer im Umkreis des ichhaften Bewusstseins bleibt." (ebd.)

In der Analytischen Psychologie sind demnach schlüssige Modellvorstellung von der Integration einer Manafigur formuliert worden, auch auf der kollektiven Ebene. Nach Neumann (2004) lässt sich am Beispiel von Ägypten die Ich-Bildung aus der ursprünglichen Kollektiv-Identität und, damit verbunden, die Übertragung von Mana besonders eindrucksvoll beobachten, nämlich „wie der Große Einzelne, als Projektionsträger des Kollektiv-Selbst, der Ich-Bildung beim Einzelnen vorangeht, sie in Bewegung setzt und fördert. Während zunächst in einem Kollektiv von Noch-nicht-Einzelnen der Königsgott archetypisch die Figur der Ganzheit der Gruppe darstellt, kommt es allmählich zu einer vermittelnden Funktion seiner Figur, die immer mehr von ihrem Mana an die Kollektivglieder abgibt und so desintegriert und ‚zerstückelt' wird." (ebd. S. 439) Es erfolgt ein „Prozess der Einverleibung, der Assimilierung des Größeren […], in dem jeder einzelne ‚unsterbliche Seele', d. h. Osiris wird und sich das Selbst, den Gottkönig, als sakrales Zentrum seiner Existenz introjiziert." (ebd.) Auch hier hat eine gewisse Säkularisierung stattgefunden, da der Gottkönig sich auflöst. Das Sakrale muss aber nicht zerstört werden und wird als die unsterbliche Seele des Osiris, d. h. als numinose Dimension des Selbst verinnerlicht.

5. Die therapeutische Wirkung des Bildes in der Gruppe

Abschließend möchte ich zwei wesentliche gruppenspezifische Faktoren für die therapeutische Wirkung des Bildes zusammenfassen, die eng miteinander verbunden sind, nämlich die ritualisierten Elemente im Gruppensetting und die Funktion des Gruppenleiters, sein Mana auf die Bilder und die ganze Gruppe zu übertragen. Als Repräsentant der Gruppenganzheit und des Gruppenselbst gibt der Gruppenleiter auch die rituellen Abläufe in der Gruppe vor. Die Übertragung von Mana beginnt damit, dass er die Bilder schon während ihrer Entstehung in der Gestaltungsphase durch seine symbolische Einstellung und therapeutische Phantasie imaginativ anreichert (tapas) und sie so mit seinem Mana auflädt. In der gemeinsamen Bildbetrachtung weitet sich dies auf die gesamte Gruppe aus, wenn sich die Mandalafunktion der Gruppe in der ritualisierten, rotierenden Umkreisung des Bildes in Bewegung setzt und Teilnehmer und Gruppenleiter jedes Bild durch ihre eigenen Einfälle usw. anreichern. Wird ein Bild (vorübergehend) zum Gruppentotem, verschmelzen in ihm sozusagen die verschiedenen Stimmen der Teilnehmer zu einem harmonischen Klang. In Synergie mit den rituellen Elementen des Gruppenablaufs verstärkt diese Übertragung von Mana auf die Bilder die therapeutische Wirkung des Bildes in einem Ausmaß, das über die individuelle Psychotherapie hinausgeht.

Es sei nochmals hervorgehoben, dass das von mir realisierte gestaltungs- oder kunsttherapeutische Konzept auf einer spezifischen Rollenverteilung von Gruppenleiter und Co-Leiterin beruht (siehe Kapitel III). Letztere nimmt in der Gestaltungsphase eine aktivere Rolle ein, während der Gruppenleiter die Bildbetrachtung bzw. Nachbesprechung leitet. Dieses Setting ist nach meinen Erfahrungen besonders für Gruppen mit psychotisch Kranken geeignet. Es beinhaltet die Übertragung von Benedettis individueller Psychosenpsychotherapie auf die Gruppe, indem sich der Gruppenleiter in der Gestaltungsphase mehr auf seine imaginativen Gegenübertragungsprozesse konzentriert und diese später in das Gruppengeschehen einbringt. Damit verstärkt er die unbewusste Verbundenheit auf der tiefsten Ebene des Gruppengeschehens, der uroborischen Ursprungssituation oder participation mystique bei Neumann bzw. der primordialen Ebene bei Foulkes, und erzeugt eine emotionale Resonanz, durch die sein Mana den Bildern und der ganzen Gruppe zugute kommt.

Die ritualisierten Elemente einer Gruppentherapie beeinflussen das Erleben des Einzelnen besonders auf dieser Ebene der uroborischen Ursprungssituation und verstärken das Gefühl der Gruppenganzheit. „Die Ursprungssituation des in die Gruppe integrierten Einzelnen ist die Voraussetzung für das Gruppenritual." (Neumann, 1953, S. 22) Erich Neumann hat auch zur Bedeutung des Ritus für das Kollektiv wesentliche Einsichten formuliert. Er sieht im Ritus ursprünglich einen zum Ort des Mysteriums hinführenden Weg, der (rituell) begangen werde. „Das ursprüngliche Gruppenritual wurde gelebt, indem es von der Gruppe als unbewusste Gestalt gegangen und begangen wurde, und jeder Einzelne wurde als Totalität vom rituellen Tun erfasst, das er mit der Ganzheit des Leibes vollzog, denn den Ritus begehen, heißt ursprünglich, den Ritus ‚tanzen'." (ebd. S. 14)

Im Ritus wird die Ganzheit vor allem über das Körperselbst erfahren. „Das Körperselbst ist die ursprüngliche Manifestation des individuellen Selbst. Indem es im Gruppenritual die Ichhaftigkeit des Einzelnen ablöst, stellt sich gleichzeitig seine Verbindung mit dem transzendierenden Gruppenselbst her." (ebd. S. 15) In der Gestaltungstherapiegruppe wird das Körperselbst durch die ritualisierten Gruppenabläufe und auch durch den direkten körperlich-sinnlichen Kontakt mit den Materialien zur konkreten Erfahrung. Die Neu-Konstituierung der Ich-Selbst-Achse und die Entstehung des integralen Ich in der Gestaltungstherapie beruhen damit gleichermaßen auf einer neuen Erfahrung des Bezogenheitsselbst, wie in Kapitel VII. 4. beschrieben, und des Körperselbst, welches im Gruppenritual die Verbindung zum Gruppenselbst herstellt. Diese enge Verbindung von Körperselbst und Gruppenritual macht deutlich, dass Foulkes mit gutem Grund der Körperebene eine wichtige Bedeutung im Gruppengeschehen beimisst (siehe Schema Foulkes in Kapitel V. 1, S. 108).

Auch jungianische Autoren wie Kleespieß (1995) und Roser (1999) heben den ich-stärkenden Effekt eines Rituals und dessen höheren transpersonalen Bezug für die analytische Gruppentherapie hervor. „Die Selbstinstanz als übergeordnete und zielwissende Instanz (im Sinne der Analytischen Psychologie) konstelliert sich auch im analytischen Prozess einer Gruppe […]. In diesem Zusammenhang kommt dem Leiter die Aufgabe zu, diesen Faktor zu fördern. Die Ritualisierung der Gruppe (zeitlich festgelegte Wiederholung der Sitzungen, Schweigepflicht nach außen, klare Grenzen) fördert die Konstellierung dieses zentralen Wirkfaktors." (ebd. S. 108) Allerdings kommen die ritualisierten Elemente in einer analytischen Gruppentherapie durch das abstinente und indifferente Verhalten des Gruppenleiters deutlich weniger zum Tragen als in der Gestaltungstherapie. Zudem ist das Prinzip der Minimalstrukturierung im analytischen Gruppensetting eher kontraproduktiv für die Entstehung von Ritualisierungen.

Im bildnerischen Gestalten führen magisch-rituelle Elemente in Verbindung mit aktivem Handeln zu einer Ich-Stärkung. Für Neumann

(1980b) ist menschheitsgeschichtlich die magisch-rituelle Handlung des Malens „Ausdruck [...] der Selbstetablierung des menschlichen Ich, das sich als Gruppen-Ich und als Einzel-Ich in die Mitte einer zu beherrschenden Welt stellt." (ebd. S. 173) Das Gelingen dieser Selbstetablierung des Ich beruht aber „auf der Evokation des Gruppenselbst" (ebd. S. 174) und dessen transpersonaler Dimension, da „die Erfahrung der Transpersonalität ursprünglich an die Wirklichkeit des in der Gruppe erlebten Gruppenselbst gebunden" (Neumann 1953, S. 31) ist. Kunst, Ritual und religiös-sakrale Dimension gehen daher bei ihm eine enge Verbindung ein:

„Im Ergriffenwerden von den Archetypen wird der Einzelne mit der Menschheit wieder verbunden, taucht ein in den Wurzelstrom des kollektiven Unbewussten und regeneriert sich durch die Belebung seiner eigenen kollektiven Tiefenschicht. Dieses Erlebnis wird ursprünglich als ein Sakralereignis erfahren und als Kollektivereignis von der Gruppe gefeiert. So wie Religion kollektiv ‚begangen' wird und heute noch sich teilweise als Gruppenphänomen abspielt, ist auch Kunst ursprünglich ein Kollektivereignis gewesen. Abgesehen davon, dass Kunst, so weit sie mit der Selbstdarstellung archetypischer Symbolik zu tun hat, immer mit dem Sakralen verbunden ist, als Tanz, Gesang, Plastik oder mythische Erzählung, hat sie auch später noch kollektiven Sakralcharakter, bis zur griechischen Tragödie, den mittelalterlichen Mysterienspielen, der Kirchenmusik usw.. Erst allmählich mit der fortschreitenden Individualisierung bildet sich der Gruppencharakter zurück." (Neumann 2004, S. 378)

Die Gestaltungstherapiegruppe macht dieses ursprüngliche Kollektivereignis Kunst wieder zur lebendigen Erfahrung, wenn ritualisierter Gruppenablauf, künstlerisch-kreative Gestaltung und gemeinsames Erleben der Bilder mit ihrer archetypischen Symbolik harmonisch zusammenspielen. Im Bild als Gruppentotem verbinden sich menschheitsgeschichtlich Kunst, Ritual und das Sakral-Numinose. Das Eintauchen in das kollektive Unbewusste der Gruppe geht mit archetypischen Erfahrungen einher, die im Bild als Gruppentotem anschaulich werden. Über dessen sakraler, numinoser Dimension entfaltet sich auch sein Selbstheilungspotenzial. Im „Stiftungsgeschehen des Ritus" (ebd. S. 13) erfahren diese Bewusstwerdungsprozesse eine fortwährende Inszenierung in der Gruppe.

Gerade weil Bilder in ihrer symbolischen Dimension rational nicht eindeutig fassbar sind, üben sie eine therapeutische Wirkung aus. Sie beflügeln die therapeutische Phantasie der Gruppenleiter wie auch der Gruppenmitglieder, welche die symbolische Einstellung des Gruppenleiters nachahmen und dadurch bei sich therapeutische Prozesse in Gang setzen. Das Reduzieren eines Bildes auf einen nur noch rational erfassbaren Bedeutungskern wie z. B. ein triebpsychologisches Konstrukt wäre hier kontraproduktiv, weil dadurch die emotionale Offenheit, die Unvoreingenommenheit den Bildern und den sie gestaltenden Patienten gegenüber, Schaden erleidet, und die numinose Dimension des Bildes als Gruppentotem im ikonoklastischen Sinn zerstört wird.

Hier ist Jungs „ethische Verpflichtung“ (in Jaffé 1971, S. 196) den Bildern gegenüber von Bedeutung. Es geht nicht nur um das rationale Verstehen eines Bildes, sondern mit dieser Erkenntnis muss auch eine ethische Verpflichtung einhergehen, das Bild in seiner Ganzheit zu leben. Hillman (1986) spricht in diesem Zusammenhang vom „Anspruch der Bilder auf Hingabe.“ (ebd. S. 87) Ein Bild werde erst dann zum Psychopompos, zum Seelenführer, wenn es realisiert wird, d. h. in seiner Ganzheit „als ein eigenständiges lebendiges Wesen“ (ebd. S. 88) imaginiert wird und damit sein Selbstheilungspotenzial voll entfalten kann. Eine ähnliche Einstellung zum Bild äußert auch Belting (2001): „Wir animieren Bilder, als lebten sie oder sprächen sie zu uns.“ (ebd. S. 13, siehe Kapitel II. 1.) In der Gestaltungstherapiegruppe setzt sich diese Hingabe an das Bild, die ethische Verpflichtung ihm gegenüber, im ritualisierten Akt der gemeinsamen Bildbetrachtung und Kommunikation darüber um, bei der das gestaltete Bild wieder in die eigene Anschauung, in die eigenen inneren Bilder zurückübersetzt wird. Durch seinen achtsamen Umgang mit den Bildern und der ethischen Verpflichtung ihnen gegenüber verkörpert der Gruppenleiter die entscheidende Gruppennorm in der Gestaltungstherapie und überträgt auch damit sein Mana auf die Bilder und die Gruppe.

Zur Bedeutung des Rituals möchte ich kurz auf den sogenannten „performative turn“ in den Kulturwissenschaften eingehen, wo vor allem kulturelle Darstellungs- und Handlungsformen wie Feste, Karneval oder Rituale als performative Prozesse untersucht werden. Eine zusammenfassende Darstellung dazu findet sich in Bachmann-Medick (2006, S. 104-143). Rituale sind „im klassischen ethnologischen Sinn [...] Einfallstore für die sakrale Sphäre." (ebd. S. 111) Im performative turn erfahren sie eine konzeptuelle Erweiterung in Richtung säkulare Riten oder Alltagsriten. „Rituale [...] sind vom Nützlichkeitsprinzip des sozialen Lebens abgehoben. Sie sind symbolisch-expressive, kultische Handlungssequenzen, sakrale Zwischenphasen im Kontinuum des Alltagslebens oder mit kultureller Symbolik aufgeladene konventionalisierte symbolische Handlungsweisen." (ebd. S. 112)

Für die Analytische Psychologie ist die Erweiterung des Symbolbegriffs auf soziokulturelle Darstellungs- und Handlungsformen von großem Interesse. „Die performative Wende zielt schließlich darauf, den pragmatischen Prozess der Symbolisierung selbst zu erfassen. Die Symbolanalyse wird ihrerseits dynamisiert. So reicht es nicht, Symbole allein als Bedeutungsträger wahrzunehmen – wie beim interpretative turn – oder einzelne Symbole auf ihre Bedeutungen hin zu dechiffrieren. Erst ihre historischen Verwendungszusammenhänge, ihre Einbindungen in prozessuale Formen wie Ritual und soziales Drama, geben Einblicke in den Prozess der Symbolisierung selbst. Denn Rituale sind Inszenierungsmedien symbolischen Handelns, in denen Symbole ausgebildet und verändert werden." (Bachmann-Medick 2006, S. 113)

In der Analyse von rituellen Verlaufsformen gehe es darum, „die Symbole gewissermaßen in Bewegung einzufangen" (Turner 1989, zitiert nach Bachmann-Medick 2006, S. 113). Der britische Kulturanthropologe Victor Turner (2005) ist die Leitfigur dieser Entwicklung und hat auf der Grundlage von ethnologischen Feldforschungen seine Symbol- und Ritualanalyse entwickelt. Im Drei-Phasen-Modell der Übergangsriten (van Gennep) hebt er vor allem die mittlere, die Übergangsphase der Liminalität hervor. Dieser rituelle Schwellenzustand geht mit einer reichhaltigen Symbolbildung und intensiven emotionalen Erfahrungen einher, die man durchaus als numinos bezeichnen kann.

In der Gestaltungstherapie ist der Prozess der (bildnerischen) Symbolisierung zunächst in die rituellen Elemente der ersten Hälfte des Gruppenablaufs eingebettet und setzt sich auch in der Bildbetrachtung und Kommunikation weiter fort. In beiden Gruppenphasen sind die Symbole in Bewegung, in ihrer gestalterischen Umsetzung wie in der betrachtenden Kontemplation und Kommunikation, und diese Bewegung wird von den Gruppenleitern mitgetragen bzw. initiiert. Der Moment der reinen Potenzialität, wo im Schwellen- und Übergangszustand der Liminalität Symbole innerlich erschaffen und dann gestalterisch umgesetzt werden, entsteht vor allem zu Beginn der Gestaltungsphase, nach der Vorstellung und Erläuterung eines Themas, oder nach dem Vorlesen eines Märchens. Genau hier beginnt auch der Prozess der Übertragung von Mana auf die Gruppe, wenn der Gruppenleiter sich aus seiner aktiven Rolle bei der Themenvorstellung zurückzieht und den gestalterischen Prozess kontemplierend wie auch (aktiv) imaginierend begleitet (tapas).

Dies führt zum zweiten wesentlichen gruppenspezifischen Faktor hinsichtlich der therapeutischen Wirkung des Bildes, die synergistische Verbindung vom Mana des Bildes mit dem Mana des Gruppenleiters. Die Übertragung von Mana auf das Bild wird schon mit der Bereitstellung des Settings und der Vorstellung eines Themas vorbereitet, setzt sich in seiner empathisch kontemplierenden Begleitung des gestalterischen Prozess weiter fort und erreicht in der gemeinsamen Bildbetrachtung und Nachbesprechung ihren Höhepunkt, wenn der Gruppenleiter die Animation der Bilder und den kommunikativen Austausch darüber in der Gruppe in Bewegung setzt. Jetzt können alle Gruppenmitglieder durch ihre eigenen Kommentare an dieser Umkreisung des Bildes als Gruppentotem und am Mana des Gruppenleiters wie der Bilder partizipieren. Leiter und Gruppe bilden dann eine Einheit bzw. Ganzheit.

Die kommunikativen und interpretativen Prozesse hinsichtlich eines bereits gestalteten Bildes erfuhren in der Kunst- und Gestaltungstherapie nicht immer die gleiche Aufmerksamkeit wie der kreativ-gestalterische Prozess mit der Begründung, dass vor allem letzterer die Ich-Stärkung fördere. Schaverien (1992, S. 80 ff.) plädiert aber dafür, „das Leben im Bild“ (ebd.) und „das Leben des Bildes“ (ebd.), d. h. den Gestaltungsprozess und den Prozess, der sich um das fertige Bild dreht, gleich zu behandeln. Auch in meiner gestaltungstherapeutischen Konzeption liegt der Akzent gleichermaßen auf dem schöpferischen Prozess wie der gemeinsamen kommunikativ-interpretativen Erschließung und Bereicherung des fertigen Bildes, wo sich die interpersonale oder intersubjektive Dimension eines jeden Bildes, sein mundus imaginalis, auf die ganze Gruppe ausdehnt.

Bei der Übertragung von Mana auf die Gruppe hat die jungianische Amplifikationsmethode eine wichtige Funktion. Sie hilft dem Gruppenleiter, ein gestaltetes Bild zunächst in seiner eigenen imaginativen Anschauung anzureichern und stimuliert so die therapeutische Phantasie. Schon damit wird das Bild eines Patienten mit dem Mana des Gruppenleiters aufgeladen. Voraussetzung dafür ist sein achtsamer, sensibler Umgang mit inneren Bildern und ihren symbolischen Ausdrucksformen im Sinne der ethischen Verpflichtung, „die Freude am Bild als ‚Bild' bzw. am Bild als Teil der therapeutischen Beziehung" (Samuels 1989, S. 462/463), das ist die Fähigkeit zur symbolischen Einstellung und das Einbringen der eigenen imaginativen Vorgänge ins therapeutische Geschehen. Die Amplifikation kann das „Bewusstsein wieder an die Kraftquelle des Archetypus an[zu]schließen" (V. Franz 1996, S. 123), denn das archetypische Bild bedeutet im Gegensatz zum sprachlichen Begriff auch „Leben" (Jung GW 14/1, S. 197).

Der numinose Gefühlswert des archetypischen Bildes hat daher im therapeutischen Prozess die gleiche Bedeutung wie das hermeneutische Verstehen. „Eine Deutung kann nie nur intellektuell sein, denn der Gefühlswert des archetypischen Geschehens ist ebenso wichtig wie das Verstehen." (Jung GW 18, S. 281)

Bei der Amplifikation geht es daher nicht nur um das rationale Interpretieren der symbolischen Bilder, sondern um das verbale wie nonverbale Mitteilen und das Miteinanderteilen von Gefühlen, damit das amplifikatorisch bereicherte Bild seine intersubjektive Dimension noch mehr entfalten kann. Das amplifikatorische Vergleichsmaterial muss dabei gar nicht explizit kommuniziert werden. Es genügt schon, wenn der Therapeut sich von einem Bild emotional angesprochen fühlt und dieses in eigene innere Bilder übersetzen kann, die zu denen des Patienten äquivalent sind, indem sie die gleiche emotionale Tönung haben, um auf diese Weise eine emotionale Resonanz zu erzeugen.

Die jeweiligen Bilder von Patienten und Therapeuten müssen aber strukturell zueinander analog bzw. äquivalent sein, indem sie sich auf den gemeinsamen archetypischen Hintergrund beziehen. Dies unterscheidet die

Amplifikationsmethode von der Methode der freien Assoziation, die in letzter Konsequenz ins Uferlose führen kann.

Ich habe in einer anderen Arbeit (Krapp 2006) Querverbindungen zwischen der Amplifikationsmethode und der Metaphernanalyse ausgearbeitet, wie sie in der qualitativen Prozessforschung angewandt wird. Die theoretischen Hintergrundannahmen der Analytischen Psychologie lassen sich leicht in archetypische Bilder und Symbole übersetzen. Jung hat dieses methodische Vorgehen besonders anhand der Psychologie der Übertragung demonstriert, die auf der alchemistischen Bilderserie des rosarium philosophorum aufbaut. Die Kenntnisse der archetypischen Dynamik von seelischen Prozessen und deren imaginative Umsetzung im therapeutischen Geschehen ermöglichen eine Orientierung und Einfühlung in die inneren Bildwelten anderer Menschen, die Identifikation mit den gesunden, schöpferischen Anteilen des Patienten und das Aushalten von schwierigen Gegenübertragungskonstellationen.

Durch das wechselseitige amplifizierende Umsetzen von inneren Bildern in bildnerische Gestaltung und vice versa – ergänzt um all die anderen verbalen wie nonverbalen kommunikativen Äußerungsformen – imitiert die Gestaltungstherapie Kommunikationsformen der frühen Mutter-Kind-Beziehung, wie sie nach Stern etwa im Alter von 7 Monaten mit der Organisationsstufe des intersubjektiven Selbstempfindens beginnen. Es ist ein Grundbedürfnis des Säuglings, seine Erfahrungen mit der Mutter zu teilen und bei ihr eine adäquate (good enough) Affektabstimmung (affect-attunement) zu erleben. Dabei findet eine soziale Vergewisserung (social referencing) statt. Solche frühen intersubjektiven Erfahrungen wiederholen sich auch in der analytischen Beziehung, indem der Analytiker die Funktion des das Selbst regulierenden Anderen übernimmt. Bei echtem Verstehen und sensibler Einfühlung können damit bei den Patienten Keime für neue emotionale Erfahrungen gesetzt werden. Was geschieht dabei aber eigentlich? „Zwischen Mutter und Kleinkind besteht eine wechselseitige affektive Bezogenheit, wobei die Mutter die Affekte ihres Kindes nicht nur imitiert, widergespiegelt oder symbiotisch verschmolzen miterlebt, sondern sie ihrem Kind gleichsam übersetzt, wozu die Mutter in der Regel eine andere sensorische Modalität verwendet. Mit Hilfe dieser transmodalen Umformung des Gefühlsausdruckes des Kindes (z. B. verwörtert die Mutter die Affekte ihres Kindes) vermittelt sie dem Kind das Gefühl, in seinen Affekten von ihr wahrgenommen worden zu sein." (Mertens 1993, S. 83)

Diese transmodale Umformung, dieses Übersetzen eines emotionalen Ausdrucks in eine andere Ausdrucksform, und das sind nicht nur Worte, auf die freudianische Psychoanalytiker so gerne abheben, sondern das ganze Spektrum von musikalischen, gutturalen Sprachlauten und all die anderen mimisch-gestischen Ausdrucksformen, ist vielleicht die ursprünglichste „amplifizierende" kreativ- spielerische Form der Kommunikation. Das Kind bekommt die Gewissheit, dass das, was es emotional zum Ausdruck bringen will, angekommen ist und einen Eindruck hinterlassen hat, und wird dadurch wiederum zu neuen Ausdrucksäußerungen animiert. So entstehen generalisierte Interaktionsrepräsentanzen (Stern) auf einer bildhaft-affektiven vorsprachlichen Ebene.

Beim amplifizierenden und imaginierenden therapeutischen Umgang mit Bildern und Symbolen findet ein ähnliches Übersetzen – das griechische Wort dafür lautet metaphorein – emotionaler Ausdrucksformen statt, indem der Inhalt eines Symbols durch analoge Metaphern und Bilder angereichert, umkreist und auch versprachlicht wird. In diesem Eingehen auf seine emotionale Bilderwelt fühlen sich die Patienten angenommen, bestätigt und werden ermuntert, neue Bilder und Symbole zu erzeugen. In der Gestaltungstherapiegruppe führen diese kommunikativen Austauschprozesse vor allem in der gemeinsamen Bildbetrachtung zu einer emotionalen Resonanz zwischen Bildern und ihren Betrachtern, welche die therapeutische Wirkung eines Bildes verstärkt.

Die therapeutische Wirkung der Amplifikation setzt folglich schon bei diesen wechselseitigen imaginativen Vorgängen an. Hermeneutisches Verständnis des Bildes und imaginatives Einfühlen in das Bild ergänzen sich, tiefer gehende Kenntnisse der archetypischen Dynamik und Symbolik von seelischen Prozessen sind keine intellektuelle Übung, sondern ermöglichen erst diesen emotionalen Bereicherungsprozess eines Bildes, die Einfühlung in ein Bild und in die ihm zugrunde liegende Gefühlswelt. Beim gruppenspezifischen Wirkfaktor der Übertragung von Mana auf das Bild durch den Gruppenleiter spielt damit die Amplifikationsmethode in Verbindung mit der integrierenden Kraft der Archetypen eine nicht unwesentlich „verstärkende“ Rollc.

Für diese Sicht der Amplifikation und des (selbst-)heilenden Archetypus möchte ich einige Beispiele anführen. In den Bildern 13, 14 und 27 ermöglichte mir die Kenntnis der Dynamik eines Archetypus und seines Handlungsablaufs, das emotionale Geschehen eines Bildmotivs zur Grundlage für eine dialogische Positivierung zu machen (siehe Kapitel D, I, 4). Das latente schöpferische und heilende Potenzial in archetypischen Bildern zeigt besonders der Verlauf Edith (Kapitel VI. 3.). Hier manifestiert sich auch das Umschlagsphänomen des Archetypus, dessen negativer Pol sich in den positiven wandelt. Auch in den Fällen, wo ein Patient mehrere Bilder in einer Sitzung gemalt hatte, konnte sich fast immer der positive Pol eines Archetypus durchsetzen. Beispiele dafür sind die Bilder 13 und 14, Wolfgangs Bilder 48 und 49, Stefanies Bilder 59 bis 62 und Ediths Bilder 80 bis 82. In den vielen Bilder mit Gefäßsymbolik setzt sich das therapeutische Potenzial archetypischer Bilder in der Gruppe um.

In den Bilder aus der Mozartgruppe (Kapitel V. 2.a) wird die archetypische Integrationskraft der Musik aufgegriffen, die auch in meiner Gegenübertragung einen so starken Eindruck hinterließ. Dazu kam die Intensität der Kommunikation über die Musik in der Gruppe. Es ist schwer beschreibbar, wie sehr sich hier psychotisch Kranke durch die Musik, deren gestalterische Umsetzung und das Gespräch darüber positiv verwandelt haben. Einen ähnlich strukturierenden und transformierenden Effekt haben auch Märchen, wie dies anhand der Identifikationsprozesse mit ihnen ausgeführt wurde (Kapitel IV. 2.). Das ritualisierte gestalterische Nachvollziehen archetypischer Prozesse anhand von musikalischen Abläufen und Märchenhandlungen verstärkt die Gruppenkohäsion und führt zur Ausbildung der Gruppenganzheit bzw. des Gruppenselbst. Die rituellen Elemente im Gruppenablauf veranschaulicht Bild 47 in der Mandalasymbolik des Tisches (siehe Kapitel D, II, 4 und D, II, 5), während Bild 46 in Rainers Verlaufsdarstellung das ritualisierende Kreisen in den vier Lebensbereichen seinen zwanghaften Strukturen eine sinnvolle Ausrichtung gibt. Die wichtigsten Bilder in ihrer Funktion als Gruppentotem wurden am Anfang von Kapitel VII. 2. zusammengefasst.

Zentrierende bzw. strukturierende gruppendynamische Vorgänge beruhen vor allem auf der Mandalafunktion der Gestaltungstherapiegruppe, sind aber schon im Archetyp selbst vorgegeben. „Es [das urtümliche Bild] gibt den sinnlichen und inneren geistigen Wahrnehmungen, die zunächst ungeordnet und unzusammenhängend erscheinen, einen ordnenden und verbindenden Sinn." (Jung GW 6, S. 454) Die Auseinandersetzung mit archetypischen Bildern hat damit als solche schon eine kognitiv strukturierende therapeutische Wirkung, die durch Amplifikation verstärkt wird. Die Mandalasymbolik kommt in dem hier vorgestellten Bildmaterial in den Bildern 47 und 105 in ihrer „reinsten" Form zur Darstellung, wenn man die symmetrische Unterteilung des Mandalakreises mit einbezieht. Sie ist in vielen anderen Bildern angedeutet, in der Drehscheibe von Bild 55, den zentrierenden (Dreh-)Bewegungen in den Bildern 20, 22 und 23 als Ausdruck der Gruppenübertragung, in den Bildern 106, 107, 111 und 114 von Rüdiger, 61, 68 und 79 (hier ist das Zentrum sozusagen ausgelagert) und in den Bildern 85, 87, 91 und 92.

Die vor der Ära der Neuroleptika so häufig aufzufindenden harmonischen und komplexen Mandalas, die Jung bei der Ausstellung des „Museums der Bilder aus dem Unbewussten" aus Rio de Janeiro so faszinierten (siehe Kapitel II. 1.), treten heute weniger in Erscheinung. Zentrierende Ordnungs- und Strukturierungsvorgänge manifestieren sich aber im Symbol des Großen Runden, vor allem wenn es einen Mittelpunkt hat. Dieses Motiv lässt sich auffallend häufig als mütterliches Urbild von der Gruppe auffinden, welches die Matrix für das Bezogenheitsselbst und die Neubildung der Ich-Selbst-Achse verkörpert. Auf der transpersonalen Ebene repräsentiert das Große Runde auch das Gruppenselbst, aus dem nach Neumann das individuelle Selbst im Sinne einer Filialisierung hervorgeht.

Czerny (1983, siehe Kapitel D, I, 1) beschreibt die Gruppendynamik schon dahingehend als Mandala, indem die psychische Energie zwischen dem Zentrum (Gruppenleiter) und dem umgebenden Kreis (Gruppenmitglieder) oszilliert. In der gemeinsamen Bildbetrachtung und Nachbesprechung werden die Bilder jeweils im Kreis rotierend ins Zentrum der Gruppe gerückt und empfangen das Mana des Leiters wie auch der gesamten Gruppe. Hier entfaltet sich die alchemistische rotatio oder circulatio als eine zentrierende Bewegung, da sich das „Suspendiertsein zwischen Gegensätzcn […] allmählich in eine bilaterale Tätigkeit des Mittelpunkts verlagert." (Jung, XIV/1, S. 244) Dies führt dazu, dass im Bild als Gruppentotem all die heterogenen Bildwelten konfluieren bzw. sich auf dieses Zentrum hin ausrichten, die um das Thema herum im Laufe der Gruppensitzung als innere wie als äußere gestaltete Bilder entstanden sind. Dies korrespondiert mit der imaginativen Aktivität des Gruppenleiters, ausgehend vom Gruppenthema die komplexen Bilderwelten in der Gruppe in sich selbst zu zentrieren, um seine daraus hervorgehende Erlebens- und Betrachtungsweise im Sinne von Mana auf die entstehenden Bilder zu übertragen.

Für die kognitiv-imaginative Erschließung eines Mandalas gibt es die Metapher der circumambulatio, der Umkreisung eines Zentrums, bei der „die ausschließliche Konzentration auf die Mitte, auf den Ort der schöpferischen Wandlung, unerlässlich" (Jung, GW 12, S. 173) ist. In ihr manifestiert sich ein „Netzwerk- oder Clusterdenken", welches nach Edinger (1995, S. 20) das gerichtete, rationale, und das nichtgerichtete, phantastische Denken miteinander verbindet.

„Das Netzwerkdenken ist weder linear noch umherschweifend und assoziierend. Es ist zielgerichtet, aber auch damit beschäftigt, ein Netzwerk von ausgedehnten Bedeutungen auszuarbeiten, die von einem zentralen Bild abgeleitet sind. Es ist ein Denken, das sich um ein Zentrum herum orientiert und sich strahlenförmig auf dieses Zentrum zu und von ihm weg bewegt, und es dabei umkreist. Es geht vorwärts und rückwärts, indem es immer wieder zum zentralen Bild zurückkehrt und dabei eine reichhaltig verbundene Anhäufung von miteinander in Zusammenhang stehenden Bildern aufbaut – manchmal ähnlich wie ein Spinnennetz. Das Ergebnis dieses Denkens ist ein reichhaltiges Gewebe von Einzelheiten um ein zentrales Bild herum." (ebd., Übersetzung MK) Netzwerke können bildhaft-imaginative Prozesse am besten veranschaulichen, wie dies Edinger (1990) anhand der alchemistischen Operationen demonstriert. Netzwerkdarstellungen von bildhaft-imaginativen Prozessen können auch mit qualitativen Methoden erstellt werden, einen kleinen Eindruck davon gibt das semantische Netzwerk zu Julias Bild 22 in Kapitel V. 4.

Mit dem Netzwerk und seinem umkreisenden Erschließen der sinnhaften Bedeutungen eines Bildes schließt sich der Kreis meiner Ausführungen. Jede bildnerische Gestaltung ist ein komplexes Netzwerk an inneren bildhaft-emotionalen Vorstellungen, die durch die rotierende Mandalafunktion der Gruppe in der Bildbetrachtung auf eine vielfältige Weise in eine emotionale Resonanz zueinander gebracht werden. Die bildnerischen Gestaltungen setzen innere Bilder und Symbole in Bewegung und werden zu Knotenpunkte der Matrix, dem psychischen Netzwerk von Kommunikationen. Jedes Bild konfiguriert so die Gruppenmatrix neu. Gemeinsame Bildgestaltung und „Bildverehrung" formen die zwischenmenschlichen Beziehungen und konstellieren das, was man die Magie eines Bildes nennen kann.

Die hermeneutische, ein Zentrum umkreisende Bewegung in einem Netzwerk ist nie vollständig oder endgültig, die Dynamik von Bildern und archetypischen Symbolen bleibt immer offen. Damit wird die Hingabe an das Bild in seiner transpersonalen Dimension initiiert und seine therapeutische Wirkung zur Entfaltung gebracht. Im Bild als Gruppentotem weitet sich das individuelle Bewusstsein auf die ganze Gruppe aus, und Bild und Gruppe geben diesem erweiterten Bewusstsein eine haltgebende Struktur. Entgrenzung wird jetzt auf eine natürliche, bereichernde und nicht mehr psychotische Weise erlebt. Gerade psychotisch Kranke fühlen sich durch das mütterliche Gefäß der Gruppe getragen und erzeugen gleichzeitig durch ihr kreatives Gestalten dieses Gefäß. Im wechselseitigen schöpferischen Austausch zwischen der Gruppe und dem Einzelnen gehen mütterliches Enthaltensein und väterlich stiftende, gestalterisch-zeugende Aktivität eine harmonische Verbindung ein. Jeder Patient kann so zum Großen Einzelnen bzw. schöpferischen Menschen und Repräsentanten der Gruppenganzheit und des Gruppenselbst werden.

In der Bildbetrachtung vertieft sich die transpersonale Ausweitung des Bewusstseins im Gruppentotem. Die gemeinsame animierende Belebung des Bildes wird zum Substitut für die in der Moderne weitgehend verloren gegangene kollektiv-rituelle Form der Bildverehrung. Diese kulturgeschichtlich verdrängte Dimension des Bildes scheint als gemeinschaftliche bildgestaltende Therapieform wiederzukehren und dem Kollektivereignis Malen seine magische wie numinos-sakrale Bedeutung teilweise zurückzugeben.

IX.
Literaturverzeichnis

Aguilar, N. (Hg.) (2000): Mostra do redescobrimento. São Paulo

Anastasi, A./ Foley, J. P. (1944): An Experimental Study of the Drawing Behavior of Adult Psychotics in Comparison to that of a Normal Control Group. Journal of Experimental Psychology, 34, 169-194

Bachmann-Medick, D. (2006): Cultural Turns. Neuorientierungen in den Kulturwissenschaften. Reinbeck

Bader, A. (Hg.) (1975): Geisteskrankheit, bildnerischer Ausdruck und Kunst. Bern

Bader, A./ Navratil, L. (1976): Zwischen Wahn und Wirklichkeit. Luzern

Battegay, R. (1976): Der Mensch in der Gruppe. Band I Bern, 5. Auflage

Battegay, R. (1967): Der Mensch in der Gruppe. Band II Bern, 5. Auflage

Battegay, R. (1979): Der Mensch in der Gruppe. Band III Bern 3. Auflage

Belting, H. (1991): Bild und Kult: Eine Geschichte des Bildes vor dem Zeitalter der Kunst. München 2. Auflage

Belting, H. (2001): Bild-Anthropologie. Entwürfe einer Bildwissenschaft. München

Benedetti, G. (1975a): Psychiatrische Aspekte des Schöpferischen. Göttingen.

Benedetti, G. (1975b): Ausgewählte Aufsätze zur Schizophrenielehre. Göttingen

Benedetti, G. (1980): Klinische Psychotherapie. Bern

Benedetti, G. (1982): Über die Kreativität des schizophrenen Leidenden. Psychologie heute, Heft 6. Zitiert nach Waser, G. (1982): Die Funktion kreativer Gestaltungen im Konzept der individuellen Psychotherapie der Schizophrenie von Gaetano Benedetti. Unveröffentlichtes Manuskript

Benedetti, G. (1983a): Psychosentherapie. Stuttgart

Benedetti, G. (1983b): Psychotherapie der Schizophrenie. Schweizer Archiv für Neurologie, Heft 2

Benedetti, G. (1983c): Todeslandschaften der Seele. Göttingen

Benedetti, G. (1984): Die Symbolik des schizophrenen Patienten und das Verstehen des Therapeuten. In: Hartwig, H./ Menzen, K. H. (Hg.) (1984): Kunsttherapie. Berlin

Benedetti, G. (1987): Psychotherapeutische Behandlungsmethoden. In: Kisker, K. P. (Hg.): Psychiatrie der Gegenwart. Band 4: Schizophrenien. Berlin Heidelberg

Benedetti, G. (1992): Psychotherapie als existentielle Herausforderung. Göttingen

Benedetti, G. (2001): Geleitwort. In: Schwarz, F./ Maier, C. (Hg.) (2001): Psychotherapie der Psychosen. Stuttgart

Biniek, E. (1982): Psychotherapie mit gestalterischen Mitteln. Darmstadt

Binswanger, L. (1947): Ausgewählte Vorträge und Aufsätze, Band I, Bern

Binswanger, L. (1955): Ausgewählte Vorträge und Aufsätze, Band II, Bern

Binswanger, L. (1957): Schizophrenie. Pfullingen
Binswanger, L. (1980): Über Ideenflucht. New York/London
Bleuler, E. (1911): Dementia praecox oder Gruppe der Schizophrenien. In: Aschaffenburg, G. (Hg.): Handbuch der Psychiatrie. Leipzig
Boehm, G. (Hg.) (1994): Was ist ein Bild? München 3. Auflage
Boehm, G. (2004): Jenseits der Sprache? Anmerkungen zur Logik der Bilder. In: Maar, C./ Burda, H. (Hg.) (2004): Iconic Turn. Die neue Macht der Bilder. Köln, 3. Auflage
Buchholz, M. B. (1996): Metaphern der „Kur." Eine qualitative Studie zum therapeutischen Prozess. Opladen
Clauser, G. (1960): Gestaltungstherapie. Praxis der Psychotherapie 5, 268-275
Corbin, H. (1989): Die smaragdene Vision. München
Czerny, H. (1983): Gruppendynamik und Gestaltungstherapie. Stuttgart
Daniel, R. (1993): Archetypische Signaturen im unbewussten Malprozess. Hohenacker
Dieckmann, H. (1978): Gelebte Märchen. Hildesheim
Dumont, M./ Christ, J. (1972): Gruppenpsychotherapie mit schizophrenen Patienten. In: Preuss, H. G.: Analytische Gruppenpsychotherapie. Reinbek
Edinger, E. (1990): Der Weg der Seele. Der psychotherapeutische Prozess im Spiegel der Alchemie. München
Edinger, E. (1995): The Mysterium Lectures: a Journey through C. G. Jung's Mysterium Coniunctionis. Toronto
Eliade, M. (1975): Schamanismus und archaische Ekstasetechnik. Frankfurt/Main
Eliade, M. (1980): Die Schöpfungsmythen. Darmstadt
Fierz, H. K. (1963): Klinik und Analytische Psychologie. Zürich
Fierz, H. K. (1982): Die Psychologie C. G. Jungs und die Psychiatrie. Zürich
Foulkes, S. H. (1971): Dynamische Prozesse in der gruppenanalytischen Situation. In: Heigl-Evers, A. (Hg.) (1971): Psychoanalyse und Gruppe. Göttingen
Foulkes, S. H. (1986): Gruppenanalytische Psychotherapie. Frankfurt/Main
Frankl, V. E./ v. Gebsattel, V. E./ Schultz, I. H. (1959). Handbuch der Neurosenlehre und Psychotherapie. Band I-V. München
Franz, M.-L. v. (1970): Zahl und Zeit. Stuttgart
Franz, M.-L. v. (1977): Das Weibliche im Märchen. Stuttgart
Franz, M.-L. v. (1977): C. G. Jung. Sein Mythos in unserer Zeit. Zürich
Franzke, E. (1977): Der Mensch und sein Gestaltungserleben. Bern
Freedberg, D. (1989): The Power of Images: Studies in the History and Theory of Response. Chicago
Freud, S. (1972): Die Traumdeutung. Frankfurt/Main
Freud, S. (1982): Eine Kindheitserinnerung des Leonardo da Vinci. Studienausgabe Band X. Frankfurt/Main
Freud, S. (1982): Analyse der Phobie eines fünfjährigen Knaben. Studienausgabe Band VIII, Frankfurt/M

Fuchs. T. u. a. (Hg.) (2003): Wahn Welt Bild: Die Sammlung Prinzhorn. Heidelberg
Gercke, H./ Jarchov, I. (Hg.) (1980): Die Prinzhornsammlung. Königstein
Goethe, J.-W. v. (1976): Italienische Reise. Frankfurt/Main
Govinda, A. (1975): Grundlagen tibetischer Mystik. Frankfurt am Main
Hartwig, H./ Menzen, K.-H. (1984): Kunsttherapie. Berlin
Heigl-Evers, A. (Hg.) (1971): Psychoanalyse und Gruppe. Göttingen
Henderson, J. L. (1968): Der moderne Mensch und die Mythen. In: Jung, C. G. (Hg.) (1968): Der Mensch und seine Symbole. Olten
Heyer, G. R. (1959): Künstlerische Verfahren. In: Frankl, V. E./ v. Gebsattel, V. E./ Schultz, J. H. (Hg.) (1959): Handbuch der Neurosenlehre und Psychotherapie. Band IV. München
Hildesheimer, W. (1977): Mozart. Frankfurt/Main
Hillman, J. (1986): Die Heilung erfinden. Zürich
Hofstätter, P. R. (1957): Gruppendynamik. Hamburg
Jacobi, J. (1969): Vom Bilderreich der Seele. Olten. Sonderausgabe 1981
Jacoby, M./ Kast, V./ Riedel, J. (1978): Das Böse im Märchen. Fellbach
Jaffé, A. (Hg.) (1971): Erinnerungen, Träume, Gedanken von C. G. Jung. Aufgezeichnet und herausgegeben von Aniela Jaffé. Olten
Jaffé, A. (Hg.) (1977): C. G. Jung Bild und Wort. Olten
Janzarik, W. (1980): Der bildnerische Ausdruck seelischen Krankseins als projektiver Stimulus. In: Gercke, H./ Jarchov, I. (Hg.) (1980): Die Prinzhornsammlung. Königstein
Jung, C. G. (Hg.) (1968): Der Mensch und seine Symbole. Olten.
Jung, C. G. (1971) Gesammelte Werke Band 4. Olten
Jung, C. G. (1977): Symbole der Wandlung. Gesammelte Werke Band 5. Olten. 2. Auflage
Jung, C. G. (1978a): Psychologische Typen. Gesammelte Werke Band 6. Olten. 13. Auflage
Jung, C. G. (1974): Gesammelte Werke Band 7. Olten. 2. Auflage
Jung, C. G. (1976a): Gesammelte Werke Band 8. Olten. 2. Auflage
Jung, C. G. (1978b): Gesammelte Werke Band 9/1. Olten. 3. Auflage
Jung, C. G. (1978c): Gesammelte Werke Band 9/2. Olten. 2. Auflage
Jung, C. G. (1973): Gesammelte Werke Band 11. Olten
Jung, C. G. (1978d): Psychologie und Alchemie. Gesammelte Werke Band 12. Olten
Jung, C. G. (1978e): Mysterium Coniunctionis. Gesammelte Werke Band 14/1 und 14/2. Olten. 3. Auflage
Jung, C. G. (1976b): Gesammelte Werke, Band 16. Olten
Jung, C. G. (1972): Briefe, Band 2. Olten
Jung, C. G./ Kerényi, K./ Radin, P. (1954): Der göttliche Schelm. Zürich
Kast, V. (1974): Kreativität in der Psychologie von C. G. Jung, Phil. Diss. Zürich
Kast, V. (1982): Trauern. Stuttgart
Kast, V. (1984): Paare. Stuttgart

Kramer, E.: Art and Craft. In: Ulman, E./ Dachinger, P. (Hg.) (1975): Art Therapy in Theory and Practise. New York
Krapp, M. (2002): Zur Entstellung C. G. Jungs unter Post-Jungianern. Analytische Psychologie 33. (1), S. 31-56. Basel
Krapp, M. (2003): Stichworte Alchemie, Chaostheorie. In: Müller, L./ Müller, A. (2003): Wörterbuch der Analytischen Psychologie. S. 74-75 Düsseldorf
Krapp, M. (2006): Bild, Metapher, Symbol: An der Grenze der kommunizierbaren Erfahrung. In: Cowan, L. (Hg.) (2006): Barcelona 2004. Edges of Experience: Memory and Emergence. Einsiedeln
Kutter, P. (Hg.) (1985): Methoden und Theorien der Gruppenpsychotherapie. Stuttgart
Lakoff, G./ Johnson M. (2000): Leben in Metaphern. Heidelberg 2. Auflage
Landau, E. (1984): Kreatives Erleben, München
Lempa, G. (2001): Desymbolisierung, Versprachlichung – Modifikation der Behandlungstechnik auf Grund des schizophrenen Dilemmas. In: Schwarz, F./ Maier, C. (Hg.) (2001): Psychotherapie der Psychosen. Stuttgart
Levick, M. (1975): Art in Psychotherapy. In: Masserman, J. (Hg.) (1975): Current Psychiatric Therapies. New York
Levi-Strauss, C. (1967): Strukturale Anthropologie I. Frankfurt/Main
Maar, C./ Burda, H. (Hg.) (2004): Iconic Turn. Die neue Macht der Bilder. Köln, 3. Auflage
Märchen der Brüder Grimm. (1937) München
Mahony, P. (1989): Der Schriftsteller Sigmund Freud. Frankfurt/M
Matthews, D. (1972): W. A. Mozarts Klavierkonzert in C-Dur, K 467. In: Mozart, W. A. (1972): Concerto for Piano and Orchestra. (C major K 467). London
Mavignier, A. et al. (1994): Bilder des Unbewussten aus Brasilien. São Paulo
Milner, M. (1969): The Hands of the Living God. New York
Mitchell, W. J. T. (2005): What Do Pictures Want? The Lives and Loves of Images. Chicago
Mitchell, L. (2006): Charting an Ecological Imagination: Between Leaf and Hand. In: Spring 75: Psyche&Nature. New Orleans
Moreno, J. L. (1973): Gruppenpsychotherapie und Psychodrama. Stuttgart
Morgenthaler, W. (1921): Ein Geisteskranker als Künstler. Bern
Mozart, W. A. (1972): Concerto for Piano and Orchestra C major K 467. London
Müller, L./ Müller, A. (2003): Wörterbuch der Analytischen Psychologie. Düsseldorf
Muhr, T. (1997): ATLAS. ti. The Knowledge Workbench. Berlin
Naumburg, M. (1950): Schizophrenic Art. Its Meaning in Psychotherapy, New York
Naumburg, M. (1966): Dynamically Oriented Art Therapy. Its Principles and Practice. New York
Navratil, L. (1979): Individuelle Kunst-Psychotherapie
Neumann, E. (1953): Kulturentwicklung und Religion. Zürich
Neumann, E. (1974): Die Große Mutter. Olten

Neumann, E. (1975): Zur Psychologie des Weiblichen. München
Neumann, E. (1980a): Das Kind. Fellbach
Neumann, E. (1980b): Kunst und schöpferisches Unbewusstes. Zürich
Neumann, E. (2004): Ursprungsgeschichte des Bewusstseins. Düsseldorf
Paglia, C. (2005): Erich Neumann: Theorist of the Great Mother. http://www.bu.edu/arion/Volume13/13.3/Camille/Paglia.htm
Pfister, O. (1932): Instinktive Psychoanalyse unter den Navaho-Indianern. Imago 18, 81-109
Pohlen, M. (1972): Gruppenanalyse. Göttingen
Pohlen, M. (1984): Psychoanalytische Behandlungsform in Gruppen. In: Gruppenpsychotherapie und Gruppendynamik, Band 20, 1-30
Prinzhorn, H. (1983): Bildnerei der Geisteskranken. 3. Auflage. Berlin
Refsness-Kniazzeh, C. (1981): Art Therapy. In: Arieti, E. (Hg.) (1981): American Handbook of Psychiatry. New York
Remmler, H. (1984): Der Königssohn, der sich vor nichts fürchtet. Zürich
Rennert, H. (1966): Die Merkmale schizophrener Bildnerei. 2. Auflage. Jena
Riedel, I. (1983): Farben. Stuttgart
Riedel, I. (1985): Formen. Stuttgart
Riedel, I. (1988): Bilder in Therapie, Kunst und Religion. Stuttgart
Riedel, I. (1992): Maltherapie. Stuttgart
Riedel, I. (2008): Malen in der Gruppe. Stuttgart
Ricoeur, P. (1969): Die Interpretation. Frankfurt/Main
Rosen, J. N. (1953): Direct Analysis. New York
Sachs-Hombach, K. (Hg.) (2005): Bildwissenschaft. Frankfurt am Main
Sandner, D. (1980): Zur Psychodynamik von Schizophrenen in analytischen Gruppen mit Neurotikern und Psychotikern. In: Gruppenpsychother. Gruppendynamik 15: 32-50
Schaverien, J. (1992): The Revealing Image: Analytical Art Psychotherapy in Theory and Practise. London
Schaverien, J. (1997):Art, Psychotherapy and Psychosis. London
Schindler, R. (1971): Die Soziodynamik in der therapeutischen Gruppe. In: Heigl-Evers, A. (Hg.) (1971): Psychoanalyse und Gruppe. Göttingen
Schindler, W. (1951): Family Pattern in Group Formation and Therapy. In: Int. J. Group Psychother. 1, 100
Schwartz-Salant, N. (1998): The Mystery of Human Relationship. London
Schwarz, F./ Maier, C. (Hg.) (2001): Psychotherapie der Psychosen. Stuttgart
Seifert, T. (1985): Die Gruppentherapie im Rahmen der Analytischen Psychologie. In: Analytische Psychologie 5, 1, 30-45. In: Kutter, P. (Hg.) (1985): Methoden und Theorien der Gruppenpschychotherapie
Silveira, N. da. (1981): Imagens do Inconsciente. Brasilia

Strubel, R. (1981): Selbstwerdung und Gruppen-Selbst. In: Analytische Psychologie 12, Nr. 2, 138-150

Tölle, R. (1980): Ursachen der Melancholien und Manien. In: Peters, U. H. (Hg.): Die Psychologie des 20. Jahrhunderts. Band 10: Ergebnisse für die Medizin. (2). Zürich

Tschuschke, V./ Agazarian Y. (1997): Praxis der Gruppenpsychotherapie. Stuttgart

Turner, V. (1989): Vom Ritual zum Theater. Der Ernst des menschlichen Spiels. Frankfurt/Main

Turner, V. (2005) Das Ritual. Struktur und Anti-Struktur. Frankfurt/M

Ulman, E./ Dachinger, P. (1975): Art Therapy and Practice. New York

Wadeson, H. (1980): Art Psychotherapy. New York

Waser, G. (1984): Die Funktion kreativer Gestaltungen im Konzept der individuellen Psychotherapie der Schizophrenie von Gaetano Benedetti. Unveröffentlichtes Manuskript

Winnicott, D. (1979): Vom Spiel zur Kreativität. Stuttgart

Wolff, T. (1981): Studien zu C. G. Jungs Psychologie. 2. Auflage. Zürich

Zielen, V. (1987): Psychose und Individuationsweg. Fellbach

Zimmer, H. (1976): Philosophie und Religion Indiens. 2. Auflage. Frankfurt/Main

X. Register

1. Personenregister

2. Sachregister

XI.
Bilder

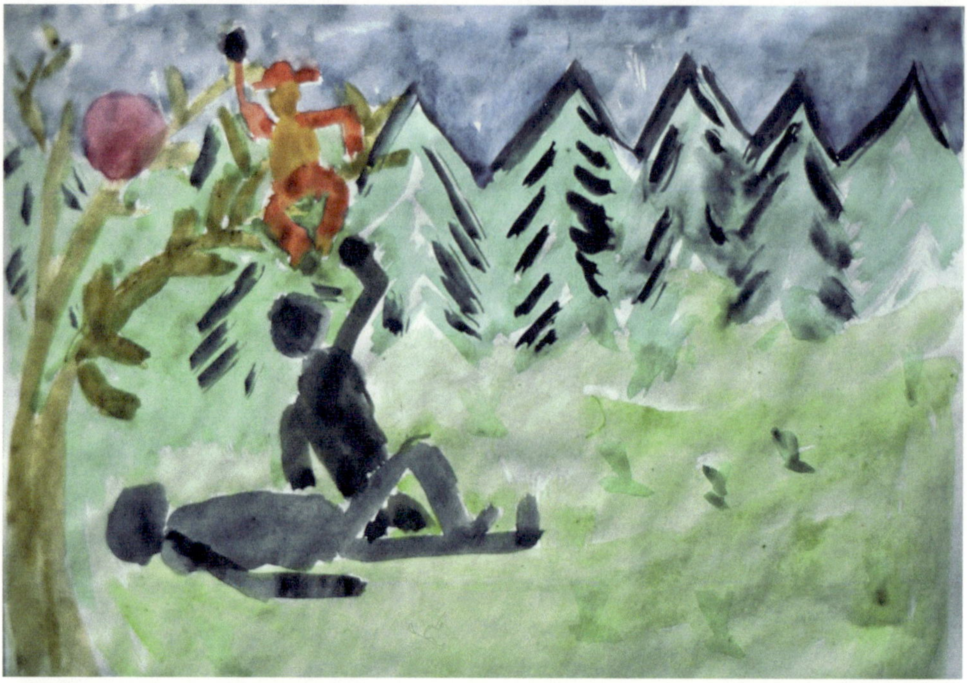

Bild 1

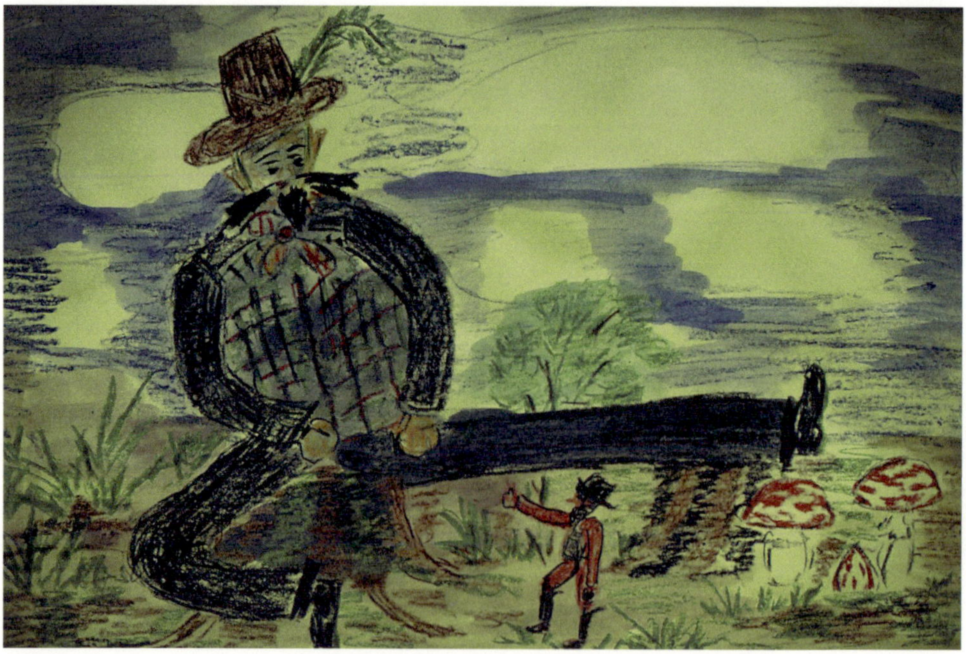

Bild 2

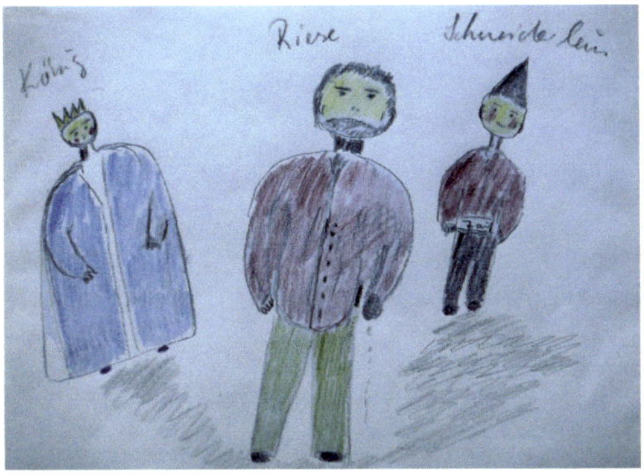

Bild 3

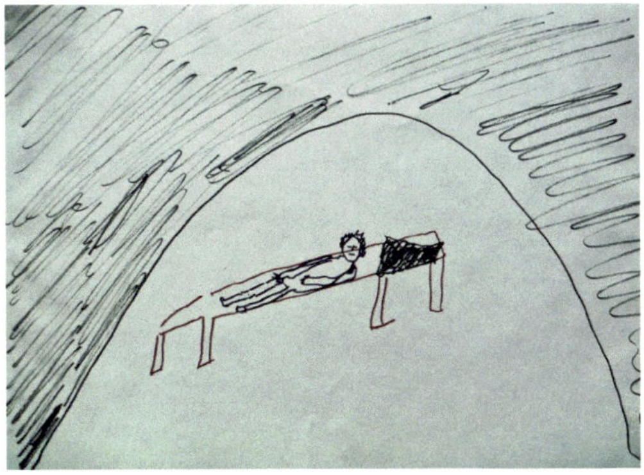
Bild 4

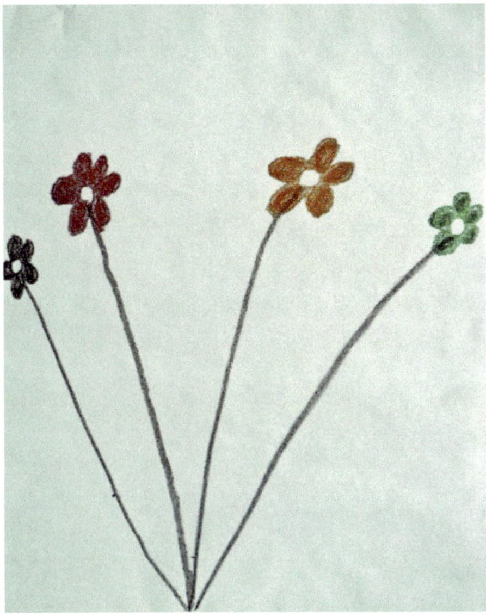
Bild 5

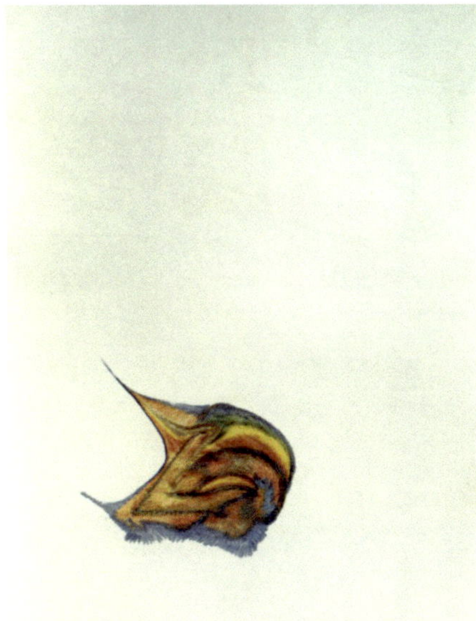
Bild 6

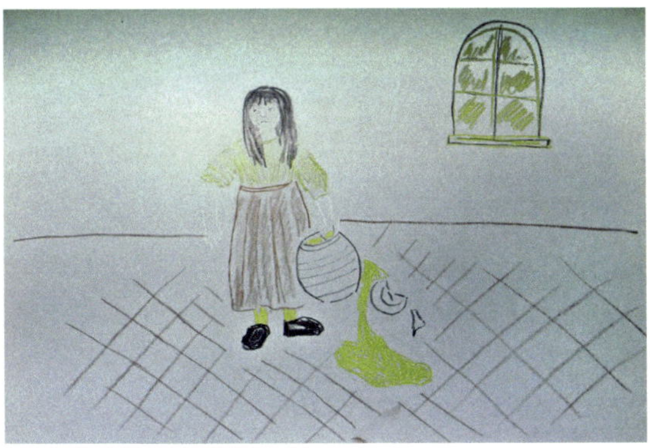
Bild 7

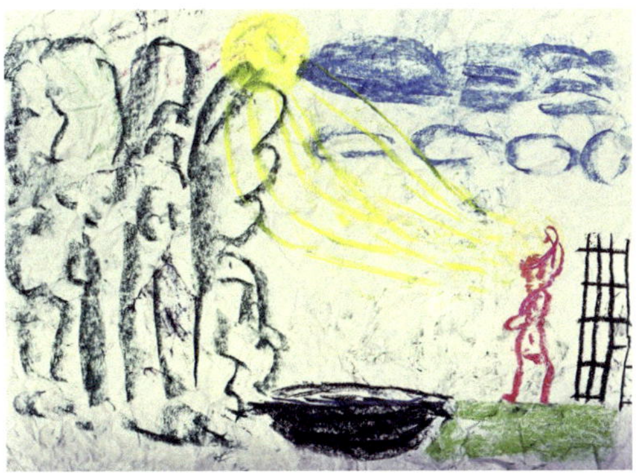
Bild 8

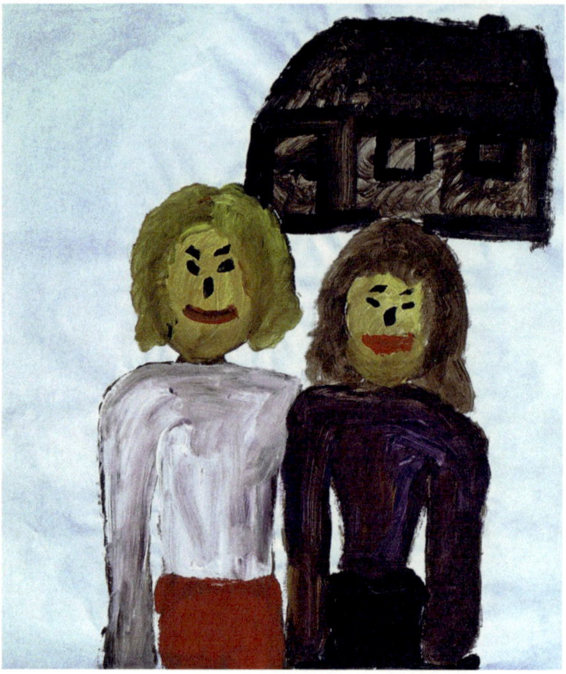
Bild 9

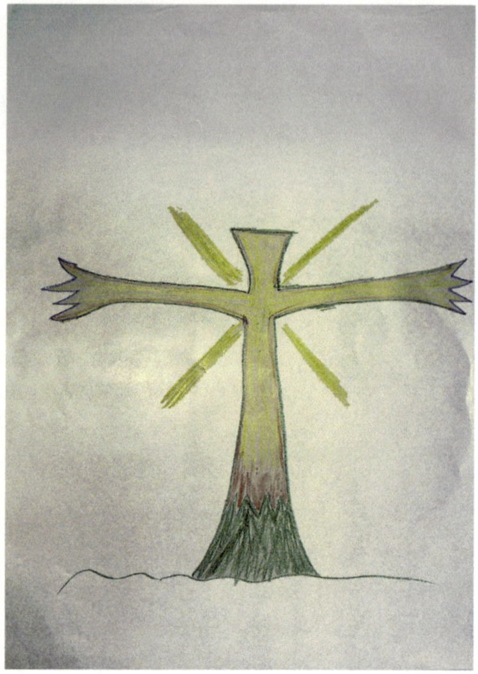
Bild 10

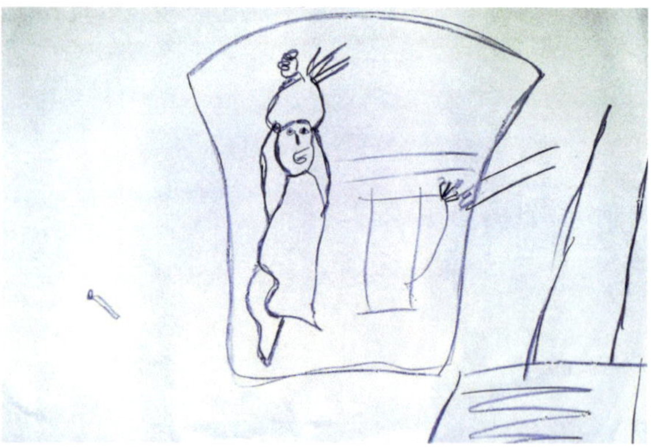
Bild 11

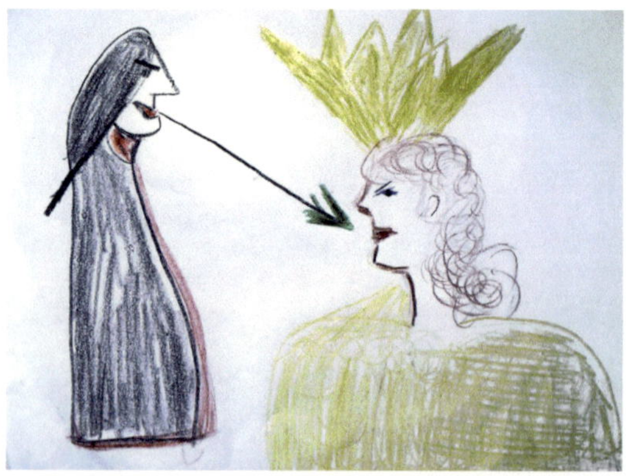
Bild 12

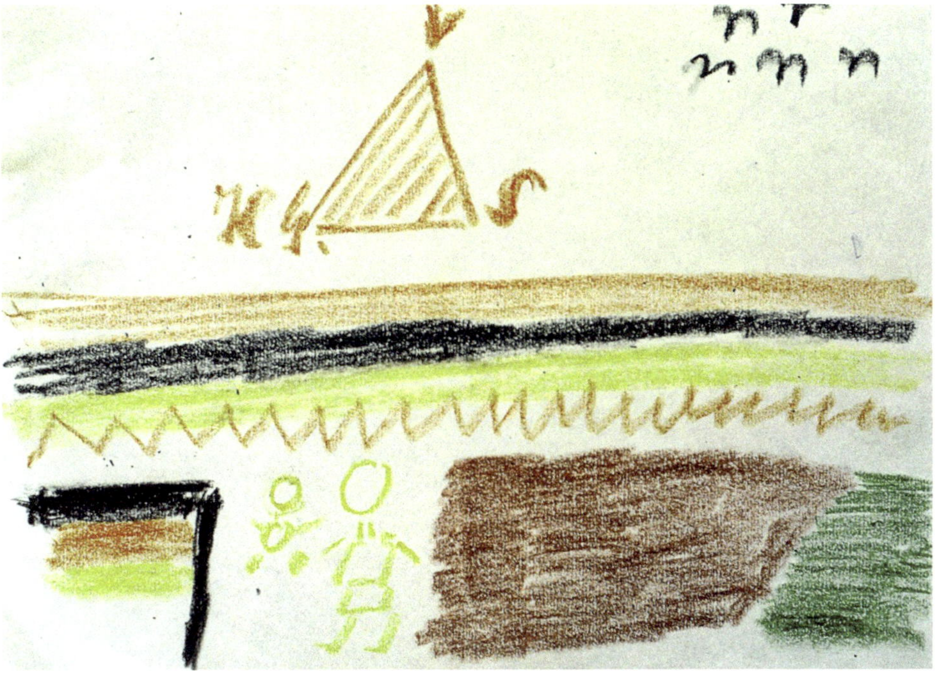

Bild 13

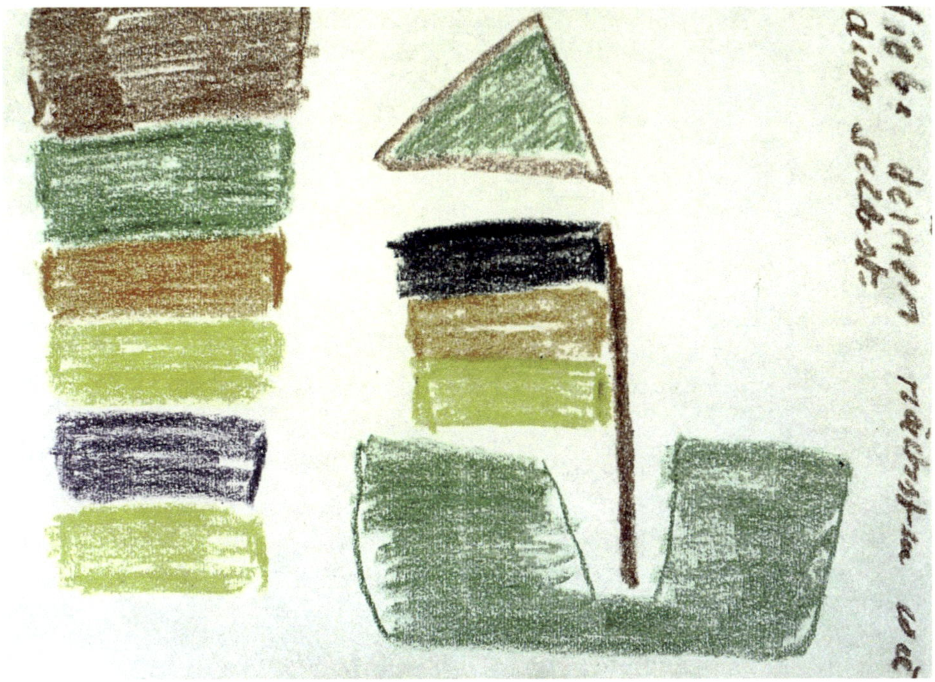

Bild 14

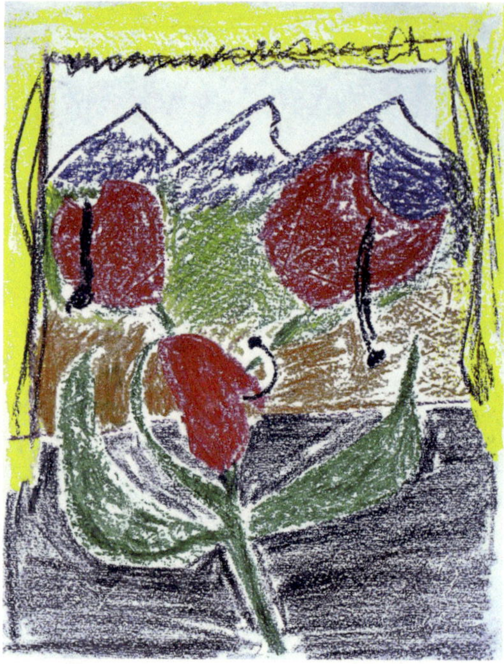
Bild 15

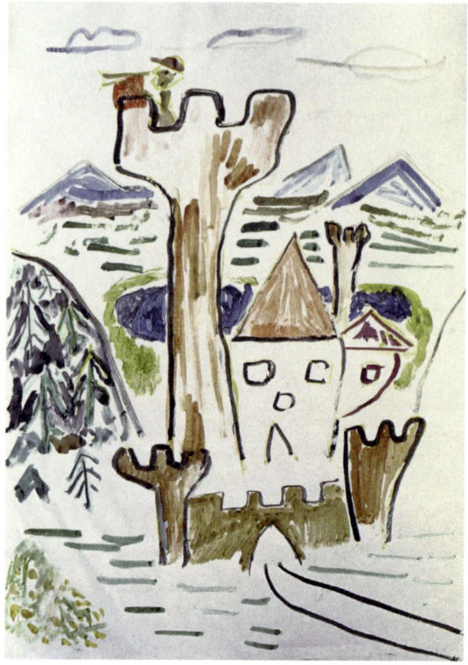
Bild 16

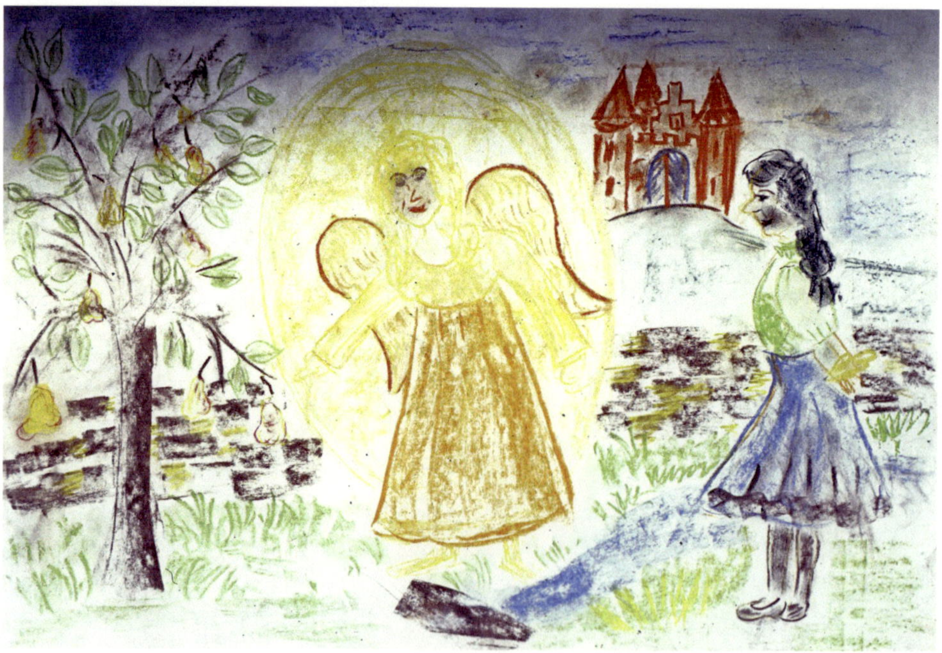
Bild 17

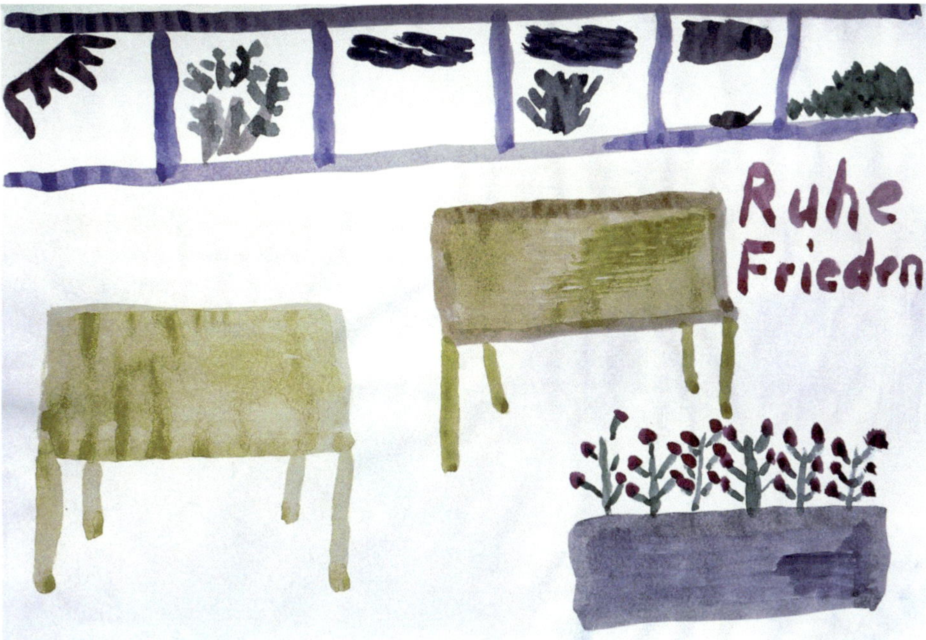

Bild 18

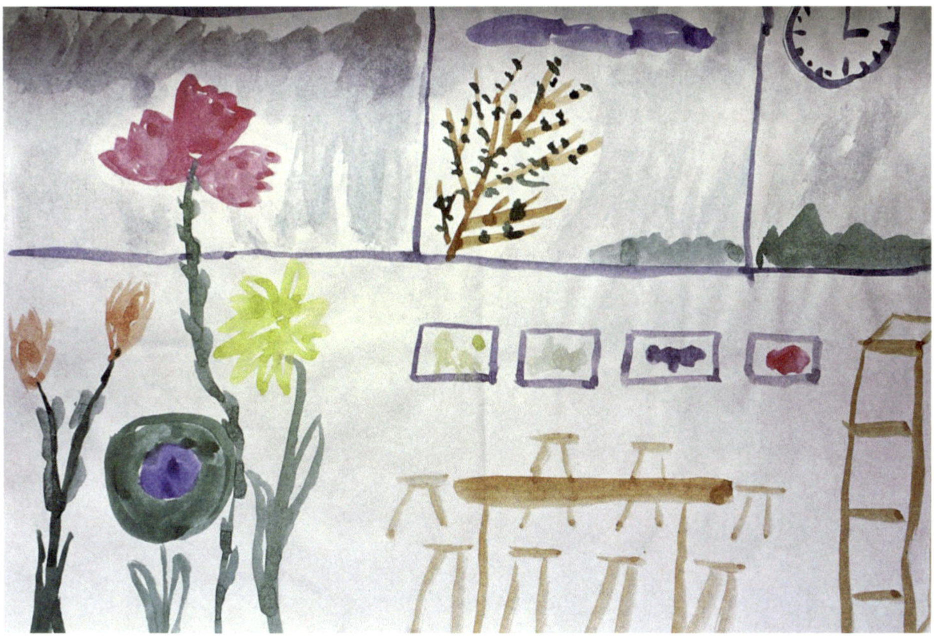
Bild 19

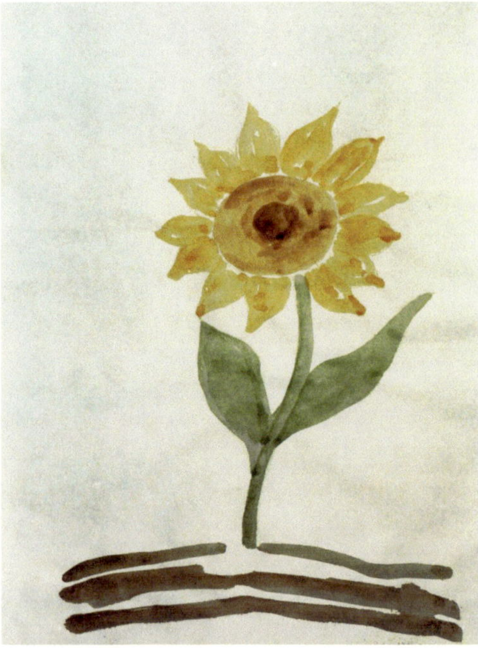

Bild 20

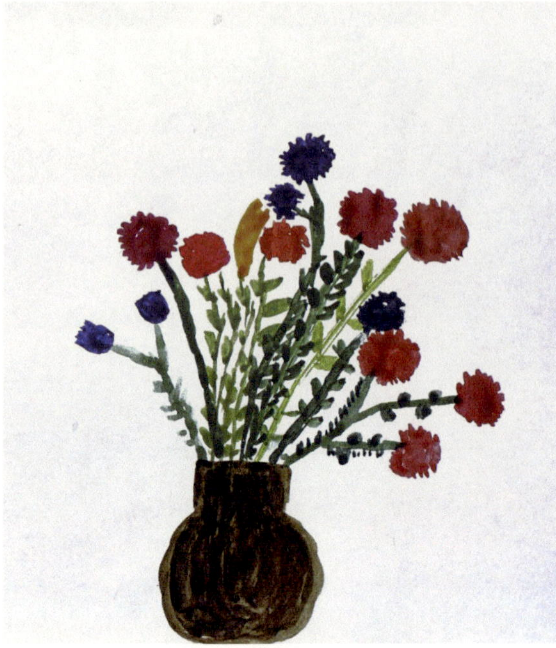

Bild 21

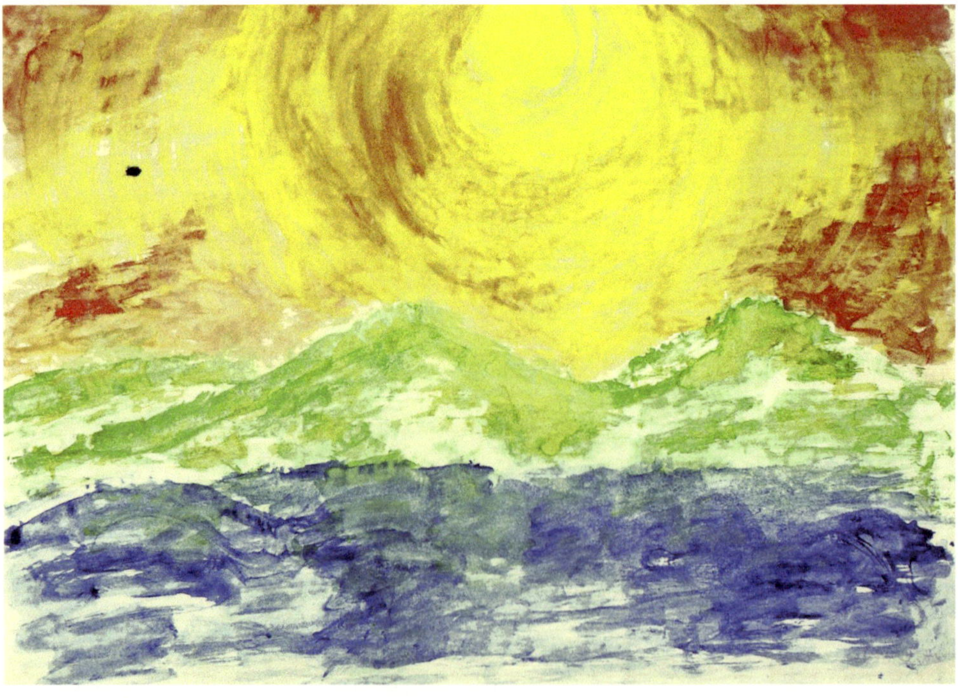

Bild 22

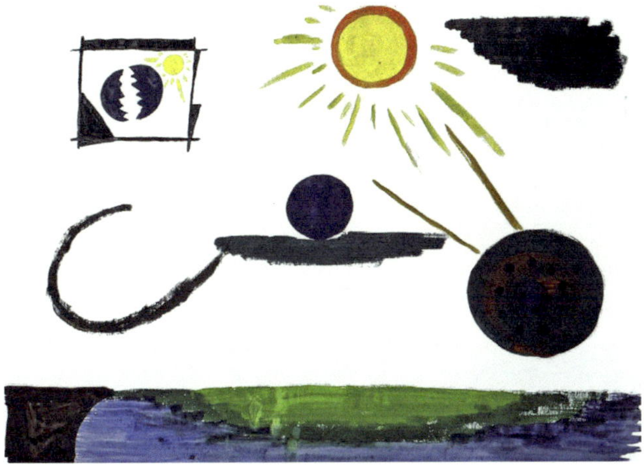

Bild 23

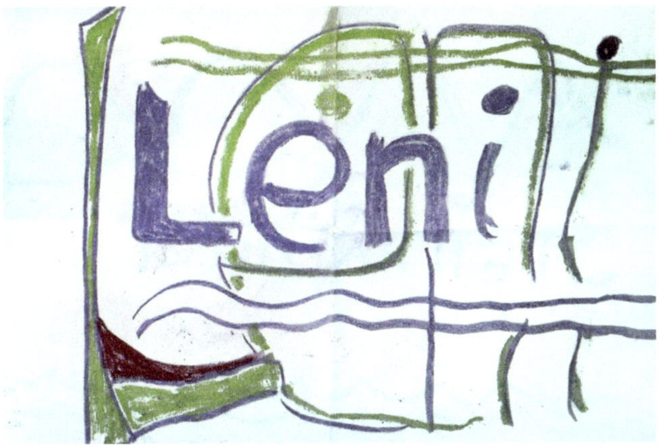

Bild 24

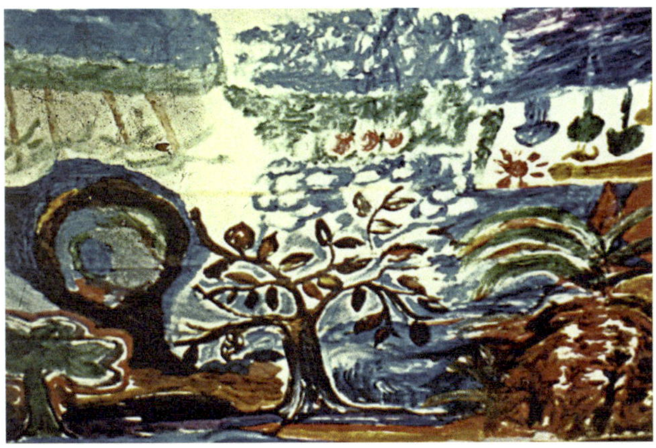

Bild 25

Verlaufsdarstellung Ruth

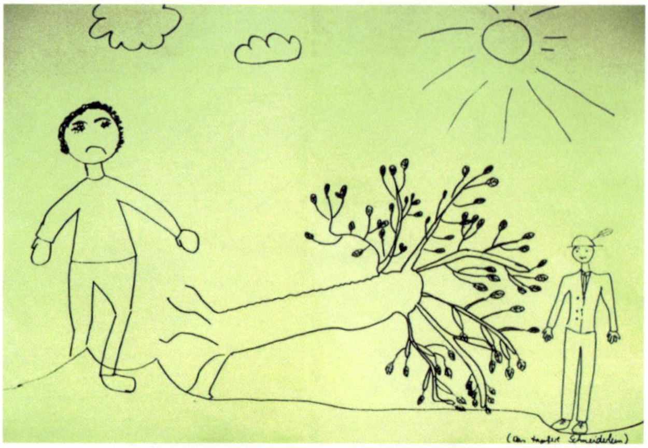

Bild 26

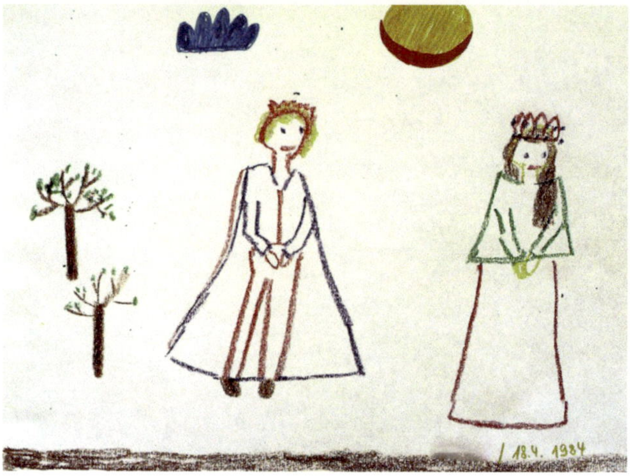

Bild 27

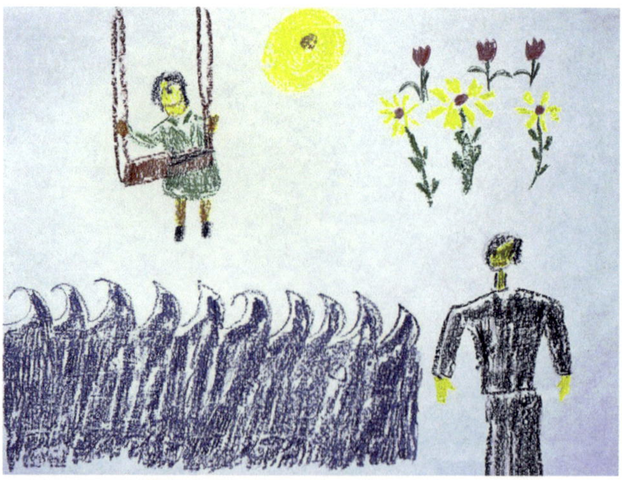

Bild 28

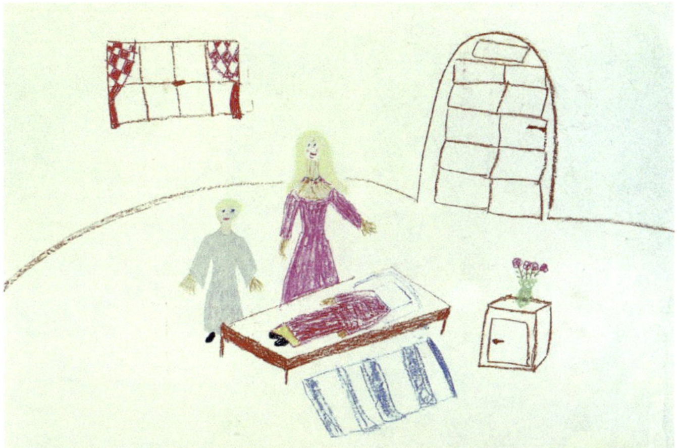
Bild 29

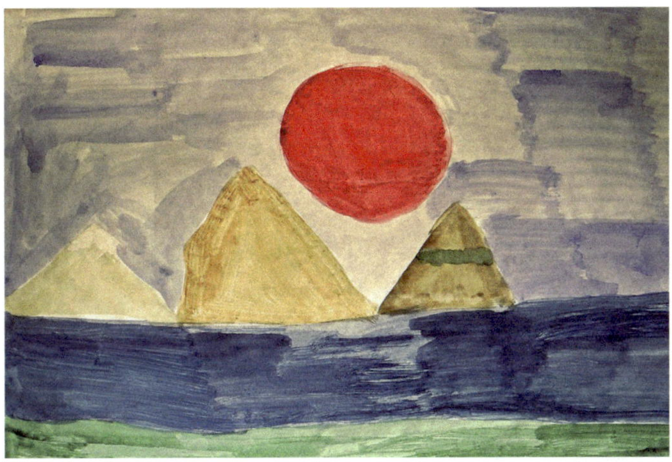
Bild 30

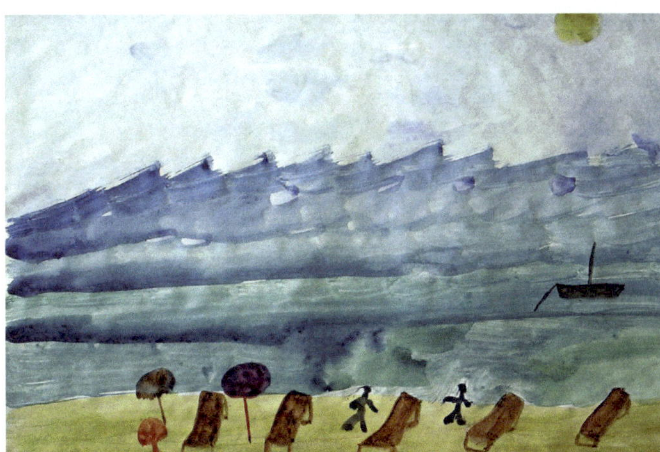
Bild 31

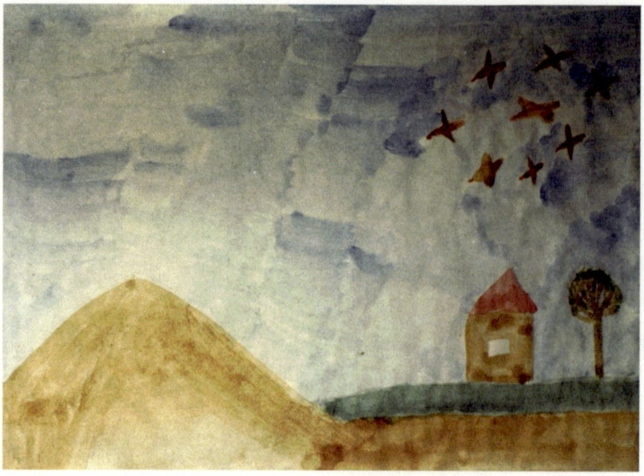

Bild 32

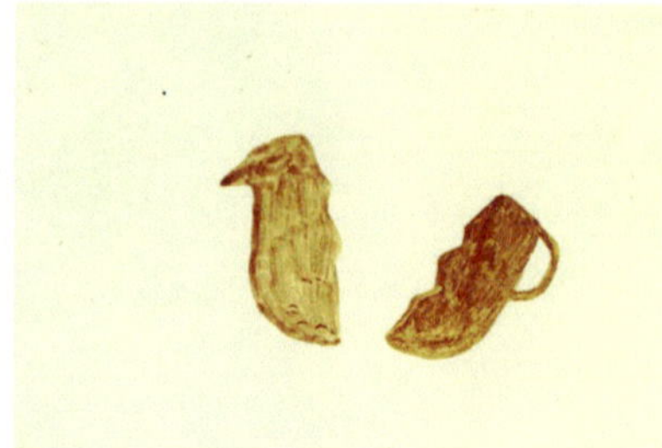

Bild 33

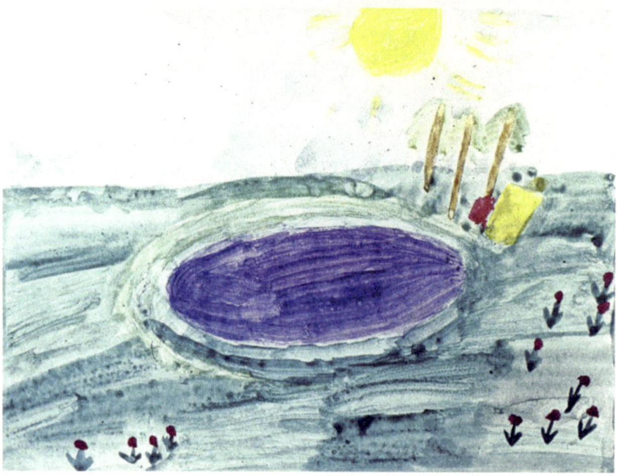

Bild 34

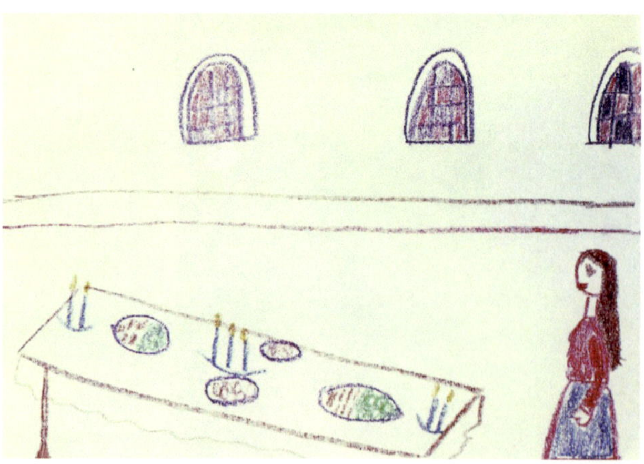

Bild 35

Verlaufsdarstellung Rainer

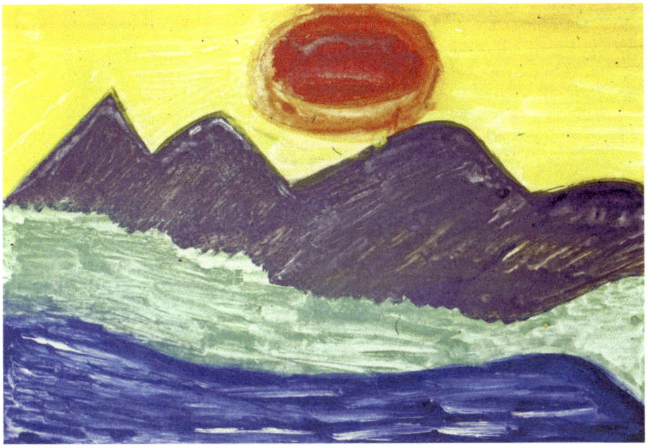

Bild 36

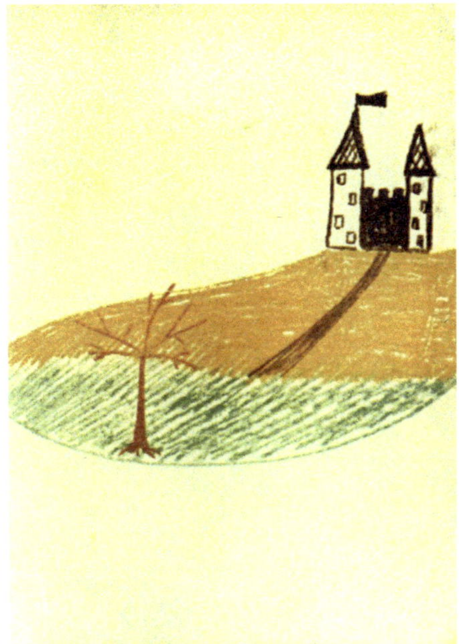

Bild 38

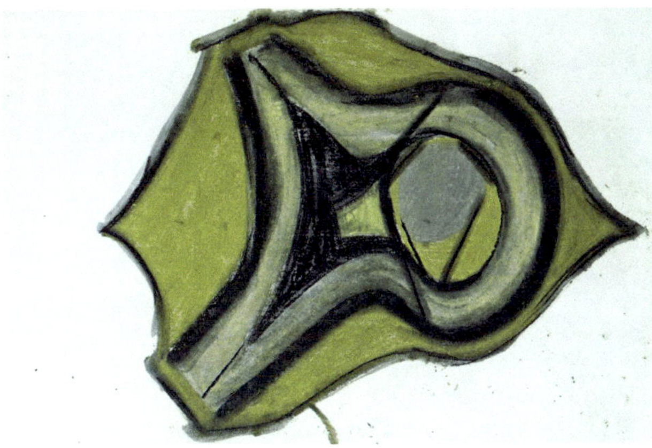

Bild 37

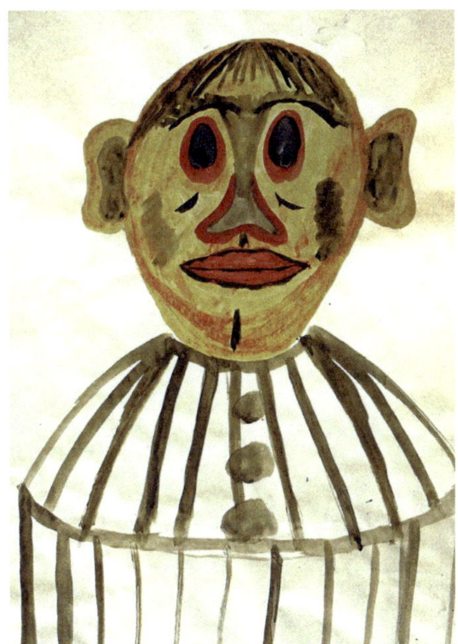

Bild 40

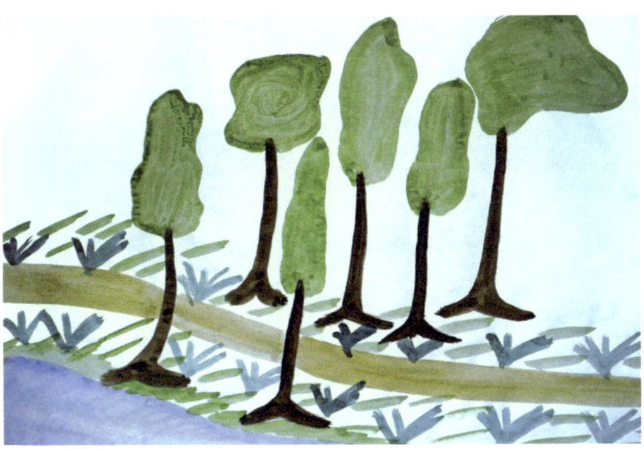

Bild 39

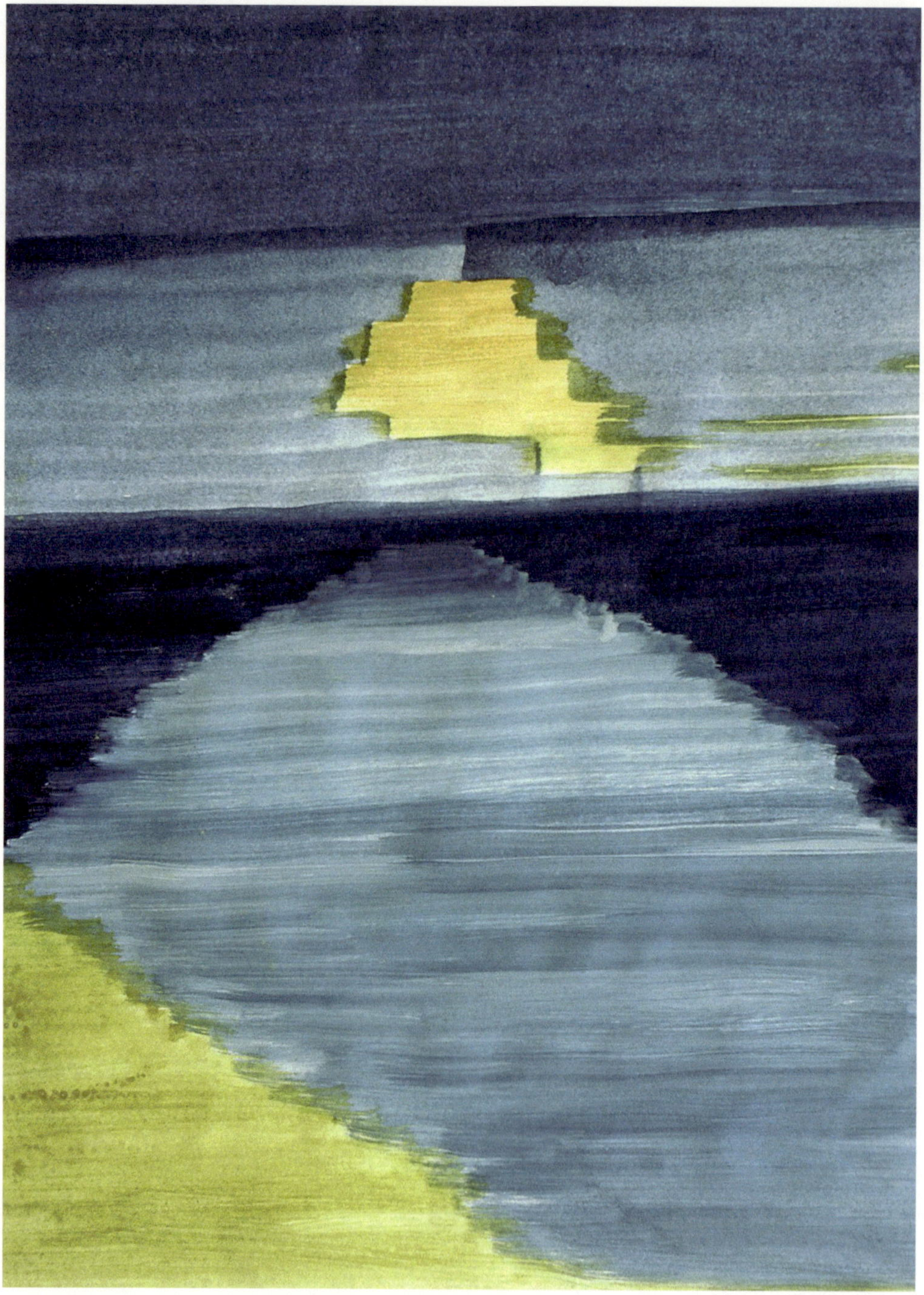

Bild 41

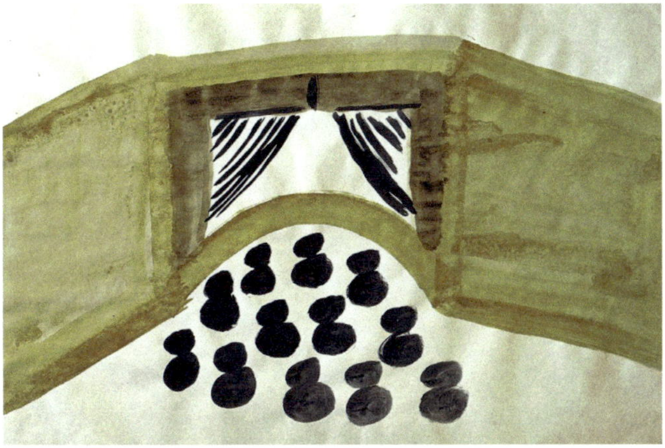
Bild 42

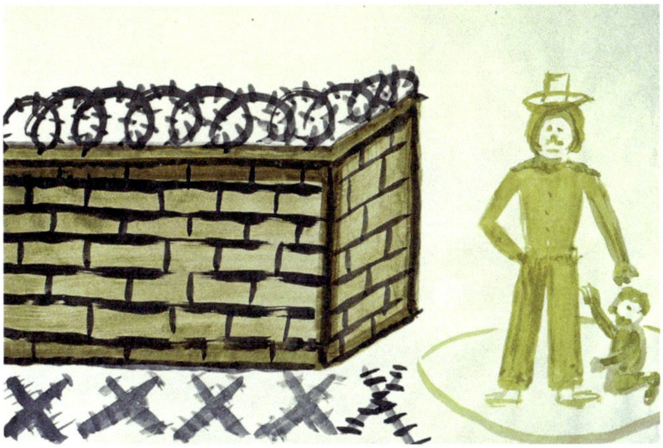
Bild 43

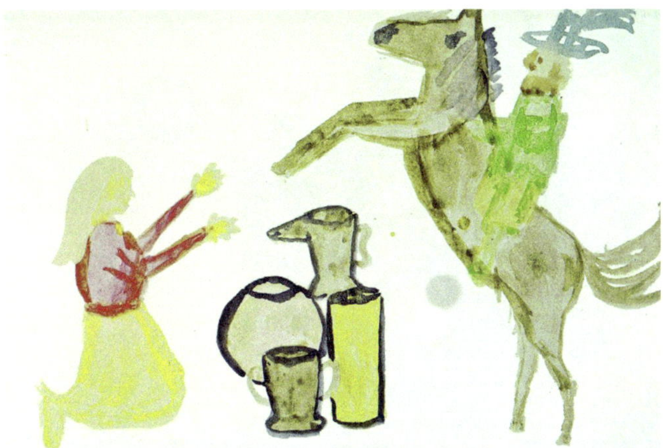
Bild 44

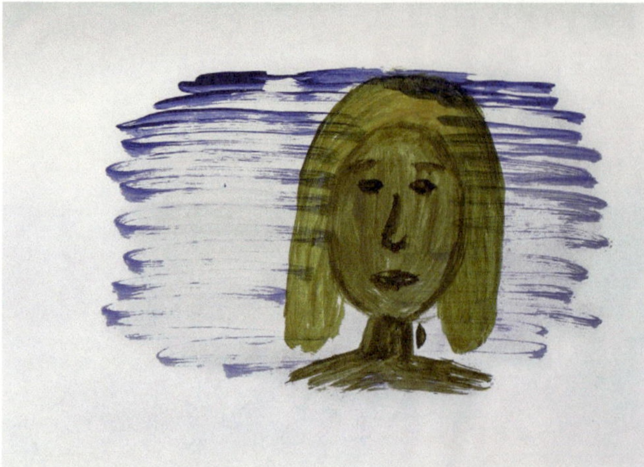
Bild 45

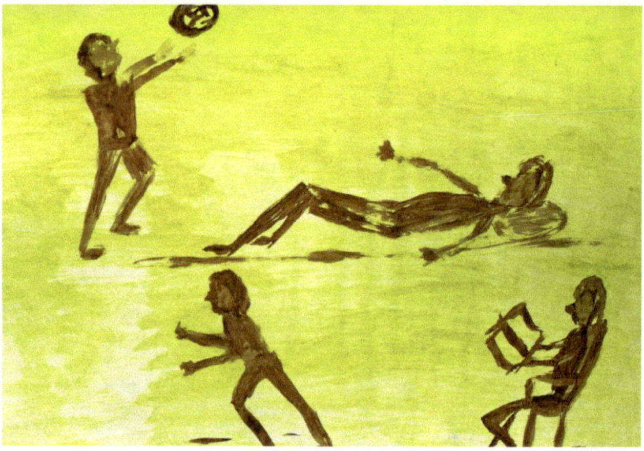
Bild 46

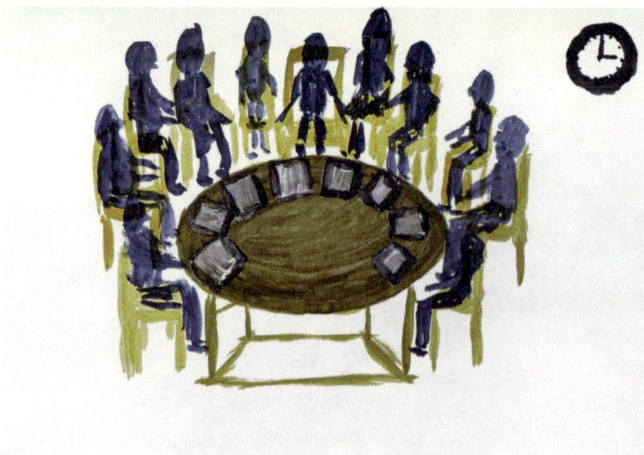
Bild 47

Verlaufsdarstellung Wolfgang

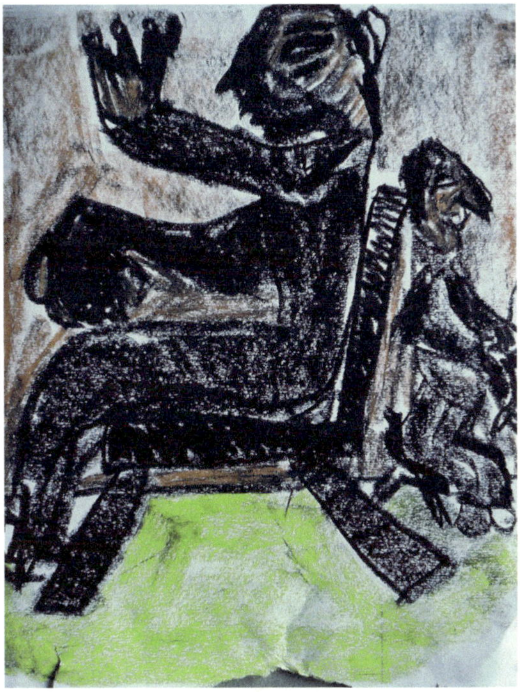
Bild 48

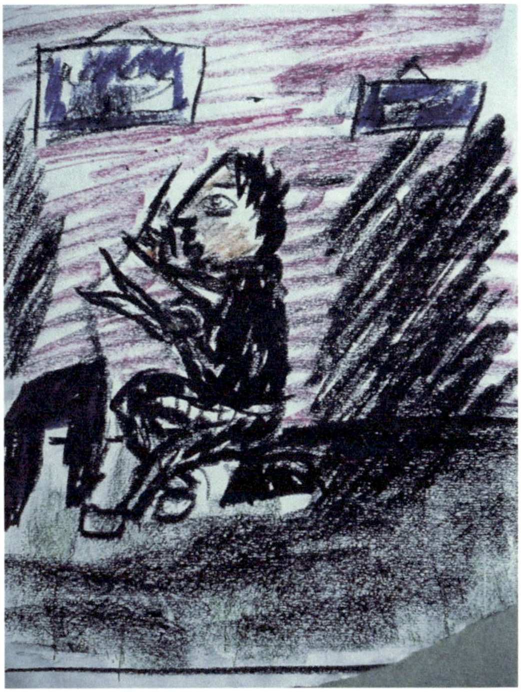
Bild 49

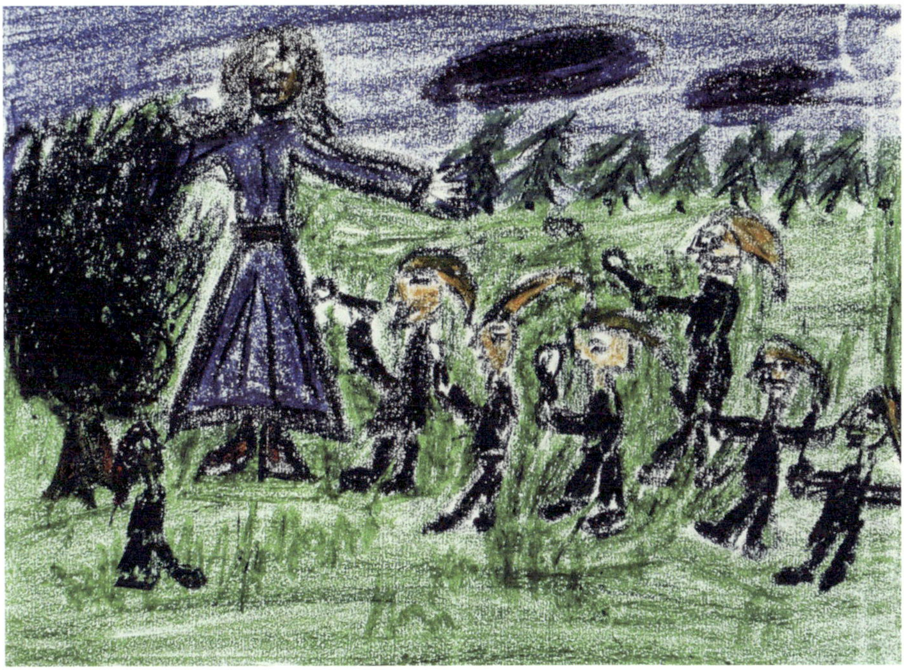
Bild 50

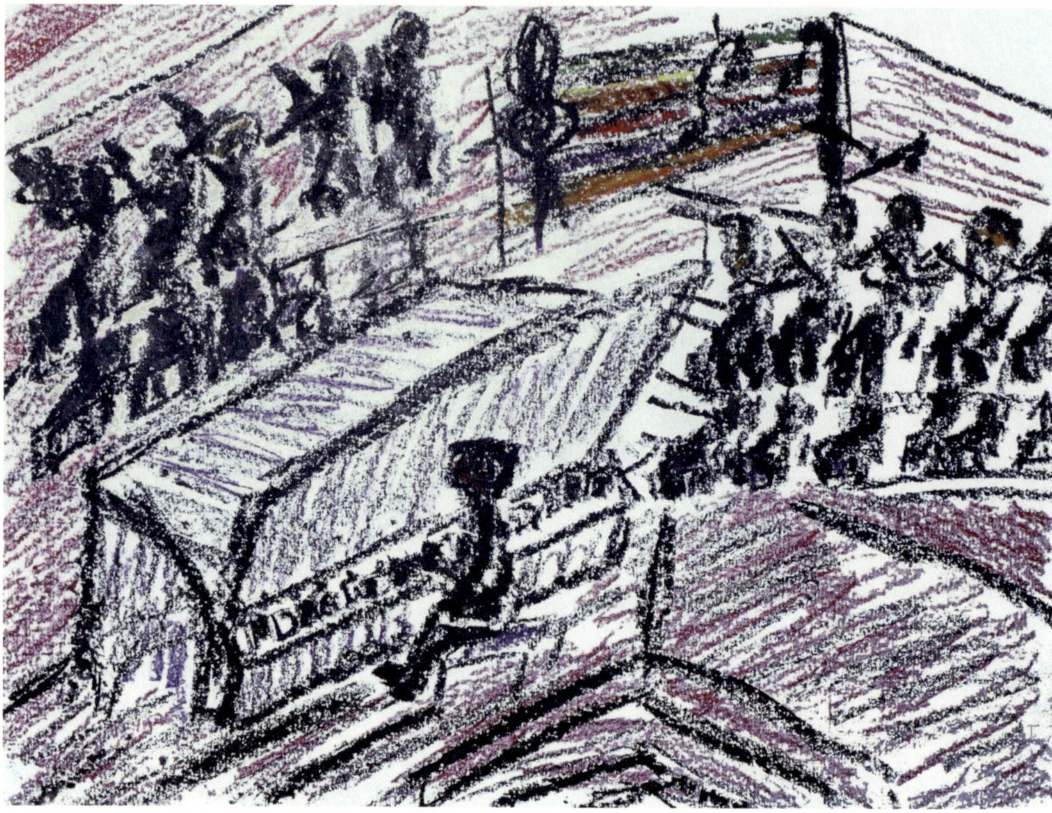

Bild 51

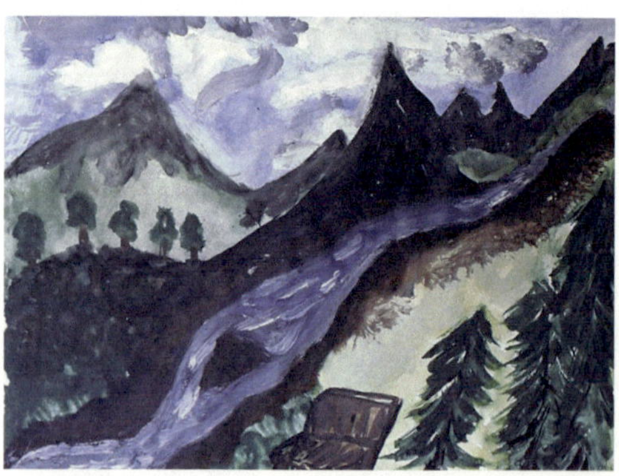

Bild 52

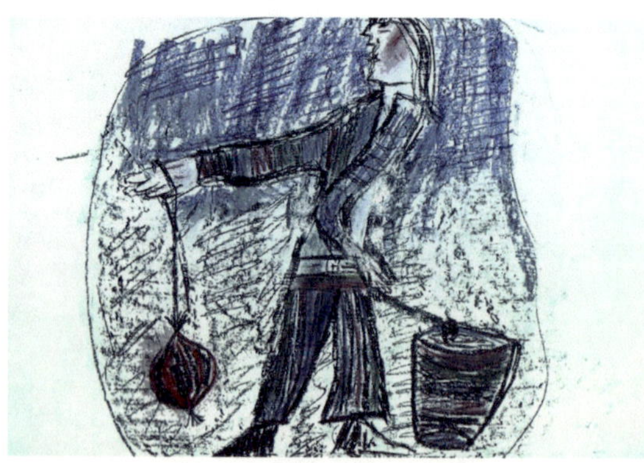

Bild 53

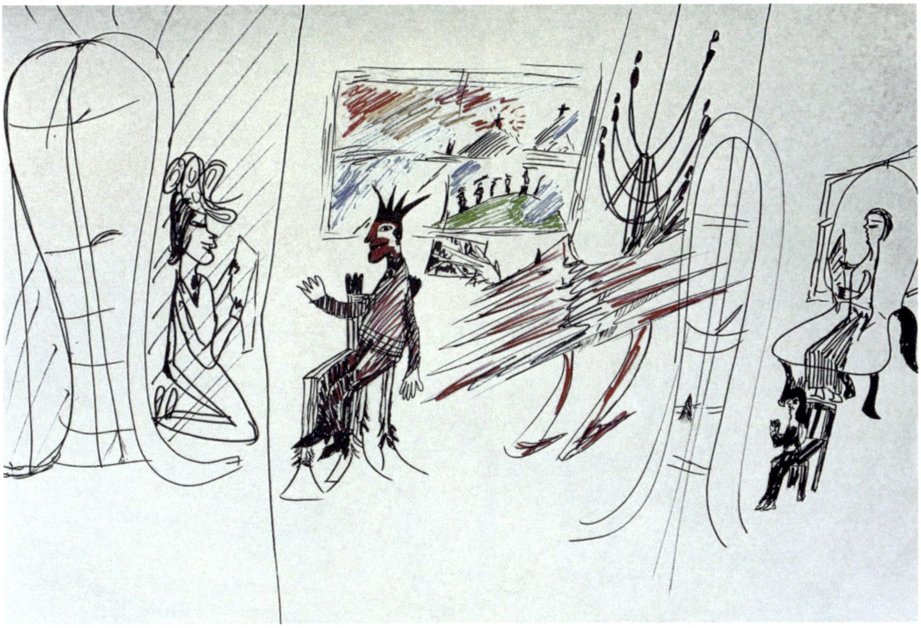

Bild 54

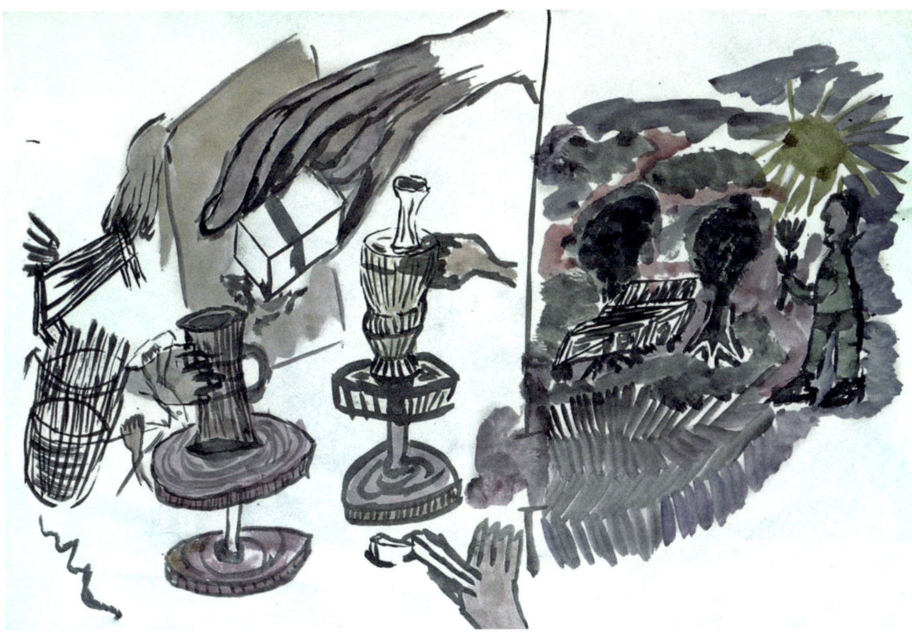

Bild 55

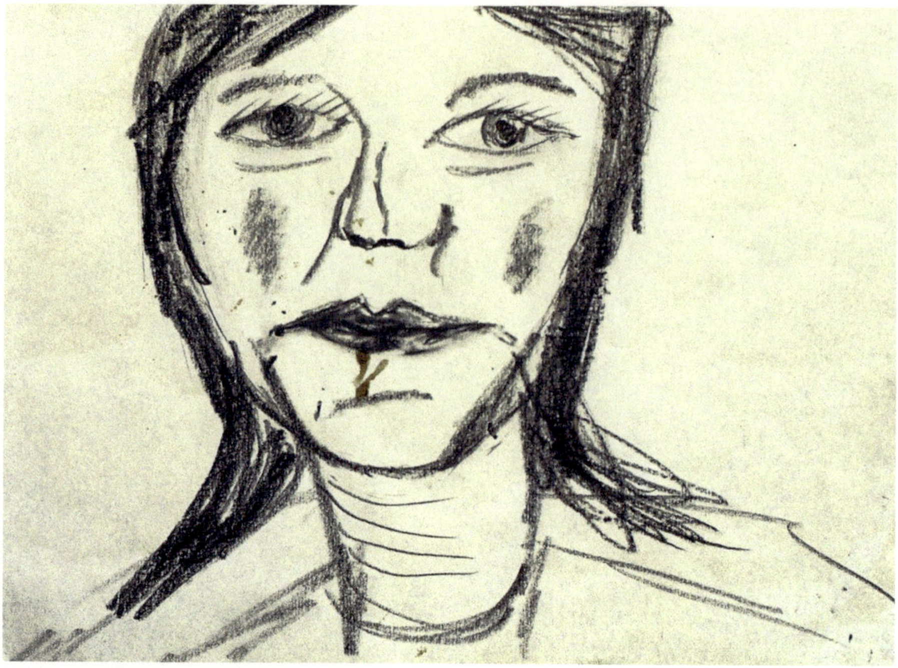

Bild 56

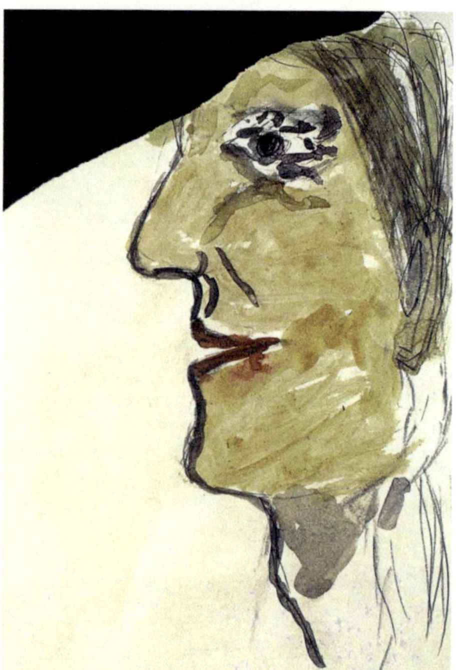

Bild 57

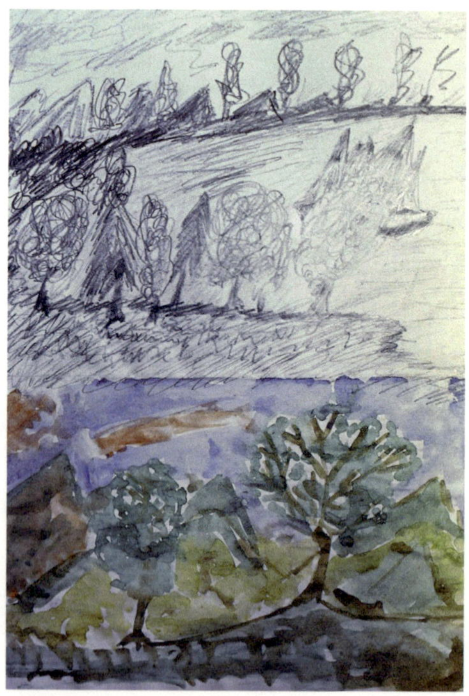

Bild 58

Verlaufsdarstellung Stefanie

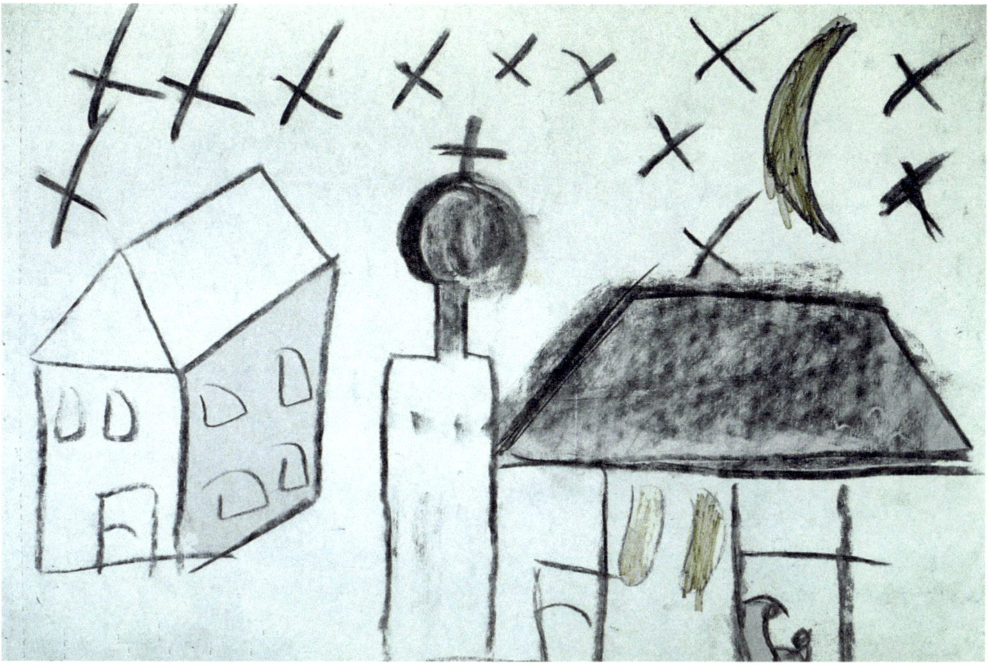

Bild 59

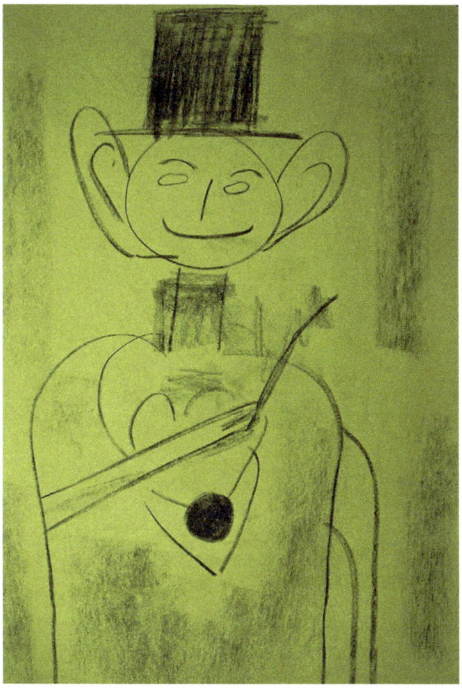

Bild 60

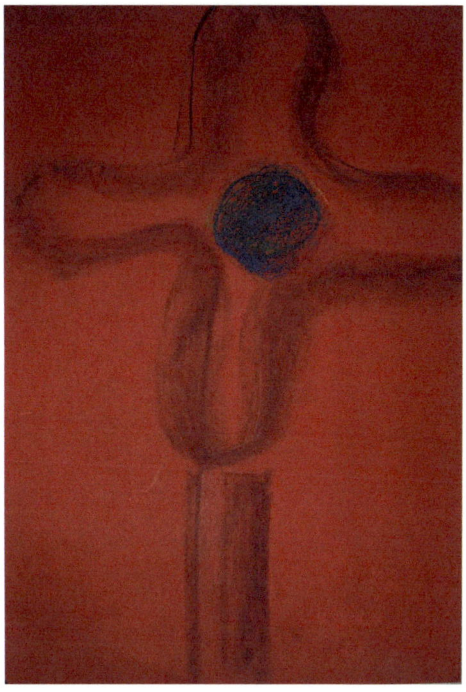

Bild 61

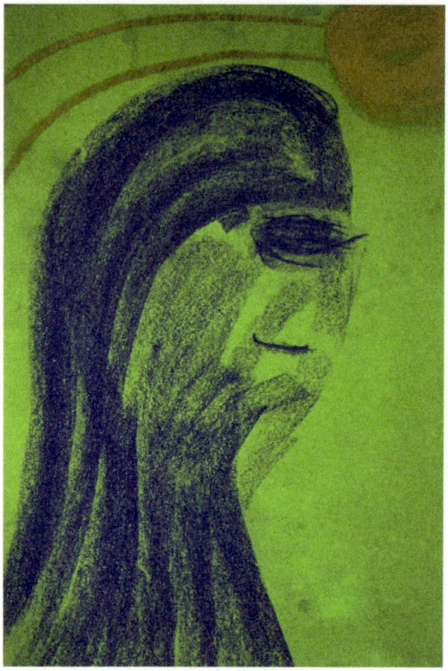

Bild 62

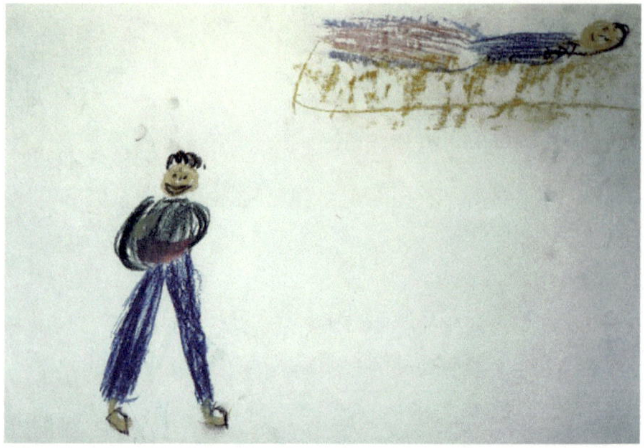

Bild 63

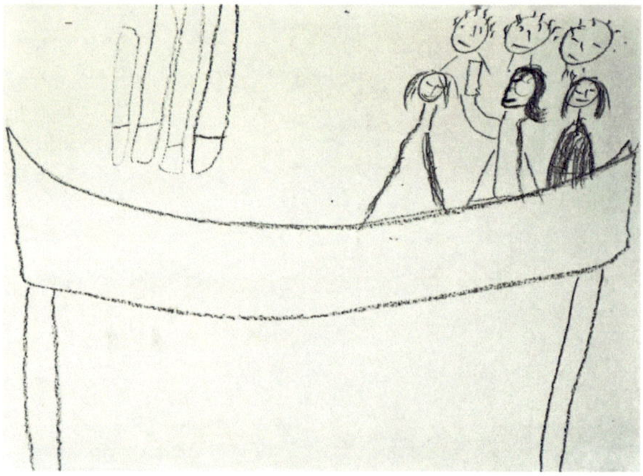

Bild 64

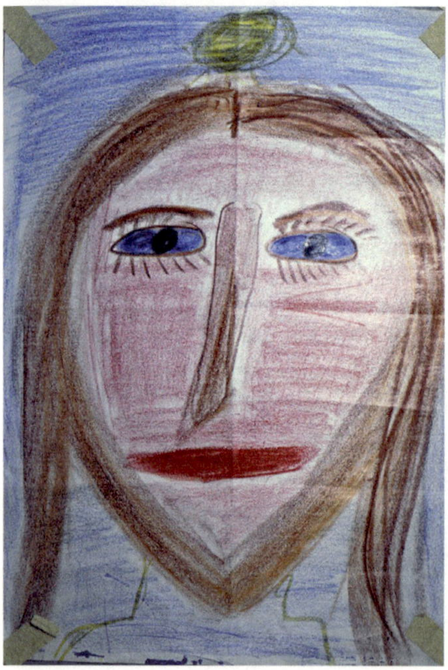

Bild 65

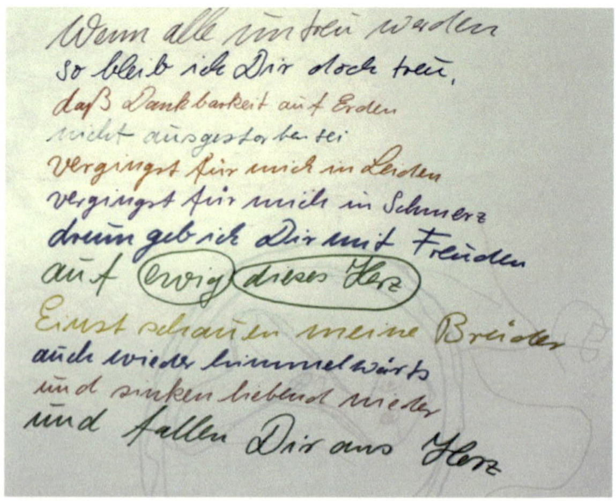

Bild 66

Verlaufsdarstellung
Ulla

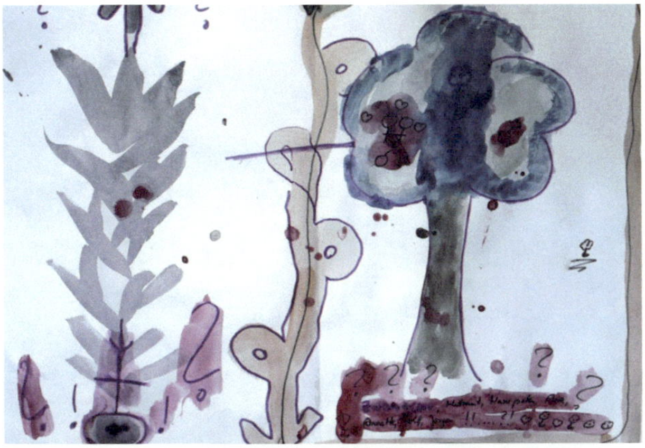

Bild 67

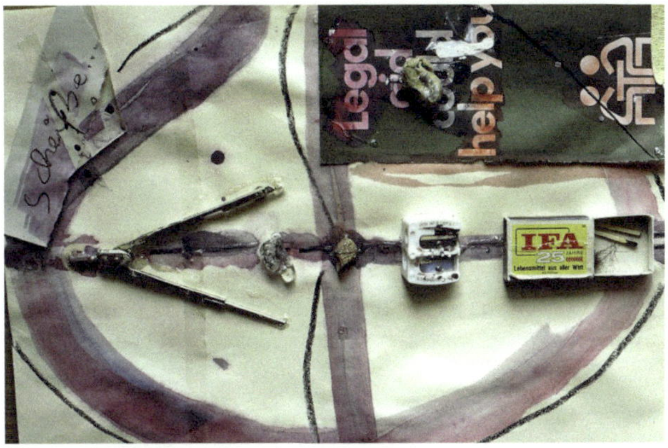

Bild 68

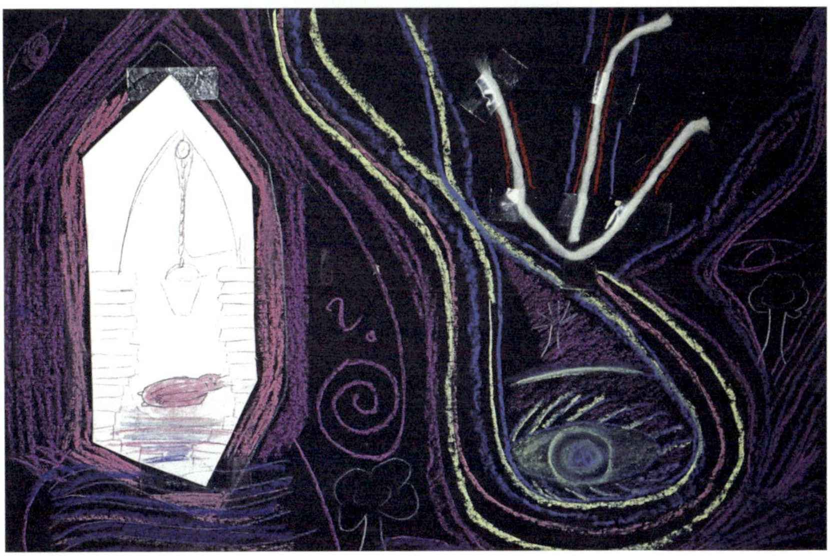

Bild 69

Verlaufsdarstellung Sigrid

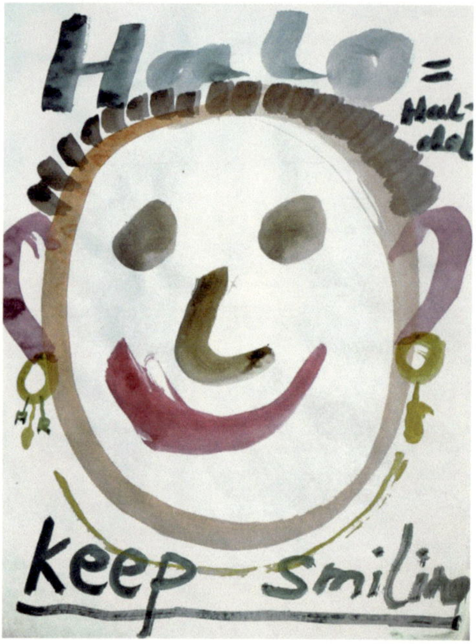

Bild 70

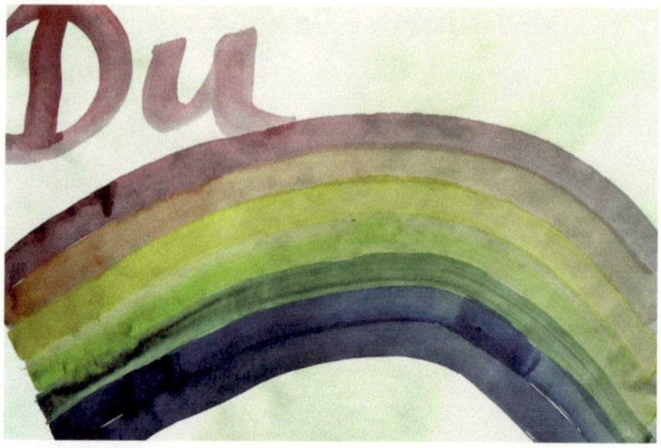

Bild 71

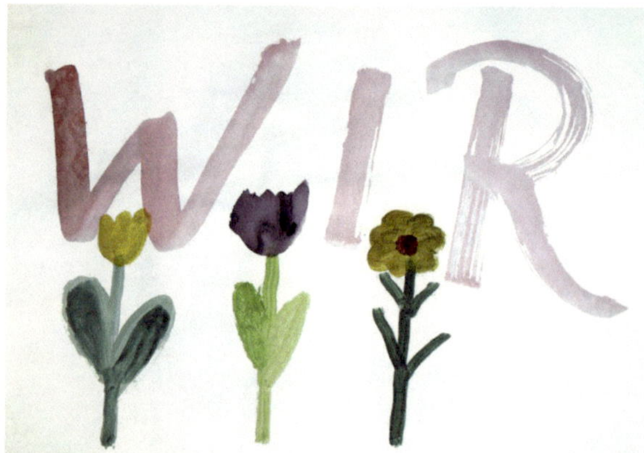

Bild 72

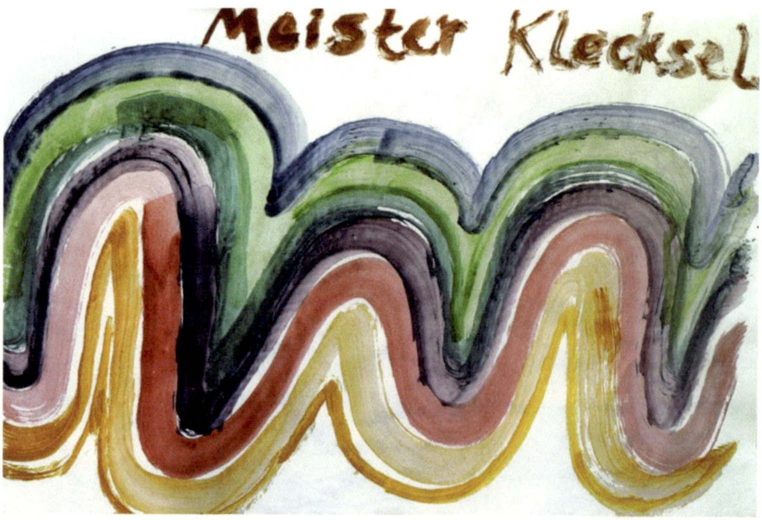

Bild 73

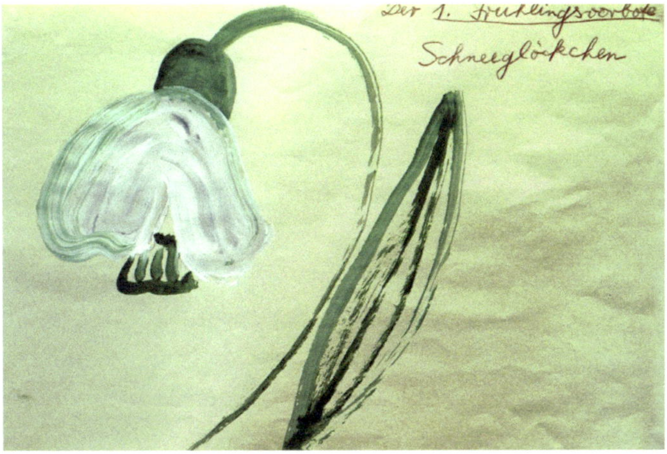

Bild 74

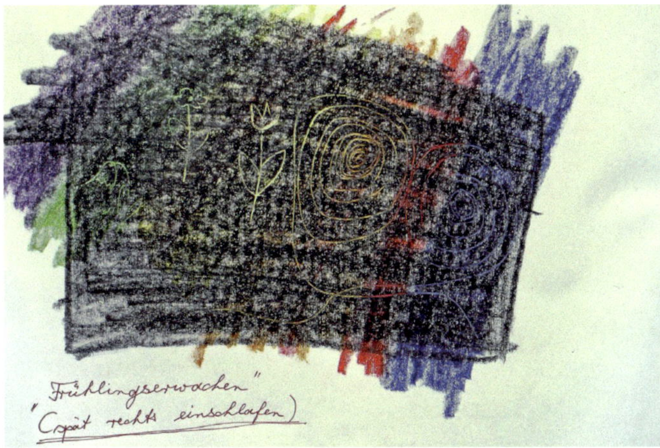

Bild 75

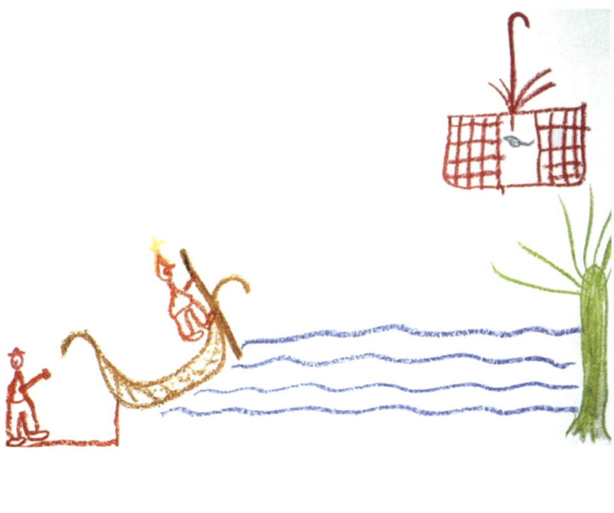

Bild 76

Verlaufsdarstellung
Edith

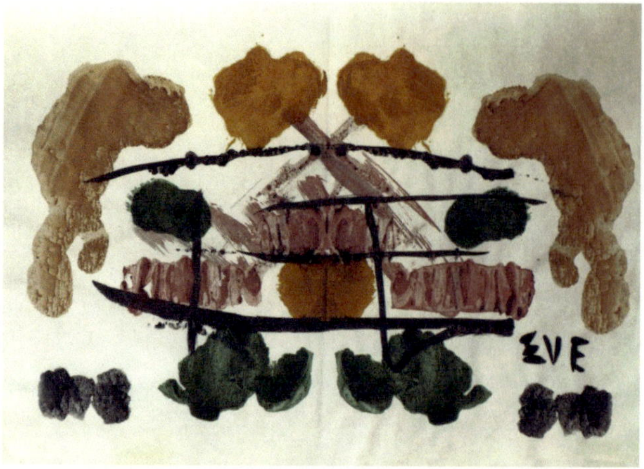

Bild 77

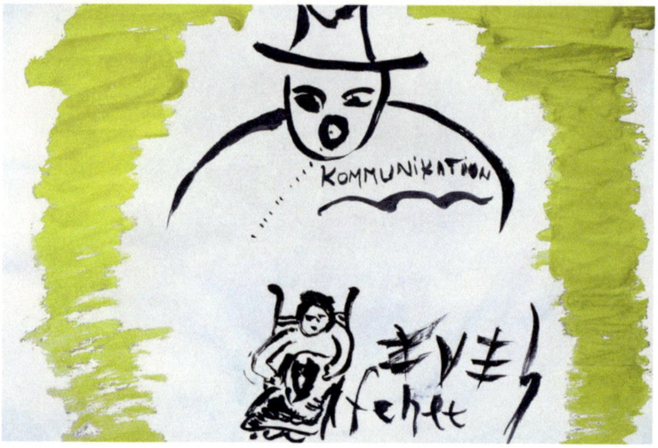

Bild 78

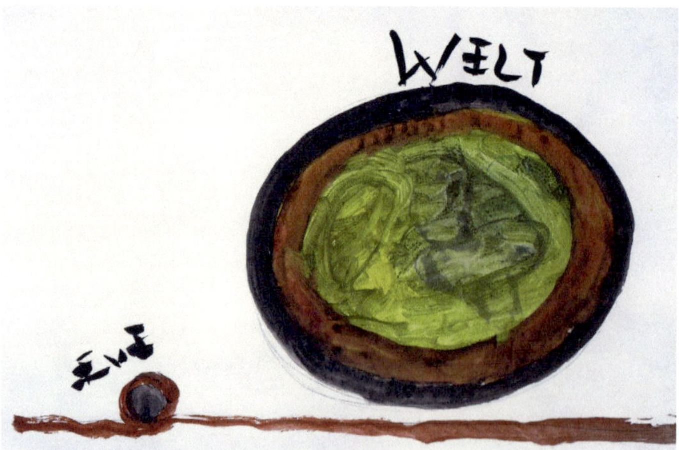

Bild 79

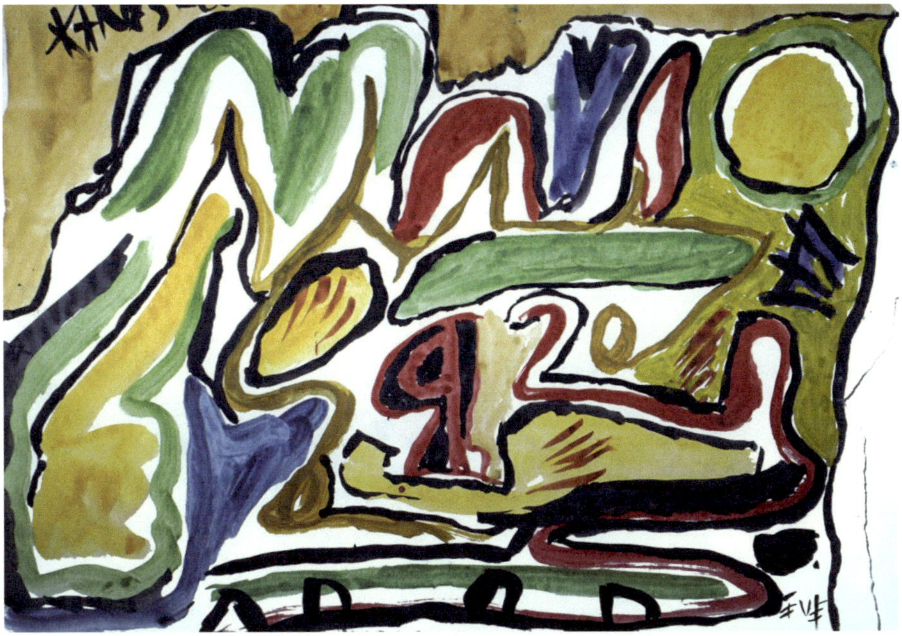

Bild 80

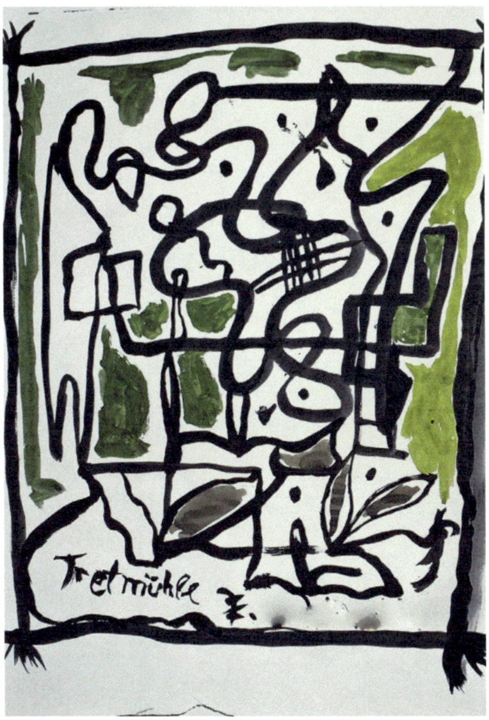

Bild 81

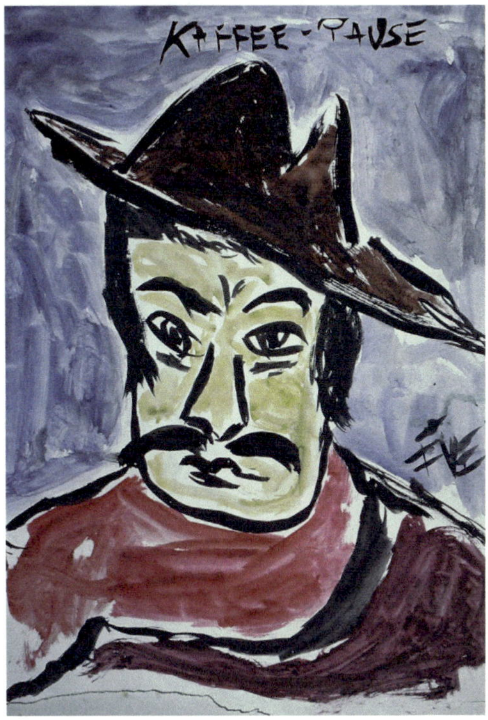

Bild 82

Verlaufsdarstellung Berthold

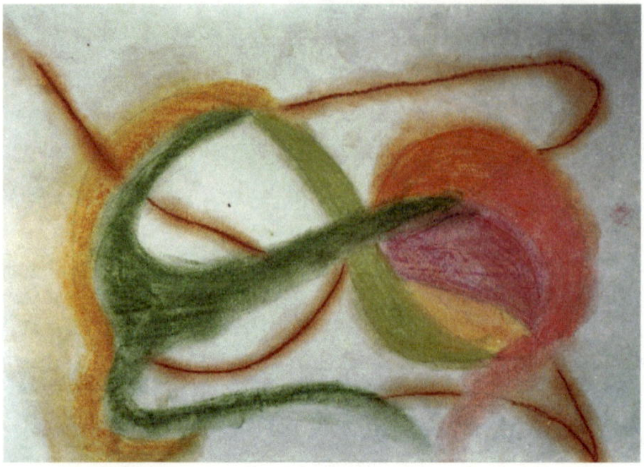
Bild 83

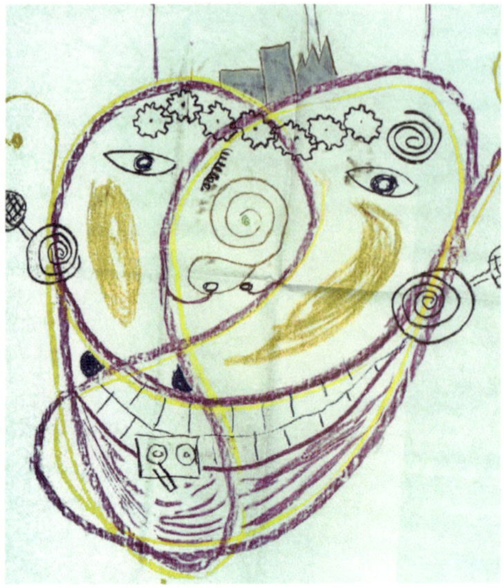
Bild 84

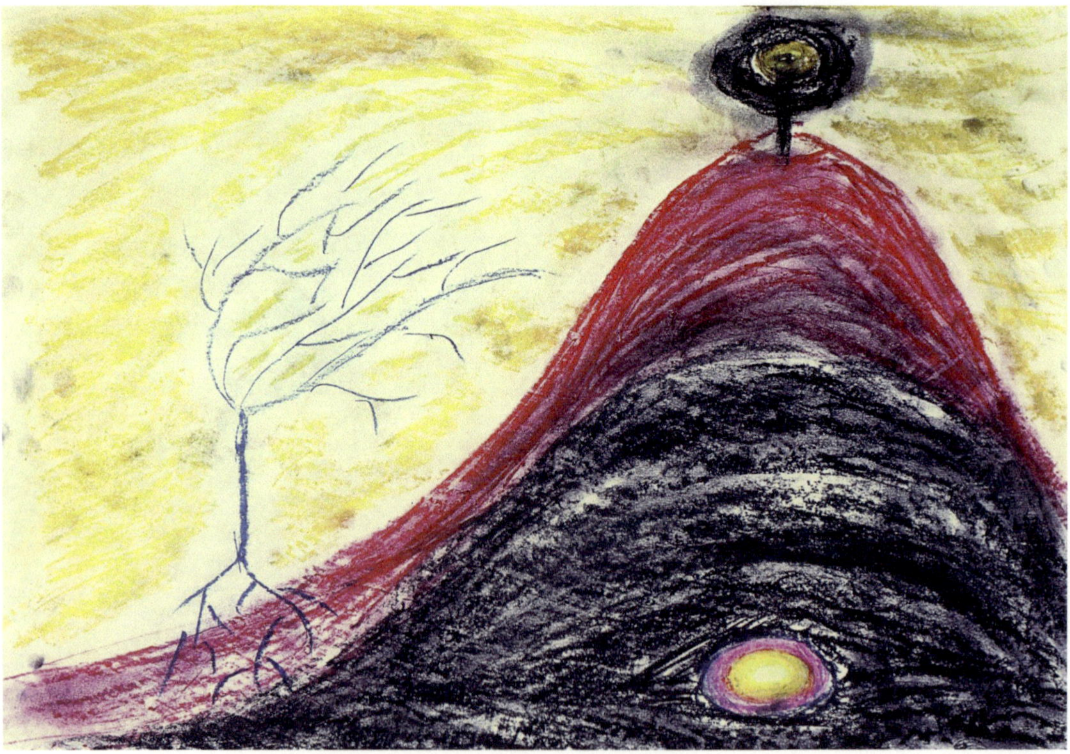
Bild 85

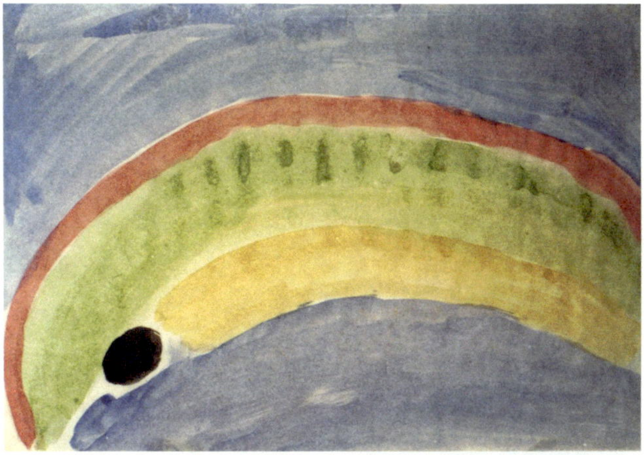

Bild 86: „Ich“

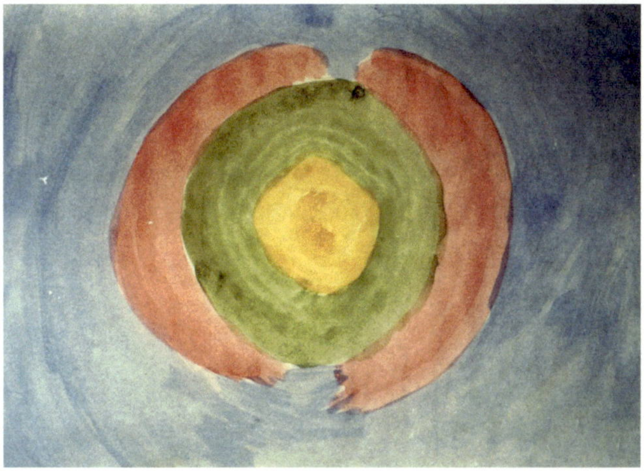

Bild 87: „Du“

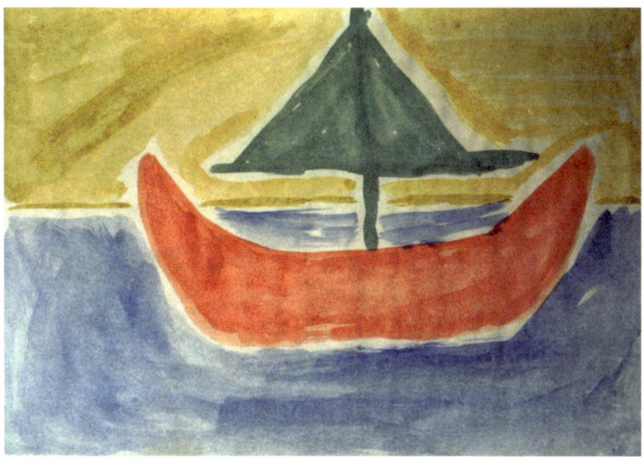

Bild 88: „Wir“

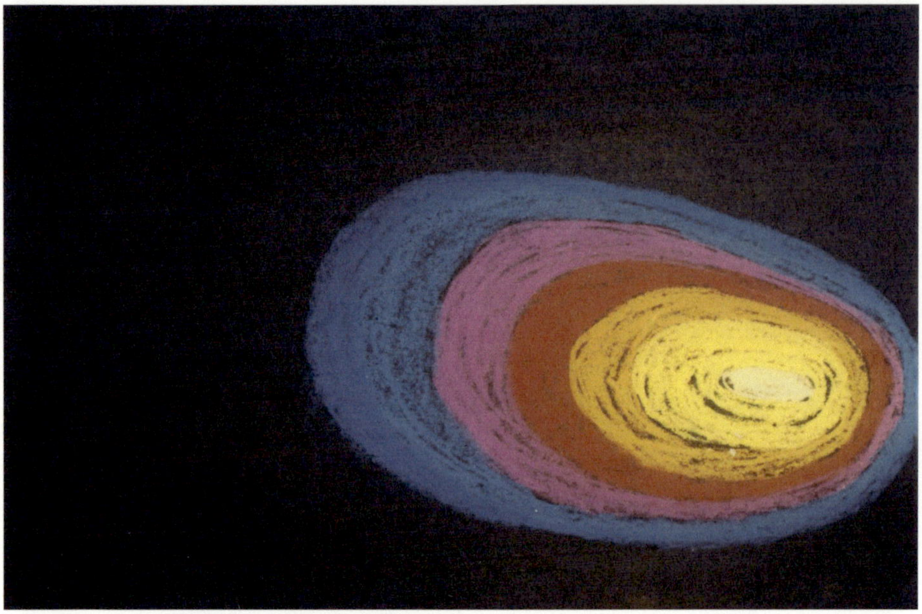
Bild 89

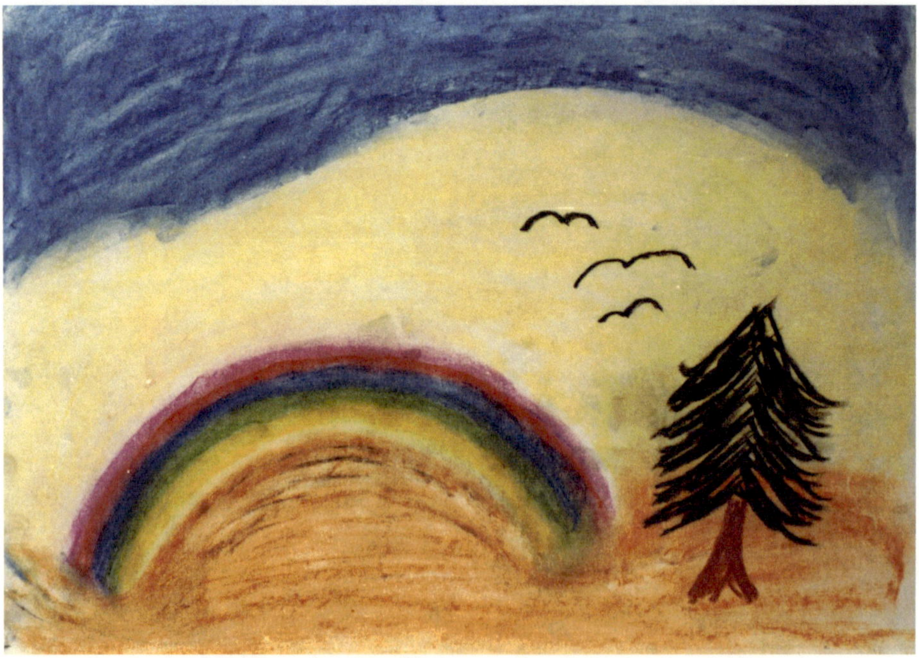
Bild 90

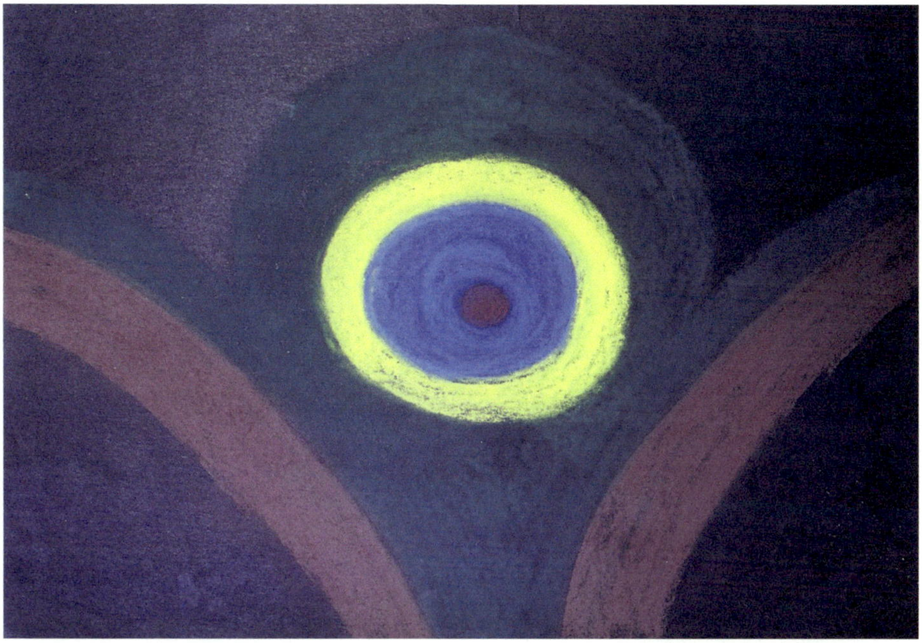

Bild 91

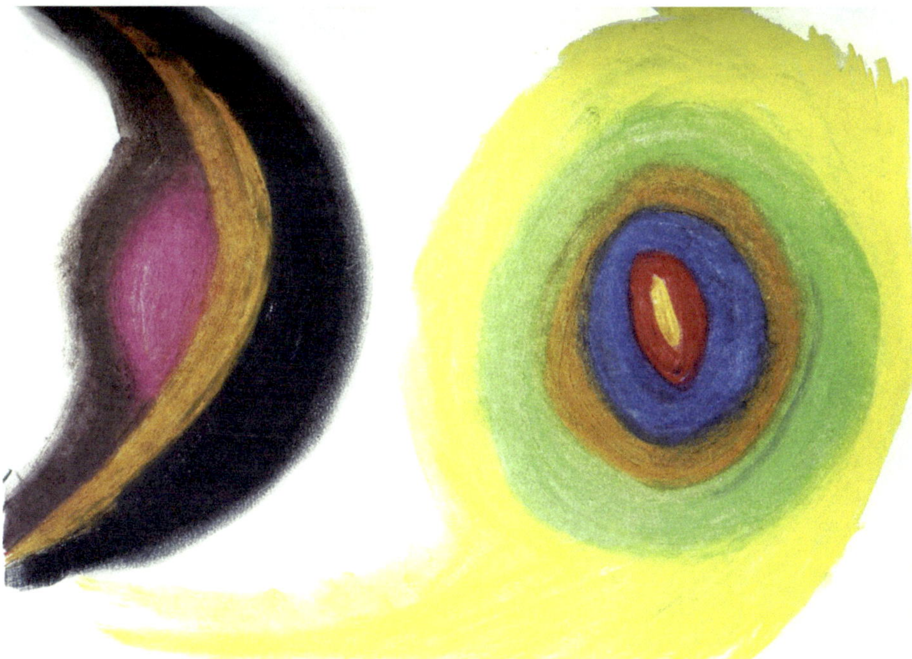

Bild 92

Verlaufsdarstellung Peter

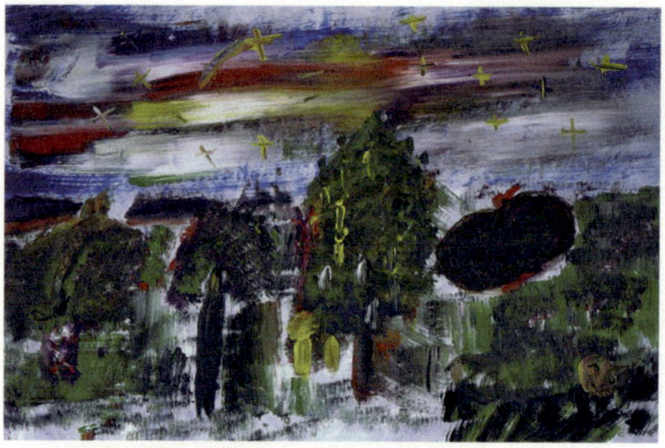

Bild 93

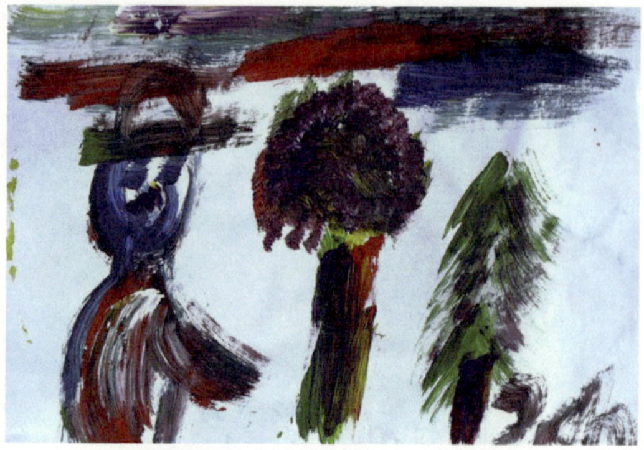

Bild 94

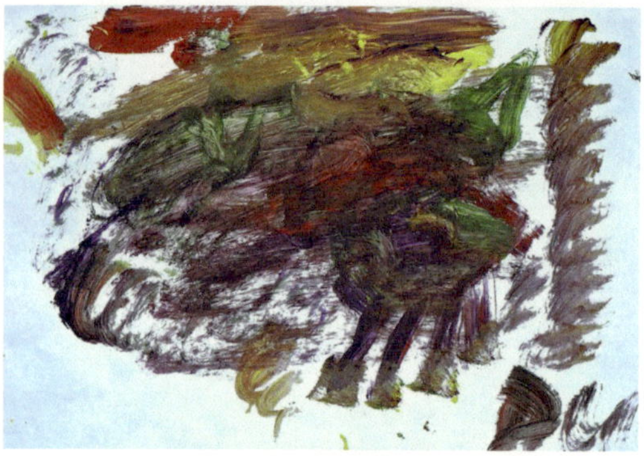

Bild 95

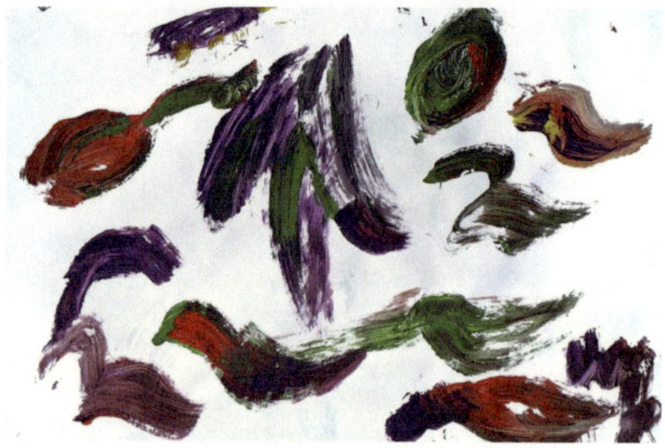

Bild 96

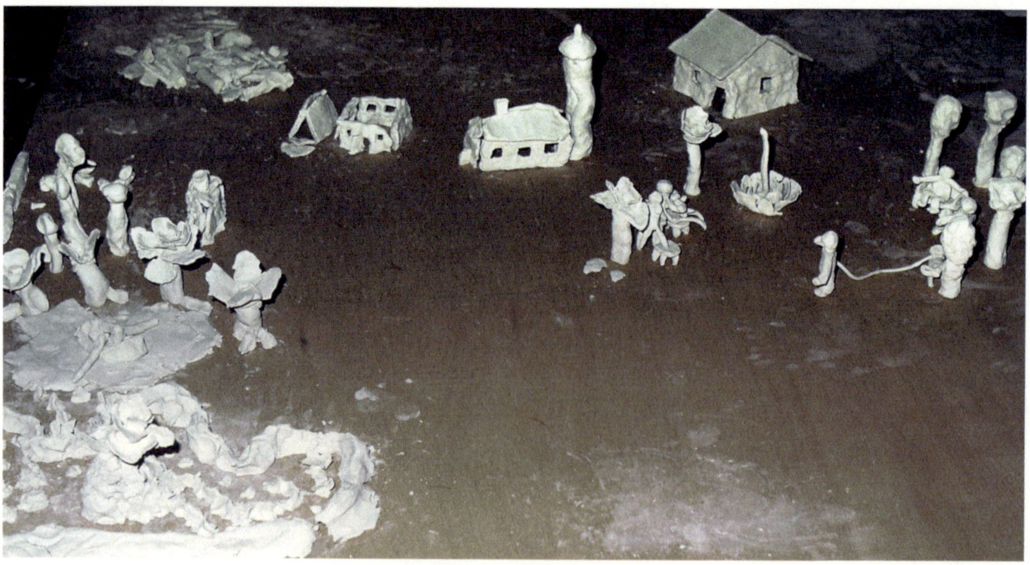

Bild 97

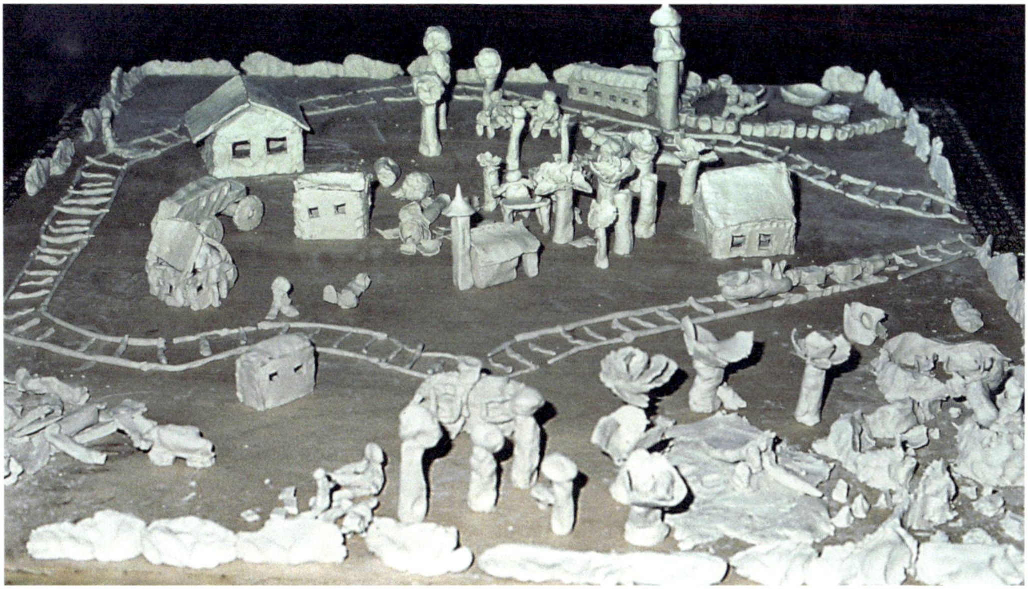
Bild 98

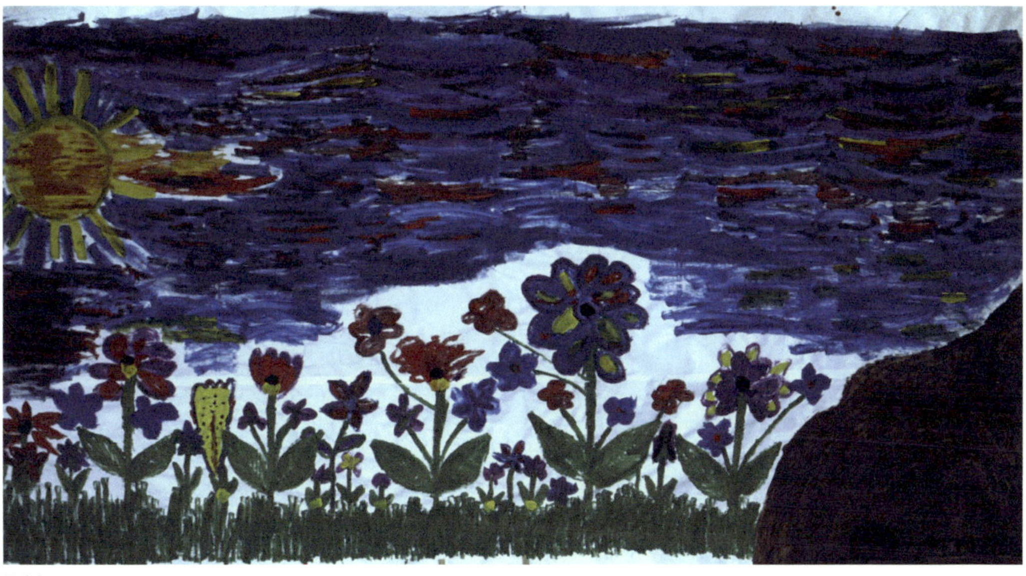
Bild 99

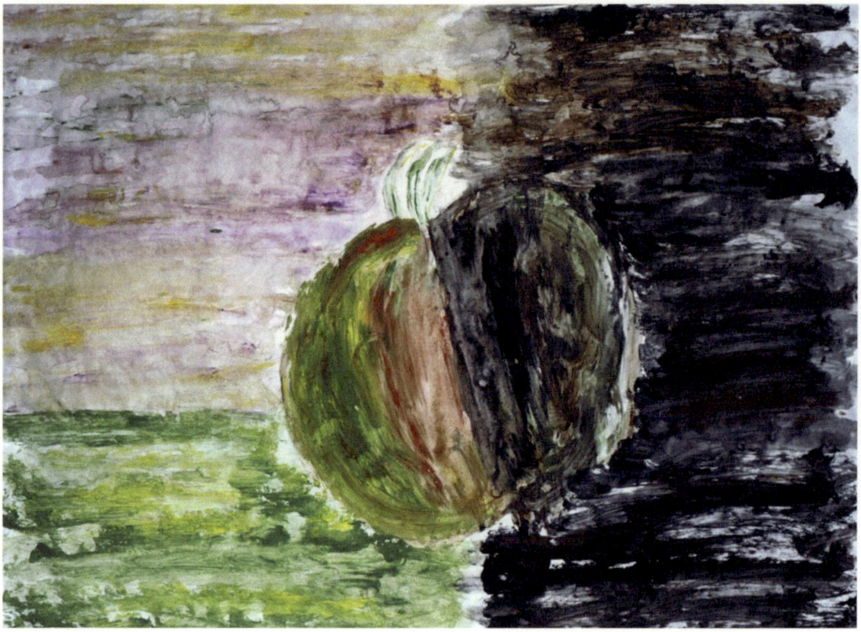

Bild 100

Verlaufsdarstellung Rüdiger

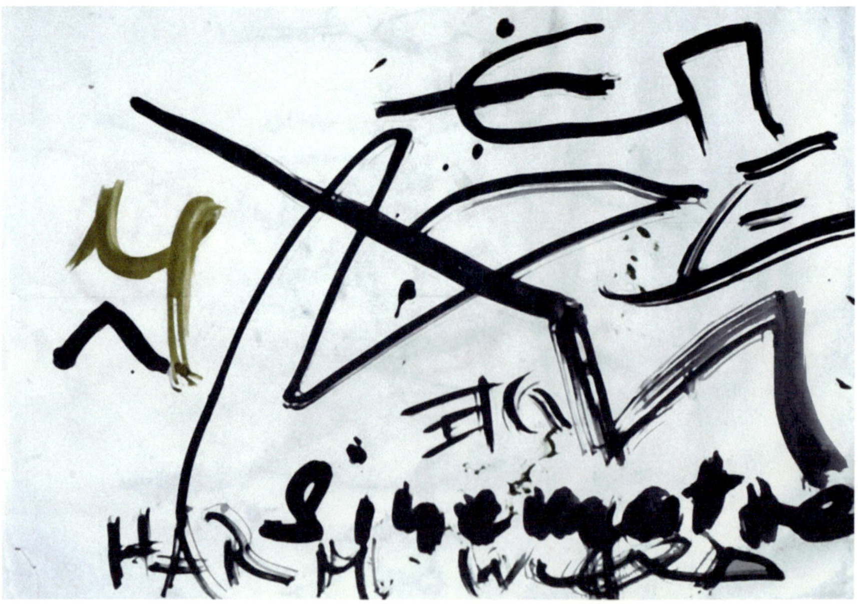

Bild 101

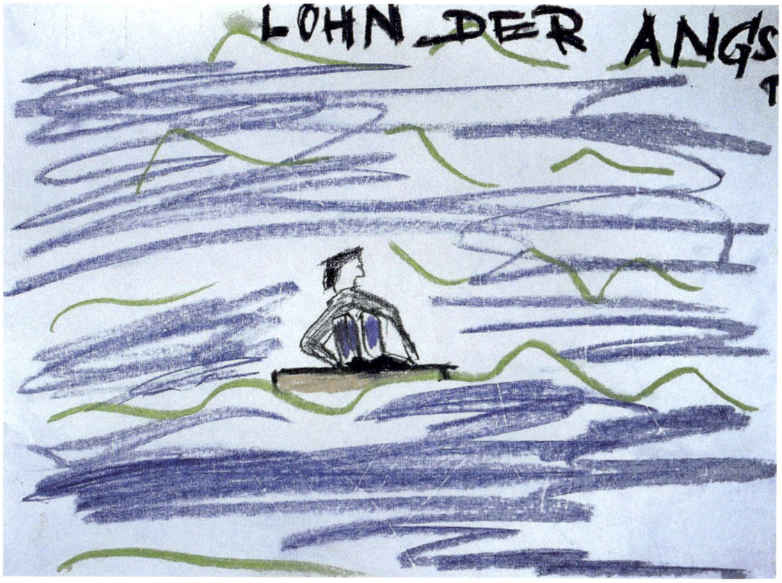

Bild 102

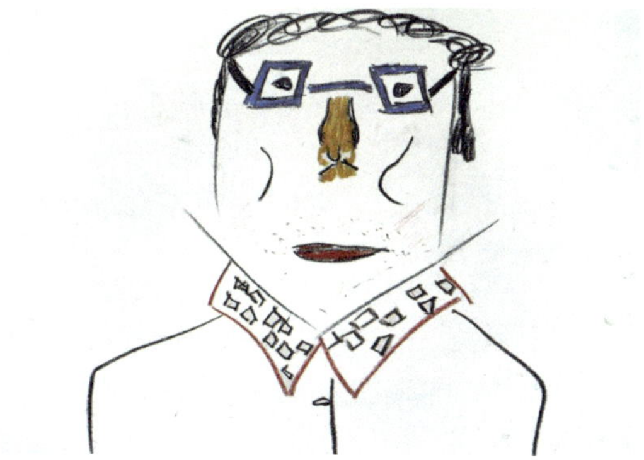

Bild 103

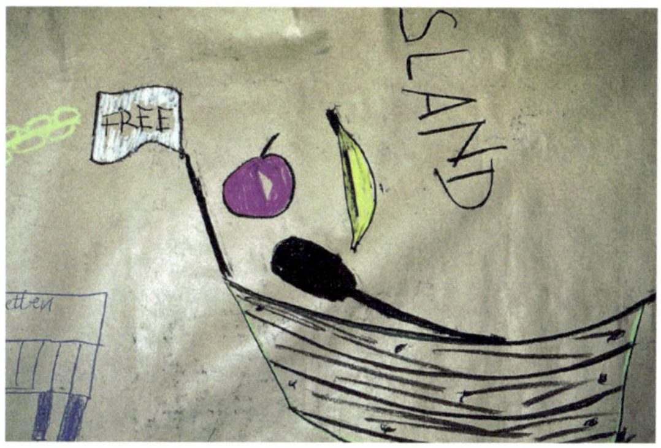

Bild 104

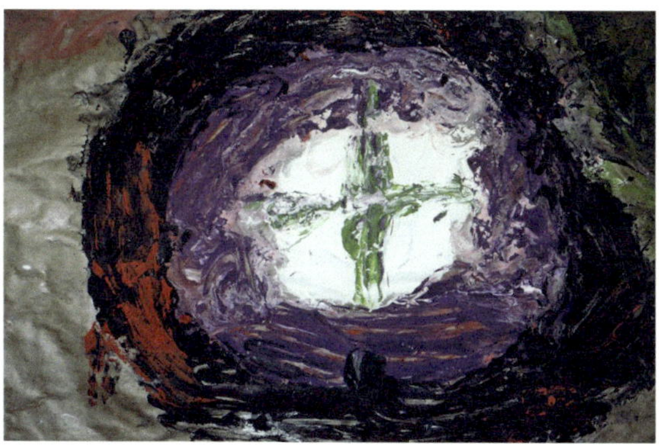

Bild 105

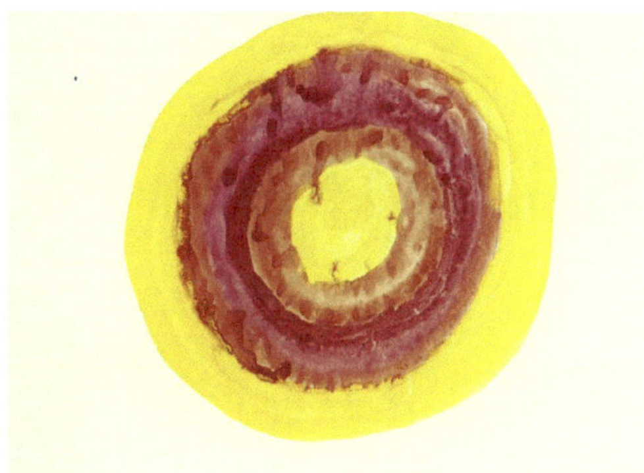

Bild 107

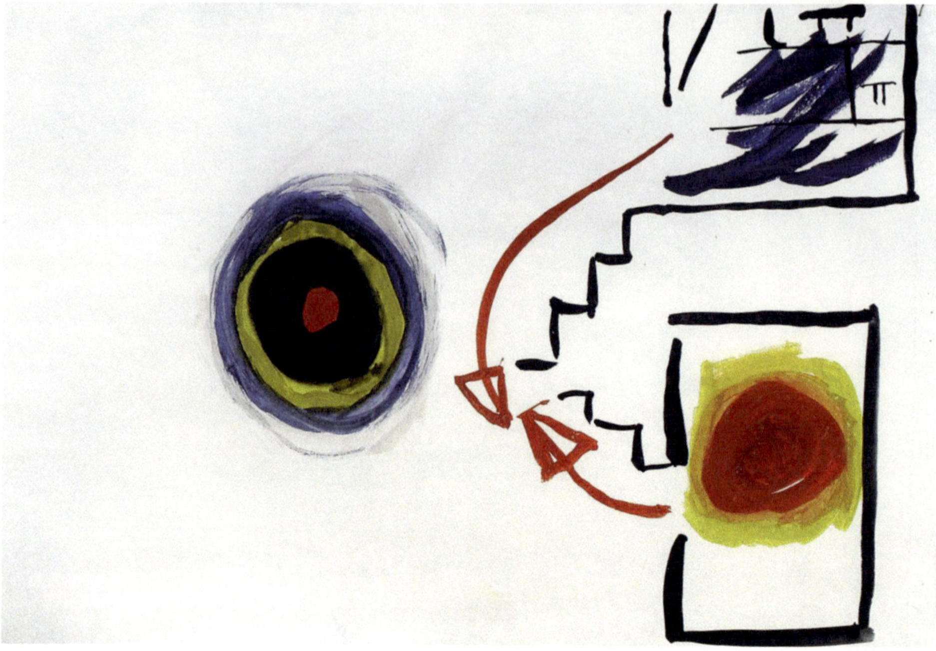

Bild 106

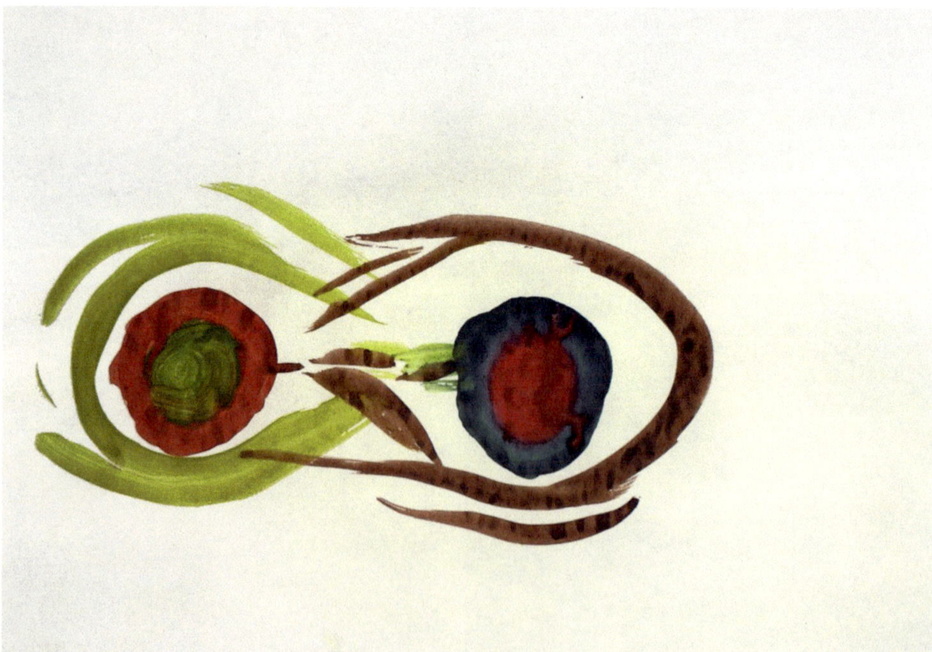

Bild 108

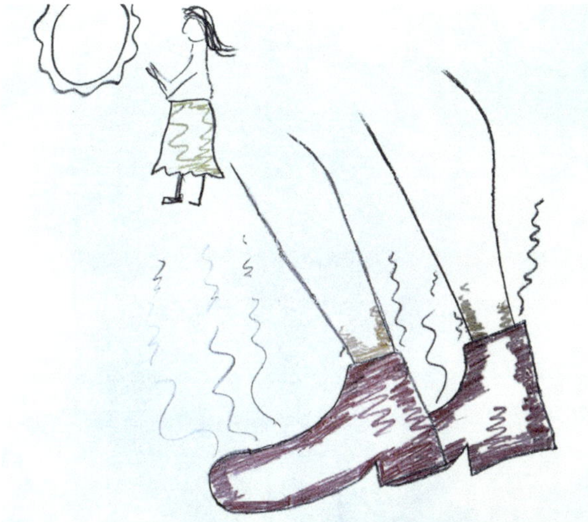

Bild 109

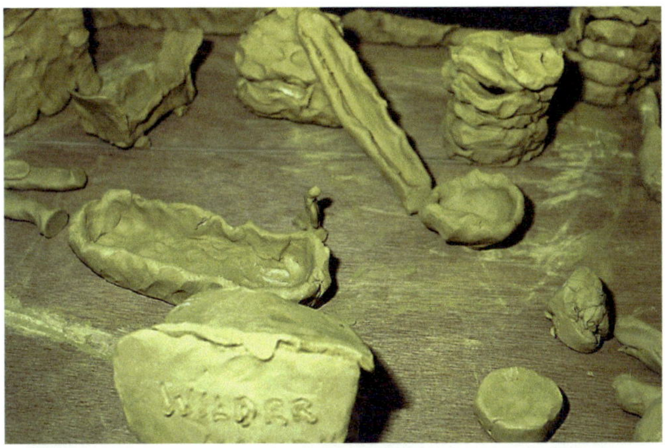

Bild 110

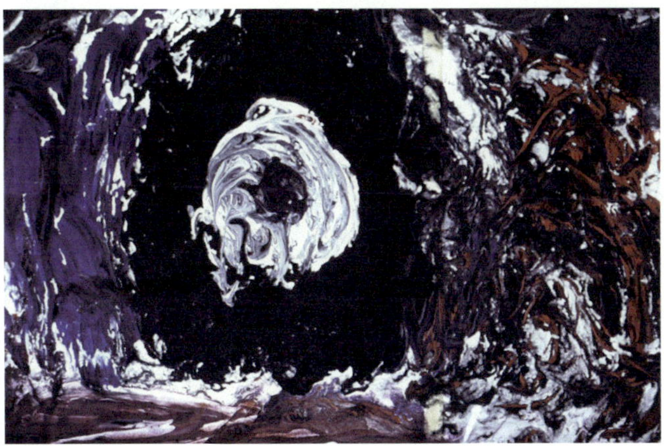

Bild 111

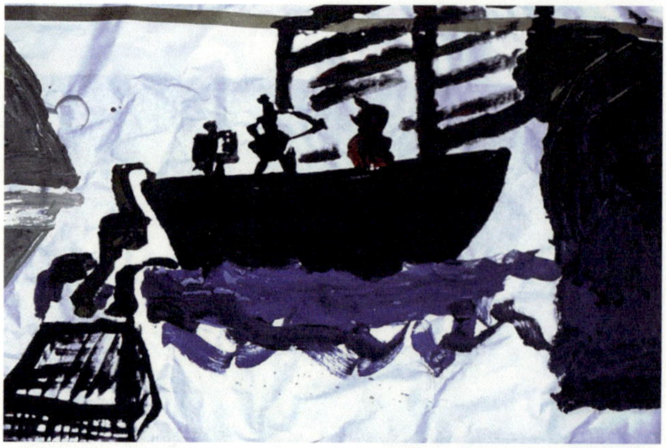

Bild 112

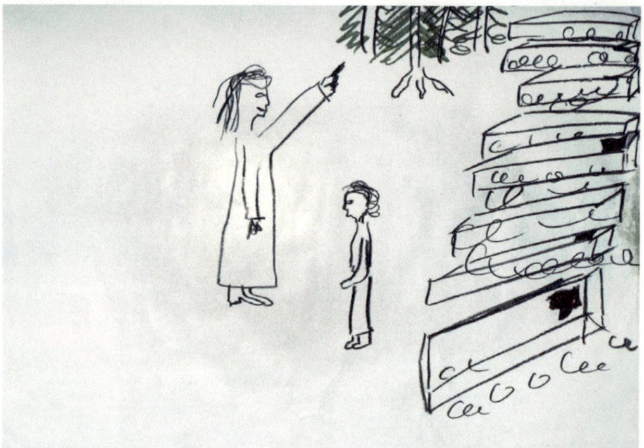

Bild 113

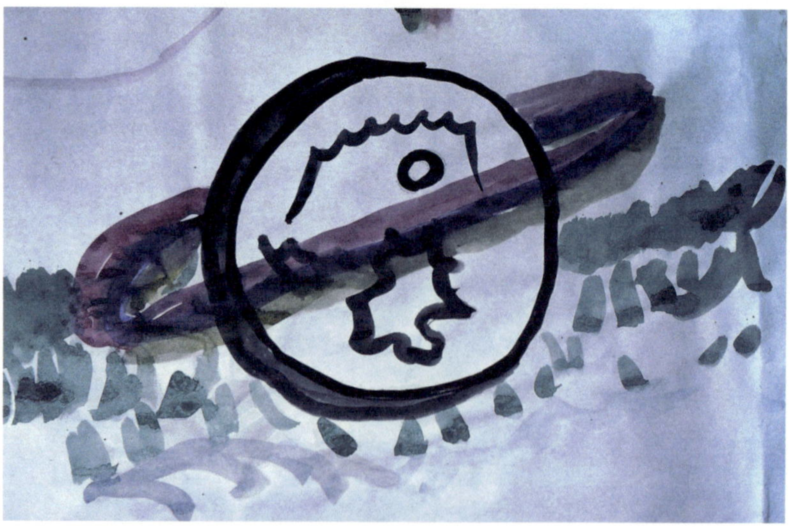

Bild 114